U0276329

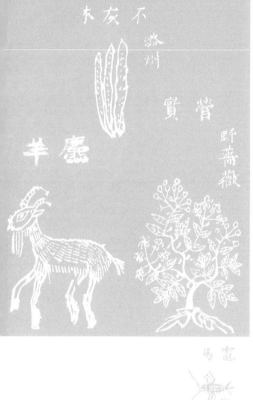

本草纲目

全本插图版

【明】李时珍——撰

赵尚华 赵怀舟 点校

三

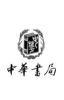

中华书局

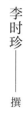
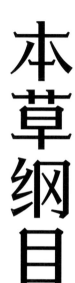

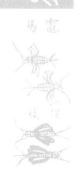

第三册目录

第十七卷　草部

目录

漏篮子《纲目》

乌头《本经》

白附子《别录》

虎掌《本经》　天南星《开宝》

由跋《别录》

蒟蒻《开宝》　菩萨草附

半夏《本经》

蚤休《本经》

鬼臼《本经》

射干《本经》

鸢尾《本经》

玉簪《纲目》

凤仙《纲目》

坐拿草《图经》　押不芦附

曼陀罗花《纲目》

羊踯躅《本经》　山踯躅、羊不吃草附

芫花《本经》

莞花《本经》

醉鱼草《纲目》

莽草《本经》

茵芋《本经》

石龙芮《本经》（即胡椒菜）

毛茛《拾遗》　海姜、阴命附

牛扁《本经》　虱建草附

荨麻《图经》

格注草《唐本草》

海芋《纲目》 透山根附

钩吻《本经》

　右附方旧一百三十四，新四百九十五。

第十七卷　草部

草之六 毒草类四十七种

大黄《本经·下品》

【释名】黄良（《本经》）、将军（当之）、火参（《吴普》）、肤如（《吴普》）。〔弘景曰〕大黄，其色也。将军之号，当取其骏快也。〔杲曰〕推陈致新，如戡定祸乱，以致太平，所以有将军之号。

【集解】〔《别录》曰〕大黄生河西山谷及陇西。二月、八月采根，火干。〔普曰〕生蜀郡北部或陇西。二月卷生黄赤，其叶四四相当，茎高三尺许。三月花黄，五月实黑，八月采根。根有黄汁，切片阴干。〔弘景曰〕今采益州北部汶山及西山者，虽非河西、陇西，好者犹作紫地锦色，味甚苦涩，色至浓黑。西川阴干者胜。北部日干，亦有火干者，皮小焦不如，而耐蛀堪久。此药至劲利，粗者便不中服。〔恭曰〕叶、子、茎并似羊蹄，但茎高六七尺而脆，味酸堪生啖，叶粗长而厚。根细者

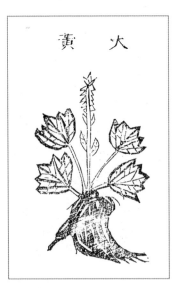

大黄

亦似宿羊蹄,大者乃如碗,长二尺。其性湿润而易蛀坏,火干乃佳。作时烧石使热,横寸截着石上煿之,一日微燥,以绳穿晾干。今出宕州、凉州、西羌、蜀地者皆佳。幽、并以北者渐细,气力不及蜀中者。陶言蜀地不及陇西,误矣。〔藏器曰〕凡用当分别之。若取和厚深沉、能攻病者,可用蜀中似牛舌片紧硬者;若取泻泄骏快、推陈去热者,当取河西锦文者。〔颂曰〕今蜀川、河东、陕西州郡皆有之,以蜀川锦文者佳。其次秦陇来者,谓之土番大黄。正月内生青叶,似蓖麻,大者如扇。根如芋,大者如碗,长一二尺。其细根如牛蒡,小者亦如芋。四月开黄花,亦有青红似荞麦花者。茎青紫色,形如竹。二、八月采根,去黑皮,切作横片,火干。蜀大黄乃作竖片如牛舌形,谓之牛舌大黄。二者功用相等。江淮出者曰土大黄,二月开花,结细实。〔时珍曰〕宋祁《益州方物图》,言蜀大山中多有之,赤茎大叶,根巨若碗,药市以大者为枕,紫地锦文也。今人以庄浪出者为最。庄浪,即古泾原、陇西地,与《别录》相合。

【正误】〔颂曰〕鼎州出一种羊蹄大黄,治疥瘙甚效。初生苗叶如羊蹄,累年长大,即叶似商陆而狭尖。四月内抽条出穗,五七茎相合,花叶同色。结实如荞麦而轻小,五月熟即黄色,呼为金荞麦。三月采苗,五月采实,阴干。九月采根,破之亦有锦文,亦呼为土大黄。〔时珍曰〕苏说即老羊蹄根也。因其似大黄,故谓之羊蹄大黄,实非一类。又一种酸模,乃山大黄也。状似羊蹄而生山上,所谓土大黄或指此,非羊蹄也。俱见本条。

根

〔修治〕〔雷曰〕凡使细切,以文如水旋斑紧重者,剉片蒸之,从巳至未,晒干,又洒腊水蒸之,从未至亥,如此凡七次。晒干,却洒淡蜜水再蒸一伏时,其大黄必如乌膏样,乃晒干用。〔藏器曰〕凡用有蒸、有生、有熟，不得一概用之。〔承曰〕大黄采时，皆以火石煿干货卖，更无生者，用之亦不须更多炮炙蒸煮。

〔气味〕苦，寒，无毒。〔《别录》曰〕大寒。〔普曰〕神农、雷公：苦，有毒。扁鹊：苦，无毒。李当之：小寒。〔元素曰〕味苦，气寒，气味俱厚，沉而降，阴也。用之须酒浸煨熟者，寒因热用。酒浸入太阳经，酒洗入阳明经，余经不用酒。〔杲曰〕大黄苦峻下走，用之于下必生用。若邪气在上，非酒不至，必用酒浸引上至高之分，驱热而下。如物在高巅，必射以取之也。若用生者，则遗至高之邪热，是以愈后或目赤，或喉痹，或头肿，或膈上热疾生也。〔时珍曰〕凡病在气分，及胃寒血虚，并妊娠产后，并勿轻用。其性苦寒，能伤元气、耗阴血故也。〔之才曰〕黄芩为之使，无所畏。〔权曰〕忌冷水，恶干漆。

〔主治〕下瘀血血闭，寒热，破癥瘕积聚，留饮宿食，荡涤肠胃，推陈致新，通利水谷，调中化食，安和五脏（《本经》）。平胃下气，除痰实，肠间结热，心腹胀满，女子寒血闭胀，小腹痛，诸老血留结（《别录》）。通女子经候，利水肿，利大小肠。贴热肿毒，小儿寒热时疾，烦热蚀脓（甄权）。通宣一切气，调血脉，利关节，泄壅滞水气，温瘴热疟（大明）。泻诸实热不通，除下焦湿热，消宿食，泻心下痞满（元素）。下痢赤白，里急腹痛，小便淋沥，实热燥结，潮热谵语，黄疸诸火疮（时珍）。

〔发明〕〔之才曰〕得芍药、黄芩、牡蛎、细辛、茯苓，疗惊恚怒，心下悸气。得消石、紫石英、桃仁，疗女子血闭。〔宗奭曰〕张仲景治心气不足，吐血衄血，泻心汤，用大黄、黄芩、黄连。或曰心气既不足，而不用补心汤，更用泻心何也？答曰：若心气独不足,则当不吐衄也。此乃邪热因不足而客之,故令吐衄。以苦泄其热,以苦补其心,盖一举而两得之。有是证者,用之无不效,惟在量其虚实而已。〔震亨曰〕大黄苦寒善泄,仲景用之泻心汤者,正因少阴经不足,本经之阳亢甚无辅,以致阴血妄行飞越。故用大黄泻去亢甚之火,使之平和,则血归经而自安。夫心之阴气不足,非一日矣,肺与肝俱各受火而病作。故黄芩救肺,黄连救肝。肺者阴之主,肝者心之母、血之合也。肝肺之火既退,则阴血复其旧矣。寇氏不明说而云邪热客之,何以明仲景之意而开悟后人也?〔时珍曰〕大黄乃足太阴、手足阳明、手足厥阴五经血分之药。凡病在五经血分者,宜用之。若在气分用之,是谓诛伐无过矣。泻心汤治心气不足吐血衄血者,乃真心之气不足,而手厥阴心包络、足厥阴肝、足太阴脾、足阳明胃之邪火有余也。虽曰泻心,实泻四经血中之伏火也。又仲景治心下痞满、按之软者,用大黄黄连泻心汤主之。此亦泻脾胃之湿热,非泻心也。病发于阴而反下之,则作痞满,乃寒伤营血,邪气乘虚结于上焦。胃之上脘在于心,故曰泻心,实泻脾也。《素问》云:太阴所至为痞满。又云:浊气在上,则生䐜胀,是矣。病发于阳而反下之,则成结胸,乃热邪陷入血分,亦在上脘分野。仲景大陷胸汤丸皆用大黄,亦泻脾胃血分之邪,而降其浊气也。若结胸在气分,则只用小陷胸汤;痞满在气分,则用半夏泻心汤矣。成无己注释《伤寒论》,亦不知分别此义。〔成无己曰〕热淫所胜,以苦泄之。大黄之苦,以荡涤瘀热,下燥结而泄胃强。〔颂曰〕《本草》称大黄推陈致新,其效最神,故古方下积滞多用之,张仲景治伤寒用处尤多。古人用毒药攻病,必随人之虚实寒热而处置,非一切轻用也。梁武帝因发热欲服大黄。姚僧垣曰:大黄乃是快药,至尊年高,不可轻用。帝弗从,几至委顿。梁元帝常有心腹疾。诸医咸谓宜用平药，可渐宣通。僧垣曰：脉洪而实，此有宿妨，非用大黄无瘥理。帝从之，遂愈。以此言之，今医用一毒药而攻众病，其偶中，便谓此方神奇；其差误，则不言用药之失，可不戒哉？

〔附方〕旧十四，新三十七。

吐血衄血治心气不足，吐血衄血者，泻心汤主之。大黄二两，黄连、黄芩各一两，水三升，煮一升，热服取利（张仲景《金匮玉函》）。

吐血刺痛川大黄一两，为散。每服一钱，以生地黄汁一合，水半盏，煎三五沸，无时服（《简要济众方》）。

伤寒痞满病发于阴，而反下之，心下满而不痛，按之濡，此为痞也，大黄黄连泻心汤主之。大黄二两，黄连一两，以麻沸汤二升渍之，须臾绞汁，分作二次温服（仲景《伤寒论》）。

热病谵狂川大黄五两，剉炒微赤，为散。用腊雪水五升，煎如膏。每服半匙，冷水下（《圣惠方》）。

伤寒发黄方同上。○气壮者大黄一两，水二升渍一宿，平旦煎汁一升，入芒硝一两，缓服，须臾当利下（《伤寒类要》）。

腰脚风气作痛。大黄二两，切如棋子，和少酥炒干，勿令焦，捣筛。每用二钱，空心以水三大合，入姜三片，煎十余沸，取汤调服。当下冷脓恶物，即痛止（崔元亮《海上方》）。

一切壅滞《经验后方》：治风热积壅，化痰涎，治痞闷，消食，化气导血。用大黄四两，牵牛子半炒半生四两，为末，炼蜜丸如梧子大。每服十丸，白汤下，并不损人。如要微利，加一二十丸。○《卫生宝鉴》，用皂荚熬膏和丸，名坠痰丸，又名全真丸。金宣宗服之有验，赐名保安丸。

痰为百病滚痰丸：治痰为百病，惟水泻、胎前产后不可服用。大黄酒浸，蒸熟切晒，八两，生黄芩八两，沉香半两，青礞石二两。以焰硝二两，同入砂罐固济，煅红研末二两。右各取末，以水和丸梧子大。常服一二十丸，小病五六十丸，缓病七八十丸，急病一百二十丸，温水吞下，即卧勿动，候药逐上焦痰滞。次日先下糟粕，次下痰涎，未下再服。王隐君岁合四十余斤，愈疾数万也（《养生主论》）。

男女诸病无极丸：治妇人经血不通，赤白带下，崩漏不止，肠风下血，五淋，产后积血，癥瘕腹痛，男子五劳七伤，小儿骨蒸潮热等证，其效甚速。宜六癸日合之。用锦纹大黄一斤，分作四分：一分用童尿一碗，食盐二钱，浸一日，切晒；一分用醇酒一碗，浸一日，切晒，再以巴豆仁三十五粒同炒，豆黄，去豆不用；一分用红花四两，泡水一碗，浸一日，切晒；一分用当归四两，入淡醋一碗，同浸一日，去归，切晒，为末，炼蜜丸梧子大。每服五十丸，空心温酒下。取下恶物为验，未下再服。此武当高士孙碧云方也（《医林集要》）。

心腹诸疾三物备急丸：治心腹诸疾，卒暴百病。用大黄、巴豆、干姜各一两，捣筛，蜜和捣一千杵，丸小豆大，每服三丸。凡中恶客忤，心腹胀满，痛如锥刀，气急口噤，停尸卒死者，以暖水或酒服之，或灌之。未知更服三丸，腹中鸣转，当吐下便愈。若口已噤者，折齿灌之，入喉即瘥。此乃仲景方，司空裴秀改为散用，不及丸也（《图经本草》）。

腹中痞块大黄十两为散，醋三升，蜜两匙和煎，丸梧子大。每服三十丸，生姜汤下，吐利为度（《外台秘要》）。

腹胁积块风化石灰末半斤，瓦器炒极热，稍冷，入大黄末一两炒热，入桂心末半两略炒，下米醋搅成膏，摊布贴之。〇又方：大黄二两，朴硝一两，为末，以大蒜同捣膏和贴之。或加阿魏一两，尤妙（《丹溪心法》）。

久患积聚二便不利，气上抢心，腹中胀满，害食。大黄、白芍各二两，为末，水丸梧子大。每汤下四十丸，日三，以知为度（《千金方》）。

脾癖疳积不拘大人、小儿。锦纹大黄三两为末，醋一盏，沙锅内文武火熬成膏，倾瓦上，日晒夜露三日，再研。用舶上硫黄一两，形如琥珀者，官粉一两，同研匀。十岁以下小儿半钱，大人一钱半，米饮下。忌一切生冷、鱼肉，只食白粥半月。如一服不愈，半月之后再服。若不忌口，不如勿服（《圣济总录》）。

小儿无辜闪癖瘰疬，或头干黄耸，或乍痢乍瘥，诸状多者，大黄煎主之。大黄九两锦纹新实者，若微朽即不中用，削去皮，捣筛为散。以好米醋三升，和置瓦碗中，于大铛内浮汤上，炭火慢煮，候至成膏，可丸，乃贮器中。三岁儿一服七丸，梧子大，日再服，以下出青赤脓为度。若不下，或下少，稍稍加丸。若下多，又须减之。病重者七八剂方尽根。大人亦可用之。此药惟下宿脓，不令儿利也。须禁食毒物，乳母亦禁之。一加木香一两半（崔知悌方）。

小儿诸热大黄煨熟、黄芩各一两，为末，炼蜜丸麻子大。每服五丸至十丸，蜜汤下。加黄连，名三黄丸（钱氏《小儿方》）。

骨蒸积热渐渐黄瘦。大黄四分，以童子小便五六合，煎取四合，去滓。空腹分为二服，如人行五里，再服（《广利方》）。

赤白浊淋好大黄为末。每服六分，以鸡子一个，破顶入药，搅匀蒸熟，空心食之。不过三服愈（《简便方》）。

相火秘结大黄末一两，牵牛头末半两，每服三钱。有厥冷者，酒服；无厥冷，五心烦，蜜汤服（刘河间《保命集》）。

诸痢初起大黄煨熟、当归各二三钱，壮人各一两，水煎服，取利。或加槟榔（《集简方》）。

热痢里急大黄一两,浸酒半日,煎服取利(《集简方》)。

忽喘闷绝不能语言,涎流吐逆,牙齿动摇,气出转大,绝而复苏,名伤寒并热霍乱。大黄、人参各半两,水二盏,煎一盏,热服,可安(危氏《得效方》)。

食已即吐胸中有火也。大黄一两,甘草二钱半,水一升,煮半升,温服(仲景《金匮玉函方》)。

妇人血癖作痛。大黄一两,酒二升,煮十沸,顿服取利(《千金翼》)。

产后血块大黄末一两,头醋半升,熬膏,丸梧子大。每服五丸,温醋化下,良久当下(《千金方》)。

干血气痛绵纹大黄酒浸晒干四两,为末,好醋一升,熬成膏,丸芡子大。卧时酒化一丸服,大便利一二行,红漏自下,乃调经仙药也。或加香附(《董氏集验方》)。

妇人嫁痛小户肿痛也。大黄一两,酒一升,煮一沸,顿服(《千金方》)。

男子偏坠作痛。大黄末和醋涂之,干则易(梅师方)。

湿热眩运不可当者。酒炒大黄为末,茶清服二钱,急则治其标也(《丹溪纂要》)。

小儿脑热常欲闭目。大黄一分,水三合,浸一夜。一岁儿每日服半合,余者涂顶上,干即再上(姚和众《至宝方》)。

暴赤目痛四物汤加熟大黄,酒煎服之(《传信适用方》)。

胃火牙痛口含冰水一口,以纸捻蘸大黄末,随左右嗜鼻,立止(《儒门事亲》)。

风热牙痛紫金散:治风热积壅,一切牙痛,去口气,大有奇效。好大黄瓶内烧存性,为末,早晚揩牙,漱去。都下一家专货此药,两宫常以数千赎之,其门如市也(《千金家藏方》)。

风虫牙痛龈常出血,渐至崩落,口臭,极效。大黄米泔浸软、生地黄各旋切一片,合定贴上,一夜即愈,未愈再贴。忌说话,恐引入风(《本事方》)。

口疮糜烂大黄、枯矾等分,为末,擦之吐涎(《圣惠方》)。

鼻中生疮生大黄、杏仁捣匀,猪脂和涂。○又方:生大黄、黄连各一钱,麝香少许,为末,生油调搽(《圣惠方》)。

仙茅毒发舌胀出口。方见仙茅下。

伤损瘀血《三因方》:鸡鸣散:治从高坠下,木石压伤,及一切伤损,血瘀凝积,痛不可忍,并以此药推陈致新。大黄酒蒸一两,杏仁去皮尖三七粒,细研,酒一碗,煎六分,鸡鸣时服。至晓取下瘀血,即愈。○《和剂方》:治跌压瘀血在内胀满。大黄、当归等分,炒研,每服四钱,温酒服,取下恶物愈。

打扑伤痕瘀血滚注,或作潮热者。大黄末,姜汁调涂。一夜,黑者紫;二夜,紫者白也(《濒湖集简方》)。

杖疮肿痛大黄末,醋调涂之。童尿亦可调(《医方摘玄》)。

金疮烦痛大便不利。大黄、黄芩等分,为末,蜜丸。先食水下十丸,日三服(《千金方》)。

冻疮破烂大黄末,水调涂之(《卫生宝鉴》)。

汤火伤灼庄浪大黄生研,蜜调涂之。不惟止痛,又且灭瘢。此乃金山寺神人所传方(洪迈《夷坚志》)。

灸疮飞蝶因艾灸讫,火痂便退,疮内鲜肉片飞如蝶形而去,痛不可忍,是火毒也。大黄、朴消各半两,为末,水服取利即愈(张杲《医说》)。

蠷螋咬疮大黄末涂之(《医说》)。

火丹赤肿遍身者。大黄磨水,频刷之(《急救方》)。

肿毒初起大黄、五倍子、黄檗等分,为末。新汲水调涂,日四五次（《简便方》）。

痈肿燋热作痛。大黄末，醋调涂之。燥即易，不过数易即退，甚验神方也（《肘后方》）。

乳痈肿毒金黄散：用川大黄、粉草各一两为末，好酒熬成膏收之。以绢摊贴疮上，仰卧。仍先以温酒服一大匙，明日取下恶物（《妇人经验方》）。

大风癞疮大黄煨一两，皂角刺一两，为末。每服方寸匕，空心温酒下，取出恶毒物如鱼脑状。未下再服，即取下如乱发之虫。取尽，乃服雄黄花蛇药。名通天再造散（《十便良方》）。

叶

〔气味〕酸，寒，无毒。

〔主治〕置荐下，辟虱虫（《相感志》）。

商陆《本经·下品》

【释名】蓫薚（音逐汤。〖《尔雅》〗）、当陆（《开宝》）、章柳（《图经》）、白昌（《开宝》）、马尾（《广雅》）、夜呼（《本经》）。〔时珍曰〕此物能逐荡水气，故曰蓫薚。讹为商陆，又讹为当陆，北音讹为章柳。或云枝枝相值，叶叶相当，故曰当陆。或云多当陆路而生也。

【集解】〔《别录》曰〕商陆生咸阳川谷。如人形者有神。〔恭曰〕此有赤白二种：白者入药用，赤者见鬼神，甚有毒。〔保升曰〕所在有之。叶大如牛舌而厚脆，赤花者根赤，白花者根白。二月、八月采根，日干。〔颂曰〕俗名章柳根，多生于人家园圃中。春生苗，高三四尺，青叶如牛舌而长。茎青赤，至柔脆。夏秋开红紫花，作朵。根如萝卜而长，八九月采之。《尔雅》谓之蓫薚，《广雅》谓之马尾，《易经》谓之苋陆。〔敩曰〕一种赤昌，苗叶绝

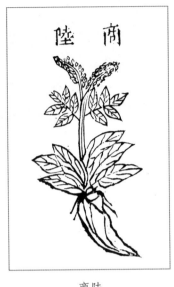

商陆

相类,不可服之,有伤筋骨消肾之毒。惟章陆花白年多者,仙人采之作脯,可下酒也。〔时珍曰〕商陆昔人亦种之为蔬,取白根及紫色者擘破,作畦栽之,亦可种子。根苗茎并可洗蒸食,或用灰汁煮过亦良,服丹砂、乳石人食之尤利。其赤与黄色者有毒,不可食。按周定王《救荒本草》云:章柳干粗似鸡冠花干,微有线楞,色微紫赤,极易生植。

根

〔修治〕〔敩曰〕取花白者根,铜刀刮去皮,薄切,以东流水浸两宿,漉出,架甑蒸,以黑豆叶一重,商陆一重,如此蒸之,从午至亥,取出去豆叶,暴干剉用。无豆叶,以豆代之。

〔气味〕辛,平,有毒。〔《别录》曰〕酸。〔权曰〕甘,有大毒。忌犬肉。〔大明曰〕白者苦冷,得大蒜良。赤者有毒,能伏硇砂、砒石、雌黄,拔锡。〔恭曰〕赤者但可贴肿,服之伤人,痢血不已杀人,令人见鬼神。〔张仲景曰〕商陆以水服,杀人。〔杲曰〕商陆有毒,阳中之阴。其味酸辛,其形类人。其用疗水,其效如神。

〔主治〕水肿疝瘕痹,熨除痈肿,杀鬼精物(《本经》)。疗胸中邪气,水肿痿痹,腹满洪直,疏五脏,散水气(《别录》)。泻十种水病。喉痹不通,薄切醋炒,涂喉外,良(甄权)。通大小肠,泻蛊毒,堕胎,熁肿毒,傅恶疮(大明)。

〔发明〕〔弘景曰〕方家不甚干用,惟疗水肿,切生根,杂生鲤鱼煮作汤服。道家乃散用之,及煎酿服,皆能去尸虫,见鬼神。其实子亦入神药。花名葛花,尤良。〔颂曰〕古方术家多用之,亦可单服。五月五日采根,竹箓盛,挂屋东北角阴干百日捣筛,井华水调服,云神仙所秘法也。〔时珍曰〕商陆苦寒,沉也,降也,阴也。其性下行,专于行水,与大戟、甘遂,盖异性而同功,胃气虚弱者不可用。方家治肿满、小便不利者,以赤根捣烂,入麝香三分,贴于脐心,以帛束之,得小便利即肿消。又治湿水,以指画肉上,随散不成文者。用白商陆、香附子炒干,出火毒,以酒浸一夜,日干为末。每服二钱,米饮下。或以大蒜同商陆煮汁服亦可。其茎叶作蔬食,亦治肿疾。〔嘉谟曰〕古赞云:其味酸辛,其形类人。疗水贴肿,其效如神。斯言尽之矣。

〔附方〕旧九,新六。

湿气脚软章柳根切小豆大,煮熟,更以绿豆同煮为饭。每日食之,以瘥为度,最效(《斗门方》)。

水气肿满《外台秘要》:用白商陆根去皮,切如豆大,一大盏,以水三升,煮一升。更以粟米一大盏,同煮成粥。每日空心服之,取微利,不得杂食。○《千金髓》:用白商陆六两,取汁半合,和酒半升,看人与服。当利下水,取效。○《梅师方》:用白商陆一升,羊肉六两。水一斗,煮取六升,去滓,和葱、豉作臛食之。

腹中暴癥有物如石,痛刺啼呼,不治,百日死。多取商陆根捣汁或蒸之,以布藉腹上,安药,衣物覆,冷即易,昼夜勿息(孙真人《千金方》)。

痃癖如石在胁下坚硬。生商陆根汁一升,杏仁一两,浸去皮尖,捣如泥,以商陆汁绞杏泥,火煎如饧,每服枣许,空腹热酒服,以利下恶物为度(《圣惠方》)。

产后腹大坚满,喘不能卧。白圣散:用章柳根三两,大戟一两半,甘遂炒一两,为末。每服二三钱,热汤调下,大便宣利为度。此乃主水圣药也(洁古《保命集》)。

五尸注痛腹痛胀急,不得喘息,上攻心胸,旁攻两胁,痛或磊块涌起。用商陆根熬,以囊盛,更互熨之,取效(《肘后方》)。

小儿痘毒小儿将痘发热,失表,忽作腹痛,及膨胀弩气,干霍乱,由毒气与胃气相搏,欲出不得出也。以商陆根和葱白捣傅脐上,斑止痘出,方免无虞(《摘玄方》)。

耳卒热肿生商陆,削尖纳入,日再易(《圣济录》)。

喉卒攻痛商陆切根炙热,隔布熨之,冷即易,立愈(《图经本草》)。

瘰疬喉痹攻痛。生商陆根捣作饼,置病上,以艾炷于上灸三四壮良(《外台秘要》)。

一切毒肿章陆根和盐少许,捣傅,日再易之(孙真人《食忌》)。

石痈如石坚硬不作脓者。生商陆根捣擦之,燥即易,取软为度。亦治湿漏诸疮(张文仲方)。

疮伤水毒章陆根捣炙,布裹熨之,冷即易之(《食忌》)。

蕏花

【主治】人心昏塞,多忘喜卧,取花阴干百日,捣末,日暮水服方寸匕,乃卧思念所欲事,即于眠中醒悟也(苏颂)。

狼毒《本经·下品》

【释名】〔时珍曰〕观其名,知其毒矣。

【集解】〔《别录》曰〕狼毒生秦亭山谷及奉高。二月、八月采根，阴干。陈而沉水者良。〔弘景曰〕宕昌亦出之。乃言止有数亩地生，蝮蛇食其根，故为难得。亦用太山者。今用出汉中及建平。云与防葵同根，但置水中沉者是狼毒，浮者是防葵。俗用亦稀，为疗腹内要药耳。〔恭曰〕今出秦州、成州，秦亭原在二州之界。秦陇地寒，元无蝮蛇。此物与防葵都不同类，生处又别，太山、汉中亦不闻有，陶说谬矣。〔志曰〕狼

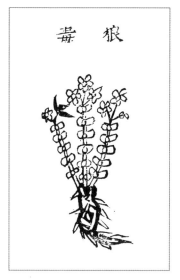

狼毒

毒叶似商陆及大黄，茎叶上有毛，根皮黄，肉白。以实重者为良，轻者为力劣。秦亭在陇西，奉高是太山下县。陶云，沉者是狼毒，浮者是防葵，此不足为信。假使防葵秋冬采者坚实，得水皆沉；狼毒春夏采者轻虚，得水皆浮。且二物全别，不可比类。此与麻黄、橘皮、半夏、枳实、吴茱萸为六陈也。〔保昇曰〕根似玄参，惟浮虚者为劣也。〔颂曰〕今陕西州郡及辽、石州亦有之。状如马志所说。〔时珍曰〕狼毒出秦、晋地。今人往往以草茵芋为之，误矣。见茵芋下也。

根

【气味】辛，平，有大毒。〔甄权曰〕苦、辛，有毒。〔之才曰〕大豆为之使，宜醋炒，恶麦句姜，畏占斯、密陀僧也。

【主治】咳逆上气，破积聚饮食，寒热水气，恶疮鼠瘘疽蚀，鬼精蛊毒，杀飞鸟走兽（《本经》）。除胁下

积癖（《别录》）。治痰饮癥瘕，亦杀鼠（甄权）。合野葛纳耳中，治聋（《抱朴子》）。

【附方】旧四，新六。

心腹连痛作胀。用狼毒二两，附子半两，捣筛，蜜丸梧子大。一日服一丸，二日二丸，三日三丸止；又从一丸起，至三丸止，以瘥为度（《肘后方》）。

九种心痛一虫，二蛀，三风，四悸，五食，六饮，七冷，八热，九气也。又治连年积冷，流注心胸，及落马堕车，瘀血中恶等证。九痛丸：用狼毒炙香，吴茱萸汤泡，巴豆去心，炒取霜，干姜炮，人参各一两，附子炮去皮三两，为末，炼蜜丸梧子大。每空腹温酒下一丸（《千金方》）。

腹中冷痛水谷阴结，心下停痰，两胁痞满，按之鸣转，逆害饮食。用狼毒三两，附子一两，旋覆花三两，捣末，蜜丸梧子大。每服三丸，食前白汤下，日三服（《肘后方》）。

阴疝欲死丸缩入腹，急痛欲死。狼毒四两，防风二两，附子三两烧，以蜜丸梧子大。每服三丸，日夜三度白汤下（《肘后方》）。

两胁气结方同腹中冷痛方。

一切虫病川狼毒杵末，每服一钱，用饧一皂子大，沙糖少许，以水化开，卧时空腹服之，次早即下虫也（《集效方》）。

干湿虫疥狼毒不拘多少，捣烂，以猪油、马油调搽患处。方睡勿以被蒙头，恐药气伤面。此维扬潘氏所传方（蔺氏《经验方》）。

积年疥癞狼毒一两，一半生研，一半炒研，轻粉三合，水银三钱，以茶末少许，于瓦器内，以津液擦化为末，同以清油浸药，高一寸。三日，待药沉油清，遇夜不见灯火，蘸油涂疮上，仍以口鼻于药盏上吸气,取效(《永类方》)。

积年干癣生痂,搔之黄水出,每逢阴雨即痒。用狼毒末涂之(《圣惠方》)。

恶疾风疮狼毒、秦艽等分,为末。每服方寸匕,温酒下,日一二服(《千金方》)。

防葵《本经·上品》

【释名】房苑(《吴普》)、梨盖(《本经》)、利茹(《吴普》)。 又名爵离、方盖、农果)〔恭曰〕根叶似葵花子根,香味似防风,故名防葵。

【集解】〔《别录》曰〕防葵生临淄川谷,及嵩高、太山、少室。三月三日采根,暴干。〔普曰〕茎叶如葵,上黑黄。二月生根,根大如桔梗根,中红白。六月花白,七月、八月实白。三月采根。〔恭曰〕此物亦稀有,襄阳、望楚、山东及兴州西方有之。兴州者乃胜南者,为邻蜀地也。〔颂曰〕今惟出襄阳地,他郡不闻也。其叶似葵,每茎三叶,一本十数茎,中发一干,其端开花,如葱花、景天辈而色白,六月开花即结实。根似防风,香味亦如之,依时采者乃沉水。今乃用枯朽狼毒当之,极为谬矣。〔时珍曰〕唐时陇西成州贡之。苏颂所说,详明可据。

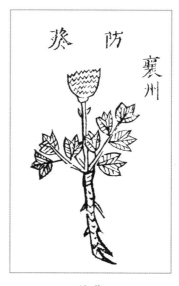

防葵

【正误】〔弘景曰〕防葵今用建平者。本与狼毒同根,犹如三建,其形亦相似,但置水中不沉尔。而狼毒陈久者,亦不能沉矣。〔敩曰〕凡使防葵,勿误用狼毒,缘真相似,而验之有异,效又不同,切须审之,恐误人疾。其防葵在蔡州沙土中生,采得二十日便生蚘,用之惟轻为妙。〔恭曰〕狼毒与防葵都不同类,生处亦别。〔藏器曰〕二物一是上品,一是下品,善恶不同,形质又别。陶氏以浮沉为别,后人因而用之,将以防葵破坚积为下品之物,与狼毒同功。今古因循,遂无甄别,殊为谬误。

根

【修治】〔敩曰〕凡使须拣去蚘末,用甘草汤浸一宿,漉出曝干,用黄精自然汁一二升拌了,土器中炒至汁尽用。

【气味】辛,寒,无毒。〔《别录》曰〕甘、苦。〔普曰〕神农:辛,小寒。桐君、扁鹊:无毒。岐伯、雷公、黄帝:辛、苦,无毒。〔权曰〕有小毒。

【主治】疝瘕肠泄,膀胱热结,溺不下,咳逆温疟,癫痫惊邪狂走。久服坚骨髓,益气轻身(《本经》)。疗五脏虚气,小腹支满胪胀,口干,除肾邪,强志。中火者不可服,令人恍惚见鬼(《别录》)。久服主邪气惊狂(苏恭)。主疰癖气块,膀胱宿水,血气瘤大如碗者,悉能消散。治鬼疟,百邪鬼魅精怪,通气(甄权)。

【发明】〔时珍曰〕防葵乃《神农》上品药,黄帝、岐伯、桐君、雷公、扁鹊、吴普皆言其无毒;独《别录》言中火者服之,令人恍惚见鬼。陈延之《小品方》云:防葵多服,令人迷惑恍惚如狂。按《难经》云,重阳者狂,脱阳者见鬼,是岂上品养性所宜乎?是岂寒而无毒者乎?不然,则《本经》及苏恭所列者,是防葵功用;而《别录》所列者,乃似防葵之狼毒功用,非防葵也。狼毒之乱防葵,其来亦远矣,不可不辨。古方治蛇瘕、鳖瘕大方中,多用防葵,皆是狼毒也。

【附方】旧一,新二。

肿满洪大 防葵研末,温酒服一刀圭,至二三服,身睏及小不仁为效(《肘后方》)。

癫狂邪疾 方同上。

伤寒动气 伤寒汗下后,脐左有动气。防葵散:用防葵一两,木香、黄芩、柴胡各半两。每服半两,水一盏半,煎八分,温服(云岐子《保命集》)。

狼牙 《本经·下品》

【释名】牙子(《本经》)、狼齿(《别录》)、狼子(《别录》)、犬牙(《吴普》)、抱牙(《吴普》)、支兰(李当之)。〔弘景曰〕其牙似兽之齿牙,故有诸名。

【集解】〔《别录》曰〕狼牙生淮南川谷及宛句。八月采根,曝干。中湿腐烂生衣者,杀人。〔普曰〕叶青,根黄赤,六七月华,八月实黑,正月、八月采根。〔保昇曰〕所在有之。苗似蛇莓而厚大,深绿色。根黑,若兽之牙。三月、八月采根,日干。〔颂曰〕今江东、汴东州郡多有之。〔时珍曰〕《范子计然》云:出建康及三辅,色白者善。

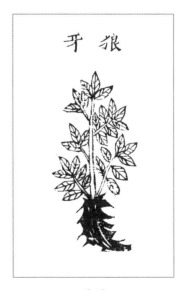

狼牙

根

【气味】苦,寒,有毒。

〔《别录》曰〕酸。〔普曰〕神农、黄帝：苦，有毒。桐君：辛。岐伯、雷公、扁鹊：苦，无毒。〔之才曰〕芜荑为之使，恶地榆、枣肌。

【主治】邪气热气，疥瘙恶疡疮痔，去白虫（《本经》）。治浮风瘙痒，煎汁洗恶疮（甄权）。杀腹脏一切虫，止赤白痢，煎服（大明）。

【附方】旧六，新四。

金疮出血狼牙草茎叶，熟捣贴之（《肘后方》）。

小便溺血金粟狼牙草焙干，入蚌粉、炒槐花、百药煎，等分为末。每服三钱，米泔空心调服。亦治酒病（《卫生易简方》）。

寸白诸虫狼牙五两，捣末，蜜丸麻子大。隔宿不食，明旦以浆水下一合，服尽即瘥（《外台秘要》）。

虫疮瘙痒六月以前采狼牙叶，以后用根，生咬咀，以木叶裹之，煻火炮热，于疮上熨之，冷即止（杨炎《南行方》）。

小儿阴疮狼牙草浓煮汁洗之（《千金方》）。

妇人阴痒狼牙二两，蛇床子三两，煎水热洗（《外台秘要》）。

妇人阴蚀疮烂者。狼牙汤：用狼牙三两，水四升，煎取半升，以箸缠绵浸汤沥洗，日四五遍（张仲景《金匮玉函》）。

聤耳出汁狼牙研末，绵裹，日塞之（《圣惠方》）。

毒蛇伤螫独茎狼牙根或叶，捣烂，腊猪脂和涂，立瘥（崔氏方）。

射工中人有疮。狼牙，冬取根，夏取叶，捣汁饮四五合，并傅之（《千金方》）。

蔺茹《本经·下品》

【释名】离娄（《别录》）、掘据（音结居。〔《别录》〕），白者名草蔺茹（〔弘景〕）。〔时珍曰〕蔺茹本作藘藘，其根牵引之貌。掘据,当作拮据,《诗》云"予手拮据",手口共作之状也。

【集解】〔《别录》曰〕茼茹生代郡川谷。五月采根阴干。黑头者良。〔普曰〕草高四五尺,叶圆黄,四四相当。四月华黄,五月实黑。根黄,有汁亦黄色。三月采叶,四月、五月采根。〔弘景曰〕今第一出高丽,色黄。初断时汁出凝黑如漆,故云漆头。次出近道,名草茼茹,色白,皆烧铁烁头令黑,以当漆头,非真也。〔颂曰〕今河阳、淄、齐州亦有之。二月生苗,叶似大戟而花黄色。根如萝卜,皮赤黄,肉白。初断时,汁出凝黑如漆。三月开浅红花,亦淡黄色,不着子。陶隐居谓出高丽者,此近之。又有一种草茼茹,色白。古方两用之。故姚僧垣治痈疽生恶肉,有白茼茹散,傅之看肉尽便停止,但傅诸膏药。若不生肉,又傅黄芪散。恶肉仍不尽者,可以漆头赤皮茼茹为散半钱,和白茼茹散三钱合傅之。观此,则赤白皆可用也。〔时珍曰〕《范子计然》云:藘茹出武都,黄色者善。草茼茹出建康,白色。今亦处处有之,生山原中。春初生苗,高二三尺。根长大如萝卜、蔓菁状,或有歧出者,皮黄赤,肉白色,破之有黄浆汁。茎叶如大戟,而叶长微阔,不甚尖,折之有白汁。抱茎有短叶相对,团而出尖。叶中出茎,茎中分二三小枝。二三月开细紫花,结实如豆大,一颗三粒相合,生青熟黑,中有白仁如续随子之状。今人往往皆呼其根为狼毒,误矣。狼毒叶似商陆、大黄辈,根无浆汁。

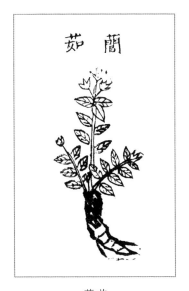

茼茹

根

【气味】辛，寒，有小毒。〔《别录》曰〕酸。〔普曰〕神农：辛。岐伯：酸、咸，有毒。李当之：大寒。〔之才曰〕甘草为之使，恶麦门冬。

【主治】蚀恶肉败疮死肌，杀疥虫，排脓恶血，除大风热气，善忘不乐（《本经》）。去热痹，破癥瘕，除瘜肉（《别录》）。

【发明】〔宗奭曰〕治马疥尤善，服食方用至少。〔时珍曰〕《素问》治妇人血枯痛，用乌鲗骨、藘茹二物丸服，方见乌鲗鱼下。王冰言藘茹取其散恶血。又《齐书》云：郡王子隆年二十，身体过充。徐嗣伯合藘茹丸服之自消。则藘茹亦可服食，但要斟酌尔。孟诜《必效方》：治甲疽生于脚趾边肿烂。用藘茹三两，黄芪二两，苦酒浸一宿，以猪脂五合合煎，取膏三合。日三涂之，即消。又《圣惠方》，治头风旋眩，鸱头丸中亦用之。

【附方】旧二，新二。

缓疽肿痛 藘茹一两，为散。温水服二钱匕（《圣惠方》）。

伤寒咽痛 毒攻作肿。真藘茹爪甲大，纳口中，嚼汁咽之，当微觉为佳（张文仲《备急方》）。

中焦热痞 善忘不禁。藘茹三分，甘草炙二两，消石为末。每服一钱，鸡鸣时温酒下，以知为度（《圣惠方》）。

疥疮瘙痒 藘茹末，入轻粉，香油调傅之（《多能鄙事》）。

大戟 《本经·下品》

【释名】邛巨（《尔雅》）、下马仙（《纲目》）。〔时珍曰〕其根辛苦，戟人咽喉，故名。今俚人呼为下马仙，言利人甚速也。郭璞注《尔雅》云：荞，邛巨，即大戟也。

【集解】〔《别录》曰〕大戟生常山。十二月采根,阴干。〔保昇曰〕苗似甘遂而高大,叶有白汁,花黄。根似细苦参,皮黄黑,肉黄白。五月采苗,二月、八月采根用。〔颂曰〕近道多有之。春生红芽,渐长作丛,高一尺以来。叶似初生杨柳小团。三月、四月开黄紫花,团圆似杏花,又似芫荑。根似细苦参,秋冬采根阴干。淮甸出者茎圆,高三四尺,花黄,叶至心亦如百合苗。江南生者叶似芍药。〔时珍曰〕大戟生平泽甚多。直茎高二三尺,中空,折之有白浆。叶长狭如柳叶而不团,其梢叶密攒而上。杭州紫大戟为上,江南土大戟次之。北方绵大戟色白,其根皮柔韧如绵,甚峻利,能伤人。弱者服之,或至吐血,不可不知。

根

【修治】〔敩曰〕凡使勿用附生者,误服令人泄气不禁,即煎荠苨汤解之。采得后,于槐砧上细剉,与海芋叶拌蒸,从巳至申,

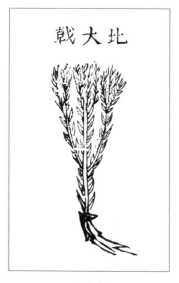

北大戟

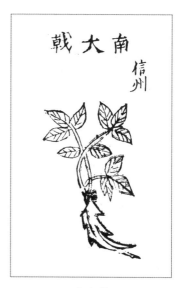

南大戟

去芋叶,晒干用。〔时珍曰〕凡采得以浆水煮软,去骨,晒干用。海芋叶麻而有毒,恐不可用也。

【气味】苦,寒,有小毒。〔《别录》曰〕甘,大寒。〔权曰〕苦、辛,有大毒。〔元素曰〕苦、甘、辛,阴中微阳。泻肺,损真气。〔时珍曰〕得枣即不损脾。〔之才曰〕反甘草,用菖蒲解之。〔恭曰〕畏菖蒲、芦苇、鼠屎。〔大明曰〕赤小豆为之使,恶薯蓣。

【主治】蛊毒,十二水,腹满急痛积聚,中风皮肤疼痛,吐逆(《本经》)。颈腋痈肿,头痛,发汗,利大小便(《别录》)。泻毒药,泄天行黄病温疟,破癥结(大明)。下恶血癖块,腹内雷鸣,通月水,堕胎孕(甄权)。治隐疹风,及风毒脚肿,并煮水,日日热淋,取愈(苏颂)。

【发明】〔成无己曰〕大戟、甘遂之苦以泄水者,肾所主也。〔好古曰〕大戟与甘遂同为泄水之药,湿胜者苦燥除之也。〔时珍曰〕痰涎之为物,随气升降,无处不到。入于心,则迷窍而成癫痫,妄言妄见;入于肺,则塞窍而成咳唾稠粘,喘急背冷;入于肝,则留伏蓄聚,而成胁痛干呕,寒热往来;入于经络,则麻痹疼痛;入于筋骨,则颈项胸背腰胁手足牵引隐痛。陈无择《三因方》,并以控涎丹主之,殊有奇效。此乃治痰之本。痰之本,水也,湿也。得气与火,则凝滞而为痰为饮为涎为涕为癖。大戟能泄脏腑之水湿,甘遂能行经隧之水湿,白芥子能散皮里膜外之痰气,惟善用者,能收奇功也。又钱仲阳谓肾为真水,有补无泻,而复云痘疮变黑归肾一证,用百祥圆下之以泻肾,非泻肾也,泻其腑则脏自不实。愚按百祥惟用大戟一味,大戟能行水,故曰泻其腑则脏自不实,腑者膀胱也。窃谓百祥非独泻腑,正实则泻其子也,肾邪实而泻其肝也。大戟味苦涩,浸水色青绿,肝胆之药也。

故百祥圆又治嗽而吐青绿水。夫青绿者,少阳风木之色也。仲景亦云:心下痞满,引胁下痛,干呕短气者,十枣汤主之。其中亦有大戟。夫干呕胁痛,非肝胆之病乎?则百祥之泻肝胆也,明矣。肝乃东方,宜泻不宜补。况泻青、泻黄皆泻其子,同一泻也,何独肾只泻腑乎?洁古老人治变黑归肾证,用宣风散代百祥圆,亦是泻子之意。盖毒胜火炽则水益涸,风挟火势则土受亏。故津血内竭,不能化脓,而成青黑干陷之证。泻其风火之毒,所以救肾扶脾也。或云脾虚肾旺,故泻肾扶脾者,非也。肾之真水不可泻,泻其陷伏之邪毒尔。

【附方】新一十一。

百祥圆治嗽而吐青绿水,又治痘疮归肾,紫黑干陷,不发寒者,宜下之。不黑者,慎勿下。红芽大戟不以多少,阴干,浆水煮极软,去骨日干,复纳原汁中煮,汁尽,焙为末,水丸粟米大。每服一二十丸,研赤脂麻汤下。〇洁古《活法机要》:枣变百祥丸:治斑疮变黑,大便秘结。用大戟一两,枣三枚,水一碗同煮,暴干,去大戟,以枣肉焙丸服,从少至多,以利为度。

控涎丹治痰涎留在胸膈上下,变为诸病,或颈项胸背腰胁手足胯髀隐痛不可忍,筋骨牵引,钓痛走易,及皮肤麻痹,似乎瘫痪,不可误作风气、风毒及疮疽施治。又治头痛不可举,或睡中流涎,或咳唾喘息,或痰迷心窍,并宜此药。数服痰涎自失,诸疾寻愈。紫大戟、白甘遂、白芥子微炒各一两,为末,姜汁打面糊丸梧子大。每服七丸,或二十丸,以津液咽下。若取利,则服五六十丸(《三因方》)。

水肿喘急小便涩及水蛊。大戟炒二两,干姜炮半两,为散。每服三钱,姜汤下。大小便利为度(《圣济总录》)。

水病肿满不问年月浅深。大戟、当归、橘皮各一两切,以水二升,煮取七合,顿服。利下水二三斗,勿怪。至重者,不过再服便瘥。禁毒食一年,永不复作。此方出张尚客(李绛《兵部手集》)。

水气肿胀大戟一两,广木香半两,为末。五更酒服一钱半,取下碧水后,以粥补之。忌咸物。○《简便方》:用大戟烧存性,研末,每空心酒服一钱匕。

水肿腹大如鼓,或遍身浮肿。用枣一斗,入锅内以水浸过,用大戟根苗盖之,瓦盆合定,煮熟,取枣无时食之,枣尽决愈。○又大戟散:用大戟、白牵牛、木香等分,为末。每服一钱,以猪腰子一对,批开掺末在内,湿纸煨熟,空心食之。左则塌左,右则塌右(张洁古《活法机要》)。

牙齿摇痛大戟咬于痛处,良(《生生编》)。

中风发热大戟、苦参四两,白酢浆一斗,煮熟洗之,寒乃止(《千金方》)。

泽漆《本经·下品》

【释名】漆茎(《别录》)、猫儿眼睛草(《纲目》)、绿叶绿花草(《纲目》)、五凤草(《纲目》)。〔弘景曰〕是大戟苗。生时摘叶有白汁,故名泽漆,亦啮人肉。○余见下。

【集解】〔《别录》曰〕泽漆,大戟苗也。生太山川泽。三月三日、七月七日,采茎叶阴干。〔大明曰〕此即大戟花也。川泽中有。茎梗小,花黄色,叶似嫩菜,四五月采之。〔颂曰〕今冀州、鼎州、明州及近道皆有之。〔时珍曰〕《别录》、陶氏皆言泽漆是大戟苗,《日华子》又言是大戟花,其苗可食。然大戟苗泄人,不可为菜。今考《土宿本草》及《宝藏论》诸书,并云泽漆是猫儿眼睛草,一名绿叶绿花草,一名五凤草。江湖原泽平陆多有之。春生苗，一科分枝成丛，柔茎如马齿苋，绿叶如苜蓿叶，叶圆而黄绿，颇似猫睛，故名猫儿眼。茎头凡五叶中分，中抽小茎五枝，每枝开细花青绿色，复有小叶承之，齐整如一，故又名五凤草、绿叶绿花草。掐茎有白汁粘人，其根白色有硬骨。或以此为大戟苗者，误也。五月采汁，煮雄黄，伏钟乳，结草砂。据此，则泽漆是猫儿眼睛草，非大戟苗也。今方家用治水蛊、脚气有效，尤与《神农》本文相合。自汉人集《别录》，误以为大戟苗，故诸家袭之尔。用者宜审。

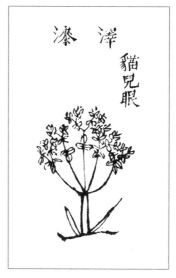

泽漆

　　茎叶

【气味】苦，微寒，无毒。〔《别录》曰〕辛。〔大明曰〕冷，有小毒。〔之才曰〕小豆为之使，恶薯蓣。

【主治】皮肤热，大腹水气，四肢面目浮肿，丈夫阴气不足（《本经》）。利大小肠，明目轻身（《别录》）。主蛊毒（苏恭）。止疟疾，消痰退热（大明）。

【发明】〔时珍曰〕泽漆利水，功类大戟，故人见其茎有白汁，遂误以为大戟。然大戟根苗皆有毒泄人，而泽漆根硬不可用，苗亦无毒，可作菜食而利丈夫阴气，甚不相侔也。

【附方】旧二，新六。

　　肺咳上气脉沉者，泽漆汤主之。泽漆三斤，以东流水五斗，煮取一斗五升，去滓。入半夏半升，紫参、白前、生姜各五两，甘草、黄芩、人参、桂心各三两,煎取五升。每服五合,日三服(张仲景《金匮要略》方)。

心下伏瘕大如杯,不得食者。泽漆四两,大黄、葶苈熬各三两,捣筛,蜜丸梧子大。每服二丸,日三服(葛洪《肘后方》)。

十种水气泽漆十斤,夏月取嫩茎叶,入酒一斗,研汁约二斗,于银锅内,慢火熬如稀饧,入瓶内收。每日空心温酒调下一匙,以愈为度(《圣惠方》)。

水气蛊病生鲜猫眼睛草,晒干为末,枣肉丸弹子大。每服二丸,白汤化下,日二服。觉腹中暖,小便利,为度(《乾坤秘韫》)。

脚气赤肿行步脚痛。猫儿眼睛草、鹭鸶藤、蜂窠等分。每服一两,水五碗,煎三碗,薰洗之(《卫生易简方》)。

牙齿疼痛猫儿眼睛草一搦,研烂,汤泡取汁,含漱吐涎(《卫生易简方》)。

男妇瘰疬猫儿眼睛草一二捆,井水二桶,五月五日午时,锅内熬至一桶,去滓,澄清再熬至一碗,瓶收。每以椒、葱、槐枝煎汤洗疮净,乃搽此膏,数次愈(《便民图纂》方)。

癣疮有虫猫儿眼睛草,晒干为末,香油调搽之(《卫生易简方》)。

甘遂《本经·下品》

【释名】甘藁(《别录》)、陵藁(《吴普》)、陵泽(《别录》)、甘泽(《吴普》)、重泽(《别录》)、苦泽(《吴普》)、白泽(《吴普》)、主田(《本经》)、鬼丑(《吴普》)。〔时珍曰〕诸名义多未详。

【集解】〔《别录》曰〕甘遂生中山川谷。二月采根,阴干。

〔普曰〕二月、八月采。〔弘景曰〕中山在代郡。第一本出太山、江东。比来用京口者，大不相似。赤皮者胜，白皮者都下亦有，名草甘遂，殊恶，盖赝伪者也。〔恭曰〕甘遂苗似泽漆，其根皮赤肉白，作连珠实重者良。草甘遂乃是蚤休，疗体全别，苗亦不同，俗名重台，叶似鬼臼、蓖麻，根皮白色。〔大明曰〕西京者上，汴、沧、吴者次之，形似和皮甘草。〔颂曰〕今陕西、江东亦有之。苗似泽漆，茎短小而叶有汁，根皮赤肉白，作连珠，大如指头。

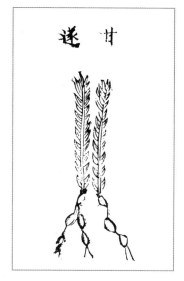

甘遂

根

【修治】〔敩曰〕凡采得去茎，于槐砧上细锉，用生甘草汤、荠苨自然汁二味，搅浸三日，其水如墨汁，乃漉出，用东流水淘六七次，令水清为度。漉出，于土器中熬脆用之。〔时珍曰〕今人多以面裹煨熟用，以去其毒。

【气味】苦，寒，有毒。《别录》曰〕甘，大寒。〔普曰〕神农、桐君：苦，有毒。岐伯、雷公：甘，有毒。〔元素曰〕纯阳也。〔之才曰〕瓜蒂为之使，恶远志，反甘草。

【主治】大腹疝瘕，腹满，面目浮肿，留饮宿食，破癥坚积聚，利水谷道（《本经》）。下五水，散膀胱留热，皮中痞，热气肿满（《别录》）。能泻十二种水疾，去痰水（甄权）。泻肾经及隧道水湿，脚气，阴囊肿坠,痰迷癫痫,噎膈痞塞(时珍)。

【发明】〔宗奭曰〕此药专于行水,攻决为用。〔元素曰〕味苦气寒。苦性泄,寒胜热,直达水气所结之处,乃泄水之圣药。水结胸中,非此不能除,故仲景大陷胸汤用之。但有毒不可轻用。〔时珍曰〕肾主水,凝则为痰饮,溢则为肿胀。甘遂能泄肾经湿气,治痰之本也。不可过服,但中病则止可也。张仲景治心下留饮,与甘草同用,取其相反而立功也。刘河间《保命集》云:凡水肿服药未全消者,以甘遂末涂腹,绕脐令满,内服甘草水,其肿便去。又王璆《百一选方》云:脚气上攻,结成肿核,及一切肿毒。用甘遂末,水调傅肿处,即浓煎甘草汁服,其肿即散。二物相反,而感应如此。清流韩咏病脚疾用此,一服病去七八,再服而愈也。

【附方】旧三,新一十九。

水肿腹满甘遂炒二钱二分,黑牵牛一两半,为末。水煎,时时呷之(《普济方》)。

膜外水气甘遂末、大麦面各半两,水和作饼,烧熟食之,取利(《圣济总录》)。

身面洪肿甘遂二钱半,生研为末。以猪猪肾一枚,分为七脔,入末在内,湿纸包煨,令熟食之,日一服。至四五服,当觉腹鸣,小便利,是其效也(《肘后方》)。

肾水流注腿膝挛急,四肢肿痛。即上方加木香四钱。每用二钱,煨熟,温酒嚼下。当利黄水,为验(《御药院方》传)。

正水胀急大小便不利欲死。甘遂五钱,半生半炒,胭脂坏子十文,研匀。每以一钱,白面四两,水和作棋子大,水煮令浮,淡食之。大小便利后,用平胃散加熟附子,每以二钱煎服(《普济方》)。

小儿疳水珠子甘遂炒，青橘皮等分，为末。三岁用一钱，以麦芽汤下，以利为度。忌酸咸三五日。名水宝散（《总微论》）。

水蛊喘胀甘遂、大戟各一两，慢火炙研。每服一字，水半盏，煎三五沸服。不过十服（《圣济录》）。

水肿喘急大小便不通。十枣丸：用甘遂、大戟、芫花等分，为末，以枣肉和丸梧子大。每服四十丸，侵晨热汤下，利去黄水为度。否则次午再服（《三因方》）。

妊娠肿满气急少腹满，大小便不利，已服猪苓散不瘥者。用太山赤皮甘遂二两，捣筛，白蜜和丸梧子大。每服五十丸。得微下，仍服猪苓散。不下再服之。猪苓散见猪苓下（《小品方》）。

心下留饮坚满脉伏，其人欲自利反快。甘遂半夏汤：用甘遂大者三枚，半夏十二个，以水一升，煮半升，去滓。入芍药五枚，甘草一节，水二升，煮半升，去滓。以蜜半升，同煎八合，顿服取利（张仲景《金匮玉函》）。

脚气肿痛肾脏风气，攻注下部疮痒。甘遂半两，木鳖子仁四个，为末。猪腰子一个，去皮膜，切片，用药四钱掺在内，湿纸包煨熟，空心食之，米饮下。服后便伸两足。大便行后，吃白粥二三日为妙（《本事方》）。

二便不通甘遂末，以生面糊调傅脐中及丹田内，仍艾三壮，饮甘草汤，以通为度。又太山赤皮甘遂末一两，炼蜜和匀，分作四服，日一服取利（《圣惠方》）。

小便转脬甘遂末一钱，猪苓汤调下，立通（笔峰《杂兴》方）。

疝气偏肿甘遂、茴香等分，为末，酒服二钱（《儒门事亲》）。

妇人血结妇人少腹满如敦状，小便微难而不渴，此为水与血俱结在血室。大黄二两,甘遂、阿胶各一两,水一升半,煮半升,顿服,其血当下(张仲景方)。

膈气哽噎甘遂面煨五钱,南木香一钱,为末。壮者一钱,弱者五分,水酒调下(《怪病奇方》)。

痞证发热盗汗,胸背疼痛。甘遂面包,浆水煮十沸,去面,以细糠火炒黄为末。大人三钱,小儿一钱,冷蜜水卧时服。忌油腻鱼肉(《普济方》)。

消渴引饮甘遂麸炒半两,黄连一两,为末,蒸饼丸绿豆大。每薄荷汤下二丸。忌甘草(《杨氏家藏方》)。

癫痫心风遂心丹:治风痰迷心,癫痫,及妇人心风血邪。用甘遂二钱,为末,以猪心取三管血和药,入猪心内缚定,纸裹煨熟,取末,入辰砂末一钱,分作四丸。每服一丸,将心煎汤调下。大便下恶物为效,不下再服(《济生方》)。

马脾风病小儿风热喘促,闷乱不安,谓之马脾风。甘遂面包煮一钱半,辰砂水飞二钱半,轻粉一角,为末。每服一字,浆水少许,滴油一小点,抄药在上,沉下,去浆灌之。名无价散(《全幼心鉴》)。

麻木疼痛万灵膏:用甘遂二两,蓖麻子仁四两,樟脑一两,捣作饼贴之。内饮甘草汤(《摘玄方》)。

耳卒聋闭甘遂半寸,绵裹插入两耳内,口中嚼少甘草,耳卒自然通也(《永类方》)。

续随子 宋《开宝》

【释名】千金子(《开宝》)、千两金(《日华》)、菩萨豆(《日华》)、拒冬(《开宝》)、联步(《《斗门方》》)。〔颂曰〕叶中出茎,数数相续而生,故名。冬月始长,故又名拒冬。

【集解】〔志曰〕续随子生蜀郡,处处亦有之。苗如大戟。〔颂曰〕今南中多有,北土差少。苗如大戟,初生一茎,茎端生叶,叶中复出数茎相续。花亦类大戟,自叶中抽干而生,实青有壳。人家园亭中多种以为饰。秋种冬长,春秀夏实。〔时珍曰〕茎中亦有白汁,可结水银。

【修治】〔时珍曰〕凡用去壳,取色白者,以纸包,压去油,取霜用。

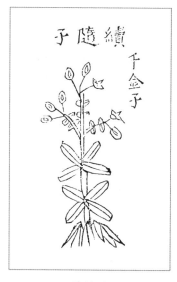

续随子

【气味】辛,温,有毒。

【主治】妇人血结月闭,瘀血癥瘕疝癖,除蛊毒鬼疰,心腹痛,冷气胀满,利大小肠,下恶滞物(《开宝》)。积聚痰饮,不下食,呕逆,及腹内诸疾。研碎酒服,不过三颗,当下恶物(《蜀本》)。宣一切宿滞,治肺气水气,日服十粒。泻多,以酸浆水或薄醋粥吃,即止。又涂疥癣疮(大明)。

【发明】〔颂曰〕续随下水最速。然有毒损人,不可过多。〔时珍曰〕续随与大戟、泽漆、甘遂茎叶相似,主疗亦相似,其功皆长于利水。惟在用之得法,亦皆要药也。

【附方】旧二,新四。

小便不通脐腹胀痛不可忍,诸药不效者,不过再服。用续随子去皮一两,铅丹半两。同少蜜捣作团,瓶盛埋阴处,腊月至春末取出,研,蜜丸梧子大。每服二三十丸,木通汤下,化破尤妙。病急亦可旋合（《圣济录》）。

水气肿胀联步一两，去壳研，压去油，重研，分作七服，每治一人用一服，丈夫生饼子酒下，妇人荆芥汤下，五更服之。当下利，至晓自止。后以厚朴汤补之。频吃益善。忌盐、醋一百日，乃不复作。联步即续随子也（《斗门方》）。

阳水肿胀续随子炒去油二两，大黄一两，为末，酒水丸绿豆大。每白汤下五十丸，以去陈莝（《摘玄方》）。

涎积癥块续随子三十枚，腻粉二钱，青黛炒一钱，研匀，糯米饭丸芡子大。每服一丸，打破，以大枣一枚，烧熟去皮核，同嚼，冷茶送下。半夜后，取下积聚恶物为效（《圣济录》）。

蛇咬肿闷欲死。用重台六分，续随子仁七粒，捣筛为散。酒服方寸匕，兼唾和少许，涂咬处，立效（崔元亮《海上方》）。

黑子疣赘续随子熟时涂之，自落（《普济方》）。

叶及茎中白汁

〔主治〕剥人面皮，去皯黵（《开宝》）。傅白癜疬疡（大明）。捣叶，傅蝎螫立止（时珍）。

莨菪 音浪荡。○《本经·下品》

【释名】天仙子（《图经》）、横唐（《本经》）、行唐（《别录》）。〔时珍曰〕莨菪一作蔺蓎。其子服之，令人狂狼放宕，故名。

【集解】〔《别录》曰〕莨菪子生海滨川谷及雍州。五月采子。〔弘景曰〕今处处有之。子形颇似五味核而极小。〔保昇曰〕所在皆有之。叶似菘蓝，茎叶皆有细毛。花白色。子壳作罂状，结实扁细，若粟米大，青黄色。六月、七月采子，日干。〔颂曰〕处处有之。苗茎高二三尺。叶似地黄、王不留行、红蓝等，而阔如三指。四月开花,紫色。茎荚有白毛。五月结实,有壳作罂子状,如小石榴。房中子至细,青白色,如粟米粒。〔敩曰〕凡使勿用苍葈子,其形相似,只是微赤,服之无效,时人多以杂之。〔时珍曰〕张仲景《金匮要略》言,菜中有水莨菪,叶圆而光,有毒,误食令人狂乱,状如中风,或吐血,以甘草汁解之。

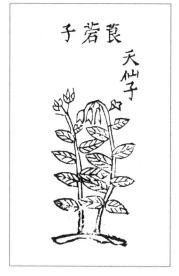

莨菪

子

〔修治〕〔敩曰〕修事莨菪子十两,以头醋一镒,煮干为度。却用黄牛乳汁浸一宿,至明日乳汁黑,即是真者。晒干捣筛用。

〔气味〕苦,寒,有毒。〔《别录》曰〕甘。〔权曰〕苦、辛,微热,有大毒。〔藏器曰〕性温不寒。〔大明曰〕温,有毒。服之热发,以绿豆汁、甘草、升麻、犀角并解之。〔敩曰〕有大毒。误服之,冲人心,大烦闷,眼生暹火。〔颂曰〕《本经》言性寒,后人多云大热。而《史记·淳于意传》云:淄川王美人怀子不乳,饮以浪荡药一撮,以酒饮,旋乳。且不乳岂热药所治?又古方主卒颠狂亦多单用莨菪,岂果性寒耶?

〔主治〕齿痛出虫,肉痹拘急。久服轻身,使人健行,走及奔马,强志益力,通神见鬼。多食令人狂走(《本经》)。疗癫狂风痫,颠倒拘挛(《别录》)。安心定志,聪明耳目,除邪逐风,变白,主疟癖。取子洗晒,隔日空腹,水下一指捻。亦可小便浸令泣尽,暴干,如上服。勿令子破,破则令人发狂(藏器)。炒焦研末,治下部脱肛,止冷痢。主蛀牙痛,咬之虫出(甄权)。烧熏虫牙,及洗阴汗(大明)。

〔发明〕〔弘景曰〕入疗癫狂方用,然不可过剂。久服自无嫌,通神健行,足为大益,而《仙经》不见用。〔权曰〕以石灰清煮一伏时,掬出,去芽曝干,以附子、干姜、陈橘皮、桂心、厚朴为丸服。去一切冷气,积年气痢,甚温暖也。不可生服,伤人见鬼,拾针狂乱。〔时珍曰〕莨菪之功,未见如所说,而其毒有甚焉。煮一二日而芽方生,其为物可知矣。莨菪、云实、防葵、赤商陆皆能令人狂惑见鬼,昔人未有发其义者。盖此类皆有毒,能使痰迷心窍,蔽其神明,以乱其视听故耳。唐安禄山诱奚、契丹,饮以莨菪酒,醉而坑之。又嘉靖四十三年二月,陕西游僧武如香,挟妖术至昌黎县民张柱家,见其妻美。设饭间,呼其全家同坐,将红散入饭内食之。少顷举家昏迷,任其奸污。复将魇法吹入柱耳中。柱发狂惑,见举家皆是妖鬼,尽行杀死,凡一十六人,并无血迹。官司执柱囚之。十余日柱吐痰二碗许,闻其故,乃知所杀者皆其父母兄嫂妻子姊侄也。柱与如香皆论死。世宗肃皇帝命榜示天下。观此妖药,亦是莨菪之流尔。方其痰迷之时,视人皆鬼矣。解之之法,可不知乎?

〔附方〕旧二,新二十。

卒发颠狂莨菪三升为末,以酒一升渍数日,绞去滓,煎令可丸,如小豆三丸,日三服。当觉口面急,头中如有虫行,额及手足有赤色处,如此并是瘥候也。未知再服,取尽神良(陈延之《小品方》)。

风痹厥痛天仙子三钱炒,大草乌头、甘草半两,五灵脂一两,为末,糊丸梧子大,以螺青为衣。每服十丸,男子菖蒲酒下,女子芫花汤下（《圣济录》）。

久嗽不止有脓血。莨菪子五钱，淘去浮者，煮令芽出，炒研，真酥一鸡子大，大枣七枚，同煎令酥尽，取枣日食三枚。○又方：莨菪子三撮，吞之，日五六度。光禄李丞服之神验（孟诜《必效方》）。

年久呷嗽至三十年者。莨菪子、木香、熏黄等分，为末。以羊脂涂青纸上，撒末于上，卷作筒，烧烟熏吸之（崔行功《纂要方》）。

水肿蛊胀方见《兽部》麢羊下。

积冷痃癖不思饮食，羸困者。莨菪子三分，水淘去浮者，大枣四十九个、水三升，煮干，只取枣去皮核。每空心食一个，米饮下，觉热即止（《圣惠方》）。

水泻日久青州干枣十个去核，入莨菪子填满扎定，烧存性。每粟米饮服一钱（《圣惠方》）。

冷疳痢下莨菪子为末，腊猪脂和丸，绵裹枣许，导下部。因痢出，更纳新者。不过三度瘥（孟诜《必效方》）。

赤白下痢腹痛，肠滑后重。大黄煨半两，莨菪子炒黑一撮，为末。每服一钱，米饮下（《普济方》）。

久痢不止变种种痢，兼脱肛。莨菪丸：用莨菪子一升，淘去浮者，煮令芽出，晒干，炒黄黑色，青州枣一升，去皮核，酽醋二升，同煮，捣膏丸梧子大。每服二十丸，食前米饮下（《圣惠方》）。

肠风下血莨菪煎：用莨菪实一升，曝干捣筛，生姜半斤，取汁，银锅中更以无灰酒二升投之，上火煎如稠饧，即旋投酒，度用酒可及五升即止。慢火煎令可丸，大如梧子。每旦酒饮通下三丸，增至五七丸止。若丸时粘手，则以菟丝粉衬隔之。火候忌紧,药焦则失力也。初服微热,勿怪。疾甚者,服过三日,当下利。疾去,利亦止。绝有效(《箧中方》)。

脱肛不收 莨菪子炒研傅之(《圣惠方》)。

风牙虫牙 《瑞竹堂方》:用天仙子一撮,入小口瓶内烧烟,竹筒引烟,入虫孔内,熏之即死,永不发。○《普济方》:用莨菪子入瓶内,以热汤淋下,口含瓶口,令气熏之。冷更作,尽三合乃止。有涎津可去,甚效。○《备急方》:用莨菪子数粒纳孔中,以蜡封之,亦效。

牙齿宣落 风痛。莨菪子末,绵裹咬之,有汁勿咽(《必效方》)。

风毒咽肿 咽水不下,及瘰疬咽肿。水服莨菪子末两钱匕,神良(《外台秘要》)。

乳痈坚硬 新莨菪子半匙,清水一盏,服之。不得嚼破(《外台秘要》)。

石痈坚硬 不作脓者。莨菪子为末,醋和,傅疮头,根即拔出(《千金方》)。

恶疮似癞 十年不愈者。莨菪子烧研傅之(《千金方》)。

打扑折伤 羊脂调莨菪子末傅之(《千金方》)。

恶犬咬伤 莨菪子七枚吞之,日三服(《千金方》)。

根

〔气味〕苦,辛,有毒。

〔主治〕邪疟,疥癣,杀虫(时珍)。

〔附方〕新六。

疟疾不止 莨菪根烧灰,水服一合。量人强弱用(《千金方》)。

恶癣有虫 莨菪根捣烂,蜜和傅之(《千金翼》)。

趾间肉刺莨菪根捣汁涂之。○《雷公炮炙论·序》云：脚生肉刺，裈系菪根。谓系于裈带上也。

狂犬咬人莨菪根和盐捣傅，日三上（《外台秘要》）。

恶刺伤人莨菪根水煮汁浸之，冷即易。神方也（《千金方》）。

箭头不出万圣神应丹：端午前一日，不语，寻见莨菪科，根本枝叶花实全好者。道云："先生！你却在这里。"道罢，用柴灰自东南起围了，以木梐子掘取根下周回土。次日日未出时，依前不语，用镬头取出，洗净。勿令鸡犬妇人见，于净室中，以石臼捣如泥，丸弹子大，黄丹为衣，以纸袋封，悬高处阴干。遇有箭头不出者，先以象牙末贴疮口，后用绯帛袋盛此药，放脐中，绵兜肚系了，当便出也（张子和《儒门事亲》方）。

云实《本经·上品》

【释名】员实（《别录》）、云英（《别录》）、天豆（《吴普》）、马豆（《图经》）、羊石子（《图经》）、苗名草云母（《唐本》）、臭草（《图经》）、粘刺（《纲目》）。〔时珍曰〕员亦音云，其义未详。豆以子形名。羊石当作羊矢，其子肖之故也。

【集解】〔《别录》曰〕云实，生河间川谷。十月采，暴干。〔普曰〕茎高四五尺，大茎中空。叶如麻，两两相值。六月花，八月、九月实，十月采。〔弘景曰〕处处有之。子细如葶苈子而小黑，其实亦类莨菪。烧之致鬼，未见其法术。〔恭曰〕云实大如黍及大麻子等，黄黑似豆，故名天豆。丛生泽旁，高五六尺。叶如细槐，亦如苜蓿。枝间微刺。俗谓苗为草云母。陶云似葶苈者，非也。〔保昇曰〕所在平泽有之。叶似细槐，花黄白色，其荚如豆，其实青黄色，大若麻子。五月、六月采实。〔颂曰〕叶如槐

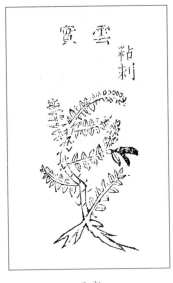

云实

而狭长,枝上有刺。苗名臭草,又名羊石子草。实名马豆。三月、四月采苗,十月采实,过时即枯落也。〔时珍曰〕此草山原甚多,俗名粘刺。赤茎中空,有刺,高者如蔓。其叶如槐。三月开黄花,累然满枝。荚长三寸许,状如肥皂荚。内有子五六粒,正如鹊豆,两头微尖,有黄黑斑纹,厚壳白仁,咬之极坚重,有腥气。

实

〔修治〕〔敩曰〕凡采得,粗捣,相对拌浑颗橡实,蒸一日,拣出暴干。

〔气味〕辛,温,无毒。〔《别录》曰〕苦。〔普曰〕神农:辛,小温。黄帝:咸。雷公:苦。

〔主治〕泄痢肠澼,杀虫蛊毒,去邪恶结气,止痛,除寒热(《本经》)。消渴(《别录》)。治疟多用(苏颂)。主下蜃脓血(时珍)。

〔附方〕新一。

蜃下不止 云实、女萎各一两,桂半两,川乌头二两,为末,蜜丸梧子大。每服五丸,水下,日三服(《肘后方》)。

花

〔主治〕见鬼精物。多食令人狂走。久服轻身通神明(《本经》)。杀精物,下水。烧之致鬼(《别录》)。

〔发明〕〔时珍曰〕云实花既能令人见鬼发狂,岂有久服轻身之理,此古书之讹也。

根

〔主治〕骨哽及咽喉痛。研汁咽之(时珍)。

蓖麻蓖音卑。○《唐本草》

【释名】〔颂曰〕叶似大麻,子形宛如牛蜱,故名。〔时珍曰〕蓖亦作螕。螕,牛虱也。其子有麻点,故名蓖麻。

【集解】〔恭曰〕此人间所种者,叶似大麻叶而甚大,结子如牛蜱。今胡中来者,茎赤,高丈余,子大如皂荚核,用之益良。〔颂曰〕今在处有之。夏生苗,叶似萆草而大厚。茎赤有节如甘蔗,高丈余。秋生细花,随便结实,壳上有刺,状类巴豆,青黄斑褐。夏采茎叶,秋采实,冬采根,日干用。〔时珍曰〕其茎有赤有白,中空。其叶大如瓠叶,每叶凡五尖。夏秋间椏里抽出花穗,累累黄色。每枝结实数十颗,上有刺,攒簇如猬毛而软。凡三四子合成一颗,枯时劈开,状如巴豆,壳内有子大如豆。壳有斑点,状如牛螕。再去斑壳,中有仁,娇白如续随子仁,有油可作印色及油纸。子无刺者良,子有刺者毒。

子

〔修治〕〔敩曰〕凡使勿用黑厌赤利子,缘在地娄上生,是颗两头尖有毒。其蓖麻子,节节有黄黑斑。凡使以盐汤煮半日,去皮取子研用。〔时珍曰〕取蓖麻油

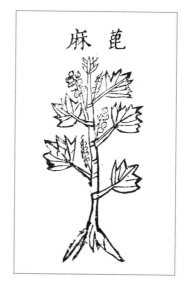

蓖麻

法：用蓖麻仁五升捣烂，以水一斗煮之，有沫撇起，待沫尽乃止。去水，以沫煎至点灯不炸、滴水不散为度。

〔气味〕甘、辛，平，有小毒。〔时珍曰〕凡服蓖麻者，一生不得食炒豆，犯之必胀死。其油能伏丹砂、粉霜。

〔主治〕水癥。以水研二十枚服之，吐恶沫，加至三十枚，三日一服，瘥则止。又主风虚寒热，身体疮痒浮肿，尸疰恶气，榨取油涂之（《唐本》）。研傅疮痍疥癞。涂手足心，催生（大明）。治瘰疬。取子炒熟去皮，每卧时嚼服二三枚，渐加至十数枚，有效（宗奭）。主偏风不遂，口眼㖞斜，失音口噤，头风耳聋，舌胀喉痹，齁喘脚气，毒肿丹瘤，汤火伤，针刺入肉，女人胎衣不下，子肠挺出，开通关窍经络，能止诸痛，消肿追脓拔毒（时珍）。

〔发明〕〔震亨曰〕蓖麻属阴，其性善收，能追脓取毒，亦外科要药。能出有形之滞物，故取胎产胞衣、剩骨胶血者用之。〔时珍曰〕蓖麻仁甘辛有毒热，气味颇近巴豆，亦能利人，故下水气。其性善走，能开通诸窍经络，故能治偏风、失音口噤、口目㖞斜、头风七窍诸病，不止于出有形之物而已。盖鹈鹕油能引药气入内，蓖麻油能拔病气出外，故诸膏多用之。一人病偏风，手足不举。时珍用此油同羊脂、麝香、鲮鲤甲等药，煎作摩膏，日摩数次，一月余渐复。兼服搜风化痰养血之剂，三月而愈。一人病手臂一块肿痛，亦用蓖麻捣膏贴之，一夜而愈。一人病气郁偏头痛，用此同乳香、食盐捣爝太阳穴，一夜痛止。一妇产后子肠不收，捣仁贴其丹田，一夜而上。此药外用屡奏奇勋，但内服不可轻率尔。或言捣膏以箸点于鹅马六畜舌根下，即不能食，或点肛内，即下血死，其毒可知矣。

〔附方〕旧九,新二十九。

半身不遂失音不语。取蓖麻子油一升,酒一斗,铜锅盛油,着酒中一日,煮之令熟,细细服之(《外台秘要》)。

口目㖞斜蓖麻子仁捣膏,左贴右,右贴左,即正。○《妇人良方》:用蓖麻子仁七七粒,研作饼,右㖞安在左手心,左㖞安在右手心,却以铜盂盛热水坐药上,冷即换,五六次即正也。○一方:用蓖麻子仁七七粒,巴豆十九粒,麝香五分,作饼如上用。

风气头痛不可忍者。乳香、蓖麻仁等分,捣饼随左右贴太阳穴,解发出气甚验。○《德生堂方》:用蓖麻油纸剪花,贴太阳亦效。○又方:蓖麻仁半两,枣肉十五枚,捣涂纸上,卷筒插入鼻中,下清涕即止。

八种头风蓖麻子、刚子各四十九粒去壳,雀脑芎一大块,捣如泥,糊丸弹子大,线穿挂风处阴干。用时先将好末茶调成膏子涂盏内,后将炭火烧前药烟起,以盏覆之。待烟尽,以百沸葱汤点盏内茶药服之。后以绵被裹头卧,汗出避风(《袖珍方》)。

鼻窒不通蓖麻子仁去皮三百粒,大枣去皮核十五枚,捣匀绵裹塞之。一日一易,三十余日闻香臭也(《普济方》)。

天柱骨倒小儿疳疾及诸病后,天柱骨倒,乃体虚所致,宜生筋散贴之。木鳖子六个去壳,蓖麻子六十粒去壳,研匀。先包头擦项上令热,以津调药贴之(郑氏《小儿方》)。

五种风痫不问年月远近。用蓖麻子仁二两,黄连一两,用银石器,纳水一大碗,文武火煮之。干即添水,三日两夜取出黄连,只用蓖麻风干,勿令见日,以竹刀每个切作四段。每服二十段,食后荆芥汤下,日二服。终身忌食豆,犯之必腹胀死(《卫生宝鉴》)。

舌上出血蓖麻子油纸撚,烧烟熏鼻中,自止(《摘玄方》)。

舌胀塞口蓖麻仁四十粒,去壳研油涂纸上,作撚烧烟熏之。未退再熏,以愈为度。有人舌肿出口外,一村人用此法而愈(《经验良方》)。

急喉痹塞牙关紧急不通,用此即破。以蓖麻子仁研烂,纸卷作筒,烧烟熏吸即通。或只取油作撚尤妙。名圣烟筒。

咽中疮肿《杜壬方》:用蓖麻子仁一枚,朴消一钱,同研,新汲水服之,连进二三服效。○《三因方》:用蓖麻仁、荆芥穗等分,为末,蜜丸,绵包噙,咽之。

水气胀满蓖麻子仁研,水解得三合。清旦一顿服尽,日中当下青黄水也。或云壮人止可服五粒(《外台秘要》)。

脚气作痛蓖麻子七粒,去壳研烂,同苏合香丸贴足心,痛即止也(《外台秘要》)。

小便不通蓖麻仁三粒,研细,入纸撚内,插入茎中即通(《摘玄方》)。

齁喘咳嗽蓖麻子去壳炒熟,拣甜者食之。须多服见效。终身不可食炒豆(《卫生易简方》)。

催生下胞崔元亮《海上集验方》:取蓖麻子七粒,去壳研膏,涂脚心。若胎及衣下,便速洗去。不尔则子肠出,即以此膏涂顶,则肠自入也。○《肘后方》云:产难,取蓖麻子十四枚,每手各把七枚,须臾立下也。

子宫脱下蓖麻子仁、枯矾等分,为末,安纸上托入。仍以蓖麻子仁十四枚,研膏涂顶心即入(《摘玄》)。

盘肠生产涂顶方同上。

催生下胎不拘生胎死胎。蓖麻二个,巴豆一个,麝香一分,研贴脐中并足心。○又下生胎,一月一粒,温酒吞下(《集简方》)。

一切毒肿痛不可忍。蓖麻子仁捣傅，即止也（《肘后方》）。

疠风鼻塌手指挛曲，节间痛不可忍，渐至断落。用蓖麻子一两去皮，黄连一两剉豆大，以小瓶子入水一升，同浸。春夏三日，秋冬五日后，取蓖麻子一枚劈破，面东以浸药水吞之。渐加至四五枚，微利不妨。瓶中水尽更添。两月后吃大蒜、猪肉试之，如不发是效也。若发动再服，直候不发乃止（杜壬方）。

小儿丹瘤蓖麻子五个，去皮研，入面一匙，水调涂之，甚效（《修真秘旨》）。

瘰疬结核蓖麻子炒去皮，每睡时服二三枚，取效。一生不可吃炒豆（《阮氏经验方》）。

瘰疬恶疮及软疖。用白胶香一两，瓦器溶化，去滓，以蓖麻子六十四个，去壳研膏，溶胶投之，搅匀，入油半匙头，柱点水中试软硬，添减胶油得所，以绯帛量疮大小摊贴，一膏可治三五疖也（《儒门事亲》）。

肺风面疮起白屑，或微有赤疮。用蓖麻子仁四十九粒，白果、胶枣各三粒，瓦松三钱，肥皂一个，捣为丸。洗面用之良（吴旻《扶寿方》）。

面上雀斑蓖麻子仁、密陀僧、硫黄各一钱，为末，用羊髓和匀，夜夜傅之（《摘玄方》）。

发黄不黑蓖麻子仁，香油煎焦，去滓，三日后频刷之（《摘玄方》）。

耳卒聋闭蓖麻子一百个去壳，与大枣十五枚捣烂，入乳小儿乳汁，和丸作铤。每以绵裹一枚塞之，觉耳中热为度。一日一易，二十日瘥（《千金方》）。

汤火灼伤蓖麻子仁、蛤粉等分，研膏。汤伤以油调；火灼以水调，涂之（《古今录验》）。

针刺入肉 蓖麻子去壳研烂，先以帛衬伤处，傅之。频看，若见刺出，即拔去，恐药紧弩出好肉。或加白梅肉同研尤好（《卫生易简方》）。

竹木骨哽 蓖麻子仁一两，凝水石二两，研匀。每以一捻置舌根噙咽，自然不见。○又方：蓖麻油、红曲等分，研细，沙糖丸皂子大，绵裹含咽，痰出大良。

鸡鱼骨哽 蓖麻子仁研烂，入百药煎研，丸弹子大。井花水化下半丸，即下。

恶犬咬伤 蓖麻子五十粒去壳，以井花研膏。先以盐水洗，吹痛处，乃贴此膏（《袖珍方》）。

叶

〔气味〕有毒。

〔主治〕脚气风肿不仁，蒸捣裹之，日二三易即消。又油涂炙热，熨囟上，止鼻衄，大验（苏恭）。治痰喘咳嗽（时珍）。

〔附方〕新一。

齁喘痰嗽《儒门事亲》方：用九尖蓖麻叶三钱，入飞过白矾二钱，以猪肉四两薄批，掺药在内，荷叶裹之，文武火煨熟。细嚼，以白汤送下。名九仙散。○《普济方》：治咳嗽涎喘，不问年深日近。用经霜蓖麻叶、经霜桑叶、御米壳蜜炒各一两，为末，蜜丸弹子大。每服一丸，白汤化下，日一服，名无忧丸。

【附录】博落回（《拾遗》）〔藏器曰〕有大毒。主恶疮瘿根，瘤赘瘜肉，白癜风，蛊毒精魅，溪毒疮瘘。和百丈青、鸡桑灰等分，为末傅之。蛊毒精魅当别有法。生江南山谷。茎叶如蓖麻。茎中空，吹之作声如博落回。折之有黄汁，药人立死，不可轻用入口。

常山《本经·下品》 蜀漆同上

【释名】恒山(《吴普》)、互草(《本经》)、鸡屎草(《日华》)、鸭屎草(《日华》)。〔时珍曰〕恒亦常也。恒山乃北岳名,在今定州。常山乃郡名,亦今真定。岂此药始产于此得名钦?蜀漆乃常山苗,功用相同,今并为一。

【集解】〔《别录》曰〕常山生益州川谷及汉中。二月、八月采根,阴干。又曰:蜀漆生江林山川谷及蜀汉中,常山苗也。五月采叶,阴干。〔弘景曰〕常山出宜都、建平。细实黄者,呼为鸡骨常山,用之最胜。蜀漆是常山苗而所出又异者,江林山即益州江阳山名,故是同处尔。彼人采得,萦结作丸,得时燥者佳。〔恭曰〕常山生山谷间。茎圆有节,高者不过三四尺。叶似茗而狭长,两两相当。三月生白花,青萼。五月结实青圆,三子为房。

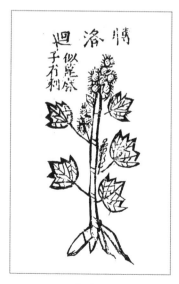

博落回

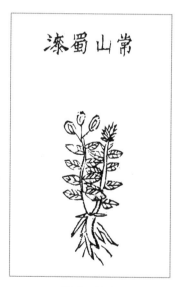

常山、蜀漆

其草暴燥色青白,堪用。若阴干便黑烂郁坏矣。〔保昇曰〕今出金州、房州、梁州中江县。树高三四尺,根似荆根,黄色而破。五六月采叶,名蜀漆也。〔李含光曰〕蜀漆是常山茎,八月、九月采之。〔颂曰〕今汴西、淮、浙、湖南州郡亦有之,并如上说。而海州出者,叶似楸叶,八月有花,红白色,子碧色,似山楝子而小。今天台山出一种草,名土常山,苗叶极甘。人用为饮,甘味如蜜,又名蜜香草,性凉益人,非此常山也。

【修治】〔敩曰〕采时连根苗收。如用茎叶,临时去根,以甘草细锉,同水拌湿蒸之。临时去甘草,取蜀漆细锉,又拌甘草水匀,再蒸,日干用。其常山,凡用以酒浸一宿,漉出日干,熬捣用。〔时珍曰〕近时有酒浸蒸熟或瓦炒熟者,亦不甚吐人。又有醋制者,吐人。

常山

〔气味〕苦,寒,有毒。〔《别录》曰〕辛,微寒。〔普曰〕神农、岐伯:苦。桐君:辛,有毒。李当之:大寒。〔权曰〕苦,有小毒。〔炳曰〕得甘草,吐疟。〔之才曰〕畏玉札。〔大明曰〕忌葱菜及菘菜。伏砒石。

〔主治〕伤寒寒热,热发温疟鬼毒,胸中痰结吐逆(《本经》)。疗鬼蛊往来,水胀,洒洒恶寒,鼠瘘(《别录》)。治诸疟,吐痰涎,治项下瘤瘿(甄权)。

蜀漆

〔气味〕辛,平,有毒。〔《别录》曰〕微温。〔权曰〕苦,有小毒。〔元素曰〕辛,纯阳。〔炳曰〕桔梗为之使。〔之才曰〕栝楼为之使。恶贯众。

〔主治〕疟及咳逆寒热,腹中癥坚痞结,积聚邪气,蛊毒鬼疰(《本经》)。疗胸中邪结气,吐去之(《别录》）。治瘴、鬼疟多时不瘥，温疟寒热，下肥气（甄权）。破血，洗去腥，与苦酸同用，导胆邪（元素）。

【发明】〔敩曰〕蜀漆春夏用茎叶，秋冬用根。老人久病，切忌服之。〔颂曰〕常山、蜀漆为治疟之最要。不可多进，令人吐逆。〔震亨曰〕常山性暴悍，善驱逐，能伤真气。病人稍近虚怯，不可用也。《外台》乃用三两作一服，殊昧雷公老人久病切忌之戒。〔时珍曰〕常山、蜀漆有劫痰截疟之功，须在发散表邪及提出阳分之后。用之得宜，神效立见；用失其法，真气必伤。夫疟有六经疟、五脏疟、痰湿食积瘴疫鬼邪诸疟，须分阴阳虚实，不可一概论也。常山、蜀漆生用则上行必吐，酒蒸炒熟用则气稍缓，少用亦不致吐也。得甘草则吐，得大黄则利，得乌梅、鲮鲤甲则入肝，得小麦、竹叶则入心，得秫米、麻黄则入肺，得龙骨、附子则入肾，得草果、槟榔则入脾。盖无痰不作疟，二物之功，亦在驱逐痰水而已。杨士瀛《直指方》云：常山治疟，人皆薄之。疟家多蓄痰涎黄水，或停潴心下，或结澼胁间，乃生寒热。法当吐痰逐水，常山岂容不用？水在上焦，则常山能吐之；水在胁下，则常山能破其澼而下其水。但须行血药品佐助之，必收十全之功。其有纯热发疟或蕴热内实之证，投以常山，大便点滴而下，似泄不泄者。须用北大黄为佐，泄利数行，然后获愈也。又待制李焘云：岭南瘴气寒热所感，邪气多在营卫皮肉之间。欲去皮肤毛孔中瘴气根本，非常山不可。但性吐人，惟以七宝散冷服之，即不吐，且验也。

【附方】旧三，新二十三。

截疟诸汤《外台秘要》：用常山三两，浆水三升，浸一宿，煎取一升，欲发前顿服，取吐。○《肘后方》：用常山一两，秫米一百粒，水六升，煮三升，分三服。先夜、未发、临发时服尽。

○《养生主论》：王隐者驱疟汤云：予用此四十年，奇效不能尽述，切勿加减，万无一吐者。常山酒煮晒干、知母、贝母、草果各一钱半，水一钟半，煎半熟，五更热服。渣以酒浸，发前服。

截疟诸酒《肘后方》：用常山一两，酒一升，渍二三日，分作三服：平旦一服，少顷再服，临发又服。或加甘草，酒煮服之。○宋侠《经心录》：醇醨汤：治间日疟。支太医云：乃桂广州方也，甚验。恒山一钱二分，大黄二钱半，炙甘草一钱二分。水一盏半，煎减半，曰醇，发日五更温服；再以水一盏，煎减半，曰醨，未发时温服。○虞抟《医学正传》云：治久疟不止。常山一钱半，槟榔一钱，丁香五分，乌梅一个，酒一盏，浸一宿，五更饮之。一服便止，永不再发，如神。

截疟诸丸《千金方》：恒山丸：治数年不瘥者，两剂瘥；一月以来者，一剂瘥。恒山三两，研末，鸡子白和丸梧子大，瓦器煮熟，杀腥气，则取晒干收之。每服二十丸，竹叶汤下，五更一服，天明一服，发前一服，或吐或否即止。○《肘后》：丹砂丸：恒山捣末三两，真丹一两研，白蜜和杵百下，丸梧子大。先发服三丸，少顷再服三丸，临时服三丸，酒下，无不断者。○曾世荣《活幼心书》：黄丹丸：治大小久疟。恒山二两，黄丹半两，乌梅连核瓦焙一两，为末，糯米粉糊丸梧子大。每服三五十丸，凉酒下，隔一夜一服，平旦一服。午后方食。○葛洪《肘后方》：用恒山三两，知母一两，甘草半两，捣末，蜜丸梧子大。先发时服十丸，次服七丸，后服五六丸，以瘥为度。○《和剂局方》瞻仰丸：治一切疟。常山四两，炒存性，草果二两，炒存性，为末，薄糊丸梧子大。每卧时冷酒服五十丸，五更再服。忌鹅羊热物。○又胜金丸：治一切疟，胸膈停痰，发不愈者。常山八两，酒浸蒸焙，槟榔二两，生研末，糊丸梧子大，如上法服。○《集简方》二圣丸：治诸疟，不拘远近大小。鸡骨恒山、鸡心槟榔各一两,生研,鲮鲤甲煨焦一两半,为末,糯粉糊丸绿豆大,黄丹为衣。每服三五十丸,如上法服。

厥阴肝疟寒多热少,喘息如死状,或少腹满,小便如癃,不问久近,不吐不泄,如神。恒山一两,醋浸一夜,瓦器煮干。每用二钱,水一盏,煎半盏,五更冷服(赵真人《济急方》)。

太阴肺疟痰聚胸中,病至令人心寒,寒甚乃热,热间善惊,如有所见。恒山三钱,甘草半钱,秫米三十五粒,水二钟,煎一钟,发日早分三次服(《千金方》)。

少阴肾疟凄凄然寒,手足寒,腰脊痛,大便难,目眴眴然。恒山二钱半,豉半两,乌梅一钱,竹叶一钱半,葱白三根,水一升半,煎一升,发前分三服(《千金方》)。

牝疟独寒不热者。蜀漆散:用蜀漆、云母煅三日夜、龙骨各二钱,为末。每服半钱,临发日旦一服,发前一服,酢浆水调下。温疟又加蜀漆一钱(张仲景《金匮要略》)。

牡疟独热不冷者。蜀漆一钱半,甘草一钱,麻黄二钱,牡蛎粉二钱。水二钟,先煎麻黄、蜀漆,去沫,入药再煎至一钟,未发前温服,得吐则止(王焘《外台秘要》)。

温疟热多恒山一钱,小麦三钱,淡竹叶二钱。水煎,五更服,甚良(《药性论》)。

三十年疟《肘后方》:治三十年老疟及积年久疟。常山、黄连各一两。酒三升,渍一宿,以瓦釜煮取一升半。发日早服五合,发时再服。热当吐,冷当利,无不瘥者。○张文仲《备急方》:用恒山一两半,龙骨五钱,附子炮二钱半,大黄一两,为末,鸡子黄和丸梧子大。未发时五丸,将发时五丸,白汤下。支太医云:此方神验,无不断者。

瘴疟寒热《刘长春经验方》:常山一寸,草果一枚,热酒一碗,浸一夜,五更望东服之,盖卧,酒醒即愈。○谈野翁《试验方》:用常山、槟榔、甘草各二钱,黑豆一百粒,水煎服之。乃彭司寇所传。○葛稚川《肘后方》:用常山、黄连、香豉各一两,附子炮七钱,捣末,蜜丸梧子大。空腹饮服四丸,欲发时三丸。至午后乃食。

妊娠疟疾 酒蒸常山、石膏煅各一钱,乌梅炒五分,甘草四分,水一盏,酒一盏,浸一夜,平旦温服(姚僧垣《集验方》)。

百日儿疟 《水鉴仙人歌》曰:疟是邪风寒热攻,直须术治免成空。常山刻作人形状,钉在孩儿生气宫。如金生人,金生在巳,即钉巳上;木生人,钉亥上;火生人,钉寅上;水土生人,钉申上也。

小儿惊忤 暴惊卒死中恶。用蜀漆炒二钱,左顾牡蛎一钱二分,浆水煎服,当吐痰而愈。名千金汤(阮氏)。

胸中痰饮 恒山、甘草各一两,水五升,煮取一升,去滓,入蜜二合。温服七合,取吐。不吐更服(《千金方》)。

【附录】杜茎山(《图经》)〔颂曰〕叶味苦,性寒。主温瘴寒热作止不定,烦渴头痛心躁。杵烂,新酒浸,绞汁服,吐出恶涎甚效。生宜州。茎高四五尺,叶似苦荬菜。秋有花,紫色。实如枸杞子,大而白。**土红山**〔颂曰〕叶甘、苦,微寒,无毒。主骨节疼痛,劳热瘴疟。生福州及南恩州山野中。大者高七八尺。叶似枇杷而小,无毛。秋生白花如粟粒,不实。福州生者作细藤,似芙蓉叶,其叶上青下白,根如葛头。土人取根米泔浸一宿,以清水再浸一宿,炒黄为末。每服一钱,水一盏,生姜一片,同煎服。亦治劳瘴甚效。〔时珍曰〕杜茎山即土恒山,土红山又杜茎山之类,故并附之。

藜芦《本经·下品》

【释名】山葱（《别录》）、葱苒（《本经》）、葱菼（音毯。〖《别录》〗）、葱葵（普）、丰芦（普）、憨葱（《纲目》）、鹿葱（〖《图经》〗）。〔时珍曰〕黑色曰黎，其芦有黑皮裹之，故名。根际似葱，俗名葱管藜芦是矣。北人谓之憨葱，均人谓之鹿葱。

【集解】〔《别录》曰〕藜芦生太山山谷。三月采根，阴干。〔普曰〕大叶，小根相连。〔弘景曰〕近道处处有之。根下极似葱而多毛。用之止剐取根，微炙之。〔保昇曰〕所在山谷皆有。叶似郁金、秦艽、襄荷等，根若龙胆，茎下多毛。夏生冬凋，八月采根。〔颂曰〕今陕西、山南东西州郡皆有之，辽州、均州、解州者尤佳。三月生苗。叶青，似初出棕心，又似车前。茎似葱白，青紫色，高五六寸。上有黑皮裹茎，似棕皮。有花肉红色。根似马肠根，长四五寸许，黄白色。

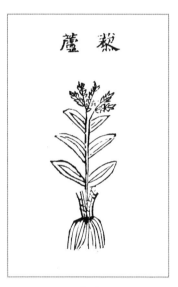

藜芦

二月、三月采根阴干。此有二种：一种水藜芦，茎叶大同，只是生在近水溪涧石上，根须百余茎，不中药用。今用者名葱白藜芦，根须甚少，只是三二十茎，生高山者为佳，均州土俗亦呼为鹿葱。《范子计然》云：出河东，黄白者善。

根

【修治】〔雷曰〕凡采得去头，用糯米泔汁煮之，从巳至未，晒干用。

【气味】辛，寒，有毒。〔《别录》曰〕苦，微寒。〔普曰〕神农、雷公：辛，有毒。岐伯：咸，有毒。李当之：大寒，大毒。扁鹊：苦，有毒。〔之才曰〕黄连为之使。反细辛、芍药、人参、沙参、紫参、丹参、苦参。恶大黄。〔时珍曰〕畏葱白。服之吐不止，饮葱汤即止。

【主治】蛊毒咳逆，泄痢肠澼，头疡疥瘙恶疮，杀诸虫毒，去死肌（《本经》）。疗哕逆，喉痹不通，鼻中瘜肉，马刀烂疮。不入汤用（《别录》）。主上气，去积年脓血泄痢（权）。吐上膈风涎，暗风痫病，小儿鮎齁痰疾（颂）。末，治马疥癣（宗奭）。

【发明】〔颂曰〕藜芦服钱匕一字则恶吐人，又用通顶令人嚏，而《别本》云治哕逆，其效未详。〔时珍曰〕哕逆用吐药，亦反胃用吐法去痰积之义。吐药不一：常山吐疟痰，瓜丁吐热痰，乌附尖吐湿痰，莱菔子吐气痰，藜芦则吐风痰者也。按张子和《儒门事亲》云：一妇病风痫。自六七岁得惊风后，每一二年一作；至五七年，五七作；三十岁至四十岁则日作，或甚至一日十余作。遂昏痴健忘，求死而已。值岁大饥，采百草食。于野中见草若葱状，采归蒸熟饱食。至五更，忽觉心中不安，吐涎如胶，连日不止，约一二斗，汗出如洗，甚昏困。三日后，遂轻健，病去食进，百脉皆和。以所食葱访人，乃憨葱苗也，即《本草》藜芦是矣。《图经》言能吐风病，此亦偶得吐法耳。我朝荆和王妃刘氏，年七十，病中风，不省人事，牙关紧闭。群医束手。先考太医吏目月池翁诊视，药不能入，自午至子。不获已，打去一齿，浓煎藜芦汤灌之。少顷，噫气一声，遂吐痰而苏，调理而安。药弗瞑眩，厥疾弗瘳，诚然。

【附方】旧六,新十三。

诸风痰饮藜芦十分,郁金一分,为末。每以一字,温浆水一盏和服,探吐(《经验方》)。

中风不省牙关紧急者。藜芦一两去芦头,浓煎防风汤浴过,焙干切,炒微褐色,为末。每服半钱,小儿减半,温水调灌,以吐风涎为效。未吐再服(《简要济众》)。

中风不语喉中如曳锯声,口中涎沫。取藜芦一分,天南星一个,去浮皮,于脐上剜一坑,纳入陈醋二橡斗,四面火逼黄色,研为末,生面丸小豆大。每服三丸,温酒下(《经验后方》)。

诸风头痛和州藜芦一茎日干研末,入麝香少许,吹鼻。○又方:通顶散:藜芦半两,黄连三分,嗜鼻(《圣惠方》)。

久疟痰多不食,欲吐不吐。藜芦末半钱,温齑水调下,探吐(《保命集》)。

痰疟积疟藜芦、皂荚炙各一两,巴豆二十五枚,熬黄,研末,蜜丸小豆大。每空心服一丸,未发时一丸,临发时又服一丸。勿用饮食(《肘后》)。

黄疸肿疾藜芦灰中炮,为末。水服半钱匕,小吐,不过数服效(《百一方》)。

胸中结聚如骇骇不去者。巴豆半两,去皮心炒,捣如泥,藜芦炙研一两,蜜和捣丸麻子大,每吞一二丸(《肘后》)。

身面黑痣藜芦灰五两,水一大碗淋汁,铜器重汤煮成黑膏,以针微刺破点之,不过三次效(《圣惠》)。

鼻中瘜肉藜芦三分,雄黄一分,为末,蜜和点之。每日三上自消,勿点两畔(《圣济》)。

牙齿虫痛藜芦末,内入孔中,勿吞汁,神效(《千金翼》)。

白秃虫疮藜芦末,猪脂调涂之(《肘后》)。

头生虮虱藜芦末掺之（《直指》）。

头风白屑痒甚。藜芦末，沐头掺之，紧包二日夜，避风效（《本事方》）。

反花恶疮恶肉反出如米。藜芦末，猪脂和傅，日三五上（《圣济录》）。

疥癣虫疮藜芦末，生油和涂（《斗门方》）。

羊疽疮痒藜芦二分，附子八分，为末傅之，虫自出也（陶隐居方）。

误吞水蛭藜芦炒，为末。水服一钱，必吐出（《德生堂方》）。

【附录】山慈石〔《别录·有名未用》曰〕苦，平，无毒。主女子带下。生山之阳。正月生叶如藜芦，茎有衣。一名爱茈。参果根〔又曰〕苦，有毒。主鼠瘘。生百余根，根有衣裹茎。三月三日采根。一名百连，一名乌蓼，一名鼠茎，一名鹿蒲。马肠根（宋《图经》）〔颂曰〕苦、辛，寒，有毒。主蛊除风。叶：疗疮疥。生秦州。叶似桑。三月采叶，五月、六月采根。

木藜芦《拾遗》

【释名】黄藜芦（《纲目》）、鹿骊（《《拾遗》》）。

【集解】〔藏器曰〕陶弘景注漏芦云：一名鹿骊。南人用苗，北人用根。按鹿骊乃木藜芦，非漏芦也。乃树生，如茱萸树，高三尺，有毒。〔时珍曰〕鹿骊，俚人呼为黄藜芦，小树也。叶如樱桃叶，狭而长，多皱文。四月开细黄花。五月结小长子，如小豆大。

【气味】苦、辛，温，有毒。

【主治】疥癣、杀虫（藏器）。

附子《本经·下品》

【释名】其母名乌头（《本经》）。〔时珍曰〕初种为乌头，象乌之头也。附乌头而生者为附子，如子附母也。乌头如芋魁，附子如芋子，盖一物也。别有草乌头、白附子，故俗呼此为黑附子、川乌头以别之。诸家不分乌头有川、草两种，皆混杂注解，今悉正之。

【集解】〔《别录》曰〕附子生犍为山谷及广汉。冬月采为附子，春月采为乌头。〔弘景曰〕乌头与附子同根。附子八月采，八角者良。乌头四月采。春时茎初生有脑头，如乌鸟之头，故谓之乌头。有两歧共蒂，状如牛角者，名乌喙。取汁煎为射罔。天雄似附子，细而长，乃至三四寸。侧子即附子边角之大者。并是同根，而《本经》附子出犍为，天雄出少室，乌头出朗陵，分生三处，当各有所宜也，今则无别矣。〔恭曰〕天雄、附子、乌头，并以蜀道绵州、龙州者佳，俱以八月采造。余处虽有造得者，力弱，都不相似。江南来者，全不堪用。〔大明曰〕天雄大而长，少角刺而虚；附子大而短，有角平稳而实。乌喙似天雄，乌头次于附子，侧子小于乌头，连聚生者名为虎掌，并是天雄一裔，子母之类，气力乃有殊等，即宿根与嫩者尔。〔敩曰〕乌头少有茎苗，身长而乌黑，少有旁尖。乌喙皮上苍色，有尖头，大

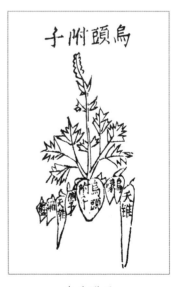

乌头附子

者孕八九个,周围底陷,黑如乌铁。天雄身全矮,无尖,周匝四面
有附子,孕十一个,皮苍色。侧子只是附子旁,有小颗如枣核者。
木鳖子是喙、附、乌、雄、侧中毗患者,不入药用。〔保昇曰〕正者
为乌头,两歧者为乌喙,细长三四寸者为天雄,根旁如芋散生者
为附子,旁连生者为侧子,五物同出而异名。苗高二尺许,叶似
石龙芮及艾。〔宗奭曰〕五者皆一物,但依大小长短以象而名之
尔。〔颂曰〕五者今并出蜀土,都是一种所产,其种出于龙州。冬
至前,先将陆田耕五七遍,以猪粪粪之,然后布种,逐月耘耔,至
次年八月后方成。其苗高三四尺,茎作四棱,叶如艾,其花紫碧
色作穗,其实细小如桑椹状,黑色。本只种附子一物,至成熟后
乃有四物。以长二三寸者为天雄,割削附子旁尖角为侧子,附子
之绝小者亦名侧子,元种者为乌头。其余大小者皆为附子,以八
角者为上。绵州彰明县多种之,惟赤水一乡者最佳。然收采时
月与《本草》不同。谨按《本草》冬采为附子,春采为乌头。《博
物志》言:附子、乌头、天雄一物也,春秋冬夏采之各异。而《广
雅》云:奚毒,附子也。一岁为侧子,二年为乌喙,三年为附子,
四年为乌头,五年为天雄。今一年种之,便有此五物。岂今人种
莳之法,用力倍至,故尔繁盛乎?〔时珍曰〕乌头有两种:出彰明
者即附子之母,今人谓之川乌头是也。春末生子,故曰春采为乌
头。冬则生子已成,故曰冬采为附子。其天雄、乌喙、侧子,皆是
生子多者,因象命名;若生子少及独头者,即无此数物也。其产
江左、山南等处者,乃《本经》所列乌头,今人谓之草乌头者是
也。故曰其汁煎为射罔。陶弘景不知乌头有二,以附子之乌头,
注射罔之乌头,遂致诸家疑贰,而雷敩之说尤不近理。宋人杨天
惠著《附子记》甚悉,今撮其要,读之可不辩而明矣。其说云:绵
州乃故广汉地,领县八,惟彰明出附子。彰明领乡二十,惟赤水、

廉水、昌明、会昌四乡产附子,而赤水为多。每岁以上田熟耕作垄。取种于龙安、龙州、齐归、木门、青堆、小坪诸处。十一月播种,春月生苗。其茎类野艾而泽,其叶类地麻而厚。其花紫瓣黄蕤,长苞而圆。七月采者,谓之早水,拳缩而小,盖未长成也。九月采者乃佳。其品凡七,本同而末异。其初种之小者为乌头,附乌头而旁生者为附子,又左右附而偶生者为鬲子,附而长者为天雄,附而尖者为天锥,附而上出者为侧子,附而散生者为漏篮子,皆脉络连贯,如子附母,而附子以贵,故专附名也。凡种一而子六七以上,则皆小;种一而子二三,则稍大;种一而子特生,则特大。附子之形,以蹲坐正节角少者为上,有节多鼠乳者次之,形不正而伤缺风皱者为下。《本草》言附子八角者为良,其角为侧子之说,甚谬矣。附子之色,以花白者为上,铁色者次之,青绿者为下。天雄、乌头、天锥,皆以丰实盈握者为胜。漏篮、侧子,则园人以乞役夫,不足数也。谨按此记所载漏篮,即雷敩所谓木鳖子,大明所谓虎掌者也。其鬲子,即乌喙也。天锥即天雄之类,医方亦无此名,功用当相同尔。

【修治】〔保昇曰〕附子、乌头、天雄、侧子、乌喙,采得,以生熟汤浸半日,勿令灭气,出以白灰裹之,数易使干。又法:以米粥及糟曲等淹之。并不及前法。〔颂曰〕五物收时,一处造酿。其法:先于六月内,造大小面曲。未采前半月,用大麦煮成粥,以曲造醋,候熟去糟。其醋不用太酸,酸则以水解之。将附子去根须,于新瓮内淹七日,日搅一遍,捞出以疏筛摊之,令生白衣。乃向慢风日中晒之百十日,以透干为度。若猛日,则皱而皮不附肉。〔时珍曰〕按《附子记》云:此物畏恶最多,不能常熟。或种美而苗不茂,或苗秀而根不充,或以酿而腐,或以曝而挛,若有神物阴为之者。故园人常祷于神,目为药妖。其酿法:用醋醮安密室中,淹覆弥月,乃发出晾干。方出酿时,其大有如拳者,已定辄不盈握,故及一两者极难得。土人云:但得半两以上者皆良。蜀人饵者少,惟秦、陕、闽、浙人宜之。然秦人才市其下者,闽、浙才得其中者,其上品则皆贵人得之矣。○〔弘景曰〕凡用附子、乌头、天雄,皆热灰微炮令拆,勿过焦。惟姜附汤生用之。俗方每用附子,须甘草、人参、生姜相配者,正制其毒故也。〔敩曰〕凡使乌头,宜文武火中炮令皱拆,擘破用。若用附子,须底平有九角如铁色,一个重一两者,即是气全。勿用杂木火,只以柳木灰火中炮令皱拆,以刀刮去上孕子,并去底尖,擘破,于屋下平地上掘一土坑安之,一宿取出,焙干用。若阴制者,生去皮尖底,薄切,以东流水并黑豆浸五日夜,漉出,日中晒干用。〔震亨曰〕凡乌、附、天雄,须用童子小便浸透煮过,以杀其毒,并助下行之力,入盐少许尤好。或以小便浸二七日,拣去坏者,以竹刀每个切作四片,井水淘净,逐日换水,再浸七日,晒干用。〔时珍曰〕附子生用则发散,熟用则峻补。生用者,须如阴制之法,去皮脐入药。熟用者,以水浸过,炮令发拆,去皮脐,乘热切片再炒,令内外俱黄,去火毒入药。又法:每一个,用甘草二钱,盐水、姜汁、童尿各半盏,同煮熟,出火毒一夜用之,则毒去也。

【气味】辛,温,有大毒。〔《别录》曰〕甘,大热。〔普曰〕神农:辛。岐伯、雷公:甘,有毒。李当之:苦,大温,有大毒。〔元素曰〕大辛大热,气厚味薄,可升可降,阳中之阴,浮中沉,无所不至,为诸经引用之药。〔好古曰〕入手少阳三焦命门之剂,其性走而不守,非若干姜止而不行。〔赵嗣真曰〕熟附配麻黄,发中有补,仲景麻黄附子细辛汤、麻黄附子甘草汤是也。生附配干姜,补中有发,仲景干姜附子汤、通脉四逆汤是也。〔戴原礼曰〕附子无干姜不热,得甘草则性缓,得桂则补命门。〔李杲曰〕附子得生姜则能发散,以热攻热,又导虚热下行,以除冷病。〔之才曰〕地胆为之使。恶蜈蚣。畏防风、黑豆、甘草、人参、黄芪。〔时珍曰〕畏绿豆、乌韭、童溲、犀角。忌豉汁。得蜀椒、食盐,下达命门。

【主治】风寒咳逆邪气,温中,寒湿踒躄,拘挛膝痛,不能行步,破癥坚积聚血瘕,金疮(《本经》)。腰脊风寒,脚疼冷弱,心腹冷痛,霍乱转筋,下痢赤白,强阴,坚肌骨,又堕胎,为百药长(《别录》)。温暖脾胃,除脾湿肾寒,补下焦之阳虚(元素)。除脏腑沉寒,三阳厥逆,湿淫腹痛,胃寒蛔动,治经闭,补虚散壅(李杲)。督脉为病,脊强而厥(好古)。治三阴伤寒,阴毒寒疝,中寒中风,痰厥气厥,柔痓癫痫,小儿慢惊,风湿麻痹,肿满脚气,头风,肾厥头痛,暴泻脱阳,久痢脾泄,寒疟瘴气,久病呕哕,反胃噎膈,痈疽不敛,久漏冷疮。合葱涕,塞耳治聋(时珍)。

乌头即附子母。

〔主治〕诸风,风痹血痹,半身不遂,除寒冷,温养脏腑,去心下坚痞,感寒腹痛(元素)。除寒湿,行经,散风邪,破诸积冷毒(李杲)。补命门不足,肝风虚(好古)。助阳退阴,功同附子而稍缓(时珍)。

【发明】〔宗奭曰〕补虚寒须用附子,风家即多用天雄,大略如此。其乌头、乌喙、附子,则量其材而用之。〔时珍曰〕按张松《究原方》云:附子性重滞,温脾逐寒。川乌头性轻疏,温脾去风。若是寒疾即用附子,风疾即用川乌头。一云:凡人中风,不可先用风药及乌附。若先用气药,后用乌附乃宜也。又凡用乌附药,并宜冷服者,热因寒用也。盖阴寒在下,虚阳上浮。治之以寒,则阴气益甚而病增;治之以热,则拒格而不纳。热药冷饮,下嗌之后，冷体既消，热性便发，而病气随愈。不违其情而致大益，此反治之妙也。昔张仲景治寒疝内结，用蜜煎乌头。《近效方》治喉痹，用蜜炙附子，含之咽汁。朱丹溪治疝气，用乌头、栀子。并热因寒用也。李东垣治冯翰林侄阴盛格阳伤寒，面赤目赤，烦渴引饮，脉来七八至，但按之则散。用姜附汤加人参，投半斤服之，得汗而愈。此则神圣之妙也。〔吴绶曰〕附子乃阴证要药。凡伤寒传变三阴，及中寒夹阴，虽身大热而脉沉者，必用之。或厥冷腹痛，脉沉细，甚则唇青囊缩者，急须用之，有退阴回阳之力，起死回生之功。近世阴证伤寒，往往疑似，不敢用附子，直待阴极阳竭而用之，已迟矣。且夹阴伤寒，内外皆阴，阳气顿衰。必须急用人参，健脉以益其原，佐以附子，温经散寒。舍此不用，将何以救之？〔刘完素曰〕俗方治麻痹多用乌附，其气暴能冲开道路，故气愈麻；及药气尽而正气行，则麻病愈矣。〔张元素曰〕附子以白术为佐，乃除寒湿之圣药。湿药宜少加之引经。又益火之原，以消阴翳，则便溺有节，乌附是也。〔虞抟曰〕附子禀雄壮之质，有斩关夺将之气。能引补气药行十二经，以追复散失之元阳；引补血药入血分，以滋养不足之真阴；引发散药开腠理，以驱逐在表之风寒；引温暖药达下焦，以祛除在里之冷湿。〔震亨曰〕气虚热甚者，宜少用附子，以行参芪。肥人多湿，亦宜少加乌附行经。仲景八味丸用为少阴响导，其补自是地黄，后世因以附子为补药，误矣。附子走而不守，取其健悍走下之性，以行地黄之滞，可致远尔。乌头、天雄皆气壮形伟，可为下部药之佐；无人表其害人之祸，相习用为治风之药及补药，杀人多矣。〔王履曰〕仲景八味丸，盖兼阴火不足者设。钱仲阳六味地黄丸，为阴虚者设。附子乃补阳之药，非为行滞也。〔好古曰〕乌附非身凉而四肢厥者不可僭用。服附子以补火，必妨涸水。○〔时珍曰〕乌附毒药,非危病不用,而补药中少加引导,其功甚捷。有人才服钱匕,即发燥不堪,而昔人补剂用为常药,岂古今运气不同耶?荆府都昌王,体瘦而冷,无他病。日以附子煎汤饮。兼嚼硫黄,如此数岁。蕲州卫张百户,平生服鹿茸、附子药,至八十余,康健倍常。宋张杲《医说》载:赵知府耽酒色,每日煎干姜熟附汤吞硫黄金液丹百粒,乃能健啖,否则倦弱不支,寿至九十。他人服一粒即为害。若此数人,皆其脏腑禀赋之偏,服之有益无害,不可以常理概论也。又《琐碎录》言:滑台风土极寒,民啖附子如啖芋栗。此则地气使然尔。

【附方】旧二十六,新八十七。

少阴伤寒初得二三日,脉微细,但欲寐,小便色白者,麻黄附子甘草汤微发其汗。麻黄去节二两,甘草炙二两,附子炮去皮一枚,水七升,先煮麻黄去沫,纳二味,煮取三升,分作三服,取微汗(张仲景《伤寒论》)。

少阴发热少阴病始得,反发热脉沉者,麻黄附子细辛汤发其汗。麻黄去节二两,附子炮去皮一枚,细辛二两,水一斗,先煮麻黄去沫,乃纳二味,同煮三升,分三服(同上)。

少阴下利少阴病,下利清谷,里寒外热,手足厥逆,脉微欲绝,身反不恶寒,其人面赤色,或腹痛,或干呕,或咽痛,或利止脉不出者。通脉四逆汤:用大附子一个去皮生破八片,甘草炙二两,干姜三两,水三升,煮一升二合,分温再服,其脉即出者愈。面赤加葱九茎,腹痛加芍药二两,呕加生姜二两,咽痛加桔梗一两,利止脉不出,加人参二两(同上)。

阴病恶寒伤寒已发汗不解,反恶寒者,虚也,芍药甘草附子汤补之。芍药三两,甘草炙三两,附子炮去皮一枚,水五升,煮取一升五合,分服(同上)。

伤寒发躁伤寒下后，又发其汗，昼日烦躁不得眠，夜而安静，不呕不渴，无表证，脉沉微，身无大热者，干姜附子汤温之。干姜一两，生附子一枚。去皮破作八片，水三升，煮取一升，顿服（《伤寒论》）。

阴盛格阳伤寒阴盛格阳，其人必躁热而不欲饮水，脉沉手足厥逆者，是此证也。霹雳散：用大附子一枚，烧存性，为末，蜜水调服。逼散寒气，然后热气上行而汗出，乃愈（孙兆《口诀》）。

热病吐下及下利，身冷脉微，发躁不止者。附子炮一枚，去皮脐，分作八片，入盐一钱，水一升，煎半升，温服，立效（《经验后方》）。

阴毒伤寒孙兆《口诀》云：房后受寒。少腹疼痛，头疼腰重，手足厥逆，脉息沉细，或作呃逆，并宜退阴散：用川乌头、干姜等分，切炒，放冷为散。每服一钱，水一盏，盐一撮，煎取半盏，温服，得汗解。○《本事方》玉女散：治阴毒心腹痛厥逆恶候。川乌头去皮脐，冷水浸七日，切晒，纸裹收之。遇有患者，取为末一钱，入盐八分，水一盏，煎八分服，压下阴毒，如猪血相似，未已，良久再进一服。○《济生》回阳散：治阴毒伤寒，面青，四肢厥逆，腹痛身冷，一切冷气。大附子三枚，炮裂去皮脐为末。每服三钱，姜汁半盏，冷酒半盏，调服。良久，脐下如火暖为度。○《续传信方》：治阴毒伤寒，烦躁迷闷，急者。用半两重附子一个，生破作四片，生姜一大块作三片，糯米一撮，以水一升，煎六合，温服。暖卧，或汗出，或不出。候心定，则以水解散之类解之，不得与冷水。如渴，更煎滓服。屡用多效。

中风痰厥昏不知人，口眼㖞斜，并体虚之人患疟疾寒多者。三生饮：用生川乌头、生附子，并去皮脐各半两，生南星一两，生木香二钱五分。每服五钱，生姜十片，水二盏，煎一盏，温服（《和剂局方》）。

中风气厥痰壅，昏不知人，六脉沉伏。生附子去皮，生南星去皮各一两，生木香半两。每服四钱，姜九片，水二盏，煎七分，温服之（《济生方》）。

中风偏废羌活汤：用生附子一个，去皮脐，羌活、乌药各一两。每服四钱，生姜三片，水一盏，煎七分服（王氏《易简方》）。

半身不遂遂令癖痓。用生附子一两，以无灰酒一升，浸一七日，隔日饮一合（《延年秘录》）。

风病瘫缓手足軃曳，口眼㖞斜，语音塞涩，步履不正，宜神验乌龙丹主之。川乌头去皮脐、五灵脂各五两，为末。入龙脑、麝香五分，滴水为丸，如弹子大。每服一丸，先以生姜汁研化，暖酒调服，一日二服。至五七丸，便觉抬得手，移得步，十丸可以梳头（梅师方）。

风寒湿痹麻木不仁，或手足不遂。生川乌头末，每以香白米煮粥一碗，入末四钱，慢熬得所，下姜汁一匙，蜜三大匙，空腹啜之。或入薏苡末二钱。《左传》云：风淫末疾，谓四末也。脾主四肢，风淫客肝，则侵脾而四肢病也。此汤极有力，予每授人良验（许学士《本事方》）。

体虚有风外受寒湿，身如在空中。生附子、生天南星各二钱，生姜十片，水一盏半，慢火煎服。予曾病此，医博士张发授此方，三服愈（《本事方》）。

口眼㖞斜生乌头、青矾各等分，为末。每用一字，嗜入鼻内，取涕吐涎，立效无比，名通关散（《箧中秘宝方》）。

口卒噤暗卒忤停尸。并用附子末，吹入喉中瘥（《千金翼》）。

产后中风身如角弓反张，口噤不语。川乌头五两，剉块，黑大豆半升,同炒半黑,以酒三升,倾锅内急搅,以绢滤取酒,微温服一小盏,取汗。若口不开,拗开灌之。未效,加乌鸡粪一合炒,纳酒中服,以瘥为度(《圣惠方》)。

诸风血风乌荆丸:治诸风纵缓,言语蹇涩,遍身麻痛,皮肤瘙痒,及妇人血风,头痛目眩,肠风脏毒,下血不止者,服之尤效。有痛风挛搐,颐颔不收者,服六七服即瘥也。川乌头炮去皮脐一两,荆芥穗二两,为末,醋面糊丸梧子大。温酒或熟水,每服二十丸(《和剂方》)。

妇人血风虚冷,月候不匀,或手脚心烦热,或头面浮肿顽麻。用川乌头一斤,清油四两,盐四两,铛内同熬,令裂如桑椹色为度,去皮脐,五灵脂四两,为末,捣匀,蒸饼丸如梧子大。空心温酒、盐汤下二十丸。亦治丈夫风疾(梅师方)。

诸风痫疾生川乌头去皮二钱半,五灵脂半两,为末,猪心血丸梧子大。每姜汤化服一丸。

小儿慢惊搐搦,涎壅厥逆。川乌头生去皮脐一两,全蝎十个去尾,分作三服,水一盏,姜七片,煎服(汤氏《婴孩宝鉴》)。

小儿项软乃肝肾虚,风邪袭入。用附子去皮脐、天南星各二钱,为末,姜汁调摊,贴天柱骨。内服泻青丸(《全幼心鉴》)。

小儿囟陷绵乌头、附子并生去皮脐二钱,雄黄八分,为末,葱根捣和作饼,贴陷处(《全幼心鉴》)。

麻痹疼痛仙桃丸:治手足麻痹,或瘫痪疼痛,腰膝痹痛,或打扑伤损闪肭,痛不可忍。生川乌不去皮、五灵脂各四两,威灵仙五两,洗焙为末,酒糊丸梧子大。每服七丸至十丸,盐汤下,忌茶。此药常服,其效如神(《普济方》)。

风痹肢痛营卫不行。川乌头二两炮去皮,以大豆同炒,至豆汁出为度,去豆焙干,全蝎半两,焙为末,酽醋熬稠,丸绿豆大。每温酒下七丸,日一服(《圣惠方》)。

腰脚冷痹疼痛,有风。川乌头三个生,去皮脐,为散,醋调涂帛上,贴之。须臾痛止(《圣惠方》)。

大风诸痹痰澼胀满。大附子半两者二枚,炮拆,酒渍之,春冬五日,夏秋三日。每服一合,以瘥为度(《圣惠方》)。

脚气腿肿久不瘥者。黑附子一个生,去皮脐,为散,生姜汁调如膏,涂之。药干再涂,肿消为度(《简要济众》)。

十指疼痛麻木不仁。生附子去皮脐、木香各等分,生姜五片,水煎温服(王氏《易简方》)。

搜风顺气乌附丸:用川乌头二十个,香附子半斤,姜汁淹一宿,炒焙为末,酒糊丸梧子大。每温酒下十丸。肌体肥壮有风疾者,宜常服之(澹寮方)。

头风头痛《外台秘要》:用腊月乌头一升,炒令黄,末之,以绢袋盛,浸三斗酒中,逐日温服。○孙兆《口诀》:用附子炮、石膏煅等分,为末,入脑、麝少许。每服半钱,茶酒任下。○《修真秘旨》:用附子一个生,去皮脐,绿豆一合,同入铫子内煮,豆熟为度,去附子,食绿豆,立瘥。每个可煮五次,后为末服之。

风毒头痛《圣惠方》:治风毒攻注头目,痛不可忍。大附子一枚,炮去皮为末。以生姜一两,大黑豆一合,炒熟,同酒一盏,煎七分,调附末一钱,温服。○又方:治二三十年头风不愈者,用大川乌头生去皮四两,天南星炮一两,为末。每服二钱,细茶三钱,薄荷七叶,盐梅一个,水一盏,煎七分,临卧温服。○《朱氏集验方》:治头痛连睛者。生乌头一钱,白芷四钱,为末,茶服一字,仍以末嗜鼻。有人用之得效。

风寒头痛《十便良方》:治风寒客于头中,清涕,项筋急硬,胸中寒痰,呕吐清水。用大附子或大川乌头二枚,去皮蒸过,川芎䓖、生姜各一两,焙研,以茶汤调服一钱。或剉片,每用五钱,水煎服。隔三四日一服。或加防风一两。○《三因方》必效散:治风寒流注,偏正头痛,年久不愈,最有神效。用大附子一个,生切四片,以姜汁一盏浸炙,再浸再炙,汁尽乃止,高良姜等分,为末。每服一钱,腊茶清调下,忌热物少时。

头风摩散沐头中风,头面多汗恶风,当先风一日则痛甚。用大附子一个炮、食盐等分,为末。以方寸匕摩囟上,令药力行。或以油调稀亦可,一日三上(张仲景方)。

年久头痛川乌头、天南星等分,为末。葱汁调涂太阳穴(《经验方》)。

头风斧劈难忍。川乌头末烧烟熏碗内,温茶泡服之(《集简方》)。

痰厥头痛如破,厥气上冲,痰塞胸膈。炮附子三分,釜墨四钱,冷水调服方寸匕,当吐即愈。忌猪肉、冷水。

肾厥头痛《指南方》:用大附子一个,炮熟去皮,生姜半两,水一升半煎,分三服。○《经验良方》韭根丸:治元阳虚,头痛如破,眼睛如锥刺。大川乌头去皮微炮、全蝎以糯米炒过去米,等分为末,韭根汁丸绿豆大。每薄荷茶下十五丸,一日一服。

气虚头痛气虚上壅,偏正头痛,不可忍者。大附子一枚,去皮脐研末,葱汁面糊丸绿豆大。每服十丸,茶清下。○僧继洪《澹寮方》:蝎附丸云:气虚头痛,惟此方最合造化之妙。附子助阳扶虚,钟乳补阳镇坠,全蝎取其钻透,葱涎取其通气。汤使用椒以达下,盐以引用,使虚气下归。对证用之,无不作效。大附子一枚剜心,入全蝎去毒三枚在内,以余附末同钟乳粉二钱半,白面少许,水和作剂,包附煨熟,去皮研末,葱涎和丸梧子大。每椒盐汤下五十丸。

肾气上攻头项不能转移。椒附丸：用大熟附子一枚，为末。每用二钱，以椒二十粒，用白面填满椒口，水一盏半，姜七片，煎七分，去椒入盐，空心点服。椒气下达，以引逆气归经也（《本事方》）。

鼻渊脑泄生附子末，葱涎和如泥，盦涌泉穴（《普济方》）。

耳鸣不止无昼夜者。乌头烧作灰、菖蒲等分，为末，绵裹塞之，日再用，取效（杨氏《产乳》）。

耳卒聋闭附子醋浸，削尖插之。或更于上灸二七壮（《本草拾遗》）。

聤耳脓血生附子为末，葱涕和，灌耳中（《肘后方》）。

喉痹肿塞附子去皮，炮令拆，以蜜涂上，炙之令蜜入，含之勿咽汁。已成者即脓出，未成者即消（《本草拾遗》）。

久患口疮生附子为末，醋、面调贴足心，男左女右，日再换之（《经验后方》）。

风虫牙痛《普济方》：用附子一两烧灰，枯矾一分，为末，揩之。○又方：川乌头、川附子生研，面糊丸小豆大。每绵包一丸咬之。○《删繁方》：用炮附子末纳孔中。乃止。

眼暴赤肿碜痛不得开，泪出不止。削附子赤皮末，如蚕砂大，着眦中，以定为度（张文仲《备急方》）。

一切冷气去风痰，定遍身疼痛，益元气，强精力，固精益髓，令人少病。川乌头一斤，用五升大瓷钵子盛，以童子小便浸七日，逐日添令溢出，拣去坏者不用。余以竹刀切作四片，新汲水淘七次，乃浸之，日日换水，日足，取焙为末，酒煮面糊丸绿豆大。每服十丸，空心盐汤下，少粥饭压之（《经验方》）。

升降诸气暖则宣流。熟附子一大个，分作二服，水二盏，煎一盏，入沉香汁温服（《和剂局方》）。

　　中寒昏困姜附汤：治体虚中寒，昏不知人，及脐腹冷痛，霍乱转筋，一切虚寒之病。生附子一两去皮脐，干姜炮一两，每服三钱，水二钟，煎一钟，温服（《和剂局方》）。

　　心腹冷痛冷热气不和。山栀子、川乌头等分，生研为末，酒糊丸梧子大。每服十五丸，生姜汤下。小肠气痛，加炒茴香，葱酒下二十丸（王氏《博济方》）。

　　心痛疝气湿热因寒郁而发。用栀子降湿热，乌头破寒郁。乌头为栀子所引，其性急速，不留胃中也。川乌头、山栀子各一钱，为末。顺流水入姜汁一匙，调下（《丹溪纂要》）。

　　寒厥心痛及小肠膀胱痛不可止者。神砂一粒丹：用熟附子去皮、郁金、橘红各一两，为末，醋面糊丸如酸枣大，朱砂为衣。每服一丸，男子酒下，女人醋汤下（《宣明方》）。

　　寒疝腹痛绕脐，手足厥冷，白汗出，脉弦而紧，用大乌头煎主之。大乌头五枚，去脐，水三升，煮取一升，去滓，纳蜜二升，煎令水气尽。强人服七合，弱人服五合。不瘥，明日更服（张仲景《金匮玉函方》）。

　　寒疝身痛腹痛，手足逆冷不仁，或身痛不能眠，用乌头桂枝汤主之。乌头一味，以蜜二斤，煎减半，入桂枝汤五合解之，得一升。初服二合，不知再服，又不知，加至五合。其知者如醉状，得吐为中病也（《金匮玉函》）。

　　寒疝引胁肋心腹皆痛，诸药不效者。大乌头五枚，去角四破，以白蜜一斤，煎令透，取焙为末，别以熟蜜和丸梧子大。每服二十丸，冷盐汤下，永除（崔氏方）。

　　寒疝滑泄腹痛肠鸣，自汗厥逆。熟附子去皮脐、玄胡索炒各一两，生木香半两。每服四钱，水二盏，姜七片，煎七分，温服（《济生方》）。

小肠诸疝《苏沈良方》仓卒散：治寒疝腹痛，小肠气、膀胱气、脾肾诸痛，挛急难忍，汗出厥逆。大附子炒去皮脐一枚，山栀子炒焦四两。每用三钱，水一盏，酒半盏，煎七分，入盐一捻，温服。○《宣明方》：治阴疝小腹肿痛，加蒺藜子等分。○虚者：加桂枝等分，姜糊为丸，酒服五十丸。

虚寒腰痛鹿茸去毛酥炙微黄、附子炮去皮脐各二两，盐花三分，为末，枣肉和丸梧子大。每服三十丸，空心温酒下。○《夷坚志》云：时康祖大夫，病心胸一漏，数窍流汁，已二十年。又苦腰痛，行则伛偻，形神憔悴，医不能治。通判韩子温为检《圣惠方》，得此方令服。旬余，腰痛减。久服遂瘥，心漏亦瘥。精力倍常，步履轻捷。此方本治腰，而效乃如此。

元脏伤冷《斗门方》：用附子炮去皮脐，为末，以水二盏，入药二钱，盐、葱、姜、枣同煎取一盏，空心服。去积冷，暖下元，肥肠益气，酒食无碍。○《梅师方》二虎丸：补元脏，进饮食，壮筋骨。用乌头、附子各四两，酽醋浸三宿，切作片子。掘一小坑，炭火烧赤，以醋三升，同药倾入坑内，用盆合之。一宿取出，去砂土，入青盐四两，同炒赤黄色，为末，醋打面糊丸如梧子大。空心冷酒下十五丸，妇人亦宜。

胃冷有痰脾弱呕吐。生附子、半夏各二钱，姜十片，水二盏，煎七分，空心温服。一方：并炮熟，加木香五分（《奇效良方》）。

久冷反胃《经验方》：用大附子一个，生姜一斤，剉细同煮，研如面糊。每米饮化服一钱。○《卫生家宝方》：用姜汁打糊，和附子末为丸，大黄为衣。每温水服十丸。○《斗门方》：用最大附子一个，坐于砖上，四面着火渐逼，以生姜自然汁淬之。依前再逼再淬，约姜汁尽半碗乃止，研末。每服一钱，粟米饮下，不过三服瘥。或以猪腰子切片，炙熟蘸食。○《方便集》：用大附子一个，切下头子，剜一窍，安丁香四十九个在内，仍合定，线扎，入砂铫内，以姜汁浸过，文火熬干，为末。每挑少许，置掌心舐吃，日十数次。忌毒物、生冷。

脾寒疟疾《济生方》云：五脏气虚，阴阳相胜，发为痎疟，寒多热少，或但寒不热，宜七枣汤主之。用附子一枚，炮七次，盐汤浸七次，去皮脐，分作二服。水一碗，生姜七片，枣七枚，煎七分，露一宿。发日空心温服，未久再进一服。王璆《百一选方》云：寒痰宜附子，风痰宜乌头。若用乌头，则寒多者火炮七次，热多者汤泡七次，去皮焙干，如上法。用乌头性热，泡多则热散也。○又果附汤：用熟附子去皮、草果仁各二钱半，水一盏，姜七片，枣一枚，煎七分，发日早温服。○《肘后方》：临发时，以醋和附子末涂于背上。

寒热疟疾附子一枚重五钱者，面煨，人参、丹砂各一钱，为末，炼蜜丸梧子大。每服二十丸，未发前连进三服。中病则吐，或身体麻木。未中病，来日再服（庞安常《伤寒论》）。

瘴疟寒热冷瘴，寒热往来，头痛身疼，呕痰，或汗多引饮，或自利烦躁，宜姜附汤主之。大附子一枚，四破。每以一片，水一盏，生姜十片，煎七分，温服。李待制云：此方极妙。章杰云：岭南以哑瘴为危急，不过一二日而死。医谓极热感寒也，用生附子一味治之多愈。得非以热攻热而发散寒邪乎？真起死回生之药也（《岭南卫生方》）。

小便虚闭两尺脉沉，微用利小水药不效者，乃虚寒也。附子一个，炮去皮脐，盐水浸良久，泽泻一两。每服四钱，水一盏半，灯心七茎，煎服即愈（《普济方》）。

肿疾喘满大人小儿男女肿因积得，既取积而肿再作，小便不利。若再用利药性寒,而小便愈不通矣。医者到此多束手。盖中焦下焦气不升降,为寒痞隔,故水凝而不通。惟服沉附汤,则小便自通,喘满自愈。用生附子一个,去皮脐,切片,生姜十片,入沉香一钱,磨水同煎,食前冷饮。附子虽三五十枚亦无害。小儿每服三钱,水煎服(《朱氏集验方》)。

脾虚湿肿大附子五枚,去皮四破,以赤小豆半升,藏附子于中,慢火煮熟,去豆焙研末,以薏苡仁粉打糊丸梧子大。每服十丸,萝卜汤下(《朱氏集验方》)。

阴水肿满乌头一升,桑白皮五升,水五升,煮一升,去滓铜器盛之,重汤煎至可丸,丸小豆大。每服三五丸,取小便利为佳。忌油腻酒面鱼肉。○又方:大附子,童便浸三日夜,逐日换尿,以布擦去皮,捣如泥,酒糊和丸小豆大。每服三十丸,煎流气饮送下(《普济方》)。

大肠冷秘附子一枚,炮去皮,取中心如枣大,为末二钱,蜜水空心服之(《圣济总录》)。

老人虚泄不禁。熟附子一两,赤石脂一两,为末,醋糊丸梧子大。米饮下五十丸(《杨氏家藏方》)。

冷气洞泄生川乌头一两,木香半两,为末,醋糊丸梧子大。每陈皮汤下二十丸(《本事方》)。

脏寒脾泄及老人中气不足,久泄不止。肉豆蔻二两煨熟,大附子去皮脐一两五钱,为末,粥丸梧子大。每服八十丸,莲肉煎汤下。○《十便良方》:治脾胃虚冷,大肠滑泄,米谷不化,乏力。用大附子十两连皮,同大枣二升,于石器内,以水煮一日,常令水过两指。取出,每个切作三片,再同煮半日,削去皮,切焙为末,别以枣肉和丸梧子大。每空心米饮服三四十丸。

小儿吐泄注下,小便少。白龙丸:用熟附子五钱,白石脂煅、龙骨煅各二钱半,为末,醋面糊丸黍米大。每米饮,量儿大小服(《全幼心鉴》)。

霍乱吐泄不止。附子重七钱者,炮去皮脐,为末。每服四钱,水二盏,盐半钱,煎一盏,温服立止(孙兆《秘宝方》)。

水泄久痢川乌头二枚,一生用,一以黑豆半合同煮熟,研丸绿豆大。每服五丸,黄连汤下(《普济方》)。

久痢赤白独圣丸:用川乌头一个,灰火烧烟欲尽,取出地上,盏盖良久,研末,酒化蜡丸如大麻子大。每服三丸,赤痢,黄连、甘草、黑豆煎汤,放冷吞下;白痢,甘草、黑豆煎汤,冷吞。如泻及肚痛,以水吞下。并空心服之。忌热物(《经验后方》)。

久痢休息熟附子半两,研末,鸡子白二枚,捣和丸梧子大。倾入沸汤,煮数沸,漉出,作两服,米饮下(《圣济总录》)。

下痢咳逆脉沉阴寒者,退阴散主之。陈自明云:一人病此不止,服此两服而愈。方见前阴毒伤寒下。

下血虚寒日久肠冷者,熟附子去皮、枯白矾各一两,为末。每服三钱,米饮下。○又方:熟附子一枚去皮,生姜三钱半,水煎服。或加黑豆一百粒(并《圣惠方》)。

阳虚吐血生地黄一斤,捣汁,入酒少许,以熟附子一两半,去皮脐,切片,入汁内,石器煮成膏。取附片焙干,入山药三两,研末,以膏和捣,丸梧子大。每空心米饮下三十丸。昔葛察判妻苦此疾,百药皆试,得此而愈,屡发屡效(余居士《选奇方》)。

溲数白浊熟附子为末,每服二钱,姜三片,水一盏,煎六分,温服(《普济方》)。

虚火背热虚火上行,背内热如火炙者。附子末,津调,涂涌泉穴(《摘玄方》)。

经水不调血脏冷痛，此方平易捷径。熟附子去皮、当归等分。每服三钱，水煎服（《普济方》）。

断产下胎生附子为末，淳苦酒和涂右足心，胎下去之（《小品方》）。

折腕损伤卓氏膏：用大附子四枚，生切，以猪脂一斤，三年苦酒同渍三宿，取脂煎三上三下，日摩傅之（《深师方》）。

痈疽肿毒川乌头炒、黄檗炒各一两，为末，唾调涂之，留头，干则以米泔润之（同上）。

痈疽久漏疮口冷，脓水不绝，内无恶肉。大附子以水浸透，切作大片，厚三分，安疮口上，以艾灸之。隔数日一灸，灸至五七次。仍服内托药，自然肌肉长满。研末作饼子，亦可（薛己《外科心法》）。

痈疽弩肉如眼不敛，诸药不治，此法极妙。附子削如棋子大，以唾粘贴上，用艾火灸之。附子焦，复唾湿再灸，令热气彻内，即瘥（《千金方》）。

痈疽肉突乌头五枚，浓醋三升，渍三日洗之，日夜三四度（《古今录验》）。

丁疮肿痛醋和附子末涂之。干再上（《千金翼》）。

久生疥癣川乌头生切，以水煎洗甚验（《圣惠方》）。

手足冻裂附子去皮为末，以水、面调涂之，良（谈野翁《试验方》）。

足钉怪疾两足心凸肿，上生黑豆疮，硬如钉，胫骨生碎孔，髓流出，身发寒颤，惟思饮酒，此是肝肾冷热相吞。用炮川乌头末傅之，内服韭子汤，效（夏氏《奇疾方》）。

乌头附子尖

〔主治〕为末，茶服半钱，吐风痰癫痫（时珍）。

〔发明〕〔时珍曰〕乌附用尖,亦取其锐气直达病所尔,无他义也。《保幼大全》云:小儿慢脾惊风,四肢厥逆。用附子尖一个,硫黄枣大一个,蝎梢七个,为末,姜汁面糊丸黄米大。每服十丸,米饮下。亦治久泻尫羸。凡用乌附,不可执谓性热。审其手足冷者,轻则用汤,甚则用丸,重则用膏,候手足暖,阳气回,即为佳也。按此方乃《和剂局方》碧霞丹变法也,非真慢脾风不可辄用,故初虞世有金虎、碧霞之戒。

〔附方〕旧一,新七。

风厥癫痫 凡中风痰厥,癫痫惊风,痰涎上壅,牙关紧急,上视搐搦,并宜碧霞丹主之。乌头尖、附子尖、蝎梢各七十个,石绿研九度,飞过,十两,为末,面糊丸芡子大。每用一丸,薄荷汁半盏化下,更服温酒半合,须臾吐出痰涎为妙。小儿惊痫,加白僵蚕等分(《和剂局方》)。

脐风撮口 生川乌尖三个,金赤蜈蚣半条,酒浸炙干,麝香少许,为末。以少许吹鼻得嚏,乃以薄荷汤灌一字(《永类方》)。

木舌肿胀 川乌尖、巴豆研细,醋调涂刷(《集简方》)。

牙痛难忍 附子尖、天雄尖、全蝎各七个,生研为末,点之(《永类方》)。

奔豚疝气 作痛,或阴囊肿痛。去铃丸:用生川乌尖七个,巴豆七枚去皮油,为末,糕糊丸梧子大,朱砂、麝香为衣。每服二丸,空心冷酒或冷盐汤下。三两日一服,不可多(《澹寮方》)。

割甲成疮 连年不愈。川乌头尖、黄檗等分,为末。洗了贴之,以愈为度(《古今录验》)。

老幼口疮 乌头尖一个,天南星一个,研末,姜汁和,涂足心,男左女右,不过二三次即愈。

天雄《本经·下品》

【释名】白幕（《本经》）。〔时珍曰〕天雄乃种附子而生出或变出，其形长而不生子，故曰天雄。其长而尖者，谓之天锥，象形也。

【集解】〔《别录》曰〕天雄生少室山谷。二月采根，阴干。〔弘景曰〕今采用八月中旬。天雄似附子细而长，乃至三四寸许。此与乌头、附子三种，本出建平，故谓之三建。今宜都俍山者最好，谓为西建。钱塘间者谓为东建，气力小弱，不相似，故曰西冰犹胜东白也。其用灰杀之，时有冰强者，不佳。〔恭曰〕天雄、附子、乌头，并以蜀道绵州、龙州出者佳。余处纵有，力弱不相似。陶以三物俱出建平故名之者，非也。乌头苗名堇，音靳。《尔雅》云：芨，堇草是也。今讹堇为建，遂以建平释之矣。〔承曰〕天雄诸说悉备。但始种而不生附子、侧子，经年独长大者是也。蜀人种之，尤忌生此，以为不利，如养蚕而成白僵之意。〔时珍曰〕天雄有二种：一种是蜀人种附子而生出长者，或种附子而尽变成长者，即如种芋形状不一之类；一种是他处草乌头之类，自生成者，故《别录》注乌喙云：长三寸已上者为天雄是也。入药须用蜀产曾经酿制者。或云须重一两半有象眼者乃佳。余见附子下。

【修治】〔斅曰〕宜炮皴去皮尖底用，或阴制如附子法亦得。〔大明曰〕凡丸散炮去皮用，饮药即和皮生使甚佳。〔时珍曰〕熟用一法：每十两以酒浸七日。掘土坑，用炭半秤煅赤，去火，以醋二升沃之，候干，乘热入天雄在内，小盆合一夜，取出，去脐用之。

【气味】辛，温，有大毒。〔《别录》曰〕甘，大温。〔权曰〕大热。宜干姜制之。○〔之才曰〕远志为之使。恶腐婢。忌豉汁。

【主治】大风，寒湿痹，历节痛，拘挛缓急，破积聚邪气，金疮，强筋骨，轻身健行（《本经》）。疗头面风去来疼痛，心腹结积，关节重，不能行步，除骨间痛，长阴气，强志，令人武勇力作不倦。又堕胎（《别录》）。〔禹锡曰〕按《淮南子》云：天雄雄鸡志气益。注云：取天雄一枚，纳雄鸡肠中捣，生食之，令人勇。治风痰冷痹，软脚毒风，能止气喘促急，杀禽虫毒（甄权）。治一切风，一切气，助阳道，暖水脏，补腰膝，益精明目，通九窍，利皮肤，调血脉，四肢不遂，下胸膈水，破痃癖癥结，排脓止痛，续骨消瘀血，背脊伛偻，霍乱转筋，发汗，止阴汗。炮含，治喉痹（大明）。

【发明】〔宗奭曰〕补虚寒须用附子。风家多用天雄，亦取其大者，以其尖角多，热性不肯就下，故取其敷散也。〔元素曰〕非天雄不能补上焦之阳虚。〔震亨曰〕天雄、乌头，气壮形伟，可为下部之佐。〔时珍曰〕乌附、天雄，皆是补下焦命门阳虚之药，补下所以益上也。若是上焦阳虚，即属心脾之分，当用参芪，不当用天雄也。且乌附、天雄之尖，皆是向下生者，其气下行。其脐乃向上生苗之处。寇宗奭言其不肯就下，张元素言其补上焦阳虚，皆是误认尖为上尔。惟朱震亨以为下部之佐者得之，而未发出此义。雷敩《炮炙论·序》云，咳逆数数，酒服熟雄，谓以天雄炮研酒服一钱也。

【附方】新三。

三建汤治元阳素虚，寒邪外攻，手足厥冷，大小便滑数，小便白浑，六脉沉微，除固冷，扶元气，及伤寒阴毒。用乌头、附子、天雄并炮裂去皮脐，等分，㕮咀。每服四钱，水二盏，姜十五片，煎八分，温服（《肘后方》）。

男子失精天雄三两炮，白术八两，桂枝六两，龙骨三两，为散。每酒服半钱（张仲景《金匮要略》）。

大风恶癞三月、四月采天雄、乌头苗及根，去土勿洗，捣汁，渍细粒黑豆，摩去皮不落者，一夜取出，晒干又浸，如此七次。初吞三枚，渐加至六七枚。禁房室猪鱼鸡蒜，犯之即死。

侧子《别录·下品》

【**释名**】萴子（〖《说文》〗）。〔时珍曰〕生于附子之侧，故名。许慎《说文》作萴子。

【**集解**】〔弘景曰〕此附子边角之大者，削取之。昔时不用，比来医家以疗脚气多验。〔恭曰〕侧子、附子，皆是乌头下旁出者。以小者为侧子，大者为附子。今以附子角为侧子，理必不然。若当阳以下、江左、山南、嵩高、齐鲁间，附子时复有角如大豆许。襄州以上剑南所出者，附子之角，但如黍粟，岂可充用？比来都下皆用细附子有效，未尝取角也。〔保昇曰〕今附子边，果有角如大枣核及槟榔以来者，形状自是一颗，且不小。乃乌头旁出附子，附子旁出侧子，甚明。〔时珍曰〕侧子乃附子旁粘连小者尔，故吴普、陶弘景皆指为附子角之大者。其又小于侧子者，即漏篮子矣。故杨氏《附子记》言：侧子、漏篮，园人皆不重之，以乞役夫。

【**修治**】同附子。

【**气味**】辛，大热，有大毒。〔普曰〕神农、岐伯：有大毒。八月采。畏恶与附子同。

【**主治**】痈肿，风痹历节，腰脚疼冷，寒热鼠瘘。又堕胎（《别录》）。疗脚气，冷风湿痹，大风筋骨挛急（甄权）。冷酒调服，治遍身风疹神妙（雷敩）。

【**发明**】〔机曰〕乌头乃原生之脑，得母之气，守而不移，居乎中者也。侧子散生旁侧，体无定在，其气轻扬，宜其发散四肢，充达皮毛,为治风之药。天雄长而尖,其气亲上,宜其补上焦之阳虚。木鳖子则余气所结,其形摧残,宜其不入汤服,令人丧目也。〔时珍曰〕唐元希声侍郎,治瘫痪风,有侧子汤,见《外台秘要》,药多不录。

漏篮子《纲目》

【释名】木鳖子(《炮炙论》)、虎掌(《日华》)。〔时珍曰〕此乃附子之琐细未成者,小而漏篮,故名。南星之最小者名虎掌,此物类之,故亦同名。《大明会典》载:四川成都府,岁贡天雄二十对,附子五十对,乌头五十对,漏篮二十斤。不知何用?

【气味】苦、辛,有毒。〔敩曰〕服之令人丧目。

【主治】恶痢冷漏疮,恶疮疠风(时珍)。

【发明】〔时珍曰〕按杨士瀛《直指方》云:凡漏疮年久者,复其元阳,当用漏篮子辈,加减用之。如不当用而轻用之,又恐热气乘虚变移结核,而为害尤甚也。又按《类编》云:一人两足生疮,臭溃难近。夜宿五夫人祠下,梦神授方:用漏篮子一枚,生研为末,入腻粉少许,井水调涂。依法治之,果愈。盖此物不堪服饵,止宜入疮科也。

【附方】新一。

一切恶痢杂下及休息痢。百岁丸:用漏篮子一个大者,阿胶、木香、黄连、罂粟壳各半两,俱炒焦存性,入乳香少许为末,糊丸梧子大。每一岁一丸,米饮下(罗天益《卫生宝鉴》)。

乌头《本经·下品》

〔校正〕并入《拾遗》独自草。

【释名】乌喙(《本经》。即两头尖)、草乌头(《纲目》)、土附子（《日华》）、奚毒（《本经》）、即子（《本经》）、耿子（《吴普》）、毒公（《吴普》又名千秋、果负）、金鸦（《纲目》），苗名茛（音艮。《吴普》）、芨（音及。《说文》）、堇（音近。《庄子》）、独自草（《拾遗》）、鸳鸯菊（《纲目》），汁煎名射罔（《《本经》》）。〔普曰〕乌头，形如乌之头也。有两歧相合如乌之喙者，名曰乌喙。喙即乌之口也。〔恭曰〕乌喙，即乌头异名也。此有三歧者，然两歧者少。若乌头两歧名乌喙，则天雄、附子之两歧者，复何以名之？〔时珍曰〕此即乌头之野生于他处者，俗谓之草乌头，亦曰竹节乌头，出江北者曰淮乌头，《日华子》所谓土附子者是也。乌喙即偶生两歧者，今俗呼为两头尖，因形而名，其实乃一物也。附子、天雄之偶生两歧者，亦谓之乌喙，功亦同于天雄，非此乌头也。苏恭不知此义，故反疑之。草乌头取汁，晒为毒药，射禽兽，故有射罔之称。《后魏书》言辽东塞外秋收乌头为毒药射禽兽，陈藏器所引《续汉五行志》，言西国生独白草，煎为药，敷箭射人即死者，皆此乌头，非川乌头也。《菊谱》云鸳鸯菊，即乌喙苗也。

【集解】〔《别录》曰〕乌头、乌喙生朗陵山谷。正月、二月采，阴干。长三寸以上者为天雄。〔普曰〕正月始生，叶厚，茎方中空，叶四四相当，与蒿相似。〔弘景曰〕今采用四月，亦以八月采。捣筶茎汁，日煎为射罔。猎人以傅箭，射禽兽十步即倒，中人亦死，宜速解之。朗陵属汝南郡。〔大明曰〕土附子生去皮捣，滤汁澄清，旋添晒干取膏，名为射罔，以作毒箭。〔时珍曰〕处处有之，根苗花实并与川乌头相同；但此系野生，又无酿造之法，其根外黑内白，皱而枯燥为异尔，然毒则甚焉。段成式《酉阳杂俎》言：雀芋状如雀头，置干地反湿，湿地反干，飞鸟触之堕，走兽遇之僵。似亦草乌之类，而毒更甚也。又言：建宁郡乌勾山有牧靡草,乌鹊误食乌喙中毒,必急食此草以解之。牧靡不知何药也。

【修治】〔时珍曰〕草乌头或生用,或炮用,或以乌大豆同煮熟,去其毒用。

乌头

〔气味〕辛,温,有大毒。〔《别录》曰〕甘,大热,大毒。〔普曰〕神农、雷公、桐君、黄帝:甘,有毒。〔权曰〕苦、辛,大热,有大毒。〔大明曰〕味茋、辛,热,有毒。〔之才曰〕莽草、远志为之使。反半夏、栝楼、贝母、白蔹、白及。恶藜芦。〔时珍曰〕伏丹砂、砒石。忌豉汁。畏饴糖、黑豆、冷水,能解其毒。

〔主治〕中风恶风,洗洗出汗,除寒湿痹,咳逆上气,破积聚寒热,其汁煎之名射罔,杀禽兽(《本经》)。消胸上痰冷,食不下,心腹冷疾,脐间痛,肩胛痛,不可俯仰,目中痛,不可久视。又堕胎(《别录》)。主恶风憎寒,冷痰包心,肠腹疗痛,痃癖气块,齿痛,益阳事,强志(甄权)。治头风喉痹,痈肿疔毒(时珍)。

乌喙,一名两头尖。

〔气味〕辛,微温,有大毒。〔普曰〕神农、雷公、桐君、黄帝:有毒。〔权曰〕苦、辛,大热。○畏恶同乌头。

〔主治〕风湿,丈夫肾湿阴囊痒,寒热历节,掣引腰痛,不能行步,痈肿脓结。又堕胎(《别录》)。男子肾气衰弱,阴汗,瘰疬岁月不消(甄权)。主大风顽痹(时珍)。

射罔

〔气味〕苦,有大毒。〔之才曰〕温。〔大明曰〕人中射罔毒,以甘草、蓝汁、小豆叶、浮萍、冷水、荠苨,皆可一味御之。

〔主治〕尸疰癥坚，及头中风痹痛（《别录》）。瘘疮疮根，结核瘰疬毒肿及蛇咬。先取涂肉四畔，渐渐近疮，习习逐病至骨。疮有熟脓及黄水，涂之；若无脓水，有生血，及新伤破，即不可涂，立杀人（藏器）。

【发明】〔时珍曰〕草乌头、射罔，乃至毒之药。非若川乌头、附子，人所栽种，加以酿制，杀其毒性之比。自非风顽急疾，不可轻投。甄权《药性论》言其益阳

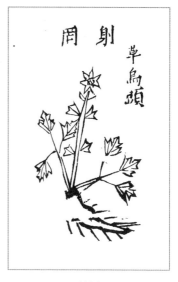

射罔

事，治男子肾气衰弱者，未可遽然也。此类止能搜风胜湿，开顽痰，治顽疮，以毒攻毒而已，岂有川乌头、附子补右肾命门之功哉？吾蕲郝知府自负知医，因病风癣，服草乌头、木鳖子药过多，甫入腹而麻痹，遂至不救，可不慎乎？〔机曰〕乌喙形如乌嘴，其气锋锐。宜其通经络，利关节，寻蹊达径，而直抵病所。煎为射罔，能杀禽兽。非气之锋锐捷利，能如是乎？〔杨清叟曰〕凡风寒湿痹，骨内冷痛，及损伤入骨，年久发痛，或一切阴疽肿毒。并宜草乌头、南星等分，少加肉桂为末，姜汁热酒调涂。未破者能内消，久溃者能去黑烂。二药性味辛烈，能破恶块，逐寒热，遇冷即消，遇热即溃。

【附方】旧四，新四十八。

阴毒伤寒 生草乌头为末，以葱头蘸药纳谷道中，名提盆散（王海藏《阴证略例》）。

二便不通　即上方,名霹雳箭。

中风瘫痪　手足颤掉,言语謇涩。左经丸:用草乌头炮去皮四两,川乌头炮去皮二两,乳香、没药各一两,为末。生乌豆一升,以斑蝥三七个,去头翅,同煮,豆熟去蝥,取豆焙干为末。和匀,以醋面糊丸梧子大。每服三十丸,温酒下(《简易方》)。

瘫痪顽风　骨节疼痛,下元虚冷,诸风痔漏下血,一切风疮。草乌头、川乌头、两头尖各三钱,硫黄、麝香、丁香各一钱,木鳖子五个,为末。以熟蕲艾揉软,合成一处,用钞纸包裹,烧熏病处。名雷丸(孙天仁《集效方》)。

诸风不遂　宋氏《集验方》:用生草乌头、晚蚕沙等分,为末。取生地龙捣和,入少醋,糊丸梧子大。每服四五丸,白汤下,甚妙。勿多服,恐麻人。名鄂渚小金丹。○《经验济世方》:用草乌头四两去皮,大豆半升,盐一两,同以沙瓶煮三伏时,去豆,将乌头入木臼捣三百杵,作饼焙干为末,酒糊丸梧子大。每空心盐汤下十丸。名至宝丹。

一切顽风　神应丹:用生草乌头、生天麻各洗等分,擂烂绞汁倾盆中。砌一小坑,其下烧火,将盆放坑上。每日用竹片搅一次,夜则露之。晒至成膏,作成小铤子。每一铤分作三服,用葱、姜自然汁和好酒热服(《乾坤秘韫》)。

一切风证　不问头风痛风,黄鸦吊脚风痹。生淮乌头一斤,生川乌头一枚,生附子一枚,并为末。葱一斤,姜一斤,擂如泥,和作饼子。以草铺盘内,加楮叶于上,安饼于叶上,又铺草叶盖之。待出汗黄一日夜,乃晒之,舂为末,以生姜取汁煮面糊和丸梧子大。初服三十丸,日二服。服后身痹汗出即愈。避风(《乾坤秘韫》)。

破伤风病　《寿域方》:用草乌头为末,每以一二分温酒服之，出汗。○《儒门事亲》方：用草乌尖、白芷，并生研末。每服半钱，冷酒一盏，入葱白一根，同煎服。少顷以葱白热粥投之，汗出立愈。

年久麻痹或历节走气，疼痛不仁，不拘男女。神授散：用草乌头半斤，去皮为末。以袋一个，盛豆腐半袋，入乌末在内，再将豆腐填满压干，入锅中煮一夜，其药即坚如石，取出晒干为末，每服五分。冷风湿气，以生姜汤下；麻木不仁，以葱白汤下之（《活人心统》）。

风湿痹木黑神丸：草乌头连皮生研、五灵脂等分，为末，六月六日滴水丸弹子大。四十岁以下分六服，病甚一丸作二服，薄荷汤化下，觉微麻为度（《本事方》）。

风湿走痛黑弩箭丸：用两头尖、五灵脂各一两，乳香、没药、当归各三钱，为末，醋糊丸梧子大。每服十丸至三十丸，临卧温酒下。忌油腻、湿面。孕妇勿服（《瑞竹堂方》）。

腰脚冷痛乌头三个，去皮脐，研末，醋调贴，须臾痛止（《十便良方》）。

膝风作痛草乌、细辛、防风等分，为末，掺靴袜中，及安护膝内，能除风湿健步（《扶寿方》）。

远行脚肿草乌、细辛、防风等分，为末，掺鞋底内。如草鞋，以水微湿掺之。用之可行千里，甚妙（《经验方》）。

脚气掣痛或胯间有核。生草乌头、大黄、木鳖子作末，姜汁煎茶调贴之。○又法：草乌一味为末，以姜汁或酒糟同捣贴之（《永类方》）。

湿滞足肿早轻晚重。用草乌头一两，以生姜一两同研，交感一宿。苍术一两，以葱白一两同研，交感一宿。各焙干为末，酒糊丸梧子大。每服五十丸，酒下（艾元英《如宜方》）。

除风去湿治脾胃虚弱，久积冷气，饮食减少。用草乌头一斤，苍术二斤，以去白陈皮半斤，生甘草四两，黑豆三升，水一石，同煮干，只拣乌、术晒焙为末，酒糊丸梧子大，焙干收之。每空心温酒下二三十丸，觉麻即渐减之。名乌术丸（《集简方》）。

偏正头风草乌头四两，川芎䓖四两，苍术半斤，生姜四两，连须生葱一把，捣烂，同入瓷瓶封固埋土中。春五、夏三、秋五、冬七日，取出晒干。拣去葱、姜，为末，醋面糊和丸梧子大。每服九丸，临卧温酒下，立效（戴古渝《经验方》）。

久患头风草乌头尖生用一分，赤小豆三十五粒，麝香一字，为末。每服半钱，薄荷汤冷服。更随左右嗜鼻（《指南方》）。

风痰头痛体虚伤风，停聚痰饮，上厥头痛，或偏或正。草乌头炮去皮尖半两，川乌头生去皮尖一两，藿香半两，乳香三皂子大，为末。每服二钱，薄荷姜汤下，食后服（陈言《三因方》）。

女人头痛血风证。草乌头、栀子等分，为末。自然葱汁，随左右调涂太阳及额上，勿过眼。避风（《济生方》）。

脑泄臭秽草乌去皮半两，苍术一两，川芎二两，并生研末，面糊丸绿豆大。每服十丸，茶下。忌一切热物（《圣济总录》）。

耳鸣耳痒如流水及风声，不治成聋。用生乌头掘得，乘湿削如枣核大，塞之。日易二次，不过三日愈（《千金方》）。

喉痹口噤不开欲死。草乌头、皂荚等分，为末，入麝香少许。擦牙并嗜鼻内，牙关自开也。○《济生方》：用草乌尖、石胆等分，为末。每用一钱，醋煮皂荚汁，调稀扫入肿上，流涎数次，其毒即破也。

虚壅口疮满口连舌者。草乌一个，南星一个，生姜一大块，为末，睡时以醋调涂手心足心。或以草乌头、吴茱萸等分，为末。蜜调涂足心（《本事方》）。

疳蚀口鼻穿透者。草乌头烧灰，入麝香等分，为末贴之。

风虫牙痛草乌炒黑一两，细辛一钱，为末揩之，吐出涎。〇一方：草乌、食盐同炒黑，掺之（《海上方》）。

寒气心疝三十年者。射罔、食茱萸等分，为末，蜜丸麻子大。每酒下二丸，日三服。刘国英所秘之方（范汪《东阳方》）。

寒疟积疟巴豆一枚去心皮，射罔去皮如巴豆大，大枣去皮一枚，捣成丸梧子大。清旦、先发时各服一丸，白汤下（《肘后方》）。

脾寒厥疟先寒后热，名寒疟；但寒不热，面色黑者，名厥疟；寒多热少，面黄腹痛，名脾疟，三者并宜服此。贾耘老用之二十年，累试有效。不蛀草乌头削去皮，沸汤泡二七度，以盏盖良久，切焙研，稀糊丸梧子大。每服三十丸，姜十片，枣三枚，葱三根，煎汤清早服，以枣压之。如人行十里许，再一服。绝勿饮汤，便不发也（苏东坡《良方》）。

腹中癥结害妨饮食，羸瘦。射罔二两，椒三百粒，捣末，鸡子白和丸麻子大。每服一丸，渐至三丸，以愈为度（《肘后方》）。

水泄寒痢大草乌一两，以一半生研，一半烧灰，醋糊和丸绿豆大。每服七丸，井华水下。忌生冷鱼肉（《十便良方》）。

泄痢注下三神丸：治清浊不分，泄泻注下，或赤或白，腹脐刺痛，里急后重。用草乌头三个去皮尖，以一个火炮，一个醋煮，一个烧灰，为末，醋糊丸绿豆大。每服二十丸，水泻流水下，赤痢甘草汤下，白痢姜汤下。忌鱼腥生冷（《和剂局方》）。

结阴下血腹痛。草乌头，蛤粉炒，去皮脐切一两，茴香炒三两。每用三钱，水一盏，入盐少许，煎八分，去滓，露一夜，五更冷服（《圣济录》）。

老人遗尿不知出者。草乌头一两，童便浸七日，去皮，同盐炒为末,酒糊丸绿豆大。每服二十丸,盐汤下(《普济方》)。

内痔不出草乌为末,津调点肛门内,痔即反出,乃用枯痔药点之(《外科集验方》)。

疔毒初起草乌头七个,川乌头三个,杏仁九个,飞罗面一两,为末。无根水调搽,留口以纸盖之,干则以水润之(唐瑶《经验方》)。

疔毒恶肿生乌头切片,醋熬成膏,摊贴。次日根出。〇又方:两头尖一两,巴豆四个,捣贴。疔自拔出(《普济方》)。

疔疮发背草乌头去皮为末,用葱白连须和捣,丸豌豆大,以雄黄为衣。每服一丸,先将葱一根细嚼,以热酒送下。或有恶心呕三四口,用冷水一口止之。即卧,以被厚盖,汗出为度。亦治头风(《乾坤秘韫》)。

恶毒诸疮及发背、疔疮、便毒等证。二乌膏:用草乌头、川乌头,于瓦上以井华水磨汁涂之。如有口,即涂四边。干再上。亦可单用草乌磨醋涂之(《永类方》)。

大风癣疮遍身黑色,肌体麻木,痹痛不常。草乌头一斤,刮洗去皮极净,摊干。以清油四两,盐四两,同入铫内,炒令深黄色。倾出剩油,只留盐并药再炒,令黑烟出为度。取一枚擘破,心内如米一点白者始好,白多再炒。乘热杵罗为末,醋面糊丸梧子大。每服三十丸,空心温酒下。草乌性毒难制,五七日间,以黑豆煮粥食解其毒(继洪《澹寮方》)。

遍身生疮阴囊两脚尤甚者。草乌一两,盐一两,化水浸一夜,炒赤为末。猪腰子一具,去膜煨熟,竹刀切捣,醋糊丸绿豆大。每服三十丸,空心盐汤下(《澹寮方》)。

一切诸疮未破者。草乌头为末,入轻粉少许,腊猪油和搽(《普济方》)。

瘰疬初作未破,作寒热。草乌头半两,木鳖子二个,以米醋磨细,入捣烂葱头、蚯蚓粪少许,调匀傅上,以纸条贴,令通气孔,妙(《医林正宗》)。

马汗入疮肿痛,急疗之,迟则毒深。以生乌头末傅疮口,良久有黄水出,即愈(《灵苑方》)。

蛇蝎螫人射罔傅之,频易,血出愈(梅师方)。

中沙虱毒射罔傅之佳(《千金》)。

白附子《别录·下品》

【释名】见后发明下。

【集解】〔《别录》曰〕白附子生蜀郡。三月采。〔弘景曰〕此物久绝,无复真者。〔恭曰〕本出高丽,今出凉州以西,蜀郡不复有。生砂碛下湿地,独茎似鼠尾草,细叶周匝,生于穗间,根形似天雄。〔珣曰〕徐表《南州异物记》云:生东海、新罗国及辽东。苗与附子相似。〔时珍曰〕根正如草乌头之小者,长寸许,干者皱文有节。

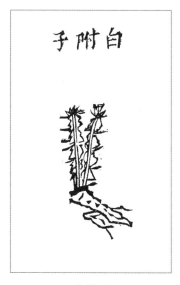

白附子

【气味】辛、甘,大温,有小毒。〔保升曰〕甘、辛,温。〔大明曰〕无毒。〔珣曰〕小毒。入药炮用。〔杲曰〕纯阳。引药势上行。

【主治】心痛血痹,面上百病,行药势(《别录》)。中风失音,一切冷风气,面𪩘瘢疵(大明)。诸风冷气,足弱无力,疥癣风疮,阴下湿痒,头面痕,入面脂用(李珣)。补肝风虚(好古)。风痰(震亨)。

【发明】〔时珍曰〕白附子乃阳明经药,因与附子相似,故得此名,实非附子类也。按《楚国先贤传》云:孔休伤颊有瘢。王莽赐玉屑白附子香,与之消瘢。

【附方】新十二。

中风口㖞半身不遂。牵正散:用白附子、白僵蚕、全蝎并等分,生研为末。每服二钱,热酒调下(《杨氏家藏方》)。

小儿暑风暑毒入心,痰塞心孔,昏迷搐搦,此乃危急之证,非此丸生料瞑眩之剂不能伐之。三生丸:用白附子、天南星、半夏,并去皮,等分,生研,猪胆汁和丸黍米大。量儿大小,以薄荷汤下。令儿侧卧,呕出痰水即苏(《全幼心鉴》)。

风痰眩运头痛气郁,胸膈不利。白附子炮去皮脐半斤,石膏煅红半斤,朱砂二两二钱半,龙脑一钱,为末,粟米饭丸小豆大。每服三十丸,食后茶酒任下(《御药院方》)。

偏正头风白附子、白芷、猪牙皂角去皮,等分为末。每服二钱,食后茶清调下。右痛右侧卧,左痛左侧卧,两边皆痛仰卧少顷(《普济方》)。

痰厥头痛白附子、天南星、半夏等分,生研为末,生姜自然汁浸,蒸饼丸绿豆大。每服四十丸,食后姜汤下(《济生方》)。

赤白汗斑白附子、硫黄等分,为末,姜汁调稀,茄蒂蘸擦,日数次(《简便方》)。

面上皯黯白附子为末,卧时浆水洗面,以白蜜和涂纸上,贴之。久久自落(《卫生易简方》)。

耳出脓水白附子炮、羌活各一两,为末。猪、羊肾各一个,每个入末半钱,湿纸包煨熟,五更食,温酒下(《圣济录》)。

喉痹肿痛白附子末、枯矾等分，研末，涂舌上，有涎吐出（《圣惠方》）。

偏坠疝气白附子一个，为末，津调填脐上，以艾灸三壮或五壮，即愈（杨起《简便方》）。

小儿吐逆不定，虚风喘急。白附子、藿香等分，为末。每米饮下半钱（《保幼大全》方）。

慢脾惊风白附子半两，天南星半两，黑附子一钱，并炮去皮，为末。每服二钱，生姜五片，水煎服。亦治大人风虚，止吐化痰。宣和间，真州李博士用治吴内翰女孙甚效。康州陈侍郎病风虚极昏，吴内翰令服三四服，亦愈（《杨氏家藏》）。

虎掌《本经·下品》　天南星宋《开宝》

【释名】虎膏（《纲目》）、鬼蒟蒻（《日华》）。〔恭曰〕其根四畔有圆牙，看如虎掌，故有此名。〔颂曰〕一说天南星即《本草》虎掌也，小者名由跋。古方多用虎掌，不言天南星。南星近出唐人中风痰毒方中用之，乃后人采用，别立此名尔。〔时珍曰〕虎掌因叶形似之，非根也。南星因根圆白，形如老人星状，故名南星，即虎掌也。苏颂说甚明白。宋《开宝》不当重出南星条，今并入。

【集解】〔《别录》曰〕虎掌生汉中山谷及冤句。二月、八月采，阴干。〔弘景曰〕近道亦有。形似半夏，但大而四边有子如虎掌。今用多破作三四片。方药不甚用也。〔恭曰〕此是由跋宿根。其苗一茎，茎头一叶，枝丫挟茎。根大者如拳，小者如鸡卵，都似扁柿。四畔有圆牙，看如虎掌。由跋是新根，大于半夏二三倍，四畔无子牙。陶说似半夏，乃由跋也。〔保昇曰〕茎头有八九叶，花生茎间。〔藏器曰〕天南星生安东山谷，叶如荷，独茎，

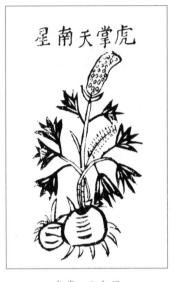

虎掌、天南星

用根。〔颂曰〕虎掌今河北州郡有之。初生根如豆大，渐长大似半夏而扁，年久者根圆及寸，大者如鸡卵。周匝生圆牙三四枚或五六枚。三、四月生苗，高尺余。独茎上有叶如爪，五六出分布，尖而圆。一窠生七八茎，时出一茎作穗，直上如鼠尾。中生一叶如匙，裹茎作房，旁开一口，上下尖。中有花，微青褐色。结实如麻子大，熟即白色，自落布地，一子生一窠。九月苗残取根。今冀州人菜圃中种之，呼为天南星。又曰：天南星，处处平泽有之。二月生苗，似荷梗，其茎高一尺以来。叶如蒟蒻，两枝相抱。五月开花似蛇头，黄色。七月结子作穗似石榴子，红色。二月、八月采根，似芋而圆扁，与蒟蒻相类，人多误采，了不可辨。但蒟蒻茎斑花紫，南星根小，柔腻肌细，炮之易裂，为可辨尔。一说南星即《本经》虎掌也。大者四边皆有牙子，采时削去之。江州一种草，叶大如掌，面青背紫，四畔有牙如虎掌，生三四叶为一本，冬青，不结花实，治心疼寒热积气，亦与虎掌同名，故附见之。〔时珍曰〕大者为虎掌、南星，小者为由跋，乃一种也。今俗又言大者为鬼臼，小者为南星，殊为谬误。

【修治】〔颂曰〕九月采虎掌根，去皮脐，入器中汤浸五七日，日换三四遍，洗去涎，暴干用。或再火炮裂用。〔时珍曰〕凡天南星，须用一两以上者佳。治风痰，有生用者，须以温汤洗净，仍以白矾汤，或入皂角汁，浸三日夜，日日换水，暴干用。若熟用者,须于黄土地掘一小坑,深五六寸,以炭火烧赤,以好酒沃之。安南星于内,瓦盆覆定,灰泥固济,一夜取出用。急用,即以湿纸包,于煻灰火中炮裂也。一法:治风热痰,以酒浸一宿,桑柴火蒸之,常洒酒入甑内,令气猛。一伏时取出,竹刀切开,味不麻舌为熟。未熟再蒸,至不麻乃止。脾虚多痰,则以生姜渣和黄泥包南星煨熟,去泥焙用。造南星曲法:以姜汁、矾汤,和南星末作小饼子,安篮内,楮叶包盖,待上黄衣,乃取晒收之。造胆星法:以南星生研末,腊月取黄牯牛胆汁和剂,纳入胆中,系悬风处干之。年久者弥佳。

【气味】苦,温,有大毒。〔《别录》曰〕微寒。〔普曰〕虎掌:神农、雷公:苦,有毒。岐伯、桐君:辛,有毒。〔大明曰〕辛烈,平。〔杲曰〕苦、辛,有毒。阴中之阳,可升可降,乃肺经之本药。〔震亨曰〕欲其下行,以黄檗引之。〔之才曰〕蜀漆为之使。恶莽草。〔大明曰〕畏附子、干姜、生姜。〔时珍曰〕得防风则不麻,得牛胆则不燥,得火炮则不毒。生能伏雄黄、丹砂、焰硝。

【主治】心痛,寒热结气,积聚伏梁,伤筋痿拘缓,利水道(《本经》)。除阴下湿,风眩(《别录》)。主疝瘕肠痛,伤寒时疾,强阴(甄权)。天南星:主中风麻痹,除痰下气,利胸膈,攻坚积,消痈肿,散血堕胎(《开宝》)。金疮折伤瘀血,捣傅之(藏器)。蛇虫咬,疥癣恶疮(大明)。去上焦痰及眩运(元素)。主破伤风,口噤身强(李杲)。补肝风虚,治痰功同半夏(好古)。治惊痫,口眼㖞斜,喉痹,口舌疮糜,结核,解颅(时珍)。

【发明】〔时珍曰〕虎掌、天南星,乃手足太阴脾肺之药。味辛而麻,故能治风散血;气温而燥,故能胜湿除涎;性紧而毒,故能攻积拔肿而治口㖞舌糜。杨士瀛《直指方》云:诸风口噤,宜用南星,更以人参、石菖蒲佐之。

【附方】旧十,新二十九。

中风口噤目瞑,无门下药者。开关散:用天南星为末,入白龙脑等分,五月五日午时合之。每用中指点末,揩齿三二十遍,揩大牙左右,其口自开。又名破棺散(《经验方》)。

诸风口噤天南星炮剉,大人三钱、小儿三字,生姜五片,苏叶一钱,水煎减半,入雄猪胆汁少许,温服(《仁斋直指方》)。

小儿口噤牙关不开。《谭氏方》:天南星一枚,煨热,纸裹斜包,剪一小孔,透气于口中,牙关自开也。○一方:用生南星同姜汁擦之,自开。

小儿惊风坠涎散:用天南星一两重一个,换酒浸七伏时,取出安新瓦上,周回炭火炙裂,合湿地出火毒,为末,入朱砂一分,每服半钱,荆芥汤调下。每日空心一服,午时一服(《经验方》)。

吐泻慢惊天王散:治小儿吐泻,或误服冷药,脾虚生风痰慢惊。天南星一个,重八九钱者,去脐。黄土坑深三寸,炭火五斤,煅赤,入好酒半盏。安南星在内,仍架炭三条在上,候发裂取剉,再炒熟为末,用五钱。天麻煨熟研末一钱,麝香一字,和匀。三岁小儿用半钱,以生姜、防风煎汤调下。亦治久嗽恶心(钱乙《小儿方》)。

风痫痰迷坠痰丸:用天南星九蒸九晒,为末,姜汁面糊丸梧子大,每服二十丸,人参汤下。石菖蒲、麦门冬汤亦可(《卫生宝鉴》)。

小儿痫喑痫后喑不能言。以天南星湿纸包煨,为末。雄猪胆汁调服二字(《全幼心鉴》)。

治痫利痰天南星煨香一两,朱砂一钱,为末,猪心血丸梧子大。每防风汤化下一丸(《普济方》)。

口眼㖞斜天南星生研末，自然姜汁调之，左贴右，右贴左（《仁存方》）。

角弓反张南星、半夏等分，为末。姜汁、竹沥灌下一钱。仍灸印堂（《摘玄方》）。

破伤中风胡氏夺命散，又名玉真散：治打扑金刃伤，及破伤风伤湿，发病强直如痫状者。天南星、防风等分，为末。水调敷疮，出水为妙。仍以温酒调服一钱。已死心尚温者，热童便调灌二钱。斗殴内伤坠压者，酒和童便连灌三服，即苏。亦可煎服（《三因方》）。

破伤风疮生南星末，水调涂疮四围，水出有效（《普济方》）。

妇人头风攻目作痛。天南星一个，掘地坑烧赤，安药于中，以醋一盏沃之，盖定勿令透气，候冷研末。每服一字，以酒调下。重者半钱（《经验方》）。

风痰头痛不可忍。天南星一两，荆芥叶一两，为末，姜汁糊丸梧子大。每食后姜汤下二十丸。○又上清丸：用天南星、茴香等分，生研末，盐醋煮面糊丸。如上法服（并出《经效济世方》）。

风痰头运目眩，吐逆烦懑，饮食不下。玉壶丸：用生南星、生半夏各一两，天麻半两，白面三两，为末，水丸梧子大。每服三十丸，以水先煎沸，入药煮五七沸，漉出放温，以姜汤吞之（《惠民和剂局方》）。

脑风流涕邪风入脑，鼻内结硬，遂流髓涕。大白南星切片，沸汤泡二次，焙干。每用二钱，枣七个，甘草五分，同煎服。三四服，其硬物自出，脑气流转，髓涕自收。以大蒜、荜茇末作饼，隔纱贴囟前，熨斗熨之。或以香附、荜茇末频吹鼻中（《直指方》）。

小儿风痰热毒壅滞，凉心压惊。抱龙丸：用牛胆南星一两，入金钱薄荷十片，丹砂一钱半，龙脑、麝香各一字，研末，炼蜜丸芡子大。每服一丸，竹叶汤化下（《全幼心鉴》）。

壮人风痰及中风，中气初起。星香饮：用南星四钱，木香一钱，水二盏，生姜十四片，煎六分，温服（王硕《易简方》）。

痰迷心窍寿星丸：治心胆被惊，神不守舍，或痰迷心窍，恍惚健忘，妄言妄见。天南星一斤。先掘土坑一尺，以炭火三十斤烧赤，入酒五升，渗干。乃安南星在内，盆覆定，以灰塞之，勿令走气。次日取出为末。琥珀一两，朱砂二两，为末。生姜汁打面糊丸梧子大。每服三十丸至五十丸，煎人参、石菖蒲汤下。一日三服（《和剂局方》）。

风痰注痛方见羊踯躅下。痰湿臂痛右边者。南星制、苍术等分，生姜三片，水煎服之（《摘玄方》）。

风痰咳嗽大天南星一枚，炮裂研末。每服一钱，水一盏，姜三片，煎五分，温服。每日早、午、晚各一服（《十全博救》）。

气痰咳嗽玉粉丸：南星曲、半夏曲、陈橘皮各一两，为末，自然姜汁打糊丸如梧子大。每服四十丸，姜汤下。寒痰，去橘皮，加官桂（东垣《兰室秘藏》）。

清气化痰三仙丸：治中脘气滞，痰涎烦闷，头目不清。生南星去皮、半夏各五两，并汤泡七次，为末，自然姜汁和作饼，铺竹筛内，以楮叶包覆，待生黄成曲，晒干。每用二两，入香附末一两，糊丸梧子大。每服四十丸，食后姜汤下（王璆《百一选方》）。

温中散滞消导饮食。天南星炮、高良姜炮各一两，砂仁二钱半，为末，姜汁糊丸梧子大。每姜汤下五十丸（《和剂方》）。

酒积酒毒服此即解。天南星丸：用正端天南星一斤。土坑烧赤，沃酒一斗入坑，放南星，盆覆，泥固济，一夜取出，酒和水洗净，切片，焙干为末，入朱砂末一两，姜汁面糊丸梧子大。每服五十丸,姜汤下。蔡丞相、吕丞相尝用有验(《杨氏家藏方》)。

吐泄不止《集效方》:四肢厥逆,虚风不省人事。服此则阳回,名回阳散。天南星为末,每服三钱,京枣三枚,水二钟,煎八分,温服。未省再服。○又方:醋调南星末,贴足心(《普济方》)。

肠风泻血诸药不效。天南星石灰炒焦黄色,为末,酒糊丸梧子大。每酒下二十丸(《普济方》)。

吐血不止天南星一两,剉如豆大,以炉灰汁浸一宿,洗焙研末。每服一钱,以自然铜磨酒调下(《胜金方》)。

初生贴囟头热鼻塞者。天南星炮为末,水调贴囟上,炙手熨之(危氏《得效方》)。

小儿解颅囟开不合。鼻塞不通。天南星炮去皮,为末,淡醋调绯帛上,贴囟门,炙手频熨之,立效(钱乙《小儿直诀》)。

解颐脱臼不能收上。用南星末,姜汁调涂两颊,一夜即上(《医说》)。

小儿口疮白屑如鹅口,不须服药。以生天南星去皮脐,研末。醋调涂足心,男左女右(阎孝忠《集效方》)。

走马疳蚀透骨穿腮。生南星一个,当心剜空,入雄黄一块,面裹烧,候雄黄作汁,以盏子合定,出火毒,去面为末,入麝香少许,拂疮数日,甚效(《经验方》)。

风虫牙痛南星末塞孔,以霜梅盦住,去涎(《摘玄方》)。

喉风喉痹天南星一个,剜心,入白僵蚕七枚,纸包煨熟,研末。姜汁调服一钱,甚者灌之,吐涎愈。名如圣散(《博济方》)。

痰瘤结核南星膏:治人皮肌头面上生瘤及结核,大者如拳,小者如栗,或软或硬,不疼不痒,宜用此药,不可辄用针灸。生天南星大者一枚,研烂,滴好醋五七点。如无生者,以干者为末,醋调。先用针刺令气透,乃贴之。觉痒则频贴,取效(严子礼《济生方》）。

身面疣子醋调南星末涂之（《简便方》）。

由跋《别录·下品》

【释名】（缺）

【集解】〔恭曰〕由跋是虎掌新根，大于半夏二三倍，四畔未有子牙，其宿根即虎掌也。〔藏器曰〕由跋生林下，苗高一二尺，似蒟蒻，根如鸡卵。〔保昇曰〕春抽一茎，茎端有八九叶，根圆扁而肉白。〔时珍曰〕此即天南星之小者，其气未足，不堪服食，故医方罕用；惟重八九钱至一两余者，气足乃佳。正如附子之侧子，不如附子之义也。

【正误】〔弘景曰〕由跋本出始兴，今人亦种之。状如乌翣而布地，花紫色，根似附子。苦酒摩涂肿，亦效。○〔恭曰〕陶氏所说，乃鸢尾根，即鸢头也。又言虎掌似半夏，是以鸢尾为由跋，以由跋为半夏，非惟不识半夏，亦不识鸢尾与由跋也。今南人犹以由跋为半夏。〔时珍曰〕陈延之《小品方》，亦以东海鸢头为由跋，则其讹误久矣。

【气味】辛、苦，温，有毒。

【主治】毒肿结热（《别录》）。

蒟蒻宋《开宝》

【释名】蒻头（《开宝》）、鬼芋（《图经》）、鬼头（《《纲目》》）。

【集解】〔志曰〕蒻头出吴、蜀。叶似由跋、半夏，根大如碗，生阴地，雨滴叶下生子。又有斑杖，苗相似，至秋有花直出，生赤子，根如蒻头，毒猛不堪食。虎杖亦名斑杖，与此不同。〔颂曰〕江南吴中出白蒟蒻，亦曰鬼芋，生平泽极多。人采以为天南星，

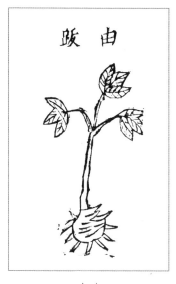

由跋

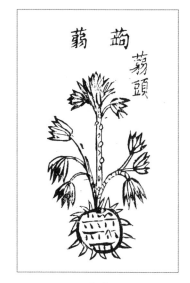

蒟蒻

了不可辨，市中所收往往是此。但南星肌细腻，而蒟蒻茎斑花紫，南星茎无斑，花黄，为异尔。〔时珍曰〕蒟蒻出蜀中，施州亦有之，呼为鬼头，闽中人亦种之。宜树阴下掘坑积粪，春时生苗，至五月移之。长一二尺，与南星苗相似，但多斑点，宿根亦自生苗。其滴露之说，盖不然。经二年者，根大如碗及芋魁，其外理白，味亦麻人。秋后采根，须净擦，或捣成片段，以酽灰汁煮十余沸，以水淘洗，换水更煮五六遍，即成冻子，切片，以苦酒五味淹食，不以灰汁则不成也。切作细丝，沸汤沰过，五味调食，状如水母丝。马志言其苗似半夏，杨慎《丹铅录》言蒟酱即此者，皆误也。王祯《农书》云：救荒之法，山有粉葛、蒟蒻、橡栗之利，则此物亦有益于民者也。其斑杖，即天南星之类有斑者。

根

【气味】辛，寒，有毒。〔李鹏飞曰〕性冷，甚不益人，冷气人少食之。生则戟人喉出血。

【主治】痈肿风毒，摩傅肿上。捣碎，以灰汁煮成饼，五味调食，主消渴（《开宝》）。

【发明】〔机曰〕按《三元延寿书》云：有人患瘵，百物不忌，见邻家修蒟蒻，求食之美，遂多食而瘵愈。又有病腮痈者数人，多食之，亦皆愈。

【附录】菩萨草（宋《图经》）〔颂曰〕生江浙州郡。凌冬不凋，秋冬有花直出，赤子如蒟头。冬月采根用，味苦，无毒。主中诸毒食毒，酒研服之。又诸虫伤，捣汁饮，并傅之。妇人妊娠咳嗽，捣筛蜜丸服，神效。

半夏《本经·下品》

【释名】守田（《别录》）、水玉（《本经》）、地文（《本经》）、和姑（《吴普》）。〔时珍曰〕《礼记·月令》：五月半夏生。盖当夏之半也，故名。守田会意，水玉因形。

【集解】〔《别录》曰〕半夏生槐里川谷。五月、八月采根，暴干。〔普曰〕生微丘或生野中，二月始生叶，三三相偶。白花圆上。〔弘景曰〕槐里属扶风。今第一出青州，吴中亦有，以肉白者为佳，不厌陈久。〔恭曰〕所在皆有。生平泽中者，名羊眼半夏，圆白为佳。然江南者大乃径寸，南人

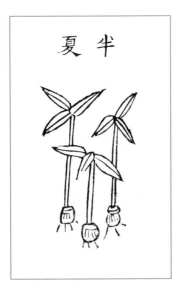

半夏

特重之。顷来互用，功状殊异。其苗似是由跋，误以为半夏也。〔颂曰〕在处有之，以齐州者为佳。二月生苗一茎，茎端三叶，浅绿色，颇似竹叶，而生江南者似芍药叶。根下相重，上大下小，皮黄肉白。五月、八月采根，以灰裹二日，汤洗暴干。《蜀图经》云：五月采则虚小，八月采乃实大。其平泽生者甚小，名羊眼半夏。由跋绝类半夏，而苗不同。〔敦曰〕白傍蔧子真似半夏，只是咬着微酸，不入药用。

【修治】〔弘景曰〕凡用，以汤洗十许过，令滑尽。不尔，有毒戟人咽喉。方中有半夏必须用生姜者，以制其毒故也。〔敦曰〕修事半夏四两，用白芥子末二两，酽醋六两，搅浊，将半夏投中，洗三遍用之。若洗涎不尽，令人气逆，肝气怒满。〔时珍曰〕今治半夏，惟洗去皮垢，以汤泡浸七日，逐日换汤，晾干切片，姜汁拌焙入药。或研为末，以姜汁入汤浸澄三日，沥去涎水，晒干用，谓之半夏粉。或研末以姜汁和作饼子，日干用，谓之半夏饼。或研末以姜汁、白矾汤和作饼，楮叶包置篮中，待生黄衣，日干用，谓之半夏曲。白飞霞《医通》云：痰分之病，半夏为主，造而为曲尤佳。治湿痰以姜汁、白矾汤和之，治风痰以姜汁及皂荚煮汁和之，治火痰以姜汁、竹沥或荆沥和之，治寒痰以姜汁、矾汤入白芥子末和之，此皆造曲妙法也。

　　根

〔气味〕辛，平，有毒。〔《别录》曰〕生微寒，熟温。生令人吐，熟令人下。汤洗尽滑用。〔元素曰〕味辛、苦，性温，气味俱薄，沉而降，阴中阳也。〔好古曰〕辛厚苦轻，阳中阴也。入足阳明、太阴、少阳三经。〔之才曰〕射干为之使。恶皂荚。畏雄黄、生姜、干姜、秦皮、龟甲。反乌头。〔权曰〕柴胡为之使。忌羊血、海藻、饴糖。〔元素曰〕热痰佐以黄芩，风痰佐以南星，寒痰佐以干姜,痰痞佐以陈皮、白术。多用则泻脾胃。诸血证及口渴者禁用,为其燥津液也。孕妇忌之,用生姜则无害。

〔主治〕伤寒寒热,心下坚,胸胀咳逆,头眩,咽喉肿痛,肠鸣,下气止汗(《本经》)。消心腹胸膈痰热满结,咳嗽上气,心下急痛坚痞,时气呕逆,消痈肿,疗痿黄,悦泽面目,堕胎(《别录》)。消痰,下肺气,开胃健脾,止呕吐,去胸中痰满。生者:摩痈肿,除瘤瘿气(甄权)。治吐食反胃,霍乱转筋,肠腹冷,痰疟(大明)。治寒痰,及形寒饮冷伤肺而咳,消胸中痞,膈上痰,除胸寒,和胃气,燥脾湿,治痰厥头痛,消肿散结(元素)。治眉棱骨痛(震亨)。补肝风虚(好古)。除腹胀,目不得瞑,白浊梦遗带下(时珍)。

〔发明〕〔权曰〕半夏使也。虚而有痰气,宜加用之。〔颂曰〕胃冷呕哕,方药之最要。〔成无己曰〕辛者散也,润也。半夏之辛,以散逆气结气,除烦呕,发音声,行水气,而润肾燥。〔好古曰〕《经》云肾主五液,化为五湿。自入为唾,入肝为泣,入心为汗,入脾为痰,入肺为涕。有痰曰嗽,无痰曰咳。痰者,因咳而动脾之湿也。半夏能泄痰之标,不能泄痰之本。泄本者,泄肾也。咳无形,痰有形;无形则润,有形则燥,所以为流湿润燥也。俗以半夏为肺药,非也。止呕吐为足阳明,除痰为足太阴。柴胡为之使,故今柴胡汤中用之,虽为止呕,亦助柴胡、黄芩主往来寒热,是又为足少阳、阳明也。〔宗奭曰〕今人惟知半夏去痰,不言益脾,盖能分水故也。脾恶湿,湿则濡困,困则不能治水。《经》云:湿胜则泻。一男子夜数如厕,或教以生姜一两,半夏、大枣各三十枚,水一升,瓷瓶中慢火烧为熟水,时呷之,便已也。〔赵继宗曰〕丹溪言二陈汤治一身之痰,世医执之,凡有痰者皆用。夫二陈内有半夏,其性燥烈,若风痰、寒痰、湿痰、食痰则相宜;至于劳痰、失血诸痰,用之反能燥血液而加病,不可不知。〔机曰〕俗以半夏性燥有毒,多以贝母代之。贝母乃太阴肺经之药,半夏乃太阴脾经、阳明胃经之药,何可代也?夫咳嗽吐痰,虚劳吐血,或痰中见血,诸郁,咽痛喉痹,肺痈肺痿,痈疽,妇人乳难,此皆贝母为向导,半夏乃禁用之药。若涎者脾之液,美味膏粱炙煿,皆能生脾胃湿热,故涎化为痰,久则痰火上攻,令人昏愦口噤,偏废僵仆,蹇涩不语,生死旦夕,自非半夏、南星,曷可治乎?若以贝母代之,则翘首待毙矣。〔时珍曰〕脾无留湿不生痰,故脾为生痰之源,肺为贮痰之器。半夏能主痰饮及腹胀者,为其体滑而味辛性温也。涎滑能润,辛温能散亦能润,故行湿而通大便,利窍而泄小便。所谓辛走气,能化液,辛以润之是矣。洁古张氏云:半夏、南星治其痰,而咳嗽自愈。丹溪朱氏云:二陈汤能使大便润而小便长。聊摄成氏云:半夏辛而散,行水气而润肾燥。又《和剂局方》,用半硫丸治老人虚秘,皆取其滑润也。世俗皆以南星、半夏为性燥,误矣。湿去则土燥,痰涎不生,非二物之性燥也。古方治咽痛喉痹,吐血下血,多用二物,非禁剂也。二物亦能散血,故破伤打扑皆主之。惟阴虚劳损,则非湿热之邪,而用利窍行湿之药,是乃重竭其津液,医之罪也,岂药之咎哉?《甲乙经》用治夜不眠,是果性燥者乎?岐伯云:卫气行于阳,阳气满,不得入于阴,阴气虚,故目不得瞑。治法:饮以半夏汤一剂,阴阳既通,其卧立至。方用流水千里者八升,扬之万遍,取清五升,煮之,炊以苇薪,大沸,入秫米一升,半夏五合,煮一升半,饮汁一杯,日三,以知为度。病新发者,覆杯则卧,汗出则已。久者,三饮而已。

〔附方〕旧十五,新五十三。

法制半夏清痰化饮,壮脾顺气。用大半夏,汤洗七次,焙干再洗,如此七转,以浓米泔浸一日夜。每一两用白矾一两半,温水化,浸五日。焙干,以铅白霜一钱,温水化,又浸七日。以浆水慢火内煮沸,焙干收之。每嚼一二粒,姜汤送化下(《御药院方》)。

红半夏法消风热,清痰涎,降气利咽。大半夏,汤浸焙制如上法。每一两入龙脑五分,朱砂为衣染之。先铺灯草一重,约一指厚,排半夏于上,再以灯草盖一指厚。以炒豆焙之,候干取出。每嚼一两粒,温水送下(《御药院方》)。

化痰镇心祛风利膈。辰砂半夏丸:用半夏一斤,汤泡七次,为末筛过,以水浸三日,生绢滤去滓,澄清去水,晒干,一两,入辰砂一钱,姜汁打糊丸梧子大。每姜汤下七十丸。此周府方也(《袖珍方》)。

化痰利气三仙丸,方见虎掌下。

消痰开胃去胸膈壅滞。《斗门方》:用半夏洗泡,焙干为末,自然姜汁和作饼,湿纸裹煨香。以熟水二盏,同饼二钱,入盐五分,煎一盏,服之。大压痰毒,及治酒食伤,极验。○《经验后方》:用半夏、天南星各二两,为末,水五升,入坛内浸一宿,去清水,焙干重研。每服二钱,水二盏,姜三片,煎服。

中焦痰涎利咽,清头目,进饮食。半夏泡七次四两,枯矾一两,为末,姜汁打糊,或煮枣肉,和丸梧子大。每姜汤下十五丸。寒痰加丁香五钱,热痰加寒水石煅四两。名玉液丸(《和剂局方》)。

老人风痰大腑热不识人,及肺热痰实,咽喉不利。半夏泡七次焙、硝石各半两,为末,入白面一两捣匀,水和丸绿豆大。每姜汤下五十丸(《普济》)。

膈壅风痰半夏不计多少,酸浆浸一宿,温汤洗五七遍,去恶气，日干为末，浆水搜作饼，日干再研为末。每五两入生龙脑一钱，以浆水浓脚和丸鸡头子大。纱袋盛，通风处阴干。每服一丸，好茶或薄荷汤嚼下（《御药院方》）。

搜风化痰定志安神，利头目。辰砂化痰丸：用半夏曲三两，天南星炮一两，辰砂、枯矾各半两，为末，姜汁打糊丸梧子大。每服三十丸，食后姜汤送下（《和剂局方》）。

痰厥中风省风汤：用半夏汤泡八两，甘草炙二两，防风四两。每服半两，姜二十片，水二盏，煎服（《奇效良方》）。

风痰头运呕逆目眩，面色青黄，脉弦者。水煮金花丸：用生半夏、生天南星、寒水石煅各一两，天麻半两，雄黄二钱，小麦面三两，为末，水和成饼，水煮浮起，漉出，捣丸梧子大。每服五十丸，姜汤下，极效。亦治风痰咳嗽，二便不通，风痰头痛（洁古《活法机要》方）。

风痰湿痰青壶丸：半夏一斤，天南星半两，各汤泡，晒干为末，姜汁和作饼，焙干，入神曲半两，白术末四两，枳实末二两，姜汁面糊丸梧子大。每服五十丸，姜汤下（叶氏方）。

风痰喘逆兀兀欲吐，眩运欲倒。半夏一两，雄黄三钱，为末，姜汁浸，蒸饼丸梧子大。每服三十丸，姜汤下。已吐者加槟榔（《活法机要》）。

风痰喘急千缗汤：用半夏汤洗七个，甘草炙、皂荚炒各一寸，姜三片，水一盏，煎七分，温服（《苏沈良方》）。

上焦热痰咳嗽。制过半夏一两，片黄芩末二钱，姜汁打糊丸绿豆大。每服七十丸，淡姜汤食后服。此周定王亲制方也（《袖珍方》）。

肺热痰嗽制半夏、栝楼仁各一两，为末，姜汁打糊丸梧子大。每服二三十丸，白汤下。或以栝楼瓤煮熟丸（《济生方》）。

热痰咳嗽烦热面赤,口燥心痛,脉洪数者。小黄丸:用半夏、天南星各一两,黄芩一两半,为末,姜汁浸蒸饼丸梧子大。每服五七十丸,食后姜汤下(洁古《活法机要》)。

小儿痰热咳嗽惊悸。半夏、南星等分,为末,牛胆汁和,入胆内,悬风处待干,蒸饼丸绿豆大。每姜汤下三五丸(《摘玄方》)。

湿痰咳嗽面黄体重,嗜卧惊,兼食不消,脉缓者。白术丸:用半夏、南星各一两,白术一两半,为末,薄糊丸梧子大。每服五七十丸,姜汤下(《活法机要》)。

气痰咳嗽面白气促,洒淅恶寒,愁忧不乐,脉涩者。玉粉丸:用半夏、南星各一两,官桂半两,为末,糊丸梧子大。每服五十丸,姜汤下(《活法机要》)。

小结胸痛正在心下,按之则痛,脉浮滑者,小陷胸汤主之。半夏半升,黄连一两,栝楼实大者一个,水六升,先煮栝楼取三升,去滓,内二味,煮取二升,分三服(仲景《伤寒论》)。

湿痰心痛喘急者。半夏油炒为末,粥糊丸绿豆大。每服二十丸,姜汤下(《丹溪心法》)。

急伤寒病半夏四钱,生姜七片,酒一盏,煎服(胡洽居士《百病方》)。

结痰不出语音不清,年久者亦宜。玉粉丸:半夏半两,桂心一字,草乌头半字,为末,姜汁浸蒸饼丸芡子大。每服一丸,夜卧含咽(《活法机要》)。

停痰冷饮呕逆。橘皮半夏汤:用半夏水煮熟、陈橘皮各一两。每服四钱,生姜七片,水二盏,煎一盏,温服(《和剂局方》)。

停痰留饮胸膈满闷,气短恶心,饮食不下,或吐痰水。茯苓半夏汤:用半夏泡五两,茯苓三两。每服四钱,姜七片,水一钟半,煎七分,去滓空心服,甚捷径(《和剂局方》)。

支饮作呕呕家本渴，不渴者，心下有支饮也。或似喘不喘，似呕不呕，似哕不哕，心下愦愦，并宜小半夏汤。用半夏泡七次，一升，生姜半斤，水七升，煮一升五合，分服（张仲景《金匮要略》）。

哕逆欲死半夏生姜汤主之，即上方也。

痘疮哕气方同上。

呕哕眩悸谷不得下。小半夏加茯苓汤：半夏一升，生姜半斤，茯苓三两，切，以水七升，煎一升半，分温服之（《金匮要略》）。

目不得眠见发明下。

心下悸忪半夏麻黄丸：半夏、麻黄等分，为末，蜜丸小豆大。每服三十丸，日三（《金匮要略》）。

伤寒干呃半夏熟洗，研末。生姜汤服一钱匕（《深师方》）。

呕逆厥逆内有寒痰。半夏一升洗滑焙研，小麦面一升，水和作弹丸，水煮熟。初吞四五枚，日三服。稍增至十五枚，旋煮旋吞。觉病减，再作。忌羊肉、饧糖。此乃许仁则方也（《外台秘要》）。

呕吐反胃大半夏汤：半夏三升，人参三两，白蜜一升，水一斗二升和，扬之一百二十遍。煮取三升半，温服一升，日再服。亦治膈间支饮（《金匮要略》）。

胃寒哕逆停痰留饮。藿香半夏汤：用半夏汤泡炒黄二两，藿香叶一两，丁香皮半两。每服四钱，水一盏，姜七片，煎服（《和剂局方》）。

小儿吐泻脾胃虚寒。齐州半夏泡七次、陈粟米各一钱半，姜十片，水盏半，煎八分，温服（钱乙《小儿》）。

小儿痰吐或风壅所致，或咳嗽发热，饮食即呕。半夏泡七次半两，丁香一钱，以半夏末水和包丁香，用面重包，煨熟，去面为末，生姜自然汁和丸麻子大。每服二三十丸，陈皮汤下（《活幼口议》）。

妊娠呕吐半夏二两，人参、干姜各一两，为末，姜汁面糊丸梧子大。每饮服十丸，日三服（仲景《金匮要略》）。

霍乱腹胀半夏、桂等分，为末。水服方寸匕（《肘后方》）。

小儿腹胀半夏末少许，酒和丸粟米大。每服二丸，姜汤下。不瘥，加之。或以火炮研末，姜汁调贴脐，亦佳（《子母秘录》）。

黄疸喘满小便自利，不可除热。半夏、生姜各半斤，水七升，煮一升五合，分再服。有人气结而死，心下暖，以此少许入口，遂活（张仲景方）。

伏暑引饮脾胃不利。消暑丸：用半夏醋煮一斤，茯苓半斤，生甘草半斤，为末，姜汁面糊丸梧子大。每服五十丸，热汤下（《和剂局方》）。

老人虚秘冷秘，及痃癖冷气。半硫丸：半夏泡炒、生硫黄等分，为末，自然姜汁煮糊丸如梧子大。每空心温酒下五十丸（《和剂局方》）。

失血喘急吐血下血，崩中带下，喘急痰呕，中满宿瘀。用半夏捶扁，以姜汁和面包煨黄，研末，米糊丸梧子大。每服三十丸，白汤下（《直指方》）。

白浊梦遗半夏一两，洗十次，切破，以木猪苓二两，同炒黄，出火毒，去猪苓，入煅过牡蛎一两，以山药糊丸梧子大。每服三十丸，茯苓汤送下。肾气闭而一身精气无所管摄，妄行而遗者，宜用此方。盖半夏有利性，猪苓导水，使肾气通也。与下元虚惫者不同（许学士《本事方》）。

八般头风三次见效。半夏末，入百草霜少许，作纸捻烧烟，就鼻内嗜之。口中含水，有涎，吐去再含（《卫生宝鉴》）。

少阴咽痛生疮，不能言语，声不出者，苦酒汤主之。半夏七枚打碎，鸡子一枚，头开一窍，去黄，纳苦酒令小满，入半夏在内，以镮子坐于炭火上，煎三沸，去滓，置杯中，时时咽之，极验。未瘥更作（仲景《伤寒论》）。

喉痹肿塞生半夏末嗜鼻内，涎出效（《集简方》）。

骨哽在咽半夏、白芷等分，为末。水服方寸匕，当呕出。忌羊肉（《外台秘要》）。

重舌木舌胀大塞口。半夏煎醋，含漱之。○又方：半夏二十枚，水煮过，再泡片时，乘热以酒一升浸之，密封良久，热漱冷吐之。

小儿囟陷乃冷也。水调半夏末，涂足心。

面上黑气半夏焙研，米醋调敷。不可见风，不计遍数，从早至晚，如此三日，皂角汤洗下，面莹如玉也（《摘玄方》）。

癞风眉落生半夏、羊屎烧焦等分，为末，自然姜汁日调涂（《圣济录》）。

盘肠生产产时子肠先出，产后不收者，名盘肠产。以半夏末，频嗜鼻中，则上也（《妇人良方》）。

产后运绝半夏末，冷水和丸大豆大，纳鼻中即愈。此扁鹊法也（《肘后方》）。

小儿惊风生半夏一钱，皂角半钱，为末。吹少许入鼻，名嚏惊散，即苏（《直指方》）。

卒死不寤半夏末吹鼻中，即活。南岳夫人紫灵魏元君方也。

五绝急病一曰自缢，二曰墙压，三曰溺水，四曰魇魅，五曰产乳：并以半夏末，纳大豆一丸入鼻中。心温者，一日可活也（《子母秘录》）。

痈疽发背及乳疮。半夏末，鸡子白调，涂之（《肘后方》）。

吹奶肿痛半夏一个，煨研酒服，立愈。一方：以末，随左右㗜鼻效（《刘长春经验方》）。

打扑瘀痕水调半夏末涂之，一宿即没也（《永类钤方》）。

远行足趼方同上（《集简方》）。

金刃不出入骨脉中者。半夏、白蔹等分，为末。酒服方寸匕，日三服。至二十日自出（李筌《太白经》）。

飞虫入耳生半夏末，麻油调，涂耳门外（《本事方》）。

蝎虿螫人半夏末，水调涂之，立止（钱相公《箧中方》）。

蝎瘘五孔相通者。半夏末，水调涂之，日二（《圣惠方》）。

咽喉骨哽半夏、白芷等分，为末。水服方寸匕，当呕出。忌羊肉（《外台秘要》）。

茎涎

〔主治〕炼取涂发眉，堕落者即生（雷敩）。

蚤休《本经·下品》

【释名】蚩休（《本经》）、螫休（《日华》）、紫河车（《图经》）、重台（《唐本》）、重楼金线（《图经》）、三层草（《纲目》）、七叶一枝花（《蒙筌》）、草甘遂（《唐本》）、白甘遂（《《小儿直诀》》）。〔时珍曰〕虫蛇之毒，得此治之即休，故有蚤休、螫休诸名。重台、三层，因其叶状也。金线重楼，因其花状也。甘遂，因其根状也。紫河车，因其功用也。

【集解】〔《别录》曰〕蚤休生山阳川谷及冤句。〔恭曰〕今谓重楼者是也。一名重台，南人名草甘遂。一茎六七叶，似王孙、鬼臼、蓖麻辈，叶有二三层。根如肥大菖蒲，细肌脆白。〔保昇曰〕叶似鬼臼、牡蒙，年久者二三重。根如紫参，皮黄肉白。五月采根，日干。〔大明曰〕根如尺二蜈蚣，又如肥紫菖蒲。〔颂曰〕

即紫河车也。今河中、河阳、华、凤、文州及江淮间亦有之。叶似王孙、鬼臼等，作二三层。六月开黄紫花，蕊赤黄色，上有金丝垂下。秋结红子。根似肥姜，皮赤肉白。四月、五月采之。〔宗奭曰〕蚤休无旁枝，止一茎挺生，高尺余，颠有四五叶。叶有歧，似苦杖。中心又起茎，亦如是生叶。惟根入药用。〔时珍曰〕重楼金线处处有之，生于深山阴湿之地。一茎独上，茎当叶心。叶绿色似芍药，凡二三层，每一层七叶。茎

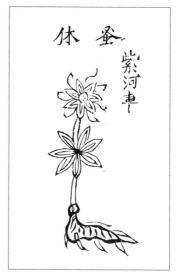

蚤休

头夏月开花，一花七瓣，有金丝蕊，长三四寸。王屋山产者至五七层。根如鬼臼、苍术状，外紫中白，有粳、糯二种。外丹家采制三黄、砂、汞。入药洗切焙用。俗谚云：七叶一枝花，深山是我家。痈疽如遇者，一似手拈拿，是也。

根

【气味】 苦，微寒，有毒。〔大明曰〕冷，无毒。伏雄黄、丹砂、蓬砂及盐。

【主治】 惊痫，摇头弄舌，热气在腹中，癫疾，痈疮阴蚀，下三虫，去蛇毒（《本经》）。生食一升，利水（《唐本》）。治胎风手足搐，能吐泄瘰疬（大明）。去疟疾寒热（时珍）。

【发明】 〔恭曰〕摩醋，傅痈肿蛇毒，甚有效。〔时珍曰〕紫河车，足厥阴经药也。凡本经惊痫、疟疾、瘰疬、痈肿者宜之。而道

家有服食法，不知果有益否也？

【附方】新五。

服食法紫河车根以竹刀刮去皮，切作骰子大块，面裹入瓷瓶中，水煮候浮漉出，凝冷入新布袋中，悬风处待干。每服三丸，五更初面东念咒，井水下。连进三服，即能休粮。若要饮食，先以黑豆煎汤饮之。次以药丸煮稀粥，渐渐食之。咒曰：天朗气清金鸡鸣，吾今服药欲长生。吾今不饥复不渴，赖得神仙草有灵。

小儿胎风手足搐搦。用蚤休即紫河车为末。每服半钱，冷水下（《卫生易简方》）。

慢惊发搐带有阳证者。白甘遂末即蚤休一钱，栝楼根末二钱，同于慢火上炒焦黄，研匀。每服一字，煎麝香薄荷汤调下（钱乙《小儿方》）。

中鼠莽毒金线重楼根，磨水服，即愈（《集简方》）。

咽喉谷贼肿痛。用重台赤色者、川大黄炒、木鳖子仁、马牙消各半两，半夏泡一分，为末，蜜丸芡子大，绵裹含之（《圣惠方》）。

鬼臼《本经·下品》

〔校正〕并入《图经》璚田草。

【释名】九臼（《本经》）、天臼（《别录》）、鬼药（《纲目》）、解毒（《别录》）、爵犀（《本经》）、马目毒公（《本经》）、害母草（《图经》）、羞天花（《纲目》）、术律草（《纲目》）、璚田草（《纲目》）、独脚莲（《土宿本草》）、独荷草（《土宿》）、山荷叶（《纲目》）、旱荷（《纲目》）、八角盘（《纲目》）、唐婆镜（《东坡诗集》）。〔弘景曰〕鬼臼根如射干，白而味甘，九臼相连，有毛者良，故名。〔时珍曰〕此物有毒，而臼如马眼，故名马目毒公。杀蛊解毒,故有犀名。其叶如镜、如盘、如荷,而新苗生则旧苗死,故有镜、盘、荷、莲、害母诸名。《苏东坡诗集》云:"璖田草俗号唐婆镜,即《本草》鬼臼也。岁生一臼,如黄精根而坚瘦,可以辟谷。"宋祁《剑南方物赞》云:"羞天花,蜀地处处有之。依茎缀花,蔽叶自隐,俗名羞天,予改为羞寒花,即《本草》鬼臼也。"《赞》云:"冒寒而茂,茎修叶广。附茎作花,叶蔽其上。以其自蔽,若有羞状。"○别有羞天草与此不同,即海芋也。

【集解】〔《别录》曰〕鬼臼生九真山谷及冤句。二月、八月采根。〔弘景曰〕鬼臼生山谷中。八月采,阴干。似射干、术辈,又似钩吻。有两种:出钱塘、近道者,味甘,上有丛毛,最胜;出会稽、吴兴者,大而味苦,无丛毛,力劣。今马目毒公状如黄精根,其臼处似马眼而柔润。今方家多用鬼臼而少用毒公,不知此那复乖越如此?〔恭曰〕鬼臼生深山岩石之阴。叶如蓖麻、重楼辈。生一茎,茎端一叶,亦有两歧者。年长一茎,茎枯则为一臼。假令生来二十年,则有二十臼,岂惟九臼耶?根肉皮须并似射干,今俗用多是射干。而江南别送一物,非真者。今荆州当阳县、硖州远安县、襄州荆山县山中并贡之,亦极难得。〔颂曰〕今江宁府、滁、舒、商、齐、杭、襄、峡州、荆门军亦有之,并如苏恭所说。花生茎间,赤色,三月开后结实。又一说:鬼臼生深山阴地,叶六出或五出,如雁掌。茎端一叶如伞,旦时东向,及暮则西倾,盖随日出没也。花红紫如荔枝,正在叶下,常为叶所蔽,未常见日。一年生一茎,既枯则为一臼,及八九年则八九臼矣。然一年一臼生而一臼腐,盖陈新相易也,故俗名害母草。如芋魁、乌头辈亦然,新苗生则旧苗死,前年之魁腐矣。而《本草注》谓全似射干,今射干体状虽相似,然臼形浅薄,与鬼臼大异。鬼臼如八九个南星侧比相叠,而色理正如射干。用者当使人求苗采之,市中不复有也。〔时珍曰〕鬼臼根如天南星相叠之状,故市人通谓小者为南星,大者为鬼臼,殊为谬误。按《黄山谷集》云:唐婆镜叶底开花,俗名羞天花,即鬼臼也。岁生一臼,满十二岁,则可为药。今方家乃以鬼灯檠为鬼臼,误矣。又郑樵《通志》云:鬼臼叶如小荷,形如鸟掌,年长一茎,茎枯则根为一臼,亦名八角盘,以其叶似之也。据此二说,则似是今人所谓独脚莲者也。又名山荷叶、独荷草、旱荷叶、八角镜。南方处处深山阴密处有之,北方惟龙门山、王屋山有之。一茎独上,茎生叶心而中空。一茎七叶,圆如初生小荷叶,面青背紫,揉其叶作瓜李香。开花在叶下,亦有无花者。其根全似苍术、紫河车。丹炉家采根制三黄、砂、汞。或云其叶八角者更灵。或云其根与紫河车一样,但以白色者为河车,赤色者为鬼臼,恐亦不然。而《庚辛玉册》谓蚤休阳草,旱荷阴草,亦有分别。陶弘景以马目毒公与鬼臼为二物,殊

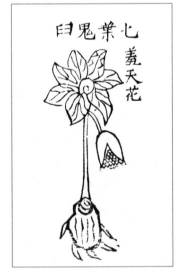

七叶鬼臼

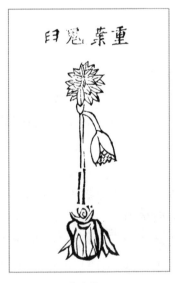

重叶鬼臼

不知正是一物而有二种也。又唐独孤滔《丹房镜源》云：术律草有二种，根皆似南星，赤茎直上，茎端生叶。一种叶凡七瓣，一种叶作数层。叶似蓖麻，面青背紫而有细毛。叶下附茎开一花，状如铃铎倒垂，青白色，黄蕊中空，结黄子。风吹不动，无风自摇。可制砂汞。按此即鬼臼之二种也。其说形状甚明。

根

【气味】辛，温，有毒。〔《别录》曰〕微温。〔弘景曰〕甘，温，有毒。〔权曰〕苦。〔之才曰〕畏垣衣。

【主治】杀蛊毒鬼疰精物，辟恶气不祥，逐邪，解百毒（《本经》）。杀大毒，疗咳嗽喉结，风邪烦惑，失魄妄见，去目中肤翳。不入汤（《别录》）。主尸疰痈殛，劳疾传尸瘦疾（甄权）。下死胎，治邪疟痈疽，蛇毒射工毒（时珍）。

【发明】〔颂曰〕古方治五尸鬼疰、百毒恶气多用之。又曰：今福州人三月采璚田草根叶，焙干捣末，蜜丸服，治风疾。

【附方】新三。

子死腹中胞破不生，此方累效，救人岁万数也。鬼臼不拘多少，黄色者，去毛为细末，不用筛罗，只撚之如粉为度。每服一钱，无灰酒一盏，同煎八分，通口服。立生如神。名一字神散（《妇人良方》）。

射工中人寒热发疮。鬼臼叶一把，苦酒渍，捣取汁。服一升，日二次（《千金方》）。

黑黄急病黑黄，面黑黄，身如土色，不妨食，脉沉，若青脉入口者死。宜烙口中黑脉、百会、玉泉、绝骨、章门、心俞。用生鬼臼捣汁一小盏服。干者为末，水服（《三十六黄方》）。

射干《本经·下品》

【释名】乌扇（《本经》）、乌翣（《别录》）、乌吹（《别录》）、乌蒲（《本经》）、凤翼（《拾遗》）、鬼扇（《土宿》）、扁竹（《纲目》）、仙人掌（《土宿》）、紫金牛（《土宿》）、野萱花（《纲目》）、草姜（《别录》）、黄远（《吴普》）。〔弘景曰〕射干方书多音夜。〔颂曰〕射干之形，茎梗疏长，正如射人长竿之状，得名由此尔。而陶氏以夜音为疑，盖古字音多通呼，若汉官仆射，主射事，而亦音夜，非有别义也。〔时珍曰〕其叶丛生，横铺一面，如乌翅及扇之状，故有乌扇、乌翣、凤翼、鬼扇、仙人掌诸名。俗呼扁竹，谓其叶扁生而根如竹也。根叶又如蛮姜，故曰草姜。○翣音所甲切，扇也。

【集解】〔《别录》曰〕射干生南阳山谷、田野。三月三日采根，阴干。〔弘景曰〕此是乌翣根，黄色，庭台多种之。人言其叶是鸢尾，而复有鸢头，此若相似尔，恐非乌翣也。又别有射干，相似而花白茎长，似射人之执竿者。故阮公诗云："射干临层城。"此不入药用。〔恭曰〕鸢尾叶都似射干，而花紫碧色，不抽高茎，根似高良姜而肉白，名鸢头。〔保昇曰〕射干高二三尺，花黄实黑。根多须，皮黄黑，肉黄赤。所在皆有，二月、八月采根，去皮日干。〔藏器曰〕射干、鸢尾二物相似，

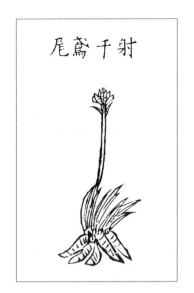

射干

人多不分。射干即人间所种为花卉名凤翼者，叶如鸟翅，秋生红花，赤点。鸢尾亦人间所种，苗低下于射干，状如鸢尾，夏生紫碧花者是也。〔大明曰〕射干根润，形似高良姜大小，赤黄色淡硬，五、六、七、八月采。〔颂曰〕今在处有之。人家种之，春生苗，高一二尺。叶大类蛮姜，而狭长横张，疏如翅羽状，故名乌翣。叶中抽茎，似萱草茎而强硬。六月开花，黄红色，瓣上有细文。秋结实作房，中子黑色。一说：射干多生山崖之间，其茎虽细小，亦类木。故《荀子》云：西方有木，名曰射干，茎长四寸，生于高山之上，是也。陶弘景所说花白者，自是射干之类。〔震亨曰〕根为射干，叶为乌翣，紫花者是，红花者非。〔机曰〕按诸注则射干非一种，有花白者，花黄者，花紫者，花红者。丹溪独取紫花者，必曾试有验也。〔时珍曰〕射干即今扁竹也。今人所种，多是紫花者，呼为紫蝴蝶。其花三四月开，六出，大如萱花。结房大如拇指，颇似泡桐子，一房四隔，一隔十余子。子大如胡椒而色紫，极硬，咬之不破。七月始枯。陶弘景谓射干、鸢尾是一种。苏恭、陈藏器谓紫碧花者是鸢尾，红花者是射干。韩保昇谓黄花者是射干。苏颂谓花红黄者是射干，白花者亦其类。朱震亨谓紫花者是射干，红花者非。各执一说，何以凭依？谨按张揖《广雅》云：鸢尾，射干也。《易通卦验》云：冬至射干生。《土宿真君本草》云：射干即扁竹，叶扁生，如侧手掌形，茎亦如之，青绿色。一种紫花，一种黄花，一种碧花。多生江南、湖广、川、浙平陆间。八月取汁，煮雄黄，伏雌黄，制丹砂，能拒火。据此则鸢尾、射干本是一类，但花色不同。正如牡丹、芍药、菊花之类，其色各异，皆是同属也。大抵入药功不相远。〇〔藏器曰〕射干之名有三：佛经射干貂獟，此是恶兽，似青黄狗，食人，能缘木；阮公云"射干临层城"者，是树，殊有高大者；《本草》射干是草，即今人所种者也。

根

【修治】〔敩曰〕凡采根，先以米泔水浸一宿，漉出，然后以篲竹叶煮之，从午至亥，日干用。

【气味】苦，平，有毒。〔《别录》曰〕微温。久服令人虚。〔保昇曰〕微寒。〔权曰〕有小毒。〔元素曰〕苦，阳中阴也。〔时珍曰〕寒。多服泻人。

【主治】咳逆上气，喉痹咽痛，不得消息，散结气，腹中邪逆，食饮大热（《本经》）。疗老血在心脾间，咳唾，言语气臭，散胸中热气（《别录》）。苦酒摩涂毒肿（弘景）。治痎气，消瘀血，通女人月闭（甄权）。消痰，破癥结，胸膈满腹胀，气喘疰癖，开胃下食，镇肝明目（大明）。治肺气喉痹为佳（宗奭）。去胃中痈疮（元素）。利积痰疝毒，消结核（震亨）。降实火，利大肠，治疟母（时珍）。

【发明】〔震亨曰〕射干属金，有木与火，行太阴、厥阴之积痰，使结核自消甚捷。又治便毒，此足厥阴湿气，因疲劳而发。取射干三寸，与生姜同煎，食前服，利三两行，甚效。〔时珍曰〕射干能降火，故古方治喉痹咽痛为要药。孙真人《千金方》，治喉痹有乌翣膏。张仲景《金匮玉函方》，治咳而上气，喉中作水鸡声，有射干麻黄汤。又治疟母鳖甲煎丸，亦用乌扇烧过。皆取其降厥阴相火也。火降则血散肿消，而痰结自解，癥瘕自除矣。

【附方】旧二，新八。

咽喉肿痛　射干花根、山豆根阴干为末，吹之如神（《袖珍方》）。

伤寒咽闭肿痛。用生射干、猪脂各四两，合煎令微焦，去滓，每噙枣许取瘥（庞安常《伤寒论》）。

喉痹不通浆水不入。《外台秘要》：用射干一片，含咽汁良。○《医方大成》：用扁竹新根擂汁咽之，大腑动即解。或醋研汁噙，引涎出亦妙。○《便民方》：用紫蝴蝶根一钱，黄芩、生甘草、桔梗各五分，为末，水调顿服，立愈。名夺命散。

二便不通诸药不效。紫花扁竹根，生水边者佳，研汁一盏服，即通（《普济方》）。

水蛊腹大动摇水声，皮肤黑。用鬼扇根捣汁，服一杯，水即下（《肘后方》）。

阴疝肿刺发时肿痛如刺。用生射干捣汁与服取利。亦可丸服（《肘后方》）。

乳痈初肿扁竹根如僵蚕者，同萱草根为末，蜜调傅之，神效（《永类方》）。

中射工毒生疮者。乌翣、升麻各二两，水三升，煎二升，温服。以滓敷疮上（姚僧垣《集验方》）。

鸢尾《本经·下品》

【释名】乌园（《本经》）、根名鸢头（〔弘景〕）。〔时珍曰〕并以形命名。乌园当作乌鸢。

【集解】〔《别录》曰〕鸢尾生九嶷山谷。五月采。〔弘景曰〕方家言是射干苗，而主疗亦异，当别是一种。方用鸢头，当是其根，疗体相似，而《本草》不题。〔恭曰〕此草所在有之，人家亦种。叶似射干而阔短，不抽长茎，花紫碧色。根似高良姜，皮黄肉白，嚼之戟人咽喉，与射干全别。射干花红，抽茎长，根黄有臼。〔保昇曰〕此草叶名鸢尾，根名鸢头，亦谓之鸢根。叶似射干，布地生。黑根似高良姜而节大，数个相连。九月、十月采根，日干。〔时珍曰〕此即射干之苗，非别一种也。肥地者茎长根粗，瘠地者茎短根瘦。其花自有数色。诸家皆是强分。陈延之《小品方》,言东海鸢头即由跋者,亦讹也。东海出之故耳。

【气味】苦,平,有毒。〔恭曰〕有小毒。

【主治】蛊毒邪气,鬼疰诸毒,破癥瘕积聚大水,下三虫(《本经》)。杀鬼魅,疗头眩(《别录》)。

【附方】旧一,新一。

飞尸游蛊着喉中,气欲绝者。鸢尾根削去皮,纳喉中,摩病处,令血出为佳(陈藏器《本草拾遗》)。

鬼魅邪气四物鸢头散:东海鸢头、黄牙(即金牙)、莨菪子、防葵各一分,为末。酒服方寸匕。欲令病人见鬼,增防葵一分;欲令知鬼,又增一分,立验。不可多服(陈延之《小品方》)。

玉簪《纲目》

【释名】白鹤仙(《纲目》)。〔时珍曰〕并以花象命名。

【集解】〔时珍曰〕玉簪处处人家栽为花草。二月生苗成丛,高尺许,柔茎如白菘。其叶大如掌,团而有尖,叶上纹如车前叶,青白色,颇娇莹。六七月抽茎,茎上有细叶。中出花朵十数枚,长二三寸,本小末大。未开时,正如白玉搔头簪形,又如羊肚蘑菇之状;开时微绽四出,中吐黄蕊,颇香,不结子。其根连生,如鬼臼、射干、生姜辈,有须毛。旧

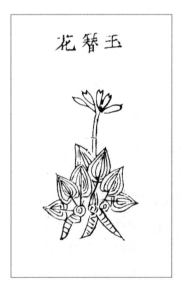

玉簪

茎死则根有一臼,新根生则旧根腐。亦有紫花者,叶微狭。皆鬼臼、射干之属。

根

〔气味〕甘、辛,寒,有毒。

〔主治〕捣汁服,解一切毒,下骨哽,涂痈肿(时珍)。

〔附方〕新五。

乳痈初起内消花,即玉簪花,取根擂酒服,以渣傅之(《海上方》)。

妇人断产白鹤仙根、白凤仙子各一钱半,紫葳二钱半,辰砂二钱,捣末,蜜和丸梧子大。产内三十日,以酒半盏服之。不可着牙齿,能损牙齿也(《摘玄方》)。

解斑蝥毒玉簪根擂水服之,即解(赵真人《济急方》)。

下鱼骨哽玉簪花根、山里红果根,同捣自然汁,以竹筒灌入咽中,其骨自下。不可着牙齿(臞仙《乾坤生意》)。

刮骨取牙玉簪根干者一钱,白砒三分,白硇七分,蓬砂二分,威灵仙三分,草乌头一分半,为末。以少许点疼处,即自落也(余居士《选奇方》)。

叶

〔气味〕同根。

〔主治〕蛇虺螫伤,捣汁和酒服,以渣傅之,中心留孔泄气(时珍)。

凤仙《纲目》

【释名】急性子(《救荒》)、旱珍珠(《纲目》)、金凤花(《纲目》)、小桃红(《救荒》)、夹竹桃(《救荒》)、海蒳(音纳)、染指甲草(《救荒》)、菊婢(《《张宛丘集》》)。〔时珍曰〕

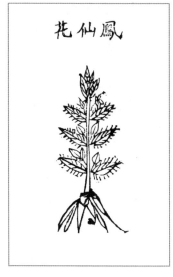

凤仙

其花头翅尾足俱具,翘然如凤状,故以名之。女人采其花及叶包染指甲,其实状如小桃,老则迸裂,故有指甲、急性、小桃诸名。宋光宗李后讳凤,宫中呼为好女儿花。张宛丘呼为菊婢。韦居呼为羽客。

【集解】〔时珍曰〕凤仙人家多种之,极易生。二月下子,五月可再种。苗高二三尺,茎有红白二色,其大如指,中空而脆。叶长而尖,似桃柳叶而有锯齿。桠间开花,或黄或白,或红或紫,或碧或杂色,亦自变易,状如飞禽,自夏初至秋尽,开谢相续。结实累然,大如樱桃,其形微长,色如毛桃,生青熟黄,犯之即自裂,皮卷如拳,苞中有子似萝卜子而小,褐色。人采其肥茎汋酒,以充莴笋。嫩叶渫浸一宿,亦可食。但此草不生虫蠹,蜂蝶亦不近,恐亦不能无毒也。

子

〔气味〕微苦,温,有小毒。

〔主治〕产难,积块噎膈,下骨哽,透骨通窍(时珍)。

〔发明〕〔时珍曰〕凤仙子其性急速,故能透骨软坚。庖人烹鱼肉硬者,投数粒即易软烂,是其验也。缘其透骨,最能损齿,与玉簪根同,凡验者不可着齿也。多用亦戟人咽。

〔附方〕新五。

产难催生 凤仙子二钱,研末。水服,勿近牙。外以蓖麻子,随年数捣涂足心(《集简方》)。

噎食不下凤仙花子酒浸三宿,晒干为末,酒丸绿豆大。每服八粒,温酒下。不可多用,即急性子也(《摘玄方》)。

咽中骨哽欲死者。白凤仙子研水一大呷,以竹筒灌入咽,其物即软。不可近牙。或为末吹之(《普济方》)。

牙齿欲取金凤花子研末,入砒少许,点疼牙根,取之(《摘玄方》)。

小儿痞积急性子、水荭花子、大黄各一两,俱生研末。每味取五钱,外用皮硝一两拌匀。将白鹁鸽一个,或白鸭亦可,去毛屎,剖腹,勿犯水,以布拭净,将末装入内,用线扎定,沙锅内入水三碗,重重纸封,以小火煮干,将鸽鸭翻调焙黄色,冷定。早辰食之,日西时疾软,三日大便下血,病去矣。忌冷物百日(孙天仁《集效方》)。

花

〔气味〕甘、滑,温,无毒。

〔主治〕蛇伤,擂酒服即解。又治腰胁引痛不可忍者,研饼晒干为末,空心每酒服三钱,活血消积(时珍)。

〔附方〕新一。

风湿卧床不起。用金凤花、柏子仁、朴硝、木瓜煎汤洗浴,每日二三次。内服独活寄生汤(吴旻《扶寿精方》)。

根、叶

〔气味〕苦、甘、辛,有小毒。

〔主治〕鸡鱼骨哽,误吞铜铁,杖扑肿痛,散血通经,软坚透骨(时珍)。

〔附方〕新三。

咽喉物哽金凤花根嚼烂噙咽,骨自下,鸡骨尤效。即以温水漱口,免损齿也。亦治误吞铜铁(危氏《得效方》)。

打杖肿痛凤仙花叶捣如泥,涂肿破处,干则又上,一夜血散,即愈。冬月收取干者研末,水和涂之(叶廷器《通变要法》)。

马患诸病白凤仙花连根叶熬膏。遇马有病,抹其眼四角上,即汗出而愈(《卫生易简方》)。

坐拿草宋《图经》

【集解】〔颂曰〕生江西及滁州。六月开紫花结实。采其苗入药,江西甚易得。后因人用有效,今颇贵重。〔时珍曰〕按《一统志》云:出吉安永丰县。

【气味】辛,热,有毒。

【主治】风痹,壮筋骨,兼治打扑伤损(苏颂)。

【发明】〔颂曰〕《神医普救方》治风药中已有用者。〔时珍曰〕危氏《得效方》麻药煮酒方中用之。《圣济录》治膈上虚热,咽喉噎塞,小便赤涩,神困多睡,有坐拿丸。用坐拿草、大黄、赤芍药、木香、升麻、麦门冬、黄芪、木通、酸枣仁、薏苡仁、枳壳等分,为末,蜜丸梧子大。每服二十丸,麦门冬汤下。

【附录】押不芦〔时珍曰〕按周密《癸辛杂志》云:漠北回回地方有草名押不芦。土人以少许磨酒饮,即通身麻痹而死,加以刀斧亦不知。至三日,则以少药投之即活。御药院中亦储之。贪官污吏罪甚者,则服百日丹,皆用此也。昔华佗能刳肠涤胃,岂不有此等药耶?

曼陀罗花《纲目》

【释名】风茄儿(《纲目》)、山茄子(《圣惠》)。〔时珍曰〕《法华经》言佛说法时,天雨曼陀罗花。又道家北斗有陀

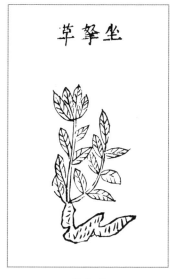

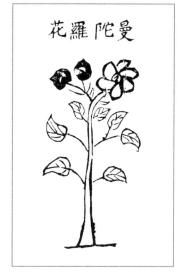

坐拿草　　　　　　　　　　曼陀罗花

罗星使者,手执此花。故后人因以名花。曼陀罗,梵言杂色也。茄乃因叶形尔。姚伯声《花品》呼为恶客。

【集解】〔时珍曰〕曼陀罗生北土,人家亦栽之。春生夏长,独茎直上,高四五尺,生不旁引,绿茎碧叶,叶如茄叶。八月开白花,凡六瓣,状如牵牛花而大。攒花中坼,骈叶外包,而朝开夜合。结实圆而有丁拐,中有小子。八月采花,九月采实。

花、子

【气味】辛,温,有毒。

【主治】诸风及寒湿脚气,煎汤洗之。又主惊痫及脱肛,并入麻药(时珍)。

【发明】〔时珍曰〕相传此花笑采酿酒饮,令人笑;舞采酿酒饮,令人舞。予尝试之,饮须半酣,更令一人或笑或舞引之,乃验也。八月采此花,七月采火麻子花,阴干,等分为末。热酒调服三钱，少顷昏昏如醉。割疮灸火，宜先服此，则不觉苦也。

【附方】新三。

面上生疮曼陀罗花，晒干研末。少许贴之（《卫生易简方》）。

小儿慢惊曼陀罗花七朵，重一字，天麻二钱半，全蝎炒十枚，天南星炮、丹砂、乳香各二钱半，为末。每服半钱，薄荷汤调下（《御药院方》）。

大肠脱肛曼陀罗子连壳一对，橡斗十六个，同到，水煎三五沸，入朴硝少许，洗之（《儒门事亲》）。

羊踯躅《本经·下品》

【释名】黄踯躅（《纲目》）、黄杜鹃（《蒙筌》）、羊不食草（《拾遗》）、闹羊花（《纲目》）、惊羊花（《纲目》）、老虎花（《纲目》）、玉枝（《别录》）。〔弘景曰〕羊食其叶，踯躅而死，故名。闹当作恼。恼，乱也。

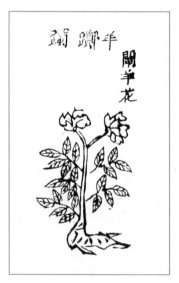

羊踯躅

【集解】〔《别录》曰〕羊踯躅生太行山川谷及淮南山。三月采花，阴干。〔弘景曰〕近道诸山皆有之。花、苗似鹿葱，不可近眼。〔恭曰〕花亦不似鹿葱，正似旋花色黄者也。〔保昇曰〕小树高二尺，叶似桃叶，花黄似瓜花。三月、四月采花，日干。〔颂曰〕所在有之。春生苗似鹿葱，叶似红花，茎高三四尺。夏开花似凌霄花、山石榴辈，正黄色，羊食之则死。今岭南、蜀道山谷遍生，皆深红色如锦绣。然或云此种不入药。〔时珍曰〕韩保昇所说似桃叶者最的。其花五出，蕊瓣皆黄，气味皆恶。苏颂所谓深红色者，即山石榴名红踯躅者，无毒，与此别类。张揖《广雅》谓踯躅一名决光者，误矣。决光，决明也。按唐《李绅文集》言：骆谷多山枇杷，毒能杀人，其花明艳，与杜鹃花相似，樵者识之。其说似羊踯躅，未知是否？要亦其类耳。

花

【气味】辛，温，有大毒。〔权曰〕恶诸石及面，不入汤使，伏丹砂、硇砂、雌黄，畏栀子。

【主治】贼风在皮肤中淫淫痛，温疟恶毒诸痹（《本经》）。邪气鬼疰蛊毒（《别录》）。

【发明】〔颂曰〕古之大方多用踯躅。如胡洽治时行赤散，及治五嗽四满丸之类，并治风诸酒方皆杂用之。又治百病风湿等，鲁王酒中亦用踯躅花。今医方挼脚汤中多用之。南方治蛊毒下血，有踯躅花散，云甚胜。〔时珍曰〕此物有大毒，曾有人以其根入酒饮，遂至于毙也。《和剂局方》治中风瘫痪伏虎丹中亦用之，不多服耳。

【附方】新四。

风痰注痛踯躅花、天南星，并生时同捣作饼，甑上蒸四五遍，以稀葛囊盛之。临时取焙为末，蒸饼丸梧子大。每服三丸，温酒下。腰脚骨痛，空心服；手臂痛，食后服，大良（《续传信方》）。

痛风走注黄踯躅根一把，糯米一盏，黑豆半盏，酒、水各一碗，徐徐服。大吐大泄，一服便能动也（《医学集成》）。

风湿痹痛手足身体收摄不遂，肢节疼痛，言语蹇涩。踯躅花酒拌蒸一炊久，晒干为末。每以牛乳一合，酒二合，调服五分(《圣惠方》)。

风虫牙痛 踯躅一钱,草乌头二钱半,为末,化腊丸豆大。绵包一丸咬之,追涎(《海上仙方》)。

【附录】山踯躅 〔时珍曰〕处处山谷有之。高者四五尺,低者一二尺。春生苗叶,浅绿色。枝少而花繁,一枝数萼。二月始开花如羊踯躅,而蒂如石榴花,有红者、紫者、五出者、千叶者。小儿食其花,味酸无毒。一名红踯躅,一名山石榴,一名映山红,一名杜鹃花。其黄色者,即有毒羊踯躅也。**羊不吃草**(《拾遗》)〔藏器曰〕生蜀川山谷,叶细长,在诸草中羊不吃者,是也。味苦、辛,温,无毒。主一切风血补益,攻诸病。煮之,亦浸酒服。〔时珍曰〕此草似羊踯躅而云无毒,盖别有此也。

芫花 《本经·下品》

〔校正〕自《木部》移入此。

【释名】杜芫(《别录》)、**赤芫**(《吴普》)、**去水**(《本经》)、**毒鱼**(《别录》)、**头痛花**(《纲目》)、**儿草**(《吴普》)、**败华**(《吴普》)、**根名黄大戟**(《吴普》)、**蜀桑**(《别录》)。〔时珍曰〕芫或作杬,其义未详。去水言其功,毒鱼言其性,大戟言其似也。俗人因其气恶,呼为头痛花。《山海经》云,首山其草多芫,是也。

【集解】〔《别录》曰〕芫花生淮源川谷。三月三日采花,阴干。〔普曰〕芫根生邯郸。二月生叶,青色,加厚则黑。华有紫、赤、白者。三月实落尽,叶乃生。三月采花,五月采叶,八月、九月采根,阴干。〔保昇曰〕近道处处有之。苗高二三尺,叶似白前及柳叶,根皮黄似桑根。正月、二月花发紫碧色,叶未生时收采日干。叶生花落,即不堪用也。〔颂曰〕在处有之。宿根旧枝茎紫,长一二尺。根入土深三五寸,白色,似榆根。春生苗叶,小而尖,似杨柳枝叶。二月开紫花,颇似紫荆而作穗,又似藤花而细。今绛州出者花黄,谓之黄芫花。〔时珍曰〕顾野王《玉篇》云:杬木出豫章,煎汁藏果及卵不坏。洪迈《容斋随笔》云:今饶州处处有之。茎干不纯是木。小人争斗者,取叶挼擦皮肤,辄作赤肿如被伤,以诬人。至和盐擦卵,则又染其外若赭色也。

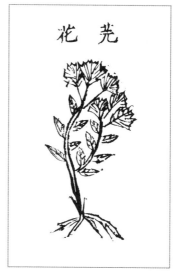

芫花

【修治】〔弘景曰〕用当微熬。不可近眼。〔时珍曰〕芫花留数年陈久者良。用时以好醋煮十数沸,去醋,以水浸一宿,晒干用,则毒灭也。或以醋炒者次之。

【气味】根同。辛,温,有小毒。〔《别录》曰〕苦,微温。〔普曰〕神农、黄帝、雷公:苦,有毒。扁鹊、岐伯:苦。李当之:有大毒,多服令人泄。〔之才曰〕决明为之使。反甘草。

【主治】咳逆上气,喉鸣喘,咽肿短气,蛊毒鬼疟,疝瘕痈肿。杀虫鱼(《本经》)。消胸中痰水,喜唾,水肿,五水在五脏皮肤及腰痛,下寒毒肉毒。根:疗疥疮。可用毒鱼(《别录》)。治心腹胀满,去水气寒痰,涕唾如胶,通利血脉,治恶疮风痹湿,一切毒风,四肢挛急,不能行步(甄权)。疗咳嗽瘴疟(大明)。治水饮痰澼,胁下痛(时珍)。

【发明】〔时珍曰〕张仲景治伤寒太阳证，表不解，心下有水气，干呕发热而咳，或喘或利者，小青龙汤主之。若表已解，有时头痛出汗，不恶寒，心下有水气，干呕，痛引两胁，或喘或咳者，十枣汤主之。盖小青龙治未发散表邪，使水气自毛窍而出，乃《内经》所谓开鬼门法也。十枣汤驱逐里邪，使水气自大小便而泄，乃《内经》所谓洁净府、去陈莝法也。夫饮有五，皆由内啜水浆，外受湿气，郁蓄而为留饮。流于肺则为支饮，令人喘咳寒热，吐沫背寒；流于胁下则为悬饮，令人咳唾，痛引缺盆两胁；流于心下则为伏饮，令人胸满呕吐，寒热眩运；流于肠胃，则为痰饮，令人腹鸣吐水，胸胁支满，或作泄泻，忽肥忽瘦；流于经络，则为溢饮，令人沉重注痛，或作水气胕肿。芫花、大戟、甘遂之性，逐水泄湿，能直达水饮窠囊隐僻之处。但可徐徐用之，取效甚捷。不可过剂，泄人真元也。陈言《三因方》，以十枣汤药为末，用枣肉和丸，以治水气喘急浮肿之证，盖善变通者也。杨士瀛《直指方》云：破癖须用芫花，行水后便养胃可也。〔好古曰〕水者，肺、肾、脾三经所主，有五脏六腑十二经之部分。上而头，中而四肢，下而腰脚，外而皮毛，中而肌肉，内而筋骨。脉有尺寸之殊，浮沉之别。不可轻泻。当知病在何经何脏，方可用之。若误投之，则害深矣。芫花与甘草相反，而胡洽居士方，治痰癖饮癖，以甘遂、大戟、芫花、大黄、甘草同用。盖欲其大吐以泄湿，因相反而相激也。

【正误】〔慎微曰〕《三国志》云：魏初平中，有青牛先生，常服芫花，年百余岁，常如五六十人。○〔时珍曰〕芫花乃下品毒物，岂堪久服？此方外迂怪之言，不足信也。

【附方】旧五，新一十九。

卒得咳嗽芫花一升。水三升，煮汁一升，以枣十四枚，煮汁干。日食五枚，必愈（《肘后方》）。

卒嗽有痰芫花一两，炒，水一升，煮四沸，去滓，白糖入半斤。每服枣许。勿食酸咸物（张文仲《备急方》）。

喘嗽失音暴伤寒冷，喘嗽失音。取芫花连根一虎口，切暴干。令病人以荐自裹。春令灰飞扬，入其七孔中。当眼泪出，口鼻皆辣，待芫根尽乃止。病即愈（《古今录验》）。

干呕胁痛伤寒有时头痛，心下痞满，痛引两胁，干呕短气，汗出不恶寒者，表解里未和也，十枣汤主之。芫花熬、甘遂、大戟各等分，为散。以大枣十枚，水一升半，煮取八合，去滓纳药。强人服一钱，羸人半钱，平旦服之，当下利病除。如不除，明旦更服（仲景《伤寒论》）。

水肿支饮及癖饮。用十枣汤加大黄、甘草，五物各一两，大枣十枚同煮，如法服。一方，加芒硝一两（胡洽《百病方》）。

天行烦乱凝雪汤：治天行毒病七八日，热积胸中，烦乱欲死。用芫花一斤，水三升，煮取一升半，渍故布薄胸上。不过再三薄，热则除。当温四肢，护厥逆也（《千金方》）。

久疟结癖在腹胁坚痛者。芫花炒二两，朱砂五钱，为末，蜜丸梧子大。每服十丸，枣汤下（《直指方》）。

水蛊胀满芫花、枳壳等分，以醋煮芫花至烂，乃下枳壳煮烂，捣丸梧子大。每服三十丸，白汤下（《普济方》）。

酒疸尿黄发黄，心懊痛，足胫满。芫花、椒目等分，烧末。水服半钱，日二服（《肘后方》）。

背腿间痛一点痛，不可忍者。芫花根末，米醋调傅之。如不住，以帛束之。妇人产后有此，尤宜（《袖珍方》）。

诸般气痛芫花醋煮半两，玄胡索炒一两半，为末。每服一钱。男子元脏痛，葱酒下。疟疾，乌梅汤下。妇人血气痛，当归酒下。诸气痛,香附汤下。小肠气痛,茴香汤下(《仁存方》)。

鬼胎癥瘕经候不通。芫花根三两剉,炒黄为末。每服一钱,桃仁煎汤调下,当利恶物而愈(《圣惠方》)。

催生去胎芫花根剥皮,以绵裹,点麝香,套入阴穴三寸,即下(《摄生妙用方》)。

产后恶物不下。芫花、当归等分,炒为末。调一钱服(《保命集》)。

心痛有虫芫花一两醋炒,雄黄一钱,为末。每服一字,温醋汤下(《乾坤生意》)。

牙痛难忍诸药不效。芫花末擦之令热,痛定,以温水漱之(《永类方》)。

白秃头疮芫花末,猪脂和傅之(《集效方》)。

痈肿初起芫花末,和胶涂之(《千金方》)。

痈疖已溃芫花根皮搓作撚,插入,则不生合,令脓易竭也(《集简方》)。

痔疮乳核芫根一握,洗净,入木臼捣烂,入少水绞汁,于石器中慢火煎成膏。将丝线于膏内度过,以线系痔,当微痛。候痔干落,以纸撚蘸膏纳窍内,去根,当永除根也。一方,只捣汁浸线一夜用。不得使水(《经验方》)。

瘰疬初起气壮人,用芫根擂水一盏服,大吐利,即平。黄州陈大用所传(《濒湖集简方》)。

便毒初起芫根擂水服,以渣傅之,得下即消。黄州熊珍所传(《濒湖集简方》)。

赘瘤焦法甘草煎膏,笔妆瘤之四围,上三次。乃用芫花、大戟、甘遂等分,为末,醋调。别以笔妆其中,勿近甘草。次日缩小,又以甘草膏妆小晕三次如前,仍上此药,自然焦缩(危氏《得效方》)。

　　一切菌毒因蛇虫毒气,熏蒸所致。用芫花生研,新汲水服一钱,以利为度(危氏《得效方》)。

荛花音饶。○《本经·下品》

　　【释名】〔时珍曰〕荛者,饶也。其花繁饶也。

　　【集解】〔《别录》曰〕荛花生咸阳川谷及河南中牟。六月采花,阴干。〔弘景曰〕中牟者,时从河上来,形似芫花而极细,白色。〔恭曰〕苗似胡荽,茎无刺。花细,黄色,四月、五月收,与芫花全不相似也。〔保昇曰〕所在有之,以雍州者为好。生冈原上,苗高二尺许。〔宗奭曰〕今京洛间甚多。〔时珍曰〕按苏颂《图经》言:绛州所出芫花黄色,谓之黄芫花。其图小株,花成簇生,恐即此荛花也。生时色黄,干则如白,故陶氏言细白也。或言无荛花,以桃花代之,取其利耳。

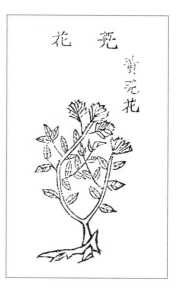

荛花

　　【气味】苦,寒,有毒。〔《别录》曰〕辛,微寒,有毒。

　　【主治】伤寒温疟,下十二水,破积聚大坚癥瘕,荡涤肠胃中留癖,饮食寒热邪气,利水道(《本经》)。疗痰饮咳嗽(《别录》)。治咳逆上气,喉中肿满,疰气蛊毒,痃癖气块(甄权)。

【发明】〔宗奭曰〕张仲景《伤寒论》以荛花治利者,取其行水也。水去则利止,其意如此。今用之当斟酌,不可过使与不及也。须有是证乃用之。〔好古曰〕仲景小青龙汤云:若微利,去麻黄,加荛花如鸡子大,熬令赤色。用之盖利水也。〔时珍曰〕荛花,盖亦芫花之类,气味主治大略相近。

醉鱼草《纲目》

【释名】闹鱼花(《纲目》)、鱼尾草(《纲目》)、𣗥木(《《医说》》)。

【集解】〔时珍曰〕醉鱼草南方处处有之。多在堑岸边,作小株生,高者三四尺。根状如枸杞。茎似黄荆,有微棱,外有薄黄皮。枝易繁衍。叶似水杨,对节而生,经冬不凋。七八月开花成穗,红紫色,俨如芫花一样。结细子。渔人采花及叶以毒鱼,尽圉圉而死,呼为醉鱼儿草。池沼边不可种之。此花色状气味并如芫花,毒鱼亦同。但花开不同时为异尔。按《中山经》云:熊耳山有草焉,其状如苏而赤华,名曰葶苧,可以毒鱼。其此草之类欤?

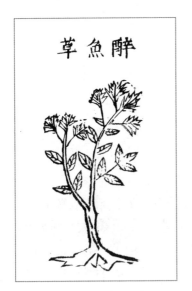

醉鱼草

花、叶

【气味】辛、苦,温,有小毒。

【主治】痰饮成齁,遇寒便发,取花研末,和米粉作果,炙熟食之,即效。又治误食石斑鱼子中毒，吐不止，及诸鱼骨鲠者，捣汁和冷水少许咽之，吐即止，骨即化也。久疟成癖者，以花填鲫鱼腹中，湿纸裹煨熟，空心食之，仍以花和海粉捣贴，便消（时珍）。

莽草《本经·下品》

〔校正〕自《木部》移入此。

【释名】蒳草（音冈）、芒草（《山海经》）、鼠莽（〔《纲目》〕）。〔弘景曰〕莽本作蒳字，俗讹呼尔。〔时珍曰〕此物有毒，食之令人迷罔，故名。山人以毒鼠，谓之鼠莽。

【正误】〔《别录》曰〕一名葞，一名春草。〔禹锡曰〕按《尔雅》云：葞，春草。孙炎注云：药草也，俗呼为蒳草。郭璞注云：一名芒草。所见异也。○〔时珍曰〕葞音尾，白薇也。薇、葞字音相近尔。《别录》白薇下云，一名春草，而此又以为蒳草，盖因孙炎之误也。今正之。

【集解】〔《别录》曰〕莽草生上谷山谷及冤句。五月采叶，阴干。〔弘景曰〕今东间处处皆有，叶青辛烈者良。人用捣以和陈粟米粉，纳水中，鱼吞即死浮出，人取食之无妨。〔颂曰〕今南中州郡及蜀川皆有之。木若石南而叶稀，无花实。五月、七月采叶，阴干。一说：藤生，绕木石间。既谓之草，乃蔓生者是也。〔宗奭

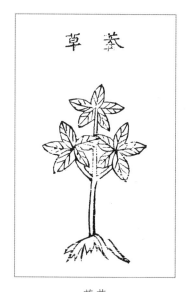

草莽

莽草

曰〕莽草诸家皆谓之草,而《本草》居《木部》。今世所用,皆木叶如石南叶,枝梗干则皱,揉之其臭如椒。〔斅曰〕凡用叶,勿用尖及挛生者。〔时珍曰〕《范子计然》云:莽草出三辅,青色者善。

叶

【修治】〔斅曰〕凡使,取叶细剉,以生甘草、水蓼二味同盛入生稀绢袋中,甑中蒸一日,去二件,晒干用。

【气味】辛,温,有毒。〔普曰〕神农:辛。雷公、桐君:苦,有毒。〔时珍曰〕莽草制雌黄、雄黄而有毒,误食害人。惟紫河车磨水服,及黑豆煮汁服,可解。豆汁浇其根即烂,性相制也。

【主治】风头痛肿,乳痈疝瘕,除结气疥瘙。杀虫鱼(《本经》)。疗喉痹不通,乳难。头风痒,可用沐,勿令入眼(《别录》)。治风疽,疝气肿坠凝血,治瘰疬,除湿风,不入汤服。主头疮白秃杀虫。与白蔹、赤小豆为末,鸡子白调如糊,熁毒肿,干更易上(甄权)。治皮肤麻痹,煎浓汤淋。风虫牙痛(大明)。

【发明】〔颂曰〕古方治风毒痹厥诸酒,皆用莽草。今医家取叶煎汤,热含少顷吐之,治牙齿风虫及喉痹甚效。〔宗奭曰〕浓煎汤,淋渫皮肤麻痹。《周礼》翦氏掌除蠹物,以莽草熏之则死。〔时珍曰〕古方治小儿伤寒,有莽草汤。又《琐碎录》云:思村王氏之子,生七日而两肾缩入。二医云:此受寒气而然也。以硫黄、茱萸、大蒜研涂其腹,以莽草、蛇床子烧烟,熏其下部而愈也。

【附方】旧四,新五。

贼风肿痹风入五藏恍惚,宜莽草膏主之。莽草一斤,乌头、附子、踯躅各二两,切,以水和醋一升,渍一宿。猪脂一斤,煎三上三下,绞去滓。向火,以手摩病上三百度,应手即瘥。若耳鼻疾,可以绵裹塞之。疥癣杂疮,并宜摩之(《肘后方》)。

小儿风痫瘛疭戴眼,极者日数十发,又治大人贼风。莽草、雷丸各一鸡子黄大,化猪脂一斤,煎七沸,去滓,摩痛处,勿近目及阴,日凡三四次(《外台秘要》)。

头风久痛莽草煎汤沐之,勿令入目(《圣惠方》)。

风虫牙痛《肘后方》:用莽草煎汤,热漱冷吐。〇一加山椒皮。〇一加独活。〇一加郁李仁(梅师方)。〇一加芫花。〇一加川椒、细辛各等分,煎汤热漱冷吐。〇《圣惠》:用莽草半两,皂角三挺去皮子,汉椒七粒,为末,枣肉丸芥子大。每以一丸塞孔中,吐涎取效。

瘰疬结核莾草一两为末,鸡子白调涂帛上,贴之,日二易,取效止(《圣惠方》)。

痈疮未溃方同上,得痛为良(《肘后方》)。

乳肿不消莽草、小豆等分,为末。苦酒和,傅之(《卫生易简方》)。

狗咬昏闷浸椒水,调莽草末傅之(《便民图纂》)。

茵芋《本经·下品》

【释名】莞草(《别录》)、卑共(《别录》)。〔时珍曰〕茵芋本作因预,未详其义。莞草与莆莞名同。

【集解】〔《别录》曰〕茵芋生太山川谷。三月三日采叶,阴干。〔弘景曰〕好者出彭城,今近道亦有。茎叶状似莽草而细软,连细茎采之。方用甚稀,惟合疗风酒。〔大明曰〕出自海盐。形似石南,树生,叶厚,五、六、七月采。〔颂曰〕今雍州、绛州、华州、杭州亦有之。春生苗,高三四尺,茎赤。叶似石榴而短厚,又似石南叶。四月开细白花,五月结实。三月、四月、七月采茎叶,日干。

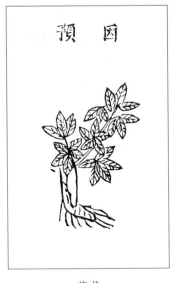

茵芋

茎、叶

【气味】苦,温,有毒。

〔《别录》曰〕微温,有毒。〔权曰〕苦、辛,有小毒。

【主治】五脏邪气,心腹寒热,羸瘦,如疟状,发作有时,诸关节风湿痹痛(《本经》)。疗久风湿,走四肢,脚弱(《别录》)。治男子女人软脚毒风,拘急挛痛(甄权)。一切冷风,筋骨怯弱羸颤。入药炙用(大明)。

【发明】〔时珍曰〕《千金》《外台》诸古方,治风痫有茵蓣丸,治风痹有茵芋酒,治妇人产后中风有茵芋膏,风湿诸方多用之。茵芋、石南、莽草皆古人治风妙品,而近世罕知,亦医家疏缺也。

【附方】旧一,新二。

茵芋酒治贼风,手足枯痹拘挛。用茵芋、附子、天雄、乌头、秦艽、女萎、防风、防己、石南叶、踯躅花、细辛、桂心各一两,十二味切,以绢袋盛,清酒一斗渍之。冬七、夏三、春秋五日,药成。每服一合,日二服,以微痹为度。方出胡洽居士《百病方》(《图经本草》)。

茵芋丸治风气积滞成脚气,发则痛者。茵芋叶、炒薏苡仁各半两,郁李仁一两,牵牛子三两,朱砂末半两,右为末,炼蜜丸如梧子大。每服二十丸,五更姜枣汤下,取利。未利再服,取快(《本事方》)。

产后中风茵芋五两,木防己半斤,苦酒九升,渍一宿。猪脂四斤,煎三上三下,膏成。每炙热摩千遍(《千金方》)。

石龙芮《本经·中品》

〔校正〕并入《菜部》水堇。

【释名】地椹(《本经》)、天豆(《别录》)、石能(《别录》)、鲁果能(《本经》)、水堇(《吴普》。音谨,又音芹)、苦堇(《尔雅》)、堇葵(郭璞)、胡椒菜(《救荒》)、彭根(《别录》)。〔弘景曰〕生于石上,其叶芮芮短小,故名。〔恭曰〕实如桑椹,故名地椹。〔禹锡曰〕《尔雅》云:啮,苦堇也。郭璞云:即堇葵也。《本草》言味甘,而此云苦者,古人语倒,犹甘草谓之大苦也。〔时珍曰〕芮芮,细貌。其椹之子细芮,故名。地椹以下,皆子名也。水堇以下,皆苗名也。苗作蔬食,味辛而滑,故有椒、葵之名。《唐本草·菜部》水堇系重出,今依《吴普本草》合并为一。

【集解】〔《别录》曰〕石龙芮,生太山川泽石边。五月五日采子,二月、八月采皮,阴干。〔弘景曰〕今出近道。子形粗,似蛇床子而扁,非真好者,人言是蓄菜子也。东山石上所生者,其叶芮芮短小,其子状如葶苈,黄色而味小辛,此乃是真也。〔恭曰〕今用者,俗名水堇。苗似附子,实如桑椹,生下湿地,五月熟,叶、子皆味辛。山南者粒大如葵子。关中、河北

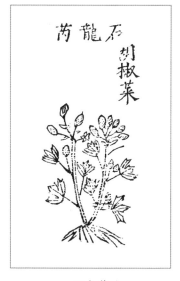

石龙芮

者细如葶苈,气力劣于山南者。陶以细者为真,未为通论。又曰:堇菜野生,非人所种。叶似戟,花紫色。〔藏器曰〕《尔雅》云:芨,堇草。注云:乌头苗也。苏恭注天雄亦云:石龙芮叶似堇草,故名水堇。据此,则堇草是乌头苗,水堇定是石龙芮,更非别草也。〔颂曰〕今惟出兖州。一丛数茎,茎青紫色,每茎三叶,其叶短小多刻缺,子如葶苈而色黄。苏恭所说乃水堇,非石龙芮也。兖州所生者,正与《本经》及陶氏说合,为得其真。〔宗奭曰〕石龙芮有两种:水中生者叶光而末圆,陆地生者叶毛而末锐。入药须水生者。陆生者,又谓之天灸,而补阴不足,茎冷失精。〔时珍曰〕苏恭言水堇即石龙芮,苏颂非之,非矣。按魏《吴普本草》,石龙芮一名水堇,其说甚明。《唐本草·菜部》所出水堇,言其苗也。《本经》石龙芮,言其子也。寇宗奭所言陆生者,乃是毛堇,有大毒,不可食。水堇即俗称胡椒菜者,处处有之,多生近水下湿地。高者尺许,其根如荠。二月生苗,丛生。圆茎分枝,一枝三叶。叶青而光滑,有三尖,多细缺。江淮人三四月采苗,瀹过,晒蒸黑色为蔬。四五月开细黄花,结小实,大如豆,状如初生桑椹,青绿色。搓散则子甚细,如葶苈子,即石龙芮也。宜半老时采之。《范子计然》云:石龙芮出三辅,色黄者善。

子根皮同。

〔气味〕苦,平,无毒。〔普曰〕神农:苦,平。岐伯:酸。扁鹊:大寒。雷公:咸,无毒。〔之才曰〕大戟为之使,畏吴茱萸、蛇蜕皮。

〔主治〕风寒湿痹,心腹邪气,利关节,止烦满。久服轻身明目不老(《本经》)。平肾胃气,补阴气不足,失精茎冷。令人皮肤光泽有子(《别录》)。逐诸风,除心热躁(甄权)。

〔发明〕〔时珍曰〕石龙芮乃平补之药,古方多用之。其功与枸杞、覆盆子相埒,而世人不知用,何哉?

水堇

〔气味〕甘,寒,无毒。〔时珍曰〕微辛、苦、涩。

〔主治〕捣汁,洗马毒疮,并服之。又涂蛇蝎毒及痈肿(《唐本》)。久食除心下烦热。主寒热鼠瘘,瘰疬生疮,结核聚气,下瘀血,止霍乱。又生捣汁半升服,能杀鬼毒,即吐出(孟诜)。

〔发明〕〔诜曰〕堇叶止霍乱,与香茙同功。香茙即香薷也。

〔附方〕旧二,新一。

结核气堇菜日干为末,油煎成膏。摩之,日三五度,便瘥(孟诜《食疗》)。

蛇咬伤疮生堇杵汁涂之(《万毕术》)。

血疝初起胡椒菜叶挼,按揉之(《集简方》)。

毛茛 音艮。○《拾遗》

〔校正〕并入毛建草。

【释名】 毛建草(《拾遗》)、水茛(《纲目》)、毛堇(音芹。《纲目》)、天灸(《衍义》)、自灸(《纲目》)、猴蒜(《拾遗》)。〔时珍曰〕茛乃草乌头之苗,此草形状及毒皆似之,故名。《肘后方》谓之水茛。又名毛建,亦茛字音讹也。俗名毛堇,似水堇而有毛也。山人截疟,采叶挼贴寸口,一夜作泡如火燎,故呼为天灸、自灸。

【集解】 〔藏器曰〕陶注钩吻云:或是毛茛。苏恭云:毛茛是有毛石龙芮也。有毒,与钩吻无干。葛洪《百一方》云:菜中有水茛,叶圆而光,生水旁,有毒,蟹多食之。人误食之,狂乱如

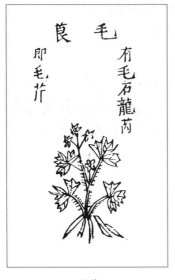

毛茛

中风状,或吐血,以甘草汁解之。又曰:毛建草,生江东地,田野泽畔。叶如芥而大,上有毛。花黄色。子如蒺藜。〔时珍曰〕毛建、毛茛即今毛堇也,下湿处即多。春生苗,高者尺余,一枝三叶,叶有三尖及细缺。与石龙芮茎叶一样,但有细毛为别。四五月开小黄花,五出,甚光艳。结实状如欲绽青桑椹,如有尖峭,与石龙芮子不同。人以为鹅不食草者,大误也。方士取汁煮砂伏硫。沈存中《笔谈》所谓石龙芮有两种:水生者叶光而末圆,陆生者叶毛而末锐。此即叶毛者,宜辨之。

【附录】海姜、阴命〔藏器曰〕陶注钩吻云:海姜生海中,赤色,状如石龙芮,有大毒。又曰:阴命生海中,赤色,着木悬其子,有大毒。今无的识者。

叶及子

【气味】辛,温,有毒。

【主治】恶疮痈肿,疼痛未溃,捣叶傅之,不得入疮令肉烂。又患疟人,以一握微碎,缚于臂上,男左女右,勿令近肉,即便成疮。和姜捣涂腹,破冷气(藏器)。

牛扁《本经·下品》

【释名】扁特(《唐本》)、扁毒(《唐本》)。

【集解】〔《别录》曰〕牛扁生桂阳川谷。〔弘景曰〕今人不复识此。〔恭曰〕此药似菫草、石龙芮辈，根如秦艽而细，生平泽下湿地。田野人名为牛扁，疗牛虱甚效。太常名扁特，或名扁毒。〔保昇曰〕今出宁州。叶似石龙芮、附子等。二月、八月采根，日干。〔颂曰〕今潞州一种名便特。六月有花，八月结实。采其根苗，捣末油调，杀虮虱。主疗大都相似，疑即扁特也，但声近而字讹耳。

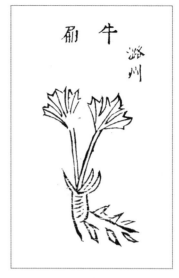

牛扁

【气味】苦，微寒，无毒。

【主治】身皮疮热气，可作浴汤。杀牛虱小虫，又疗牛病（《本经》）。

【附录】虱建草（《拾遗》）〔藏器曰〕苦，无毒。主虮虱，挼汁沐头，虱尽死。人有误吞虱成病者，捣汁服一小合。亦主诸虫疮。生山足湿地。发叶似山丹，微赤，高一二尺。又有水竹叶，生水中。叶如竹叶而短小，可生食，亦去虮虱。

荨麻荨音燖。宋《图经》

【释名】毛蘝（《苏轼》）。〔时珍曰〕荨字本作蘝。杜子美有《除蘝草》诗，是也。

【集解】〔颂曰〕荨麻生江宁府山野中。〔时珍曰〕川、黔诸处甚多。其茎有刺，高二三尺。叶似花桑，或青或紫。背紫者入药。上有毛芒可畏，触人如蜂虿螫蠚，以人溺濯之即解。有花无实，冒冬不凋。挼投水中，能毒鱼。

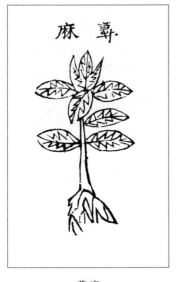
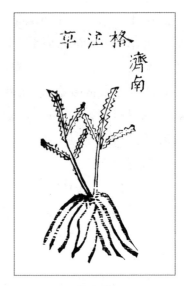

荨麻　　　　　　　　　格注草

【气味】辛、苦，寒，有大毒。吐利人不止。

【主治】蛇毒，捣涂之（苏颂）。风疹初起，以此点之，一夜皆失（时珍）。

格注草《唐本草》

【集解】〔恭曰〕出齐鲁山泽间。叶似蕨。根紫色，若紫草根，一株有二寸许。二月、八月采根，五月、六月采苗，日干用。

【气味】辛、苦，温，有大毒。

【主治】蛊疰诸毒疼痛等（《唐本》）。

海芋《纲目》

【释名】观音莲（《纲目》）、羞天草（《玉册》）、天荷（《纲目》）、隔河仙（见下）。

【集解】〔时珍曰〕海芋生蜀中,今亦处处有之。春生苗,高四五尺。大叶如芋叶而有干。夏秋间,抽茎开花,如一瓣莲花,碧色。花中有蕊,长作穗,如观音像在圆光之状,故俗呼为观音莲。方士号为隔河仙,云可变金。其根似芋魁,大者如升碗,长六七寸,盖野芋之类也。《庚辛玉册》云:羞天草,阴草也。生江广深谷涧边。其叶极大,可以御雨,叶背紫色。花如莲花。根叶皆有大毒,可煅粉霜、朱砂。小者名野芋。宋祁《海芋赞》云:"木干芋叶,拥肿盘戾。《农经》弗载,可以治疠。"

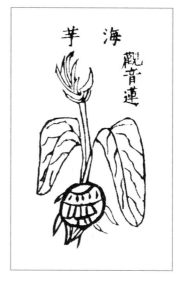

海芋

【气味】辛,有大毒。

【主治】疟瘴毒肿风癫。伏硇砂(时珍)。

【附录】透山根〔时珍曰〕按《岣嵝神书》云:透山根生蜀中山谷。草类蘼芜,可以点铁成金。昔有人采药,误斫此草,刀忽黄软成金也。又《庚辛玉册》云:透山根出武都。取汁点铁,立成黄金。有大毒,人误食之,化为紫水。又有金英草,亦生蜀中。状如马齿苋而色红,模铁成金。亦有大毒,入口杀人,须臾为紫水也。又何薳《春渚纪闻》云:刘均父吏部罢官归成都。有水银一篓,过峡篓漏,急取渡旁丛草塞之,久而开视,尽成黄金矣。宋初有军士在泽州泽中割马草归,镰皆成金。以草燃釜,亦成黄金。又临安僧法坚言:有客过於潜山中,见一蛇腹胀,啮一草以腹磨之而消。念此草必能消胀，取置箧中。夜宿旅馆，闻邻房有人病腹胀呻吟，以釜煎药一杯与服。顷之不复闻声，念已安矣。至旦视之，其人血肉俱化为水，独骸骨在床尔。视其釜，则通体成金矣。观何氏所载，即是透山根及金英草之类。如此毒草，不可不知，故备载之耳。

钩吻《本经·下品》

【释名】野葛（《本经》）、毒根（《吴普》）、胡蔓草（《图经》）、断肠草（《纲目》）、黄藤（《纲目》）、火把花（《《纲目》》）。〔弘景曰〕言其入口则钩人喉吻也。或言：吻当作挽字，牵挽人肠而绝之也。〔时珍曰〕此草虽名野葛，非葛根之野者也。或作冶葛。王充《论衡》云：冶，地名也，在东南。其说甚通。广人谓之胡蔓草，亦曰断肠草。入人畜腹内，即粘肠上，半日则黑烂，又名烂肠草。滇人谓之火把花，因其花红而性热如火也。岳州谓之黄藤。

【集解】〔《别录》曰〕钩吻生傅高山谷及会稽东野。折之青烟出者，名固活。二月、八月采。〔普曰〕秦钩吻一名除辛，生南越山及寒石山，或益州。叶如葛，赤茎大如箭而方，根黄色，正月采之。〔恭曰〕野葛生桂州以南，村墟间巷间皆有。彼人通名钩吻，亦谓苗为钩吻，根名野葛。蔓生。其叶如柿，其根新采者，皮白骨黄。宿根似地骨，嫩根如汉防己，皮节断者良。正与白花藤相类，不深别者，颇亦惑之。新者折之无尘气。经年以后则有尘起，从骨之细孔中出。今折枸杞根亦然。《本草》言折之青烟起者名固活为良，亦不达之言也。人误食其叶者致死，而羊食其苗大肥，物有相伏如此。《博物志》云：钩吻蔓生，叶似凫葵，是也。〔时珍曰〕嵇含《南方草木状》云：野葛蔓生，叶如罗勒，光而厚，一名胡蔓草。人以杂生蔬中毒人，半日辄死。段成式《酉阳杂俎》云：胡蔓草生邕州、容州之间。丛生。花扁如栀子而稍大，不成朵，色黄白。其叶稍黑。又按《岭南卫生方》云：胡蔓草叶如茶，其花黄而小。一叶入口，百窍溃血，人无复生也。时珍又访之南人云：钩吻即胡蔓草，今人谓之断肠草是也。蔓生，叶圆而光。春夏嫩苗毒甚，秋冬枯老稍缓。五六月开花似榉柳花，数十朵作穗。生岭南者花黄。生滇南者花

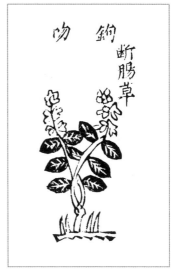

钩吻

红，呼为火把花。此数说皆与吴普、苏恭说相合。陶弘景等别生分辨，并正于下。

【正误】〔弘景曰〕《五符经》亦言钩吻是野葛。核事而言，似是两物。野葛是根，状如牡丹，所生处亦有毒，飞鸟不得集，今人用合膏服之无嫌。钩吻别是一物，叶似黄精而茎紫，当心抽花，黄色，初生极类黄精，故人采多惑之，遂致死生之反。或云钩吻是毛茛，参错不同，未详云何？〔敩曰〕凡使黄精勿用钩吻，真似黄精，只是叶有毛钩子二个。黄精叶似竹叶。又曰：凡使钩吻，勿用地精，茎苗相同。钩吻治人身上恶毒疮，其地精杀人也。〔恭曰〕钩吻蔓生，叶如柿。陶言飞鸟不集者，妄也。黄精直生，叶似柳及龙胆草，殊非比类。毛茛乃有毛石龙芮，与钩吻何干？〔颂曰〕江南人说黄精茎苗稍类钩吻。但钩吻叶头极尖而根细，与苏恭所说不同，恐南北之产异也。〔禹锡曰〕陶说钩吻似黄精

者,当是。苏说似柿叶者,别是一物也。又言苗名钩吻,根名野葛者,亦非通论。〔时珍曰〕《神农本草》钩吻一名野葛,一句已明。《草木状》又名胡蔓草,显是藤生。吴普、苏恭所说正合本文。陶氏以藤生为野葛,又指小草为钩吻,复疑是毛茛,乃祖雷敩之说。诸家遂无定见,不辨其蔓生、小草,相去远也。然陶、雷所说亦是一种有毒小草,但不得指为钩吻尔。昔天姥对黄帝言:黄精益寿,钩吻杀人。乃是以二草善恶比对而言。陶氏不审,疑是相似,遂有此说也。余见黄精下。

【气味】辛,温,大有毒。〔普曰〕神农:辛。雷公:有毒杀人。〔时珍曰〕其性大热。《本草》毒药止云有大毒,此独变文曰大有毒,可见其毒之异常也。〔之才曰〕半夏为之使,恶黄芩。

【主治】金疮乳痓,中恶风,咳逆上气,水肿,杀鬼疰蛊毒(《本经》)。破癥积,除脚膝痹痛,四肢拘挛,恶疮疥虫,杀鸟兽。捣汁入膏中,不入汤饮(《别录》)。秦钩吻主喉痹咽塞,声音变(吴普)。

【发明】〔藏器曰〕钩吻食叶,饮冷水即死,冷水发其毒也。彼土毒死人悬尸树上,汁滴地上生菌子,收之名菌药,烈于野葛也。蘘菜捣汁,解野葛毒。取汁滴野葛苗即萎死。南人先食蘘菜,后食野葛,二物相伏,自然无苦。魏武帝噉野葛至尺,先食此菜也。〔时珍曰〕按李石《续博物志》云:胡蔓草出二广。广人负债急,每食此草而死,以诬人。以急水吞即死急,慢水吞死稍缓。或取毒蛇杀之,覆以此草,浇水生菌,为毒药害人。葛洪《肘后方》云:凡中野葛毒口不可开者。取大竹筒洞节,以头拄其两胁及脐中。灌冷水入筒中,数易水。须臾口开,乃可下药解之。惟多饮甘草汁,人屎汁。白鸭或白鹅断头沥血,入口中。或羊血灌之。《岭南卫生方》云：即时取鸡卵抱未成雏者，研烂和麻油灌之。吐出毒物乃生，稍迟即死也。

《本草纲目·草部》卷之十七终

第十八卷　草部

目录

葛《本经》 铁葛附

黄环《本经》 狼跋子《别录》

天门冬《本经》

百部《别录》 白并附

何首乌《开宝》

萆薢《本经》

菝葜《别录》

土茯苓《纲目》

白蔹《本经》

女萎《李当之本草》

赭魁《别录》

鹅抱《图经》

伏鸡子根《拾遗》 仰盆、人肝藤附

千金藤《开宝》 陈思岌附

九仙子《纲目》

山豆根《开宝》

黄药子《开宝》

解毒子《唐本草》（即苦药子） 奴会子、药实根附

白药子《唐本草》 陈家白药、甘家白药、会州白药、冲洞
根、突厥白附

威灵仙《开宝》

茜草《本经》 血藤附

剪草《日华》

防己《本经》

通草《本经》

通脱木《法象》 天寿根附

钓藤《别录》　倒挂藤附

黄藤《纲目》

白兔藿《本经》

白花藤《唐本草》

白英《本经》（即鬼目、排风子）

萝摩《唐本草》

赤地利《唐本草》

紫葛《唐本草》

乌蔹莓《唐本草》（即五叶藤）

葎草《唐本草》

羊桃《本经》

络石《本经》

木莲《拾遗》　地锦附

扶芳藤《拾遗》

常春藤《拾遗》

千岁藟《别录》

忍冬《别录》（即金银花）

甘藤《嘉祐》　甘露藤、甜藤附

含水藤《海药》　鼠藤附

天仙藤《图经》

紫金藤《图经》

南藤《开宝》　烈节附

清风藤《图经》

百棱藤《图经》

省藤《拾遗》

紫藤《开宝》

落雁木《海药》　折伤木、每始王木、风延母附

千里及《拾遗》（即千里光）

藤黄《海药》

　右附方旧一百三十七，新三百二十八。

附录诸藤—十九种

第十八卷 草部

草之七 蔓草类七十三种,附一十九种

菟丝子《本经·上品》

【释名】菟缕(《别录》)、菟蘽(《别录》)、菟芦(《本经》)、菟丘(《广雅》)、赤网(《别录》)、玉女(《尔雅》)、唐蒙(《尔雅》)、火焰草(《纲目》)、野狐丝(《纲目》)、金线草(〔《纲目》〕)。〔禹锡曰〕按《吕氏春秋》云:或谓菟丝无根也。其根不属地,茯苓是也。《抱朴子》云:菟丝之草,下有伏菟之根。无此菟,则丝不得生于上,然实不属也。伏菟抽则菟丝死。又云:菟丝初生之根,其形似兔。掘取割其血以和丹服,立能变化。则菟丝之名因此也。○〔弘景曰〕旧言下有茯苓,上有菟丝,不必尔也。〔颂曰〕《抱朴》所说今未见,岂别一类乎?孙炎释《尔雅》云:唐也,蒙也,女萝也,菟丝也,一物四名,而《本草》唐蒙为一名。《诗》云:茑与女萝。毛苌云:女萝,菟丝也。而《本草》菟丝无女萝之名,惟松萝一名女萝。岂二物皆是寄生同名,而《本草》脱漏乎?〔震亨曰〕菟丝未尝与茯苓共类,女萝附松而生,不相关涉,皆承讹而言也。〔时珍曰〕《毛诗》注女萝即菟丝。《吴普本草》菟丝一名松萝。陆佃言:在木为女萝,在草为菟丝,二物殊别,皆由《尔雅》释《诗》误以为一物故也。张揖《广雅》云:菟丘,菟丝也。女萝,松萝也。陆玑《诗疏》言:菟丝蔓草上,黄赤如金;松萝蔓松上,生枝正青,无杂蔓者,皆得之。详见《木部》松萝下。又

菟丝茯苓说,见茯苓下。

【集解】〔《别录》曰〕菟丝子生朝鲜川泽田野,蔓延草木之上。九月采实,暴干。色黄而细者为赤网,色浅而大者为菟蔂。功用并同。〔弘景曰〕田野墟落中甚多,皆浮生蓝、纻、麻、蒿上。其实《仙经》、俗方并以为补药,须酒浸一宿用,宜丸不宜煮。〔大明曰〕苗茎似黄丝,无根株,多附田中,草被缠死,或生一丛如席阔。开花结子不分明,子如碎黍米粒,八月、九月以前采之。〔颂曰〕今

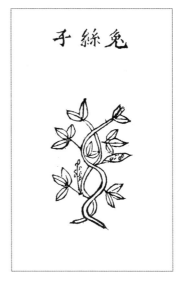

菟丝子

近道亦有之,以冤句者为胜。夏生苗,初如细丝,遍地不能自起。得他草梗则缠绕而生,其根渐绝于地而寄空中。或云无根,假气而生,信然。〔时珍曰〕按宁献王《庚辛玉册》云:火焰草即菟丝子,阳草也。多生荒园古道。其子入地,初生有根,及长延草物,其根自断。无叶有花,白色微红,香亦袭人。结实如秕豆而细,色黄,生于梗上尤佳,惟怀孟林中多有之,入药更良。

子

〔修治〕〔敩曰〕凡使勿用天碧草子,真相似,只是味酸涩并粘也。菟丝采得,去壳了,用苦酒浸二日。漉出,以黄精自然汁相对,浸一宿。至明,用微火煎至干。入臼中,烧热铁杵,一去三千余杵,成粉用之。〔时珍曰〕凡用以温水淘去沙泥,酒浸一宿,曝干捣之。不尽者,再浸曝捣,须臾悉细。又法:酒浸四五日,蒸曝四五次,研作饼,焙干再研末。或云:曝干时,入纸条数

枚同捣，即刻成粉，且省力也。

〔气味〕辛、甘，平，无毒。〔之才曰〕得酒良。薯蓣、松脂为之使。恶雚菌。

〔主治〕续绝伤，补不足，益气力，肥健人（《本经》）。养肌强阴，坚筋骨，主茎中寒，精自出，溺有余沥，口苦燥渴，寒血为积。久服明目轻身延年（《别录》）。治男女虚冷，添精益髓，去腰疼膝冷，消渴热中。久服去面黚，悦颜色（甄权）。补五劳七伤，治鬼交泄精，尿血，润心肺（大明）。补肝脏风虚（好古）。

〔发明〕〔敩曰〕菟丝子禀中和凝正阳之气，一茎从树感枝而成，从中春上阳结实，故偏补人卫气，助人筋脉。〔颂曰〕《抱朴子》仙方单服法：取实一斗，酒一斗浸，曝干再浸又曝，令酒尽乃止，捣筛。每酒服二钱，日二服。此药治腰膝去风，兼能明目。久服令人光泽，老变为少。十日外，饮啖如汤沃雪也。

〔附方〕旧六，新五。

消渴不止菟丝子煎汁，任意饮之，以止为度（《事林广记》）。

阳气虚损《简便方》：用菟丝子、熟地黄等分，为末，酒糊丸梧子大。每服五十丸。气虚人参汤下，气逆沉香汤下。《经验后方》：用菟丝子二两，酒浸十日，水淘，杜仲焙研蜜炙一两，以薯蓣末酒煮糊丸梧子大。每空心酒下五十丸。

白浊遗精茯菟丸：治思虑太过，心肾虚损，真阳不固，渐有遗沥，小便白浊，梦寐频泄。菟丝子五两，白茯苓三两，石莲肉二两，为末，酒糊丸梧子大。每服三五十丸，空心盐汤下（《和剂局方》）。

小便淋沥菟丝子煮汁饮（范汪方）。

小便赤浊心肾不足，精少血燥，口干烦热，头运怔仲。菟丝子、麦门冬等分，为末，蜜丸梧子大。盐汤每下七十丸。

腰膝疼痛或顽麻无力。菟丝子洗一两，牛膝一两，同入银器内，酒浸过一寸，五日，暴干为末，将原酒煮糊丸梧子大。每空心酒服三二十丸（《经验后方》）。

肝伤目暗菟丝子三两，酒浸三日，暴干为末，鸡子白和丸梧子大。空心温酒下三十丸（《圣惠方》）。

身面卒肿洪大。用菟丝子一升，酒五升，渍二三宿。每饮一升，日三服。不消再造（《肘后方》）。

妇人横生菟丝子末，酒服二钱。一加车前子等分（《圣惠方》）。

眉炼癣疮菟丝子炒研，油调傅之（《山居四要》）。

谷道赤痛菟丝子熬黄黑，为末，鸡子白和涂之（《肘后方》）。

痔如虫咬方同上。

苗

〔气味〕甘，平，无毒。《玉册》云：汁伏三黄、硫、汞，结草砂。

〔主治〕研汁涂面，去面䵟（《本经》）。挼碎煎汤，浴小儿，疗热痱（弘景）。

〔附方〕旧二，新一。

面疮粉刺菟丝子苗，绞汁涂之，不过三上（《肘后方》）。

小儿头疮菟丝苗，煮汤频洗之（《子母秘录》）。

目中赤痛野狐浆草，捣汁点之（《圣惠方》）。

【附录】难火兰（《拾遗》）〔藏器曰〕味酸，温，无毒。主冷气风痹，开胃下食，去腹胀。久服明目。生巴西胡国。状似菟丝子而微长。

五味子《本经·上品》

【释名】荎藸(《尔雅》。音知除)、玄及(《别录》)、会及(《《别录》》)。〔恭曰〕五味,皮肉甘、酸,核中辛、苦,都有咸味,此则五味具也。《本经》但云味酸,当以木为五行之先也。

【集解】〔《别录》曰〕五味子生齐山山谷及代郡。八月采实,阴干。〔弘景曰〕今第一出高丽,多肉而酸甜;次出青州、冀州,味过酸,其核并似猪肾。又有建平者,少肉,核形不相似,味苦,亦良。此药多膏润,烈日暴之,乃可捣筛。〔恭曰〕蔓生木上。其叶似杏而大。子作房如落葵,大如蘡子。出蒲州及蓝田山中,今河中府岁贡之。〔保昇曰〕蔓生。茎赤色,花黄、白,子生青熟紫,亦具五色。味甘者佳。〔颂曰〕今河东、陕西州郡尤多,杭越间亦有之。春初生苗,引赤蔓于高木,其长六七尺。叶尖圆似杏叶。三四月开黄白花,类莲花状。七月成实,丛生茎端,如豌豆许大,生青熟红紫,入药生曝不去子。今有数种,大抵相近。雷敩言小颗皮皱泡者,有白扑盐霜一重,其味酸咸苦辛甘皆全者为真也。〔时珍曰〕五味今有南北之分,南产者色红,北产者色黑,入滋补药必用北产者乃良。亦可取根种之,当年就旺;若二月种子,次年乃旺,须以架引之。

【修治】〔敩曰〕凡用以铜刀劈作两片,用蜜浸蒸,从巳至

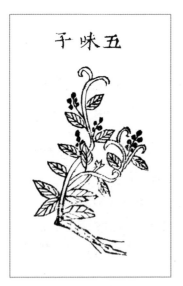

五味子

申,却以浆浸一宿,焙干用。〔时珍曰〕入补药熟用,入嗽药生用。

【气味】酸,温,无毒。〔好古曰〕味酸、微苦、咸。味厚气轻,阴中微阳,入手太阴血分、足少阴气分。〔时珍曰〕酸咸入肝而补肾,辛苦入心而补肺,甘入中宫益脾胃。〔之才曰〕苁蓉为之使。恶葳蕤,胜乌头。

【主治】益气,咳逆上气,劳伤羸瘦,补不足,强阴,益男子精(《本经》)。养五脏,除热,生阴中肌(《别录》)。治中下气,止呕逆,补虚劳,令人体悦泽(甄权)。明目,暖水脏,壮筋骨,治风消食,反胃霍乱转筋,痃癖奔豚冷气,消水肿心腹气胀,止渴,除烦热,解酒毒(大明)。生津止渴,治泻痢,补元气不足,收耗散之气,瞳子散大(李杲)。治喘咳燥嗽,壮水镇阳(好古)。

【发明】〔成无己曰〕肺欲收,急食酸以收之,以酸补之。芍药、五味之酸,以收逆气而安肺。〔杲曰〕收肺气,补气不足,升也。酸以收逆气,肺寒气逆,则宜此与干姜同治之。又五味子收肺气,乃火热必用之药,故治嗽以之为君。但有外邪者不可骤用,恐闭其邪气,必先发散而后用之乃良。有痰者,以半夏为佐;喘者,阿胶为佐,但分两少不同耳。〔宗奭曰〕今华州以西至秦州多产之。方红熟时,彼人采得,蒸烂,研滤汁,熬成稀膏,量酸甘入蜜炼匀,待冷收器中。肺虚寒人,作汤时时饮之。作果可以寄远。《本经》言其性温,今食之多致虚热,小儿益甚。《药性论》谓其除热气,《日华子》谓其暖水脏、除烦热,后学至此多惑。今既用治肺虚寒,则更不取其除热之说。〔震亨曰〕五味大能收肺气,宜其有补肾之功。收肺气,非除热乎?补肾,非暖水脏乎?乃火热嗽必用之药。寇氏所谓食之多致虚热者,盖收补之骤也,何惑之有？又黄昏嗽乃火气浮入肺中，不宜用凉药，宜五味子、五倍子敛而降之。〔思邈曰〕五六月宜常服五味子汤，以益肺金之气，在上则滋源，在下则补肾。其法：以五味子一大合，木臼捣细，瓷瓶中，以百沸汤投之，入少蜜，封置火边良久，汤成任饮。〔元素曰〕孙真人《千金·月令》言：五月常服五味，以补五脏之气。遇夏月季夏之间，困乏无力，无气以动。与黄芪、人参、麦门冬，少加黄檗，煎汤服之。使人精神顿加，两足筋力涌出也。盖五味子之酸，辅人参，能泻丙火而补庚金，收敛耗散之气。〔好古曰〕张仲景八味丸，用此补肾，亦兼述类象形也。〔机曰〕五味治喘嗽，须分南北。生津止渴，润肺补肾，劳嗽，宜用北者；风寒在肺，宜用南者。○〔慎微曰〕《抱朴子》云：五味者，五行之精，其子有五味。淮南公羡门子服之十六年，面色如玉女，入水不沾，入火不灼。

【附方】新一十一。

久咳肺胀 五味二两，粟壳白饧炒过半两，为末，白饧丸弹子大。每服一丸，水煎服（《卫生家宝方》）。

久咳不止 《丹溪方》：用五味子五钱，甘草一钱半，五倍子、风化硝各二钱，为末，干噙。○《摄生方》：用五味子一两，真茶四钱。晒研为末。以甘草五钱煎膏，丸绿豆大。每服三十丸，沸汤下，数日即愈也。

痰嗽并喘 五味子、白矾等分，为末。每服三钱，以生猪肺炙熟，蘸末细嚼，白汤下。汉阳库兵黄六病此，百药不效。于岳阳遇一道人传此，两服，病遂不发（《普济方》）。

阳事不起 新五味子一斤，为末。酒服方寸匕，日三服。忌猪鱼蒜醋。尽一剂，即得力。百日以上，可御十女。四时勿绝，药功能知（《千金方》）。

肾虚遗精 北五味子一斤洗净，水浸，捋去核。再以水洗核,取尽余味。通置砂锅中,布滤过,入好冬蜜二斤,炭火慢熬成膏,瓶收五日,出火性。每空心服一二茶匙,百滚汤下(刘松石《保寿堂方》)。

肾虚白浊及两胁并背脊穿痛。五味子一两,炒赤为末,醋糊丸梧子大。每醋汤下三十丸(《经验良方》)。

五更肾泄凡人每至五更即溏泄一二次,经年不止者,名曰肾泄,盖阴盛而然。脾恶湿,湿则濡而困,困则不能治水。水性下流,则肾水不足。用五味子以强肾水,养五脏;吴茱萸以除脾湿,则泄自止矣。五味去梗二两,茱萸汤泡七次五钱,同炒香,为末。每旦陈米饮服二钱(许叔微《本事方》)。

女人阴冷五味子四两为末,以口中玉泉和丸兔矢大,频纳阴中,取效(《近效方》)。

烂弦风眼五味子、蔓荆子煎汤,频洗之(谈野翁《种子方》)。

赤游风丹渐渐肿大。五味子焙研,热酒顿服一钱,自消,神效(《保幼大全》)。

蓬蘽音累。○《本经·上品》

〔**校正**〕自《果部》移入此。

【释名】 覆盆(《别录》)、陵蘽(《别录》)、阴蘽(《别录》)、寒莓(《会编》)、割田藨(音苞。〔《纲目》〕)。〔时珍曰〕蓬蘽与覆盆同类,故《别录》谓一名覆盆。此种生于丘陵之间,藤叶繁衍,蓬蓬累累,异于覆盆,故曰蓬蘽、陵蘽,即藤也。其实八月始熟,俚人名割田藨。

【集解】〔《别录》曰〕蓬蘽生荆山平泽及冤句。〔弘景曰〕蓬蘽是根名,方家不用,乃昌容所服,以易颜者也。覆盆是

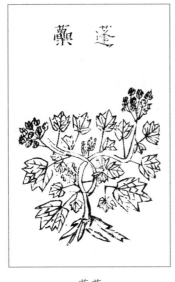

蓬蘽

实名。李当之云：是人所食莓子。以津汁有味，其核微细。今药中用覆盆小异。未详孰是？〔恭曰〕覆盆、蓬蘽，乃一物异名，本谓实，非根也。李云莓子者，近之矣。然生处不同，沃地则子大而甘，瘠地则子细而酸。此乃子有酸味，根无酸味。陶以根酸子甘，列入《果部》，重出二条，殊为孟浪。〔志曰〕蓬蘽乃覆盆之苗茎，覆盆乃蓬蘽之子也。按《切韵》：莓音茂，其子覆盆也。蘽者藤也，则蓬蘽明是藤蔓矣。陶言蓬蘽是根，苏言是子，一物异名，皆非矣。〔颂曰〕蓬蘽是覆盆苗，处处有之，秦吴尤多。苗短不过尺，茎叶皆有刺，花白，子赤黄，如半弹丸大，而下有蒂承之，如柿蒂，小儿多食之。五月采实，其苗叶采无时。江南谓之莓，然其地所生差晚，三月始有苗，八九月花开，十月实，用则同。〔士良曰〕今观采取之家说，蓬蘽似蚕莓子，红色而大，其味酸甘，叶似野蔷薇，有刺。覆盆子小，其苗各别。诸家本草不识，故皆说蓬蘽是覆盆子之根。〔大明曰〕莓子是蓬蘽子也。树莓是覆盆子也。〔宗奭曰〕蓬蘽非覆盆也，别是一种，虽枯败而枝梗不散，今人不见用此。〔藏器曰〕其类有三种，惟四月熟，状如覆盆子，而味甘美者，为是。余不堪入药。〔机曰〕蓬蘽，徽人谓之寒莓。沿堑作丛蔓生，茎小叶密多刺。其实四五十颗作一朵，一朵大如盏面，霜后始红。苏颂《图经》以此注覆盆，误矣。江南覆盆，亦四五月熟，何尝差晚耶？覆盆茎粗叶疏，结实大而疏散；不似寒莓，茎细叶密，结实小而成朵。一则夏熟，一则秋熟，岂得同哉？〔时珍曰〕此类凡五种。予尝亲采，以《尔雅》所列者校之，始得其的。诸家所说，皆未可信也。一种藤蔓繁衍，茎有倒刺，逐节生叶，叶大如掌，状类小葵叶，面青背白，厚而有毛，六七月开小白花，就蒂结实，三四十颗成簇，生则青黄，熟则紫黯，微有黑毛，状如熟椹而扁，冬月苗叶不凋者，俗名割田藨，即《本草》所谓蓬蘽也。一种蔓小于蓬蘽，亦有钩刺，一枝五叶，叶小而面背皆青，光薄而无毛，开白花，四五月实成，子亦小于蓬蘽而稀疏，生则青黄，熟则乌赤，冬月苗凋者，俗名插田藨，即《本草》所谓覆盆子，《尔雅》所谓茥，缺盆也。此二者俱可入药。一种蔓小于蓬蘽，一枝三叶，叶面青，背淡白而微有毛，开小白花，四月实熟，其色红如樱桃者，俗名薅田藨，即《尔雅》所谓藨者也。故郭璞注云：藨即莓也。子似覆盆而大，赤色，酢甜可食。此种不入药用。一种树生者，树高四五尺，叶似樱桃叶而狭长，四月开小白花，结实与覆盆子一样，但色红为异，俗亦名藨，即《尔雅》所谓山莓，陈藏器《本草》所谓悬钩子者也。详见本条。一种就地生蔓，长数寸，开黄花，结实如覆盆而鲜红，不可食者，《本草》所谓蛇莓也。见本条。如此辨析，则蓬蘽、覆盆自定矣。李当之、陈士良、陈藏器、寇宗奭、汪机五说近是，而欠明悉。陶弘景以蓬蘽为根，覆盆为子；马志、苏颂以蓬蘽为苗，覆盆为子；苏恭以为一物；大明以树生者为覆盆。皆臆说，不可据。

【气味】酸，平，无毒。〔《别录》曰〕咸。〔士良曰〕甘、酸，微热。

【主治】安五脏，益精气，长阴令坚，强志倍力，有子。久服轻身不老（《本经》）。疗暴中风，身热大惊（《别录》）。益颜色，长发，耐寒湿（恭）。

【发明】 见覆盆子下。

【附方】 新一。

长发不落蓬虆子榨油，日涂之（《圣惠方》）。

苗叶同覆盆。

覆盆子《别录·上品》

〔校正〕自《果部》移入此。

【释名】 茥（《尔雅》。音奎）、蒛葐（《尔雅》）、西国草（《图经》）、毕楞伽（《图经》）、大麦莓（音母。〖《纲目》〗）、插田藨（音苞。〖《纲目》〗）、乌藨子（《纲目》）。〔当之曰〕子似覆盆之形，故名之。〔宗奭曰〕益肾脏，缩小便，服之当覆其溺器，如此取名也。〔时珍曰〕五月子熟，其色乌赤，故俗名乌藨、大麦莓、插田藨，亦曰栽秧藨。甄权《本草》一名马瘘，一名陆荆，殊无义意。

【集解】 〔《别录》曰〕五月采。〔藏器曰〕佛说苏密那花点灯，正言此花也。其类有三种，以四月熟，状如覆盆，味甘美者为是，余不堪入药。今人取茅莓当覆盆，误矣。〔宗奭曰〕处处有之，秦州、永兴、华州尤多。长条，四五月红熟，山中人及时采来卖。其味酸甘，外如荔枝，大如樱桃，软红可爱。失时则就枝生蛆，食之多热。收时五六分熟便可采，烈日曝干。今人取汁作煎为果。采时著水，

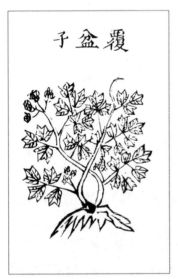

覆盆子

则不堪煎。〔时珍曰〕蓬蘽子以八九月熟,故谓之割田藨。覆盆以四五月熟,故谓之插田藨,正与《别录》五月采相合。二藨熟时色皆乌赤,故能补肾。其四五月熟而色红者,乃藨田藨也,不入药用。陈氏所谓以茅莓当覆盆者,盖指此也。

【正误】〔诜曰〕覆盆江东名悬钩子,大小形状气味功力同。北土无悬钩,南地无覆盆,是土地有前后生,非两种物也。〔时珍曰〕南土覆盆极多。悬钩是树生,覆盆是藤生,子状虽同,而覆盆色乌赤,悬钩色红赤,功亦不同,今正之。

【修治】〔诜曰〕覆盆子五月采之,烈日曝干。不尔易烂。〔雷曰〕凡使用东流水淘去黄叶并皮蒂,取子以酒拌蒸一宿,以东流水淘两遍,又晒干方用。〔时珍曰〕采得捣作薄饼,晒干密贮,临时以酒拌蒸尤妙。

【气味】甘,平,无毒。〔权曰〕甘、辛,微热。

【主治】益气轻身,令发不白(《别录》)。补虚续绝,强阴健阳,悦泽肌肤,安和五脏,温中益力,疗痨损风虚,补肝明目。并宜捣筛,每旦水服三钱(马志)。男子肾精虚竭,阴痿能令坚长。女子食之有子(权)。食之令人好颜色。榨汁涂发不白(藏器)。益肾脏,缩小便。取汁同少蜜煎为稀膏,点服,治肺气虚寒(宗奭)。

【发明】〔时珍曰〕覆盆、蓬蘽,功用大抵相近,虽是二物,其实一类而二种也。一早熟,一晚熟,兼用无妨,其补益与桑椹同功。若树莓则不可混采者也。

【附方】新一。

阳事不起 覆盆子,酒浸焙研为末。每旦酒服三钱(《集简方》)。

叶

〔气味〕微酸、咸，平，无毒。

〔主治〕挼绞取汁，滴目中，去肤赤，出虫如丝线（藏器）。明目止泪，收湿气（时珍）。

〔发明〕〔颂曰〕按崔元亮《海上集验方》：治目暗不见物，冷泪浸淫不止，及青盲、天行目暗等疾。取西国草，一名毕楞伽，一名覆盆子，日曝干，捣极细，以薄绵裹之，用饮男乳汁浸，如人行八九里久。用点目中，即仰卧。不过三四日，视物如少年。禁酒、面、油物。〔时珍曰〕按洪迈《夷坚志》云：潭州赵太尉家乳母病烂弦疳眼二十年。有老妪云：此中有虫，吾当除之。入山取草蔓叶，咀嚼，留汁入筒中。还以皂纱蒙眼，滴汁渍下弦。转盼间虫从纱中出，数日下弦干。复如法滴上弦，又得虫数十而愈。后以治人多验，乃覆盆子叶也，盖治眼妙品。

〔附方〕新二。

牙疼点眼用覆盆子嫩叶捣汁，点目眦三四次，有虫随眵泪出成块也。无新叶，干者煎浓汁亦可。即大麦莓也（《摘玄方》）。

𦜉疮溃烂覆盆叶为末。用酸浆水洗后掺之，日一次，以愈为度（《直指方》）。

根

〔主治〕痘后目翳，取根洗捣，澄粉日干，蜜和少许，点于翳丁上，日二三次自散。百日内治之，久即难疗（时珍。○《活幼口议》）。

悬钩子《拾遗》

〔校正〕自《果部》移入此。

【释名】沿钩子（《日用》）、荊（《尔雅》。音箭）、山莓

（《尔雅》）、木莓（郭璞）、树莓
（《日华》）。〔藏器曰〕茎上有刺
如悬钩，故名。

【集解】〔藏器曰〕生江淮
林泽间。茎上有刺。其子如梅子
酸美，人多食之。〔机曰〕树莓枝
梗柔软有刺，颇类金樱。四五月
结实如覆盆子，采之擎蒂而中实，
味酸；覆盆则蒂脱而中虚，味甘，
为异。〔时珍曰〕悬钩树生，高四
五尺。其茎白色，有倒刺。其叶
有细齿，青色无毛，背后淡青，颇
似樱桃叶而狭长，又似地棠花叶。

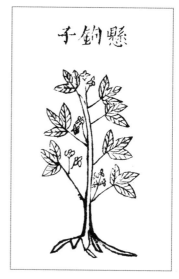

悬钩子

四月开小白花。结实色红，今人亦通呼为薦子。《尔雅》云：莓，
山莓也。郭璞注云：今之木莓也。实似薦莓而大，可食。孟诜、
大明并以此为覆盆，误矣。

【气味】酸，平，无毒。

【主治】醒酒止渴，除痰唾，去酒毒（藏器）。捣汁
服，解射工、沙虱毒（时珍）。

茎

【主治】烧研水服，主喉中塞（藏器）。

根、皮

〔气味〕苦，平，无毒。

〔主治〕子死腹中不下，破血，妇人赤带下，久患
赤白痢脓血，腹痛，杀虫毒，卒下血。并浓煮汁饮之
（藏器）。

〔附方〕新二。

血崩不止 木莓根四两，酒一碗，煎七分。空心温服（臞仙《乾坤生意》）。

崩中痢下 治妇人崩中及下痢，日夜数十起欲死者，以此入腹即活。悬钩根、蔷薇根、柿根、菝葜各一斛，剉入釜中，水淹上四五寸，煮减三之一，去滓取汁，煎至可丸，丸梧子大。每温酒服十丸，日三服（《千金翼》）。

蛇莓《别录·下品》

【释名】蛇蘐（音苞。〔《说文系传》〕）、地莓（《会编》）、蚕莓（〔《日用》〕）。〔机曰〕近地而生，故曰地莓。〔瑞曰〕蚕老时熟红于地，其中空者为蚕莓；中实极红者，为蛇残莓，人不啖之，恐有蛇残也。

【集解】〔弘景曰〕蛇莓园野多有之。子赤色极似莓子，而不堪啖，亦无以此为药者。〔保昇曰〕所在有之，生下湿地。茎头三叶，花黄子赤，俨若覆盆子，根似败酱。四月、五月采子，二月、八月采根。〔宗奭曰〕田野道旁处处有之。附地生叶，如覆盆子，但光洁而小，微有皱纹。花黄，比蒺藜花差大。春末夏初，结红子如荔枝色。〔机曰〕蛇莓茎长不盈尺，茎端惟结实一颗，小而光洁，误食胀人；非若覆盆，苗长大而结实数

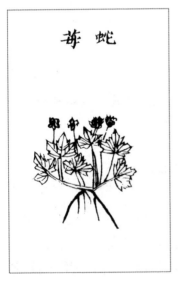

蛇莓

颗，微有黑毛也。〔时珍曰〕此物就地引细蔓，节节生根。每枝三叶，叶有齿刻。四五月开小黄花，五出。结实鲜红，状似覆盆，而面与蒂则不同也。其根甚细，《本草》用汁，当是取其茎叶并根也。仇远《稗史》讹作蛇缪草，言有五叶、七叶者。又言俗传食之能杀人，亦不然，止发冷涎耳。

汁

【气味】甘、酸，大寒，有毒。

【主治】胸腹大热不止（《别录》）。伤寒大热，及溪毒、射工毒，甚良（弘景）。通月经，熁疮肿，傅蛇伤（大明）。主孩子口噤，以汁灌之（孟诜）。傅汤火伤，痛即止（时珍）。

【附方】旧二，新一。

口中生疮天行热甚者。蛇莓自然汁半升，稍稍咽之（《伤寒类要》）。

伤寒下䘌生疮。以蛇莓汁服二合，日三服。仍水渍乌梅令浓，入崖蜜饮之（《肘后方》）。

水中毒病蛇莓根捣末服之，并导下部。亦可饮汁一二升。夏月欲入水，先以少末投中流，更无所畏。又辟射工。家中以器贮水、浴身亦宜投少许（《肘后》）。

使君子宋《开宝》

【释名】留求子（〖《草木状》〗）。〔志曰〕俗传潘州郭使君疗小儿多是独用此物，后医家因号为使君子也。〔时珍曰〕按嵇含《南方草木状》谓之留求子，疗婴孺之疾。则自魏、晋已用，但名异耳。

【集解】〔志曰〕生交、广等州。形如栀子，棱瓣深而两头

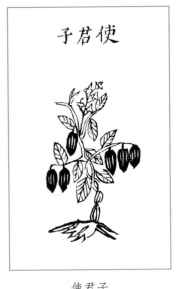

使君子

尖,似诃梨勒而轻。〔颂曰〕今岭南州郡皆有之,生山野中及水岸。其茎作藤,如手指大。其叶青,如两指头,长二寸。三月生花淡红色,久乃深红,有五瓣。七八月结子如拇指大,长一寸许,大类栀子而有五棱,其壳青黑色,内有仁白色,七月采之。〔宗奭曰〕其仁味如椰子。医家亦兼用壳。〔时珍曰〕原出海南、交阯。今闽之邵武,蜀之眉州,皆栽种之,亦易生。其藤如葛,绕树而上。叶青如五加叶。五月开花,一簇一二十葩,红色轻盈如海棠。其实长寸许,五瓣合成,有棱。先时半黄,老则紫黑。其中仁长如榧仁,色味如栗。久则油黑,不可用。

【气味】甘,温,无毒。

【主治】小儿五疳,小便白浊,杀虫,疗泻痢(《开宝》)。健脾胃,除虚热,治小儿百病疮癣(时珍)。

【发明】〔时珍曰〕凡杀虫药多是苦辛,惟使君子、榧子甘而杀虫,亦异也。凡大人小儿有虫病,但每月上旬侵晨空腹食使君子仁数枚,或以壳煎汤咽下,次日虫皆死而出也。或云:七生七煨食亦良。忌饮热茶,犯之即泻。此物味甘气温,既能杀虫,又益脾胃,所以能敛虚热而止泻痢,为小儿诸病要药。俗医乃谓杀虫至尽,无以消食,鄙俚之言也。树有蠹,屋有蚁,国有盗,福耶祸耶?修养者先去三尸,可类推矣。

【附方】新六。

小儿脾疳使君子、卢会等分，为末。米饮每服一钱（《儒门事亲》）。

小儿痞块腹大，肌瘦面黄渐成疳疾。使君子仁三钱，木鳖子仁五钱，为末，水丸龙眼大。每以一丸，用鸡子一个破顶，入药在内，饭上蒸熟，空心食之（杨起《简便单方》）。

小儿蛔痛口流涎沫。使君子仁为末，米饮五更调服一钱（《全幼心鉴》）。

小儿虚肿头面阴囊俱浮。用使君子一两，去壳，蜜五钱炙尽，为末。每食后米汤服一钱（《简便方》）。

鼻齆面疮使君子仁，以香油少许，浸三五个。临卧时细嚼，香油送下，久久自愈（《普济方》）。

虫牙疼痛使君子煎汤频漱（《集简方》）。

木鳖子 宋《开宝》

〔校正〕自《木部》移入此。

【释名】木蟹（《《纲目》）。〔志曰〕其核似鳖、蟹状，故以为名。

【集解】〔志曰〕出朗州及南中。七八月采实。〔颂曰〕今湖、广诸州及杭、越、全、岳州皆有之。春生苗，作藤生。叶有五桠，状如山药，青色面光。四月生黄花。六月结实，似栝楼而极大，生青，熟红黄色，肉上有软刺。每一实有核三四十枚，其状扁而如鳖，八九月采之。岭南人取嫩实及苗叶作茹蒸食。〔宗奭曰〕木鳖子蔓岁一枯，但根不死，春旋生苗。叶如葡萄。其子一头尖者为雄。凡植时须雌雄相合，麻缠定。及其生也，则去雄者，方结实。〔时珍曰〕木鳖核形扁磊砢，大如围棋子。其仁青绿色，入药去油者。

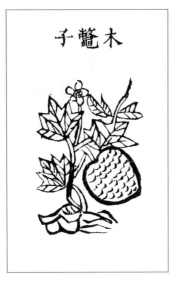

木鳖子

仁

【气味】甘，温，无毒。

〔时珍曰〕苦、微甘，有小毒。

【主治】折伤，消结肿恶疮，生肌，止腰痛，除粉刺䵟𪒟，妇人乳痈，肛门肿痛（《开宝》）。醋摩，消肿毒（大明）。治疳积痞块，利大肠泻痢，痔瘤瘰疬（时珍）。

【发明】〔机曰〕按刘绩《霏雪录》云：木鳖子有毒，不可食。昔蓟门有人生二子，恣食成痞。其父得一方，以木鳖子煮猪肉食之。其幼子当夜、长子明日死。友人马文诚方书亦载此方。因著此为戒。〔时珍曰〕南人取其苗及嫩实食之无恙，则其毒未应至此。或者与猪肉不相得，或犯他物而然，不可尽咎木鳖也。

【附方】旧一，新十九。

酒疸脾黄 木鳖子磨醋，服一二盏，见利效（刘长春《济急方》）。

脚气肿痛 木鳖子仁，每个作两边，麸炒过，切碎再炒，去油尽为度。每两入厚桂半两，为末。热酒服二钱，令醉，得汗愈。梦秘授方也（《永类方》）。

湿疮脚肿 行履难者。木鳖子四两去皮，甘遂半两，为末。以猪腰子一个，去膜切片，用药四钱在中，湿纸包煨熟，空心米饮送下，服后便伸两脚。如大便行者，只吃白粥二三日为妙（杨拱《医方摘要》）。

阴疝偏坠痛甚者。木鳖子一个磨醋，调黄檗、芙蓉末敷之，即止（《寿域神方》）。

久疟有母木鳖子、穿山甲炮等分，为末。每服三钱，空心温酒下（《医方摘要》）。

腹中痞块木鳖子仁五两，用獖猪腰子二付，批开入在内，签定，煨熟，同捣烂，入黄连三钱末，蒸饼和丸绿豆大。每白汤下三十丸（《医方集成》）。

小儿疳疾木鳖子仁、使君子仁等分，捣泥，米饮丸芥子大。每服五分，米饮下。一日二服（孙天仁《集效方》）。

疳病目蒙不见物。用木鳖子仁二钱，胡黄连一钱，为末，米糊丸龙眼大。入鸡子内蒸熟，连鸡子食之为妙（同上）。

倒睫拳毛因风入脾经，致使风痒，不住手擦，日久赤烂，拳毛入内。将木鳖子仁槌烂，以丝帛包作条，左患塞右鼻，右患塞左鼻，其毛自分上下，次服蝉蜕药为妙（孙天仁《集效方》）。

肺虚久嗽木鳖子、款冬花各一两，为末。每用三钱，焚之吸烟。良久吐涎，以茶润喉。如此五六次，后服补肺药。〇一方：用木鳖子一个，雄黄一钱（《圣济录》）。

小儿咸觯大木鳖子三四个，磨水饮，以雪糕压下，即吐出痰。重者三服效（《摘玄方》）。

水泻不止木鳖仁五个，母丁香五个，麝香一分，研末，米汤调作膏，纳脐中贴之，外以膏药护住（吴旻《扶寿精方》）。

痢疾禁口木鳖仁六个研泥，分作二分。用面烧饼一个，切作两半。只用半饼作一窝，纳药在内，乘热覆在病人脐上，一时再换半个热饼。其痢即止，遂思饮食（邵真人《经验方》）。

肠风泻血木鳖子以桑柴烧存性，候冷为末。每服一钱，煨葱白酒空心服之。名乌金散（《普济方》）。

肛门痔痛孙用和《秘宝方》：用木鳖仁三枚，砂盆擂如泥，入百沸汤一碗，乘热先熏后洗，日用三次，仍涂少许。○《濒湖集简方》：用木鳖仁带润者，雌雄各五个，乳细作七丸，碗覆湿处，勿令干。每以一丸，唾化开，贴痔上，其痛即止，一夜一丸自消也。江夏铁佛寺蔡和尚病此，痛不可忍，有人传此而愈。用治数人皆有效。

瘰疬经年木鳖仁二个，去油研，以鸡子白和，入瓶内，安甑中蒸熟。食后食之，每日一服，半月效。

小儿丹瘤木鳖子仁研如泥，醋调傅之，一日三五上效（《外科精义》）。

耳卒热肿木鳖子仁一两，赤小豆、大黄各半两，为末。每以少许生油调涂之（《圣惠方》）。

风牙肿痛木鳖子仁磨醋搽之（《普济方》）。

番木鳖《纲目》

【释名】马钱子（《纲目》）、苦实把豆（《纲目》）、火失刻把都（《纲目》）。〔时珍曰〕状似马之连钱，故名马钱。

【集解】〔时珍曰〕番木鳖生回回国，今西土邛州诸处皆有之。蔓生，夏开黄花。七八月结实如栝楼，生青熟赤，亦如木鳖。其核小于木鳖而色白。彼人言治一百二十种病，每证各有汤引。或云以豆腐制过用之良。或云能毒狗至死。

仁

【气味】苦，寒，无毒。

【主治】伤寒热病，咽喉痹痛，消痞块。并含之咽汁，或磨水嚥咽（时珍）。

【附方】新四。

喉痹作痛番木鳖、青木香、山豆根等分,为末吹之(杨拱《医方摘要》)。

缠喉风肿番木鳖仁一个,木香三分,同磨水,调熊胆三分,胆矾五分。以鸡毛扫患处取效(唐瑶《经验方》)。

癍疮入目苦实把豆儿即马钱子半个,轻粉、水花、银朱各五分,片脑、麝香、枯矾少许为末。左目吹右耳,右目吹左耳,日二次(田日华《飞鸿集》)。

病欲去胎苦实把豆儿研膏,纳入牝户三四寸(《集简方》)。

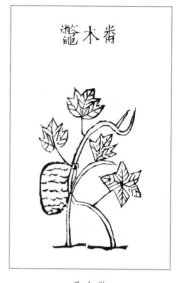

番木鳖

马兜铃 宋《开宝》

〔校正〕并入《唐本草》独行根。

【释名】都淋藤(《肘后》)、独行根(《唐本》)、土青木香(《唐本》)、云南根(《纲目》)、三百两银药(《《肘后》》)。〔宗奭曰〕蔓生附木而上,叶脱时其实尚垂,状如马项之铃,故得名也。〔时珍曰〕其根吐利人,微有香气,故有独行、木香之名。岭南人用治蛊,隐其名为三百两银药。《肘后方》作都淋,盖误传也。

【集解】〔恭曰〕独行根生古堤城旁,所在平泽丛林中皆有之。山南名为土青木香,一名兜铃根。蔓生,叶似萝藦而圆且涩,花青白色。其子大如桃李而长,十月以后枯,则头开四系若

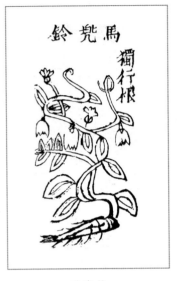

马兜铃

囊,其中实薄扁似榆荚。其根扁而长尺许,作葛根气,亦似汉防己。二月、八月采根。〔颂曰〕马兜铃今关中、河东、河北、江、淮、夔、浙州郡皆有之。春生苗,作蔓绕树而生。叶如山蓣叶,而厚大背白。六月开黄紫花,颇类枸杞花。七月结实如枣大,状似铃,作四五瓣。其根名云南根,微似木香,大如小指,赤黄色。七八月采实,暴干。

实

〔**修治**〕〔敩曰〕凡采得实,去叶及蔓,以生绢袋盛于东屋角畔,待干劈开,去革膜,取净子焙用。

〔**气味**〕苦,寒,无毒。〔权曰〕平。〔时珍曰〕微苦、辛。〔杲曰〕味厚气薄,阴中微阳,入手太阴经。

〔**主治**〕肺热咳嗽,痰结喘促,血痔瘘疮(《开宝》)。肺气上急,坐息不得,咳逆连连不止(甄权)。清肺气,补肺,去肺中湿热(元素)。

〔**发明**〕〔时珍曰〕马兜铃体轻而虚,熟则悬而四开,有肺之象,故能入肺。气寒味苦微辛,寒能清肺热,苦辛能降肺气。钱乙补肺阿胶散用之,非取其补肺,乃取其清热降气也,邪去则肺安矣。其中所用阿胶、糯米,则正补肺之药也。汤剂中用多亦作吐,故崔氏方用以吐蛊。其不能补肺,又可推矣。

〔**附方**〕旧三,新二。

水肿腹大喘急。马兜铃煎汤，日服之（《千金方》）。

肺气喘急 马兜铃二两，去壳及膜，酥半两，入碗内拌匀，慢火炒干，甘草炙一两，为末。每服一钱，水一盏，煎六分，温呷或噙之（《简要济众》）。

一切心痛 不拘大小男女。大马兜铃一个，灯上烧存性，为末。温酒服，立效（《摘玄方》）。

解蛇蛊毒 饮食中得之。咽中如有物，咽不下，吐不出，心下热闷。兜铃一两，煎水服，即吐出（崔行功《纂要方》）。

痔瘘肿痛 以马兜铃于瓶中烧烟，熏病处良（《日华本草》）。

独行根

〔气味〕辛、苦，冷，有毒。〔大明曰〕无毒。〔志曰〕有毒。不可多服，吐利不止。

〔主治〕鬼疰积聚，诸毒热肿，蛇毒。水磨为泥封之，日三四次，立瘥。水煮一二两，取汁服，吐蛊毒。又捣末水调，涂丁肿，大效（《唐本》）。治血气（大明）。利大肠，治头风瘙痒秃疮（时珍。○出《精义》）。

〔附方〕旧一，新四。

五种蛊毒 《肘后方》云：席辨刺史言：岭南俚人，多于食中毒，人渐不能食，胸背渐胀，先寒似瘴。用都淋藤十两，水一斗，酒二升，煮三升，分三服。毒逐小便出。十日慎食毒物。不瘥更服。土人呼为三百两银药。○又支太医云：兜铃根一两为末，水煎顿服，当吐蛊出，未尽再服。或为末，水调服，亦验。

中草蛊毒 此术在西凉之西及岭南。人中此毒，入咽欲死者。用兜铃苗一两，为末。温水调服一钱，即消化蛊出，神效（《圣惠方》）。

肠风漏血 马兜铃藤、谷精草、荆三棱（用乌头炒过），三味各等分,煎水,先熏后洗之(《普济方》)。

丁肿复发　马兜铃根捣烂,用蜘蛛网裹傅,少时根出(《肘后方》)。

恶蛇所伤　青木香半两,煎汤饮之(《袖珍方》)。

榼藤子　宋《开宝》

〔校正〕自《木部》移入此。

【释名】象豆(《开宝》)、榼子(《日华》)、合子(《拾遗》)。〔时珍曰〕其子象榼形,故名之。

【集解】〔藏器曰〕按《广州记》云:榼藤子生广南山林间。作藤着树,如通草藤。其实三年方熟,角如弓袋,子若鸡卵,其外紫黑色。其壳用贮丹药,经年不坏。取其中仁入药,炙用。〔时珍曰〕子紫黑色,微光,大一二寸,圆而扁。人多剔去肉作药瓢,垂于腰间也。

仁

【气味】涩、甘,平,无毒。

【主治】五痔蛊毒,飞尸喉痹。以仁为粉,微熬,水服一二匕。亦和大豆澡面,去䵟𪒟(藏器)。治小儿脱肛血痢泻血,并烧灰服。或以一枚割瓢熬研,空腹热酒服二钱。不过三服,必效(《开宝》)。解诸药毒(时珍。○《草木状》)。

【附方】旧三,新一。

喉痹肿痛　榼藤子烧研,酒服一钱(《圣惠方》)。

五痔下血　榼藤子烧存性。米饮服二钱,有功(寇氏《衍义》)。

肠风下血　华佗《中藏经》:用榼藤子二个,不蛀皂荚子四十九个,烧存性为末。每服二钱,温酒下,少顷再饮酒一盏,趁口服,极效。○《圣惠方》:用榼藤子三枚,厚重者,湿纸七重包,煨熟去壳,取肉为末。每服一钱,食前黄芪汤下,日一服。

【附录】合子草(《拾遗》)〔藏器曰〕子及叶有小毒。主蛊毒及蛇咬,捣傅疮上。蔓生岸旁,叶尖花白,子中有两片如合子。

预知子宋《开宝》

【释名】圣知子(《日华》)、圣先子(《日华》)、盍合子(《日华》)、仙沼子(《日华》)。〔志曰〕相传取子二枚缀衣领上,遇有蛊毒,则闻其有声,当预知之,故有诸名。〔时珍曰〕仙沼,疑是仙枣之讹耳。

【集解】〔志曰〕预知子有皮壳,其实如皂荚子。〔颂曰〕旧不著所出州土,今淮、蜀、汉、黔、壁诸州皆有之。作蔓生,依大木

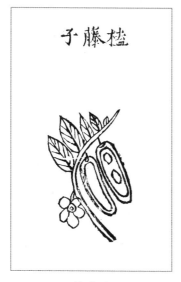

榼藤子

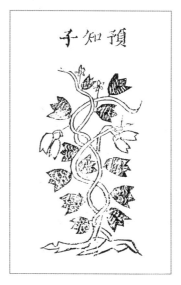

预知子

上。叶绿，有三角，面深背浅。七月、八月有实作房，生青，熟深红色。每房有子五七枚，如皂荚子，斑褐色，光润如飞蛾。今蜀人极贵重之，云亦难得。采无时。其根冬月采之，阴干。治蛊，其功胜于子也。山民目为圣无忧。

子仁

〔气味〕苦，寒，无毒。〔大明曰〕温。双仁者可带。

〔主治〕杀虫疗蛊，治诸毒。去皮研服，有效（《开宝》）。治一切风，补五劳七伤，其功不可备述。治痃癖气块，消宿食，止烦闷，利小便，催生，中恶失音，发落，天行温疾，涂一切蛇虫蚕咬，治一切病，每日吞二七粒，不过三千粒，永瘥（大明）。

〔附方〕新三。

预知子丸治心气不足，精神恍惚，语言错妄，忪悸烦郁，忧愁惨戚，喜怒多恐，健忘少睡，夜多异梦，寤即惊魇，或发狂眩暴不知人，并宜服此。预知子去皮、白茯苓、枸杞子、石菖蒲、茯神、柏子仁、人参、地骨皮、远志、山药、黄精蒸熟、朱砂水飞等分，为末，炼蜜丸芡子大。每嚼一丸，人参汤下（《和剂局方》）。

耳卒聋闭八九月取石榴开一孔，留盖，入米醋满中，盖定，面裹煻火中煨熟取出，入少仙沼子、黑李子末，取水滴耳中，脑痛勿惊。如此二夜，又点一耳（《圣惠方》）。

疬风有虫眉落声变。预知子膏：用预知子、雄黄各二两，为末。以乳香三两，同水一斗，银锅煮至五升。入二末熬成膏，瓶盛之。每服一匙，温酒调下。有虫如马尾，随大便而出（《圣惠方》）。

根

〔气味〕苦，冷，无毒。

〔主治〕解蛊毒。石臼捣筛,每用三钱,温水服,立已(苏颂)。

牵牛子《别录·下品》

【释名】黑丑(《纲目》)、草金铃(《炮炙论》)、盆甑草(《纲目》)、狗耳草(《救荒》)。〔弘景曰〕此药始出田野人牵牛谢药,故以名之。〔时珍曰〕近人隐其名为黑丑,白者为白丑,盖以丑属牛也。金铃象子形,盆甑、狗耳象叶形。段成式《酉阳杂俎》云:盆甑草蔓如薯蓣,结实后断之,状如盆甑是矣。

【集解】〔弘景曰〕牵牛作藤生花,状如扁豆,黄色。子作小房,实黑色,形如桸子核。〔恭曰〕此花似旋花,作碧色,不黄,亦不似扁豆。〔颂曰〕处处有之。二月种子,三月生苗,作藤蔓绕篱墙,高者或二三丈。其叶青,有三尖角。七月生花,微红带碧

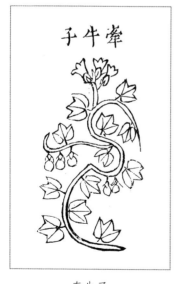

牵牛子

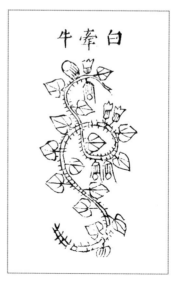

白牵牛

色,似鼓子花而大。八月结实,外有白皮裹作球。每球内有子四五枚,大如荞麦,有三棱,有黑白二种,九月后收之。〔宗奭曰〕花朵如鼓子花,但碧色,日出开,日西萎。其核如木猴梨子而色黑,谓子似荞麦非也。〔时珍曰〕牵牛有黑白二种:黑者处处野生尤多。其蔓有白毛,断之有白汁。叶有三尖,如枫叶。花不作瓣,如旋花而大。其实有蒂裹之,生青枯白。其核与棠梂子核一样,但色深黑尔。白者人多种之。其蔓微红,无毛有柔刺,断之有浓汁。叶团有斜尖,并如山药茎叶。其花小于黑牵牛花,浅碧带红色。其实蒂长寸许,生青枯白。其核白色,稍粗。人亦采嫩实蜜煎为果食,呼为天茄,因其蒂似茄也。

子

【修治】〔敩曰〕凡采得子,晒干,水淘去浮者,再晒,拌酒蒸,从巳至未,晒干收之。临用舂去黑皮。〔时珍曰〕今多只碾取头末,去皮麸不用。亦有半生半熟用者。

【气味】苦,寒,有毒。〔权曰〕甘,有小毒。〔诜曰〕多食稍冷。〔杲曰〕辛热雄烈,泄人元气。〔大明曰〕味莶。得青木香、干姜良。

【主治】下气,疗脚满水肿,除风毒,利小便(《别录》)。治痃癖气块,利大小便,除虚肿,落胎(甄权)。取腰痛,下冷脓,泻蛊毒药,并一切气壅滞(大明)。和山茱萸服,去水病(孟诜)。除气分湿热,三焦壅结(李杲)。逐痰消饮,通大肠气秘风秘,杀虫,达命门(时珍)。

【发明】〔宗奭曰〕牵牛丸服,治大肠风秘壅结。不可久服,亦行脾肾气故也。〔好古曰〕牵牛以气药引则入气,以大黄引则入血。利大肠,下水积。色白者,泻气分湿热上攻喘满,破血中之气。〔震亨曰〕牵牛属火善走，黑者属水，白者属金。若非病形与证俱实，不胀满、不大便秘者，不可轻用。驱逐致虚，先哲深戒。〔杲曰〕牵牛非神农药也。《名医续注》云：味苦寒，能除湿气，利小便，治下注脚气。此说气味主治俱误矣。何也？凡用牵牛，少则动大便，多则泄下如水，乃泻气之药。其味辛辣，久嚼猛烈雄壮，所谓苦寒安在哉？夫湿者水之别称，有形者也。若肺先受湿，湿气不得施化，致大小便不通，则宜用之。盖牵牛感南方热火之化所生，火能平金而泄肺，湿去则气得周流。所谓五脏有邪，更相平也。今不问有湿无湿，但伤食或有热证，俱用牵牛克化之药，岂不误哉？况牵牛止能泄气中之湿热，不能除血中之湿热。湿从下受之，下焦主血，血中之湿，宜苦寒之味，反以辛药泄之，伤人元气。且牵牛辛烈，比之诸辛药，泄气尤甚，其伤人必矣。《经》云：辛泄气，辛走气，辛泄肺，气病者无多食辛。况饮食失节，劳役所伤，是胃气不行，心火乘之。肠胃受火邪，名曰热中。脾胃主血，当血中泄火。以黄芩之苦寒泄火，当归身之辛温和血，生地黄之苦寒凉血益血，少加红花之辛温以泄血络，桃仁之辛温除燥润肠。仍不可专用，须于补中益气泄阴火之药内加而用之。何则？上焦元气已自虚弱，若反用牵牛大辛热气味俱阳之药，以泄水泄元气，利其小便，竭其津液，是谓重虚，重则必死，轻则夭人。故张文懿云：牵牛不可耽嗜，脱人元气。见人有酒食病痞者，多服牵牛丸散，取快一时。药过仍痞，随服随效，效后复痞。以致久服脱人元气，犹不知悔也。张仲景治七种湿热，小便不利，无一药犯牵牛者。仲景岂不知牵牛能泄湿利小便乎？为湿病之根在下焦，是血分中气病。不可用辛辣之药，泄上焦太阴之气。是血病泻气，使气血俱损也。《经》云：毋盛盛，毋虚虚，毋绝人长命，此之谓也，用者戒之。白牵牛亦同。〔时珍曰〕牵牛自宋以后,北人常用取快。及刘守真、张子和出,又倡为通用下药。李明之目击其事,故著此说极力辟之。然东汉时此药未入《本草》,故仲景不知。假使知之,必有用法,不应捐弃。况仲景未用之药亦多矣。执此而论,盖矫枉过中矣。牵牛治水气在肺,喘满肿胀,下焦郁遏,腰背胀肿,及大肠风秘气秘,卓有殊功。但病在血分,及脾胃虚弱而痞满者,则不可取快一时,及常服暗伤元气也。一宗室夫人,年几六十。平生苦肠结病,旬日一行,甚于生产。服养血润燥药则泥膈不快,服硝黄通利药则若罔知,如此三十余年矣。时珍诊其人体肥膏粱而多忧郁,日吐酸痰碗许乃宽,又多火病。此乃三焦之气壅滞,有升无降,津液皆化为痰饮,不能下滋肠腑,非血燥比也。润剂留滞,硝黄徒入血分,不能通气,俱为痰阻,故无效也。乃用牵牛末皂荚膏丸与服,即便通食。自是但觉肠结,一服就顺,亦有妨食,且复精爽。盖牵牛能走气分,通三焦。气顺则痰逐饮消,上下通快矣。外甥柳乔,素多酒色。病下极胀痛,二便不通,不能坐卧,立哭呻吟者七昼夜。医用通利药不效。遣人叩予。予思此乃湿热之邪在精道,壅胀隧路,病在二阴之间,故前阻小便,后阻大便,病不在大肠、膀胱也。乃用楝实、茴香、穿山甲诸药,入牵牛加倍,水煎服。一服而减,三服而平。牵牛能达右肾命门,走精隧。人所不知,惟东垣李明之知之。故明之治下焦阳虚天真丹,用牵牛以盐水炒黑,入佐沉香、杜仲、破故纸、官桂诸药,深得补泻兼施之妙。方见《医学发明》。又东垣治脾湿太过,通身浮肿,喘不得卧,腹如鼓,海金沙散,亦以牵牛为君。则东垣未尽弃牵牛不用,但贵施之得道耳。

【附方】旧八,新三十。

搜风通滞 风气所攻,脏腑积滞。用牵牛子以童尿浸一宿，长流水上洗半日，生绢袋盛，挂当风处令干。每日盐汤下三十粒。极能搜风，亦消虚肿。久服令人体清瘦（《斗门方》）。

三焦壅塞胸膈不快，头昏目眩，涕唾痰涎，精神不爽。利膈丸：用牵牛子四两，半生半炒，不蛀皂荚酥炙二两，为末，生姜自然汁煮糊，丸梧子大。每服二十丸，荆芥汤下（王衮《博济方》）。

一切积气宿食不消。黑牵牛头为末四两，用萝卜剜空，安末盖定，纸封蒸熟取出，入白豆蔻末一钱，捣丸梧子大。每服一二十丸，白汤下。名顺气丸（《普济方》）。

男妇五积五般积气成聚。用黑牵牛一斤，生捣末八两，余滓以新瓦炒香，再捣取四两，炼蜜丸梧子大。至重者三五十丸，陈橘皮、生姜煎汤，卧时服。半夜未动，再服三十丸，当下积聚之物。寻常行气，每服十丸甚妙（《经验方》）。

胸膈食积牵牛末一两，巴豆霜三个，研末，水丸梧子大。每服二三十丸，食后随所伤物汤下（《儒门事亲》）。

气筑奔冲不可忍。牛郎丸：用黑牵牛半两炒，槟榔二钱半，为末。每服一钱，紫苏汤下（《普济方》）。

追虫取积方同上，用酒下。亦消水肿。

肾气作痛黑、白牵牛等分，炒为末。每服三钱，用猪腰子切，缝入茴香百粒，川椒五十粒，掺牵牛末入内扎定，纸包煨熟。空心食之，酒下。取出恶物效（杨仁斋《直指方》）。

伤寒结胸心腹硬痛。用牵牛头末一钱，白糖化汤调下（郑氏《家传方》）。

大便不通《简要济众方》：用牵牛子半生半熟，为末。每服二钱，姜汤下。未通，再以茶服。○一方：加大黄等分。○一方：加生槟榔等分。

大肠风秘结涩。牵牛子微炒，捣头末一两，桃仁去皮尖麸炒半两，为末，熟蜜丸梧子大。每汤服三十丸（寇氏《衍义》）。

水蛊胀满白牵牛、黑牵牛各取头末二钱，大麦面四两，和作烧饼，卧时烙熟食之，以茶下。降气为验（河间《宣明方》）。

诸水饮病张子和云：病水之人，如长川泛溢，非杯杓可取，必以神禹决水之法治之，故名禹功散。用黑牵牛头末四两，茴香一两，炒为末。每服一二钱，以生姜自然汁调下，当转下气也（《儒门事亲》）。

阴水阳水黑牵牛头末三两，大黄末三两，陈米饭锅糕一两，为末，糊丸梧子大。每服五十丸，姜汤下。欲利服百丸（《医方捷径》）。

水肿尿涩牵牛末，每服方寸匕，以小便利为度（《千金方》）。

湿气中满足胫微肿，小便不利，气急咳嗽。黑牵牛末一两，厚朴制半两，为末。每服二钱，姜汤下。或临时水丸，每枣汤下三十丸（《普济方》）。

水气浮肿气促，坐卧不得。用牵牛子二两，微炒捣末，以乌牛尿一升浸一宿，平旦入葱白一握，煎十余沸。空心分二服，水从小便中出（《圣惠方》）。

脾湿肿满方见海金沙下。

风毒脚气捻之没指者。牵牛子捣末，蜜丸小豆大。每服五丸，生姜汤下，取小便利乃止。亦可吞之。其子黑色，正如梂子核（《肘后方》）。

小儿肿病大小便不利。黑牵牛、白牵牛各二两，炒取头末，井华水和丸绿豆大。每服二十丸，萝卜子煎汤下（《圣济总录》）。

小儿腹胀水气流肿，膀胱实热，小便赤涩。牵牛生研一钱，青皮汤空心下。一加木香减半，丸服（郑氏《小儿方》）。

疝气浮肿常服自消。黑牵牛、白牵牛各半生半炒,取末,陈皮、青皮等分,为末,糊丸绿豆大。每服,三岁儿服二十丸,米汤下(郑氏《小儿方》)。

疝气耳聋疝气攻肾,耳聋阴肿。牵牛末一钱,猪腰子半个,去膜薄切,掺入内,加少盐,湿纸包煨。空心服(《郑氏方》)。

小儿雀目牵牛子末,每以一钱用羊肝一片,同面作角子二个,炙熟食,米饮下(《普济方》)。

风热赤眼白牵牛末,以葱白煮研,丸绿豆大。每服五丸,葱汤下。服讫睡半时(《卫生家宝方》)。

面上风刺黑牵牛酒浸三宿,为末。先以姜汁擦面,后用药涂之(《摘玄方》)。

面上粉刺瘟子如米粉。黑牵牛末对入面脂药中,日日洗之(《圣惠方》)。

面上雀斑黑牵牛末,鸡子清调,夜傅日洗(《摘玄方》)。

马脾风病小儿急惊,肺胀喘满,胸高气急,胁缩鼻张,闷乱咳嗽,烦渴,痰潮声嘎,俗名马脾风,不急治,死在旦夕。白牵牛半生半炒,黑牵牛半生半炒,大黄煨,槟榔,各取末一钱。每用五分,蜜汤调下。痰盛加轻粉一字。名牛黄夺命散(《全幼心鉴》)。

小儿夜啼黑牵牛末一钱,水调,傅脐上,即止(《生生编》)。

临月滑胎牵牛子一两,赤土少许,研末。觉胎转痛时,白榆皮煎汤下一钱(王衮《博济方》)。

小便血淋牵牛子二两,半生半炒,为末。每服二钱,姜汤下。良久,热茶服之(《经验良方》)。

肠风泻血牵牛五两,牙皂三两,水浸三日,去皂,以酒一升煮干,焙研末,蜜丸梧子大。每服七丸,空心酒下,日三服。下出黄物,不妨。病减后,日服五丸,米饮下(《本事方》)。

痔漏有虫黑、白牵牛各一两,炒为末,以猪肉四两,切碎炒熟,蘸末食尽,以白米饭三匙压之。取下白虫为效。○又方:白牵牛头末四两,没药一钱,为细末。欲服药时,先日勿夜饭。次早空心,将猪肉四两炙切片,蘸末细细嚼食。取下脓血为效。量人加减用。忌酒色油腻三日(《儒门事亲》)。

漏疮水溢乃肾虚也。牵牛末二钱半,入切开猪肾中,竹叶包定煨熟。空心食,温酒送下。借肾入肾,一纵一横,两得其便。恶水既泄,不复淋沥(《直指方》)。

一切痈疽发背,无名肿毒,年少气壮者。用黑、白牵牛各一合,布包捶碎,以好醋一碗,熬至八分,露一夜,次日五更温服。以大便出脓血为妙。名济世散(《张三丰仙方》)。

湿热头痛黑牵牛七粒,砂仁一粒,研末,井华水调汁,仰灌鼻中,待涎出即愈(《圣济录》)。

气滞腰痛牵牛不拘多少,以新瓦烧赤,安于上,自然一半生一半熟,不得拨动。取末一两,入硫黄末二钱半,同研匀,分作三分。每分用白面三匙,水和捏开,切作棋子。五更初以水一盏煮熟,连汤温下,痛即已。未住,隔日再作。予常有此疾,每发一服,痛即止(许学士《本事方》)。

旋花《本经·上品》

【释名】旋蕽(苏恭)、筋根(《本经》)、续筋根(《图经》)、鼓子花(《图经》)、豚肠草(《图经》)、美草(《别录》)、天剑草(《纲目》)、缠枝牡丹(《救荒》)。〔恭曰〕旋花即平泽旋蕽也。其根似筋,故一名筋根。〔炳曰〕旋蕽当作蕽旋,音福镟,用根入药。别有旋覆,音璇伏,用花入药。今云旋蕽,误矣。〔颂曰〕《别录》言其根主续筋,故南人呼为续筋根。

一名豚肠草,象形也。〔宗奭曰〕
世俗谓之鼓子花,言其花形肖也。
〔时珍曰〕其花不作瓣状,如军中
所吹鼓子,故有旋花、鼓子之名。
一种千叶者,色似粉红牡丹,俗呼
为缠枝牡丹。

【集解】〔《别录》曰〕旋花
生豫州平泽。五月采,阴干。〔保
昇曰〕此旋葍花也。所在川泽皆
有。蔓生,叶似薯蓣而狭长,花红
白色。根无毛节,蒸煮堪啖,味甘
美,名筋根。二月、八月采根,日
干。〔宗奭曰〕今河北、汴西、关陕

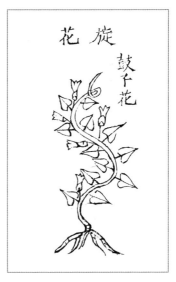

旋花

田野中甚多,最难锄艾,治之又生。四五月开花。其根寸截,置
土灌溉,涉旬苗生。韩保昇说是矣。〔时珍曰〕旋花田野塍堑皆
生,逐节延蔓。叶如波菜叶而小。至秋开花,如白牵牛之花,粉
红色,亦有千叶者。其根白色,大如筋。不结子。○〔颂曰〕黔
南、施州出一种旋花,粗茎大叶无花,不作蔓,恐别是一物也。

【正误】〔《本经》曰〕花一名金沸。〔弘景曰〕旋花东人呼
为山姜,南人呼为美草。根似杜若,亦似高良姜。腹中冷痛,煮
服甚效。作丸散服,辟谷止饥。近有人从江南还,用此术与人断
谷,皆得半年百日不饥不瘦。但志浅嗜深,不能久服尔。其叶似
姜,花赤色,味辛美,子状如豆蔻,此旋花即其花也。今山东甚
多。又注旋覆花曰:别有旋葍根,出河南,来北国亦有,形似芎
䓖,惟合旋葍膏用之,余无所入。○〔恭曰〕旋花乃旋葍花也,陶
说乃山姜尔。山姜味辛,都非此类。又因旋覆花名金沸,遂作此

花别名,皆误矣。又云从北国来者根似芎䓖,芎䓖与高良姜全无仿佛,亦误也。

【气味】花:甘。根:辛,温,无毒。〔时珍曰〕花、根、茎、叶并甘滑微苦,能制雄黄。

【主治】去面皯黑色,媚好益气。根:主腹中寒热邪气,利小便。久服不饥轻身(《本经》)。续筋骨,合金疮。捣汁服,主丹毒、小儿毒热(藏器)。补劳损,益精气(时珍)。

【发明】〔时珍曰〕凡藤蔓之属,象人之筋,所以多治筋病。旋花根细如筋可啖,故《本经》言其久服不饥。时珍自京师还,见北土车夫每载之。云暮归煎汤饮,可补损伤。则益气续筋之说,尤可征矣。

【附方】旧一,新一。

被斫断筋旋䔰根捣汁,沥疮中,仍以滓敷之,日三易。半月即断筋便续。此方出苏景中家獠奴,用效(王焘《外台秘要》)。

秘精益髓太乙金锁丹:用五色龙骨五两,覆盆子五两,莲花蕊四两,未开者,阴干,鼓子花三两,五月五日采之,鸡头子仁一百颗,并为末。以金樱子二百枚,去毛,木臼捣烂,水七升,煎浓汁一升,去渣。和药,杵二千下,丸梧子大。每空心温盐酒下三十丸。服之至百日,永不泄。如要泄,以冷水调车前末半合服之。忌葵菜(萨谦斋《瑞竹堂方》)。

紫葳《本经·中品》

〔校正〕自《木部》移入此。

【释名】凌霄(苏恭)、陵苕(《别录》)、陵时(郭璞)、女葳（甄权）、茇华（《别录》）、武威（《吴普》）、瞿陵（《吴普》）、鬼目（吴氏）。〔时珍曰〕俗谓赤艳曰紫葳葳，此花赤艳，故名。附木而上，高数丈，故曰凌霄。

【正误】〔弘景曰〕是瞿麦根，方用至少。《博物志》云：郝晦行太行山北，得紫葳华。必当奇异，今瞿麦处处有之，不应乃在太行山。〔恭曰〕紫葳、瞿麦皆《本经》药，体性既乖，生处亦不相关。《尔雅》云：苕，一名陵苕。郭璞注云：一名陵时。又名凌霄，此为真也。〔颂曰〕孔颖达《诗疏》亦云：苕一名陵时。今《本草》无陵时之名，惟鼠尾草有之。岂所传不同，抑陶、苏之误耶？〔时珍曰〕按《吴氏本草》：紫葳一名瞿陵。陶弘景误作瞿麦字尔。鼠尾止名陵翘，无陵时，苏颂亦误矣。并正之。

【集解】〔《别录》曰〕紫葳生西海川谷及山阳。〔恭曰〕此凌霄花也。连茎叶用。《诗》云："有苕之华，云其黄矣。"《尔雅》云：陵苕：黄华，蔈，白华，茇。山中亦有白花者。〔颂曰〕今处处皆有，多生山中，人家园圃亦或栽之。初作蔓生，依大木，久延至巅。其花黄赤，夏中乃盛。今医家多采花干之，入女科药用。〔时珍曰〕凌霄野生，蔓才数尺，得木而上，即高数丈，年久者藤大如杯。春初生枝，一枝数叶，尖长有齿，深青色。自夏至秋开花，一枝十余朵，大如牵牛花，而头开五瓣，赭黄色，有细点，秋深更赤。八月结荚如豆荚，长三寸许，其子

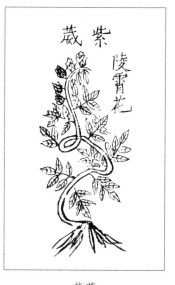

紫葳

轻薄如榆仁、马兜铃仁。其根长亦如兜铃根状,秋后采之,阴干。

花根同。

〔气味〕酸,微寒,无毒。〔普曰〕神农、雷公、岐伯:辛。扁鹊:苦、咸。黄帝:甘,无毒。〔权曰〕畏卤咸。〔时珍曰〕花不可近鼻闻,伤脑。花上露入目,令人昏蒙。

〔主治〕妇人产乳余疾,崩中,癥瘕血闭,寒热羸瘦,养胎(《本经》)。产后奔血不定,淋沥,主热风风痫,大小便不利,肠中结实(甄权)。酒齄热毒风刺风,妇人血膈游风,崩中带下(大明)。

茎叶

〔气味〕苦,平,无毒。

〔主治〕痿躄,益气(《别录》)。热风身痒,游风风疹,瘀血带下。花及根功同(大明)。治喉痹热痛,凉血生肌(时珍)。

【发明】〔时珍曰〕凌霄花及根,甘酸而寒,茎叶带苦,手足厥阴经药也。行血分,能去血中伏火。故主产乳崩漏诸疾,及血热生风之证也。

【附方】旧二,新十一。

妇人血崩凌霄花为末。每酒服二钱,后服四物汤(《丹溪纂要》)。

粪后下血凌霄花浸酒频饮之(《普济方》)。

消渴饮水凌霄花一两,捣碎,水一盏半,煎一盏,分二服(《圣济录》)。

婴儿不乳百日内,小儿无故口青不饮乳。用凌霄花、大蓝叶、芒硝、大黄等分,为末,以羊髓和丸梧子大。每研一丸,以乳送下,便可吃乳。热者可服,寒者勿服。昔有人休官后云游湖湘,修合此方,救危甚多(《普济方》)。

久近风痫凌霄花或根叶为末。每服三钱,温酒下。服毕,解发不住手梳,口噙冷水,温则吐去,再噙再梳,至二十口乃止。如此四十九日绝根。百无所忌(方贤《奇效方》)。

通身风痒凌霄花为末,酒服一钱(《医学正传》)。

大风疠疾《洁古家珍》:用凌霄花五钱,地龙焙、僵蚕炒、全蝎炒,各七个,为末。每服二钱,温酒下。先以药汤浴过,服此出臭汗为效。○《儒门事亲》:加蝉蜕、五品各九个,作一服。

鼻上酒齄王璆《百一选方》:用凌霄花、山栀子等分,为末。每茶服二钱,日二服,数日除根。临川曾子仁用之有效。○《杨氏家藏方》:用凌霄花半两,硫黄一两,胡桃四个,腻粉一钱,研膏,生绢包揩。

走皮趋疮满颊满顶,浸淫湿烂,延及两耳,痒而出水,发歇不定,田野名悲羊疮。用凌霄花并叶煎汤,日日洗之(杨仁斋《直指方》)。

妇人阴疮紫葳为末,用鲤鱼脑或胆调搽(《摘玄方》)。

耳卒聋闭凌霄叶,杵取自然汁,滴之(《斗门方》)。

女经不行凌霄花为末。每服二钱,食前温酒下(徐氏《胎产方》)。

【附录】骨路支(《拾遗》)〔藏器曰〕味辛,平,无毒。主上气浮肿,水气呕逆,妇人崩中,余血癥瘕,杀三虫。生昆仑国。苗似凌霄藤,根如青木香。安南亦有。一名飞藤。

营实、墙蘼音眉。○《本经·上品》

【释名】蔷薇(《别录》)、山棘(《别录》)、牛棘(《本经》)、牛勒(《别录》)、刺花(《纲目》)。〔时珍曰〕此草蔓柔靡,依墙

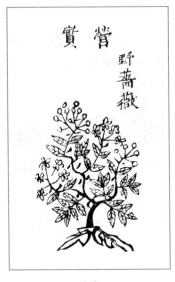

营实

援而生,故名墙蘼。其茎多棘刺勒人,牛喜食之,故有山棘、牛勒诸名。其子成簇而生,如营星然,故谓之营实。

【集解】〔《别录》曰〕营实生零陵川谷及蜀郡。八月、九月采,阴干。〔弘景曰〕营实即蔷薇子也,以白花者为良。茎叶可煮作饮,其根亦可煮酿酒。〔保昇曰〕所在有之。蔓生,茎间多刺。其花有百叶,八出六出,或赤或白。子若杜棠子。〔时珍曰〕蔷薇野生林堑间。春抽嫩蕻,小儿掐去皮刺食之。既长则成丛似蔓,而茎硬多刺。小叶尖薄有细齿。四五月开花,四出,黄心,有白色、粉红二者。结子成簇,生青熟红。其核有白毛,如金樱子核,八月采之。根采无时。人家栽玩者,茎粗叶大,延长数丈。花亦厚大,有白、黄、红、紫数色。花最大者名佛见笑,小者名木香,皆香艳可人,不入药用。南番有蔷薇露,云是此花之露水,香馥异常。

营实

〔气味〕酸,温,无毒。〔《别录》曰〕微寒。

〔主治〕痈疽恶疮,结肉跌筋,败疮热气,阴蚀不瘳,利关节(《本经》)。久服轻身益气(《别录》)。治上焦有热,好瞑(时珍)。

〔附方〕新一。

眼热昏暗营实、枸杞子、地肤子各二两,为末。每服三钱,温酒下（《圣惠方》）。

根

〔气味〕苦、涩,冷,无毒。

〔主治〕止泄痢腹痛,五脏客热,除邪逆气,疸癫诸恶疮,金疮伤挞,生肉复肌（《别录》）。治热毒风,除邪气,止赤白痢,肠风泻血,通结血,治牙齿痛,小儿疳虫肚痛,痈疽疥癣（大明）。头疮白秃（甄权）。除风热湿热,缩小便,止消渴（时珍）。

〔发明〕〔时珍曰〕营实、蔷薇根,能入阳明经,除风热湿热,生肌杀虫,故痈疽疮癣古方常用,而泄痢、消渴、遗尿、好瞑,亦皆阳明病也。

〔附方〕旧七,新五。

消渴尿多蔷薇根一把,水煎,日服之（《千金方》）。

小便失禁蔷薇根煮汁饮,或为末酒服。野生白花者更良（《圣惠方》）。

少小尿床蔷薇根五钱,煎酒夜饮（《外台秘要》）。

小儿疳痢频数。用生蔷薇根洗切,煎浓汁细饮,以愈为度（《千金方》）。

尸咽痛痒语声不出。蔷薇根皮、射干各一两,甘草炙半两。每服二钱,水煎服之（《普济方》）。

口舌糜烂蔷薇根,避风打去土,煮浓汁,温含冷吐。冬用根皮,夏用枝叶。口疮日久,延及胸中生疮,三年已上不瘥者,皆效（《千金方》）。

小儿月蚀蔷薇根四两,地榆二钱,为末。先以盐汤洗过,傅之（《全幼心鉴》）。

痈肿疔毒溃烂疼痛。用蔷薇皮更炙熨之（《千金方》）。

筋骨毒痛因患杨梅疮服轻粉毒药成者。野蔷薇根白皮洗三斤，水酒十斤，煮一炷香。每日任饮，以愈为度。○邓笔峰《杂兴》方：用刺蔷薇根三钱，五加皮、木瓜、当归、茯苓各二钱。以酒二盏，煎一盏，日服一次。

金疮肿痛蔷薇根烧灰。每白汤服方寸匕，一日三服（《抱朴子》）。

箭刺入肉脓囊不出，以蔷薇根末掺之，服鼠扑十日，即穿皮出也（《外台秘要》）。

骨哽不出蔷薇根末。水服方寸匕，日三（同上）。

叶

〔主治〕下疳疮。焙研，洗傅之。黄花者更良（《摄生方》）。

月季花《纲目》

【释名】月月红（见下）、胜春、瘦客、斗雪红（并《纲目》）。

【集解】〔时珍曰〕处处人家多栽插之，亦蔷薇类也。青茎长蔓硬刺，叶小于蔷薇，而花深红，千叶厚瓣，逐月开放，不结子也。

【气味】甘，温，无毒。

【主治】活血，消肿，傅毒（时珍）。

【附方】新一。

瘰疬未破用月季花头二钱，沉香五钱，芫花炒三钱，碎剉，入大鲫鱼腹中，就以鱼肠封固，酒、水各一盏，煮熟食之，即愈。鱼须安粪水内游死者方效。此是家传方，活人多矣（谈野翁《试验方》）。

栝楼《本经·中品》

〔校正〕并入《图经》天花粉。

【释名】果蠃（音裸。〖《别录》〗）、瓜蒌（《纲目》）、天瓜（《别录》）、黄瓜（《别录》）、地楼（《本经》）、泽姑（《别录》），根名白药（《图经》）、天花粉（《图经》）、瑞雪（〖赵宜真〗）。〔时珍曰〕蠃与蓏同。许慎云：木上曰果，地下曰蓏。此物蔓生附木，故得兼名。《诗》云："果蠃之实，亦施于宇。"是矣。栝蒌即果蠃二字音转也，亦作菰蒌，后人又转为瓜蒌，愈转愈失其真矣。古者瓜姑同音，故有泽姑之名。齐人谓之天瓜，象形也。雷敩《炮炙论》，以圆者为栝，长者为楼，亦出牵强，但分雌雄可也。其根作粉，洁白如雪，故谓之天花粉。苏颂《图经》重出天花粉，谬矣。今削之。

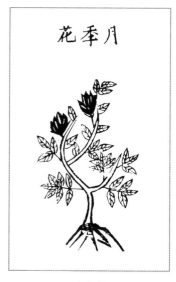

月季花

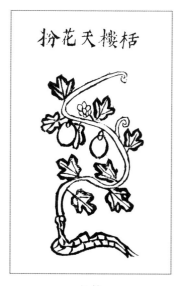

栝楼

【集解】〔《别录》曰〕栝楼生弘农川谷及山阴地。根入土深者良。生卤地者有毒。二月、八月采根曝干,三十日成。〔弘景曰〕出近道。藤生,状如土瓜而叶有叉。入土六七尺,大二三围者,服食亦用之。实入摩膏用。〔恭曰〕出陕州者,白实最佳。〔颂曰〕所在有之。三四月生苗,引藤蔓。叶如甜瓜叶而窄,作叉,有细毛。七月开花,似壶卢花,浅黄色。结实在花下,大如拳,生青,至九月熟,赤黄色。其形有正圆者,有锐而长者,功用皆同。根亦名白药,皮黄肉白。〔时珍曰〕其根直下生,年久者长数尺。秋后掘者结实有粉。夏月掘者有筋无粉,不堪用。其实圆长,青时如瓜,黄时如熟柿,山家小儿亦食之。内有扁子,大如丝瓜子,壳色褐,仁色绿,多脂,作青气。炒干捣烂,水熬取油,可点灯。

实

〔**修治**〕〔敩曰〕凡使皮子茎根,其效各别。其栝,圆黄皮厚蒂小;楼则形长赤皮蒂粗。阴人服楼,阳人服栝。并去壳皮革膜及油。用根亦取大二三围者,去皮捣烂,以水澄粉用。〔时珍曰〕栝楼古方全用,后世乃分子瓤各用。

〔**气味**〕苦,寒,无毒。〔时珍曰〕味甘,不苦。

〔**主治**〕胸痹,悦泽人面(《别录》)。润肺燥,降火,治咳嗽,涤痰结,利咽喉,止消渴,利大肠,消痈肿疮毒(时珍)。子:炒用,补虚劳口干,润心肺,治吐血,肠风泻血,赤白痢,手面皱(大明)。

〔**发明**〕〔震亨曰〕栝楼实治胸痹者,以其味甘性润。甘能补肺,润能降气。胸中有痰者,乃肺受火逼,失其降下之令。今得甘缓润下之助,则痰自降,宜其为治嗽之要药也。且又能洗涤胸膈中垢腻郁热,为治消渴之神药。〔时珍曰〕张仲景治胸痹痛引心背,咳唾喘息,及结胸满痛,皆用栝楼实。乃取其甘寒不犯胃气,能降上焦之火,使痰气下降也。成无己不知此意,乃云苦寒以泻热。盖不尝其味原不苦,而随文傅会尔。

〔附方〕旧十二,新八。

痰咳不止瓜蒌仁一两,文蛤七分,为末,以姜汁澄浓脚,丸弹子大。噙之(《摘玄方》)。

干咳无痰熟瓜蒌捣烂绞汁,入蜜等分,加白矾一钱,熬膏。频含咽汁(杨起《简便方》)。

咳嗽有痰熟瓜蒌十个,明矾二两,捣和饼阴干,研末,糊丸梧子大。每姜汤下五七十丸(《医方摘要》)。

痰喘气急舐蒟二个,明矾一枣大,同烧存性,研末。以熟萝卜蘸食,药尽病除(《普济方》)。

热咳不止用浓茶汤一钟,蜜一钟,大熟瓜蒌一个去皮,将瓤入茶蜜汤洗去子,以碗盛,于饭上蒸,至饭熟取出。时时挑三四匙咽之(《摘玄方》)。

肺热痰咳胸膈塞满。用栝蒌仁,半夏汤泡七次焙研,各一两,姜汁打面糊丸梧子大。每服五十丸,食后姜汤下(严用和《济生方》)。

肺痿咳血不止。用栝楼五十个连瓤瓦焙,乌梅肉五十个焙,杏仁去皮尖炒二十一个,为末。每用一捻,以猪肺一片切薄,掺末入内炙熟,冷嚼咽之,日二服(《圣济录》)。

酒痰咳嗽用此救肺。瓜蒌仁、青黛等分,研末,姜汁蜜丸芡子大。每噙一丸(《丹溪心法》)。

饮酒发热即上方研膏,日食数匙。一男子年二十病此,服之而愈(《摘玄方》)。

饮酒痰澼两胁胀满,时复呕吐,腹中如水声。栝楼实去壳焙一两，神曲炒半两，为末。每服二钱，葱白汤也（《圣惠方》）。

小儿痰喘咳嗽，膈热久不瘥。瓜蒌实一枚，去子为末，以寒食面和作饼子，炙黄再研末。每服一钱，温水化下，日三服，效乃止（刘河间《宣明方》）。

妇人夜热痰嗽，月经不调，形瘦者。用瓜蒌仁一两，青黛、香附童尿浸晒一两五钱，为末。蜜调，噙化之（《丹溪心法》）。

胸痹痰嗽胸痛彻背，心腹痞满，气不得通，及治痰嗽。大瓜蒌去瓤，取子炒熟，和壳研末，面糊丸梧子大。每米饮下二三十丸，日二服（杜壬方）。

胸中痹痛引背，喘息咳唾，短气，寸脉沉迟，关上紧数。用大栝楼实一枚切，薤白半斤，以白酒七斤，煮二升，分再服。加半夏四两更善（仲景《金匮方》）。

清痰利膈治咳嗽。用肥大栝楼洗取子切焙，半夏四十九个汤洗十次捶焙，等分，为末，用洗栝楼水并瓤同熬成膏，和丸梧子大。每姜汤下三五十丸，良（杨文蔚方）。

中风㖞斜用瓜蒌绞汁，和大麦面作饼，炙热熨之。正便止，勿令太过（《圣惠方》）。

热病头痛发热进退。用大栝楼一枚，取瓤细剉，置瓷碗中。用热汤一盏沃之，盖定良久，去滓服（《圣惠方》）。

时疾发黄狂闷烦热，不识人者。大瓜蒌实黄者一枚，以新汲水九合浸淘取汁，入蜜半合，朴消八分，合搅令消尽。分再服，便瘥（苏颂《图经本草》）。

小儿黄疸眼黄脾热。用青瓜蒌焙研。每服一钱，水半盏，煎七分，卧时服。五更泻下黄物，立可。名逐黄散（《普济方》）。

酒黄疸疾方同上。

小便不通腹胀。用瓜蒌焙研。每服二钱，热酒下。频服，以通为度。绍兴刘驻云：魏明州病此，御医用此方治之，得效（《圣惠方》）。

消渴烦乱黄栝楼一个，酒一盏，洗去皮子，取瓤煎成膏，入白矾末一两，丸梧子大。每米饮下十丸（《圣惠方》）。

燥渴肠秘九月、十月熟莙荙实，取瓤拌干葛粉，银石器中慢火炒熟，为末。食后、夜卧各以沸汤点服二钱（寇宗奭《衍义》）。

吐血不止栝楼泥固煅存性研三钱，糯米饮服，日再服（《圣济录》）。

肠风下血栝楼一个烧灰，赤小豆半两，为末。每空心酒服一钱（《普济方》）。

久痢五色大熟瓜蒌一个。煅存性，出火毒，为末。作一服，温酒服之。胡大卿一仆，患痢半年，杭州一道人传此而愈（《本事方》）。

大肠脱肛生栝楼捣汁，温服之。以猪肉汁洗手挼之令暖，自入（葛洪《肘后方》）。

小儿脱肛唇白齿焦，久则两颊光，眉赤唇焦，啼哭。黄瓜蒌一个，入白矾五钱在内，固济煅存性，为末，糊丸梧子大。每米饮下二十丸（《摘玄方》）。

牙齿疼痛瓜蒌皮、露蜂房烧灰擦牙。以乌桕根、荆柴根、葱根煎汤漱之（危氏《得效方》）。

咽喉肿痛语声不出。经进方用栝楼皮、白僵蚕炒、甘草炒各二钱半，为末。每服三钱半，姜汤下。或以绵裹半钱，含咽。一日二服。名发声散（《御药院方》）。

坚齿乌须大栝蒌一个开顶，入青盐二两，杏仁去皮尖三七粒，原顶合扎定，蚯蚓泥和盐固济，炭火煅存性，研末。每日揩牙三次，令热，百日有验。如先有白须，拔去以药投之，即生黑者。其治口齿之功，未易具陈（《普济方》）。

面黑令白栝楼瓤三两，杏仁一两，猪胰一具，同研如膏。每夜涂之，令人光润，冬月不皴（《圣济录》）。

胞衣不下栝楼实一个，取子细研，以酒与童子小便各半盏，煎七分，温服。无实，用根亦可（陈良甫《妇人良方》）。

乳汁不下瓜蒌子淘洗，控干炒香，瓦上拓令白色，为末。酒服一钱匕，合面卧，一夜流出（姚僧垣《集验方》）。

乳痈初发大熟栝楼一枚熟捣，以白酒一斗，煮取四升，去滓，温服一升，日三服（《子母秘录》）。

诸痈发背初起微赤。栝楼捣末，井华水服方寸匕（梅师方）。

便毒初发黄瓜蒌一个，黄连五钱，水煎。连服效（李仲南《永类方》）。

风疮疥癫生栝楼一二个打碎，酒浸一日夜。热饮（臞仙《乾坤秘韫》）。

热游丹肿栝楼子仁末二大两，酽醋调涂（杨氏《产乳集验方》）。

杨梅疮痘小如指顶，遍身者。先服败毒散，后用此解皮肤风热，不过十服愈。用栝楼皮为末，每服三钱，烧酒下，日三服（《集简方》）。

根

〔修治〕天花粉。〔周定王曰〕秋冬采根，去皮寸切，水浸，逐日换水，四五日取出，捣泥，以绢袋滤汁澄粉，晒干用。

〔气味〕苦,寒,无毒。〔时珍曰〕甘、微苦、酸、微寒。
〔之才曰〕枸杞为之使。恶干姜,畏牛膝、干漆,反乌头。

〔主治〕消渴身热,烦满大热,补虚安中,续绝伤
(《本经》)。除肠胃中痼热,八疸身面黄,唇干口燥短
气,止小便利,通月水(《别录》)。治热狂时疾,通小
肠,消肿毒,乳痈发背,痔瘘疮疖,排脓生肌长肉,消
扑损瘀血(大明)。

〔发明〕〔恭曰〕用根作粉,洁白美好,食之大宜虚热人。
〔杲曰〕栝楼根纯阴,解烦渴,行津液。心中枯涸者,非此不能除。
与辛酸同用,导肿气。〔成无己曰〕津液不足则为渴。栝楼根味
苦微寒,润枯燥而通行津液,是为渴所宜也。〔时珍曰〕栝楼根味
甘微苦酸。其茎叶味酸。酸能生津,感召之理,故能止渴润枯。
微苦降火,甘不伤胃。昔人只言其苦寒,似未深察。

〔附方〕旧十二,新十三。

消渴饮水《千金方》作粉法:取大栝楼根去皮寸切,水
浸五日,逐日易水,取出捣研,滤过澄粉晒干。每服方寸匕,水
化下,日三服。亦可入粥及乳酪中食之。○《肘后方》:用栝楼
根薄切炙,取五两,水五升,煮四升,随意饮之。○《外台秘要》:
用生栝楼根三十斤,以水一石,煮取一斗半,去滓,以牛脂五合,
煎至水尽。用暖酒先食服如鸡子大,日三服。最妙。○《圣惠
方》:用栝楼根、黄连三两,为末,蜜丸梧子大。每服三十丸,日二
服。○又玉壶丸:用栝楼根、人参等分,为末,蜜丸梧子大。每服
三十丸,麦门冬汤下。

伤寒烦渴引饮。栝楼根三两,水五升,煮一升,分二服。
先以淡竹沥一升,水二升,煮好银二两,减半去银,冷饮汁,然后
服此(《外台秘要》)。

百合病渴栝楼根、牡蛎熬等分，为散。饮服方寸匕（《永类方》）。

黑疸危疾瓜蒌根一斤，捣汁六合，顿服。随有黄水从小便出。如不出，再服（杨起《简便方》）。

小儿发黄皮肉面目皆黄。用生栝楼根捣取汁二合，蜜二大匙和匀，暖服，日一服（《广利方》）。

小儿热病壮热烦渴。用栝楼根末，乳汁调服半钱（《圣惠方》）。

虚热咳嗽天花粉一两，人参三钱，为末。每服一钱，米汤下（《集简方》）。

偏疝痛极劫之立住。用绵袋包暖阴囊。取天花粉五钱，以醇酒一碗浸之，自卯至午，微煎滚，露一夜。次早低凳坐定，两手按膝，饮下即愈。未效，再一服（《本草蒙筌》）。

小儿囊肿天花粉一两，炙甘草一钱半，水煎，入酒服（《全幼心鉴》）。

耳卒烘烘栝楼根削尖，以腊猪脂煎三沸，取塞耳，三日即愈（《肘后方》）。

耳聋未久栝楼根三十斤细切，以水煮汁，如常酿酒，久服甚良（《肘后方》）。

产后吹乳肿硬疼痛，轻则为妒乳，重则为乳痈。用栝楼根末一两，乳香一钱，为末。温酒每服二钱（李仲南《永类方》）。

乳汁不下栝楼根烧存性，研末，饮服方寸匕。或以五钱，酒水煎服（杨氏《产乳》）。

痈肿初起孟诜《食疗》：用栝楼根苦酒熬燥，捣筛，以苦酒和，涂纸上，贴之。〇杨文蔚方：用栝楼根、赤小豆等分，为末，醋调涂之。

天泡湿疮天花粉、滑石等分，为末，水调搽之（《普济方》）。

杨梅天泡天花粉、川芎䓖各四两，槐花一两，为末，米糊丸梧子大。每空心淡姜汤下七八十丸（《简便方》）。

折伤肿痛栝楼根捣涂，重布裹之。热除，痛即止（葛洪《肘后方》）。

箭镞不出栝楼根捣傅之，日三易，自出（崔元亮《海上方》）。

针刺入肉方同上。

痘后目障天花粉、蛇蜕洗焙等分，为末。羊子肝批开，入药在内，米泔汁煮熟，切食。次女病此，服之旬余而愈（周密《齐东野语》）。

茎、叶

〔气味〕酸，寒，无毒。

〔主治〕中热伤暑（《别录》）。

王瓜《本经·中品》

【释名】土瓜（《本经》）、钩䔲（郭璞）、老鸦瓜（《图经》）、马瓟瓜（瓟音雹。〖《纲目》〗）、赤雹子（《衍义》）、野甜瓜（《纲目》）、师姑草（《土宿》）、公公须（〖《纲目》〗）。〔颂曰〕《月令》：四月王瓜生。即此也。均、房间人呼为老鸦瓜，亦曰菟瓜。按《尔雅》云：黄，菟瓜。郭璞注云：似土瓜。而土瓜自谓之藤姑，又名钩䔲，则菟瓜别是一物也。又曰：芴，菲。亦谓之土瓜。别是一物，非此土瓜也。异类同名甚多，不可不辨。〔时珍曰〕土瓜其根作土气，其实似瓜也。或云根味如瓜，故名土瓜。王字不知何义？瓜似雹子，熟则色赤，鸦喜食之，故俗名赤雹、老鸦瓜。一叶之下一须，故俚人呼为公公须。与地黄苗名婆婆奶，可为属对。

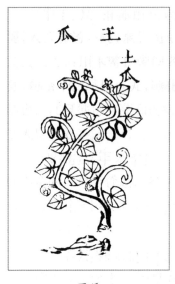

王瓜

【集解】〔《别录》曰〕生鲁地平泽田野，及人家垣墙间。三月采根，阴干。〔弘景曰〕今土瓜生篱院间。子熟时赤如弹丸。其根不入大方，正单行小小尔。郑玄注《月令》：四月王瓜生，以为菝葜，殊谬矣。〔恭曰〕四月生苗延蔓，叶似栝楼叶，圆无叉缺，有毛刺。五月开黄花。花下结子如弹丸，生青熟赤。根似葛，细而多糁，谓之土瓜根。北间者，其实累累相连，大如枣，皮黄肉白。苗子相似，根状不同。若疗黄疸破血，南者大胜也。〔宗奭曰〕王瓜其壳径寸，长二寸许，上微圆，下尖长，七八月熟，红赤色。壳中子如螳螂头者，今人又谓之赤雹子。其根即土瓜根也。于细根上又生淡黄根，三五相连，如大指许。根与子两用。〔时珍曰〕王瓜三月生苗，其蔓多须，嫩时可茹。其叶圆如马蹄而有尖，面青背淡，涩而不光。六七月开五出小黄花成簇。结子累累，熟时有红黄二色，皮亦粗涩。根不似葛，但如栝楼根之小者，澄粉甚白腻，须深掘二三尺乃得正根。江西人栽之沃土，取根作蔬食，味如山药。

根

〔气味〕苦，寒，无毒。〔权曰〕平。〔藏器曰〕有小毒，能吐下人。取汁制雄、汞。

〔主治〕消渴内痹，瘀血月闭，寒热酸疼，益气愈聋《本经》。疗诸邪气，热结鼠瘘，散痈肿留血，妇人带下不通,下乳汁,止小便数不禁,逐四肢骨节中水,治马骨刺人疮(《别录》)。天行热疾,酒黄病,壮热心烦闷,热劳,排脓,消扑损瘀血,破癥癖,落胎(大明)。主蛊毒,小儿闪癖,痞满痰疟。并取根及叶捣汁,少少服,当吐下(藏器)。利大小便,治面黑面疮(时珍)。

〔附方〕旧五,新七。

小儿发黄土瓜根生捣汁三合与服,不过三次(苏颂《图经》)。

黄疸变黑医所不能治。用土瓜根汁,平旦温服一小升。午刻黄水当从小便出,不出再服(《肘后方》)。

小便如泔乃肾虚也。王瓜散:用王瓜根一两,白石脂二两,菟丝子酒浸二两,桂心一两,牡蛎粉二两,为末。每服二钱,大麦粥饮下(《卫生宝鉴》)。

小便不通土瓜根捣汁,入少水解之,筒吹入下部(《肘后方》)。

大便不通上方吹入肛门内。二便不通,前后吹之,取通(《肘后方》)。

乳汁不下土瓜根为末。酒服一钱,一日二服(杨氏《产乳方》)。

经水不利带下,少腹满,或经一月再见者,土瓜根散主之。土瓜根、芍药、桂枝、䗪虫各三两,为末。酒服方寸匕,日三服(仲景《金匮方》)。

妇人阴癞方同上。

一切漏疾土瓜根捣傅之,燥则易(《千金方》)。

中诸蛊毒土瓜根大如指,长三寸,切,以酒半升,渍一宿。服当吐下(《外台秘要》)。

面上痱磊土瓜根捣末，浆水和匀。入夜别以浆水洗面涂药，旦复洗之。百日光彩射人，夫妻不相识也。曾用有效（《肘后方》）。

耳聋灸法湿土瓜根，削半寸塞耳内，以艾灸七壮，每旬一灸，愈乃止（《圣济录》）。

子

〔气味〕酸、苦，平，无毒。

〔主治〕生用：润心肺，治黄病。炒用：治肺痿吐血，肠风泻血，赤白痢（大明）。主蛊毒（甄权）。反胃吐食（时珍）。

〔附方〕新八。

消渴饮水黿瓜去皮。每食后嚼二三两，五七度瘥（《圣惠方》）。

传尸劳瘵赤雹儿，俗名王瓜，焙为末。每酒服一钱（《十药神书》）。

反胃吐食马雹儿灯上烧存性一钱，入好枣肉、平胃散末二钱，酒服，食即可下。即野甜瓜，北方多有之（《丹溪纂要》）。

痰热头风悬栝楼一个，赤雹儿七个焙，大力子即牛蒡子焙四两，为末。每食后茶或酒服三钱。忌动风发热之物。

筋骨痛挛马雹儿子炒开口，为末。酒服一钱，日二服（《集简方》）。

赤目痛涩不可忍。小圆瓜蒌，篱上大如弹丸、红色、皮上有刺者，九月、十月采，日干，槐花炒、赤芍药等分，为末。每服二钱，临卧温酒下（《卫生家宝方》）。

瘀血作痛赤雹儿烧存性，研末。无灰酒空心服二钱（《集简方》）。

大肠下血王瓜一两烧存性,地黄二两,黄连半两,为末,蜜丸梧子大。米饮下三十丸(《指南方》)。

葛《本经·中品》

〔校正〕并入《开宝》葛粉。

【释名】鸡齐(《本经》)、鹿藿(《别录》)、黄斤(《别录》)。〔时珍曰〕葛从曷,谐声也。鹿食九草,此其一种,故曰鹿藿。黄斤未详。

【集解】〔《别录》曰〕葛根生汶山川谷,五月采根,曝干。〔弘景曰〕即今之葛根,人皆蒸食之。当取入土深大者,破而日干之。南康、庐陵间最胜,多肉而少筋,甘美,但为药不及耳。〔恭曰〕葛虽除毒,其根入土五六寸已上者,名葛脰。脰者,颈也,服之令人吐,以有微毒也。《本经》葛谷,即是其实也。〔颂曰〕今处处有之,江浙尤多。春生苗,引藤蔓,长一二丈,紫色。叶颇似楸叶而小,色青。七月着花,粉紫色,似豌豆花,不结实。根形大如手臂,紫黑色,五月五日午时采根,曝干,以入土深者为佳,今人多作粉食。〔宗奭曰〕澧、鼎之间,冬月取生葛,捣烂入水中,揉出粉,澄成垛,入沸汤中良久,色如胶,其体甚韧,以蜜拌食,擦入生姜少许尤妙。又切入茶中待宾,虽甘而无益。又将生葛根煮熟,作果实卖,虔、吉州、南安军亦然。〔时珍

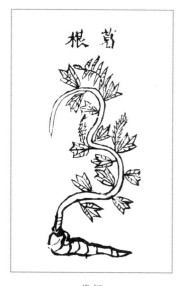

葛根

曰〕葛有野生,有家种。其蔓延长,取治可作绤绤。其根外紫内白,长者七八尺。其叶有三尖,如枫叶而长,面青背淡。其花成穗,累累相缀,红紫色。其荚如小黄豆荚,亦有毛。其子绿色,扁扁如盐梅子核,生嚼腥气,八九月采之,《本经》所谓葛谷是也。唐苏恭亦言葛谷是实,而宋苏颂谓葛花不结实,误矣。其花晒干亦可炸食。

葛根

〔气味〕甘、辛,平,无毒。〔《别录》曰〕生根汁:大寒。〔好古曰〕气平味甘,升也,阳也。阳明经行经的药也。

〔主治〕消渴,身大热,呕吐,诸痹,起阴气,解诸毒(《本经》)。疗伤寒中风头痛,解肌发表出汗,开腠理,疗金疮,止胁风痛(《别录》)。治天行上气呕逆,开胃下食,解酒毒(甄权)。治胸膈烦热发狂,止血痢,通小肠,排脓破血。傅蛇虫啮,署毒箭伤(大明)。杀野葛、巴豆、百药毒(之才)。生者:堕胎。蒸食:消酒毒,可断谷不饥。作粉尤妙(藏器)。作粉:止渴,利大小便,解酒,去烦热,压丹石,傅小儿热疮。捣汁饮,治小儿热痞(《开宝》)。猘狗伤,捣汁饮,并末傅之(苏恭)。散郁火(时珍)。

〔发明〕〔弘景曰〕生葛捣汁饮,解温病发热。五月五日日中时,取根为屑,疗金疮断血为要药,亦疗疟及疮,至良。〔颂曰〕张仲景治伤寒有葛根汤,以其主大热、解肌、发腠理故也。〔元素曰〕升阳生津。脾虚作渴者,非此不除。勿多用,恐伤胃气。张仲景治太阳阳明合病,桂枝汤内加麻黄、葛根,又有葛根黄芩黄连解肌汤,是用此以断太阳入阳明之路,非即太阳药也。头颅痛如破,乃阳明中风,可用葛根葱白汤,为阳明仙药。若太阳初病,未入阳明而头痛者,不可便服升麻、葛根发之,是反引邪气入阳明,为引贼破家也。〔震亨曰〕凡癍痘已见红点,不可用葛根升麻汤,恐表虚反增癍烂也。〔杲曰〕干葛其气轻浮,鼓舞胃气上行,生津液,又解肌热,治脾胃虚弱泄泻圣药也。〔徐用诚曰〕葛根气味俱薄,轻而上行,浮而微降,阳中阴也。其用有四:止渴一也,解酒二也,发散表邪三也,发疮疹难出四也。〔时珍曰〕《本草·十剂》云:轻可去实,麻黄、葛根之属。盖麻黄乃太阳经药,兼入肺经,肺主皮毛;葛根乃阳明经药,兼入脾经,脾主肌肉。所以二味药皆轻扬发散,而所入迥然不同也。

〔附方〕旧十五,新八。

数种伤寒庸人不能分别,今取一药兼治。天行时气,初觉头痛,内热脉洪者。葛根四两,水二升,入豉一升,煮取半升服。捣生根汁尤佳(《伤寒类要》)。

时气头痛壮热。生葛根洗净,捣汁一大盏,豉一合,煎六分,去滓分服,汗出即瘥。未汗再服。若心热,加栀子仁十枚(《圣惠方》)。

伤寒头痛二三日发热者。葛根五两,香豉一升,以童子小便八升,煎取二升,分三服。食葱豉粥取汗(梅师方)。

妊娠热病葛根汁二升,分三服(《伤寒类要》)。

预防热病急黄贼风。葛粉二升,生地黄一升,香豉半升。为散。每食后米饮服方寸匕,日三服。有病五服(庞安常《伤寒论》)。

辟瘴不染生葛捣汁一小盏服,去热毒气也(《圣惠方》)。

烦躁热渴葛粉四两,先以水浸粟米半升,一夜漉出,拌匀,煮粥食之(《圣惠方》)。

小儿热渴久不止。葛根半两,水煎服(《圣惠方》)。

干呕不息葛根捣汁,服一升,瘥(《肘后方》)。

小儿呕吐壮热食痫。葛粉二钱。水二合,调匀,倾入锡锣中,重汤烫熟,以糜饮和食(咎殷《食医心镜》)。

心热吐血不止。生葛捣汁半升,顿服,立瘥(《广利方》)。

衄血不止生葛根捣汁,服一小盏。三服即止(《圣惠方》)。

热毒下血因食热物发者。生葛根二斤,捣汁一升,入藕汁一升,和服(梅师方)。

伤筋出血葛根捣汁饮。干者煎服。仍熬屑傅之(《外台秘要》)。

臀腰疼痛生葛根嚼之咽汁,取效乃止(《肘后方》)。

金创中风痉强欲死。生葛根四大两,以水三升,煮取一升,去滓分温四服。口噤者灌之。若干者,捣末调三指撮。仍以此及竹沥多服,取效(《贞元广利方》)。

服药过剂苦烦。生葛汁饮之。干者煎汁服(《肘后方》)。

酒醉不醒生葛根汁,饮二升,便愈(《千金方》)。

诸菜中毒发狂烦闷,吐下欲死。葛根煮汁服(《肘后方》)。

解中鸩毒气欲绝者。葛粉三合,水三盏,调服。口噤者灌之(《圣惠方》)。

虎伤人疮生葛根煮浓汁洗之。仍捣末,水服方寸匕,日夜五六服(梅师方)。

葛谷

〔气味〕甘,平,无毒。

〔主治〕下痢十岁已上(《本经》)。解酒毒(时珍)。

葛花

〔气味〕同谷。

〔主治〕消酒(《别录》)。〔弘景曰〕同小豆花干末酒服,饮酒不醉也。肠风下血（时珍）。

叶

〔主治〕金疮止血，挼傅之（《别录》）。

蔓

〔主治〕卒喉痹。烧研，水服方寸匕（苏恭）。消痈肿（时珍）。

〔附方〕新三。

妇人吹乳 葛蔓烧灰，酒服二钱。三服效（《卫生易简方》）。

疠子初起 葛蔓烧灰，水调傅之，即消（《千金方》）。

小儿口噤病在咽中，如麻豆许，令儿吐沫，不能乳食。葛蔓烧灰一字，和乳汁点之，即瘥（《圣惠方》）。

【附录】铁葛（《拾遗》）〔藏器曰〕根：味甘，温，无毒。主一切风，血气羸弱，令人性健。久服，治风缓偏风。生山南峡中。叶似枸杞，根如葛，黑色。

黄环《本经·下品》 狼跋子《别录·下品》

【释名】凌泉（《本经》）、大就（《本经》）、就葛（《唐本》）、生刍（《吴普》）、根韭（《吴普》），实名狼跋子（《别录》）、度谷（《唐本》）。〔时珍曰〕此物叶黄而圆，故名黄环，如萝藦呼白环之义。亦是葛类，故名就葛。跋乃狼足名，其荚似之，故曰狼跋子。

【集解】〔《别录》曰〕黄环生蜀郡山谷。三月采根，阴干。〔普曰〕蜀黄环一名生刍。二月生苗，正赤，高二尺。叶黄圆端大，经日叶有汁黄白。五月实圆。三月采根，黄色从理，如车辐解。〔弘景曰〕似防己，亦作车辐理解。《蜀都赋》云，青珠黄环，即此。或云是大戟花，定非矣。用甚稀，市人鲜有识者。又曰：

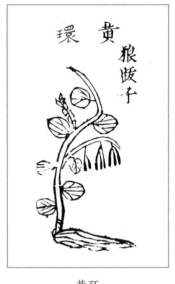

黄环

狼跋子出交广,形扁扁。制捣以杂米投水中,鱼无大小皆浮出而死。〔恭曰〕黄环惟襄阳大有,余处虽有亦稀,巴西人谓之就葛,今园庭亦种之。作藤生,大者茎径六七寸,根亦葛类,陶云似防己者,近之。取葛根误食之,吐利不止,土浆解之,此真黄环也。今太常收剑南来者,乃鸡屎葛根,非黄环也。其花紫色,其子名狼跋子,角生似皂荚。交广送入太常者,正是黄环子也。花实与葛同时。〔时珍曰〕吴普所说甚详,而唐宋《本草》不收何也?《范子计然》云:黄环出魏郡,以黄色者为善。

黄环根也。

〔气味〕苦,平,有毒。〔普曰〕神农、黄帝:有毒。桐君、扁鹊:苦。〔权曰〕大寒,有小毒。〔之才曰〕鸢尾为之使。恶茯苓、防己、干姜。

〔主治〕蛊毒鬼疰鬼魅,邪气在脏中,除咳逆寒热(《本经》)。治上气急及百邪(甄权)。治痰嗽,消水肿,利小便(时珍)。

〔附方〕新一。

水肿黄环根晒干。每服五钱,水煎服,小便利为效(《儒门事亲》)。

狼跋子

〔气味〕苦,寒,有小毒。

〔主治〕恶疮蜗疥。杀虫鱼（《别录》）。苦酒摩，涂疮疥效（弘景）。

天门冬《本经·上品》

【释名】虋冬（音门。〔《尔雅》〕）、颠勒（《本经》）、颠棘（《尔雅》）、天棘（《纲目》）、万岁藤（《救荒》）。〔禹锡曰〕按《尔雅》云：蔷蘼，虋冬。注云：门冬也，一名满冬。《抱朴子》云：一名颠棘，或名地门冬，或名筵门冬。在东岳名淫羊藿，在中岳名天门冬，在西岳名管松，在北岳名无不愈，在南岳名百部，在京陆山阜名颠棘，在越人名浣草。虽处处有之，其名不同，其实一也。别有百部草，其根有百许如一，而苗小异，其苗似菝葜，惟可治咳，不中服食，须分别之。〔时珍曰〕草之茂者为虋，俗作门。此草蔓茂，而功同麦门冬，故曰天门冬，或曰天棘。《尔雅》云：髦，颠棘也。因其细叶如髦，有细棘也。颠、天，音相近也。按《救荒本草》云：俗名万岁藤，又名娑萝树。其形与治肺之功颇同百部，故亦名百部也。蔷蘼乃营实苗，而《尔雅》指为虋冬，盖古书错简也。

【集解】〔《别录》曰〕天门冬生奉高山谷。二月、三月、七月、八月采根，曝干。〔弘景曰〕奉高，泰山下县名也。今处处有之，以高地大根味甘者为好。《桐君药录》云：蔓生，叶有刺，五月花白，十月实黑，根连数十枚。张华《博物志》云：天门冬茎间有逆刺。若叶滑者，名缔体，一名颠棘。挼根入汤，可以浣缣，素白如绒（绖类也）。今越人名为浣草，胜于用灰。此非门冬，乃相似尔。按此说与桐君之说相乱。今人所采皆是有刺者，本名颠勒，亦粗相似，用此浣衣则净，不复更有门冬。恐门冬自一种，或即是浣草耶？又有百部，根亦相类，但苗异尔。〔恭曰〕此

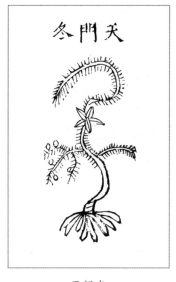

天门冬

有二种：一种苗有刺而涩，一种无刺而滑，皆是门冬。俗云颠棘、浣草者，形貌诮之。虽作数名，终是一物。二根浣垢俱净。门冬、浣草，互名也。诮音命，目之也。〔颂曰〕处处有之。春生藤蔓，大如钗股，高至丈余。叶如茴香，极尖细而疏滑，有逆刺；亦有涩而无刺者，其叶如丝杉而细散，皆名天门冬。夏生细白花，亦有黄色及紫色者。秋结黑子，在其根枝旁。入伏后无花，暗结子。其根白或黄紫色，大如手指，圆实而长二三寸，大者为胜，一科一二十枚同撮，颇与百部根相类。洛中出者，大叶粗干，殊不相类。岭南者无花，余无他异。〔禹锡曰〕《抱朴子》言：生高地，根短味甜气香者为上；生水侧下地，叶细似蕴而微黄，根长而味多苦气臭者，次之。若以服食，令人下气，为益又迟也。入山便可蒸煮，啖之断谷。或为散，仍取汁作酒以服散尤佳。〔时珍曰〕生苗时，亦可以沃地栽种。子亦堪种，但晚成。

根

【修治】〔弘景曰〕门冬采得蒸，剥去皮食之，甚甘美，止饥。虽曝干，犹脂润难捣，必须曝于日中或火烘之。今人呼苗为棘刺，煮作饮宜人，而终非真棘刺也。〔颂曰〕二、三、七、八月采根，蒸剥去皮，四破去心，曝干用。〔敩曰〕采得去皮、心，用柳木甑及柳木柴蒸一伏时，洒酒令遍，更添火蒸。作小架去地二尺，摊于上，曝干用。

【气味】苦，平，无毒。〔《别录》曰〕甘，大寒。〔好古曰〕气寒，味微苦而辛。气薄味厚，阳中之阴。入手太阴、足少阴经气分之药。〔之才曰〕垣衣、地黄、贝母为之使。畏曾青。〔损之曰〕服天门冬，禁食鲤鱼。误食中毒者，浮萍汁解之。捣汁，制雄黄、硇砂。

【主治】诸暴风湿偏痹，强骨髓，杀三虫，去伏尸。久服轻身益气延年，不饥（《本经》）。保定肺气，去寒热，养肌肤，利小便，冷而能补（《别录》）。肺气咳逆，喘息促急，肺痿生痈吐脓，除热，通肾气，止消渴，去热中风，治湿疥，宜久服。煮食之，令人肌体滑泽白净，除身上一切恶气不洁之疾（甄权）。镇心，润五脏，补五劳七伤，吐血，治嗽消痰，去风热烦闷（大明）。主心病，嗌干心痛，渴而欲饮，痿蹶嗜卧，足下热而痛（好古）。润燥滋阴，清金降火（时珍）。阳事不起，宜常服之（思邈）。

【发明】〔权曰〕天门冬冷而能补，患人体虚而热者，宜加用之。和地黄为使，服之耐老头不白。〔宗奭曰〕治肺热之功为多。其味苦，专泄而不专收，寒多人禁服之。〔元素曰〕苦以泄滞血，甘以助元气，及治血妄行，此天门冬之功也。保定肺气，治血热侵肺，上气喘促，宜加人参、黄芪为主，用之神效。〔嘉谟曰〕天、麦门冬并入手太阴，驱烦解渴，止咳消痰。而麦门冬兼行手少阴，清心降火，使肺不犯邪，故止咳立效。天门冬复走足少阴，滋肾助元，全其母气，故消痰殊功。盖肾主津液，燥则凝而为痰，得润剂则化，所谓治痰之本也。〔好古曰〕入手太阴，足少阴经。营卫枯涸，宜以湿剂润之。二门冬、人参、五味、枸杞子同为生脉之剂，此上焦独取寸口之意。〔赵继宗曰〕五药虽为生脉之剂，然生地黄、贝母为天门冬之使，地黄、车前为麦门冬之使，茯苓为人参之使。若有君无使，是独行无功也。故张三丰与胡濙尚书长生不老方，用天门冬三斤，地黄一斤，乃有君而有使也。〔禹锡曰〕《抱朴子》言：入山便可以天门冬蒸煮啖之，取足以断谷。若有力可饵之，或作散、酒服，或捣汁作液、膏服。至百日丁壮兼倍，驶于术及黄精也。二百日强筋髓，驻颜色。与炼成松脂同蜜丸服，尤善。杜紫微服之，御八十妾，一百四十岁，日行三百里。〔慎微曰〕《列仙传》云：赤须子食天门冬，齿落更生，细发复出。太原甘始服天门冬，在人间三百余年。《圣化经》云：以天门冬、茯苓等分，为末，日服方寸匕。则不畏寒，大寒时单衣汗出也。〔时珍曰〕天门冬清金降火，益水之上源，故能下通肾气，入滋补方合群药用之有效。若脾胃虚寒人，单饵既久，必病肠滑，反成痼疾。此物性寒而润，能利大肠故也。

【附方】旧三，新十四。

服食法孙真人《枕中记》云：八九月采天门冬根，曝干为末。每服方寸匕，日三服。无问山中人间，久服补中益气，治虚劳绝伤，年老衰损，偏枯不随，风湿不仁，冷痹恶疮，痈疽癞疾。鼻柱败烂者，服之皮脱虫出。酿酒服，去癥瘕积聚，风痰颠狂，三虫伏尸，除湿痹，轻身益气，令人不饥，百日还年耐老。酿酒初熟微酸，久停则香美，诸酒不及也。忌鲤鱼。〇臞仙《神隐》云：用干天门冬十斤，杏仁一斤，捣末，蜜渍。每服方寸匕。名仙人粮。

辟谷不饥天门冬二斤，熟地黄一斤，为末，炼蜜丸弹子大。每温酒化三丸，日三服。居山远行，辟谷良。服至十日，身轻目明；二十日，百病愈，颜色如花；三十日，发白更黑，齿落重生；五十日，行及奔马；百日，延年。〇又法：天门冬捣汁，微火煎取五斗，入白蜜一斗，胡麻炒末二升，合煎至可丸，即止火。下大豆黄末,和作饼,径三寸,厚半寸。一服一饼,一日三服,百日已上有益。○又法:天门冬末一升,松脂末一升,蜡、蜜一升和煎,丸如梧子大。每日早午晚各服三十丸。

天门冬酒补五脏、调六腑,令人无病。天门冬三十斤,去心捣碎,以水二石,煮汁一石,糯米一斗,细曲十斤,如常炊酿,酒熟,日饮三杯。

天门冬膏去积聚风痰,补肺,疗咳嗽失血,润五脏,杀三虫伏尸,除瘟疫,轻身益气,令人不饥。以天门冬流水泡过,去皮心,捣烂取汁,砂锅文武炭火煮,勿令大沸。以十斤为率,熬至三斤,却入蜜四两,熬至滴水不散,瓶盛埋土中一七,去火毒。每日早、晚白汤调服一匙。若动大便,以酒服之(《医方摘要》)。

肺痿咳嗽吐涎沫,心中温温,咽燥而不渴。生天门冬捣汁一斗,酒一斗,饴一升,紫菀四合,铜器煎至可丸。每服杏仁大一丸,日三服(《肘后方》)。

阴虚火动有痰,不堪用燥剂者。天门冬一斤,水浸洗去心,取肉十二两,石臼捣烂,五味子水洗去核,取肉四两,晒干,不见火,共捣丸梧子大。每服二十丸,茶下,日三服(《简便方》)。

滋阴养血温补下元。三才丸:用天门冬去心,生地黄各二两,二味用柳甑箄,以酒洒之,九蒸九晒,待干秤之。人参一两,共为末,蒸枣肉捣,和丸梧子大。每服三十丸,食前温酒下,日三服(《御药院方》)。

虚劳体痛天门冬末,酒服方寸匕,日三。忌鲤鱼(《千金方》)。

肺劳风热止渴去热。天门冬去皮心,煮食。或曝干为末,蜜丸服,尤佳。亦可洗面(孟诜《食疗》)。

妇人骨蒸烦热寝汗,口干引饮,气喘。天门冬十两,麦门冬八两,并去心为末,以生地黄三斤,取汁熬膏,和丸梧子大。每服五十丸,以逍遥散去甘草,煎汤下(《活法机要》)。

风颠发作则吐,耳如蝉鸣,引胁牵痛。天门冬去心皮,曝捣为末。酒服方寸匕,日三服,久服良(《外台秘要》)。

小肠偏坠天门冬三钱,乌药五钱,以水煎服(吴球《活人心统》)。

面黑令白天门冬曝干,同蜜捣作丸。日用洗面(《圣济总录》)。

口疮连年不愈者。天门冬、麦门冬并去心、玄参等分,为末,炼蜜丸弹子大。每噙一丸。乃僧居寮所传方也(齐德之《外科精义》)。

诸般痈肿新掘天门冬三五两,洗净,沙盆擂细,以好酒滤汁,顿服。未效,再服必愈。此祖传经验方也(虞抟《医学正传》)。

百部《别录·中品》

【释名】婆妇草(《日华》)、野天门冬(《纲目》)。〔时珍曰〕其根多者百十连属,如部伍然,故以名之。

【集解】〔弘景曰〕山野处处有之。其根数十相连,似天门冬而苦强,但苗异尔。《博物志》云:九真一种草似百部,但长大尔。悬火上令干,夜取四五寸切短,含咽汁,主暴嗽甚良,名为嗽药。疑此即百部也。其土肥润,是以长大也。〔藏器曰〕天门冬根有十余茎,根圆短,实润味甘;百部多者五六十茎,根长尖内虚,味苦不同,苗蔓亦别。今人以门冬当百部,说不明也。〔颂曰〕今江、湖、淮、陕、齐、鲁州郡皆有之。春生苗,作藤蔓。叶大而尖长,颇似竹叶,面青色而光。根下一撮十五六枚,黄白色,

二、三、八月采，曝干用。〔时珍曰〕百部亦有细叶如茴香者，其茎青，肥嫩时亦可煮食。其根长者近尺，新时亦肥实，但干则虚瘦无脂润尔。生时擘开去心曝之。郑樵《通志》言叶如薯蓣者，谬矣。

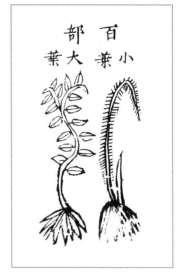

百部

根

【修治】〔敩曰〕凡采得以竹刀劈，去心皮花，作数十条，悬檐下风干。却用酒浸一宿，漉出焙干，剉用。或一窠八十三条者，号曰地仙苗。若修事饵之，可千岁也。

【气味】甘，微温，无毒。〔权曰〕甘，无毒。〔大明曰〕苦，无毒。〔恭曰〕微寒，有小毒。〔时珍曰〕苦、微甘，无毒。

【主治】咳嗽上气。火炙酒渍饮之（《别录》）。治肺热，润肺（甄权）。治传尸骨蒸劳，治疳，杀蛔虫、寸白、蛲虫，及一切树木蛀虫，烬之即死。杀虱及蝇蠓（大明）。〔弘景曰〕作汤洗牛犬，去虱。火炙酒浸空腹饮，治疥癣，去虫蚕咬毒（藏器）。

【发明】〔时珍曰〕百部亦天门冬之类，故皆治肺病杀虫。但百部气温而不寒，寒嗽宜之；天门冬性寒而不热，热嗽宜之，此为异耳。

【附方】旧五，新五。

暴咳嗽《张文仲方》：用百部根渍酒。每温服一升，日三服。○《葛洪方》：用百部、生姜各捣汁等分，煎服二合。○《续十全方》：用百部藤根捣自然汁，和蜜等分，沸汤煎膏噙咽。○《普济方》：治卒咳不止。用百部根悬火上炙干，每含咽汁，勿令人知。

小儿寒嗽百部丸：用百部炒、麻黄去节，各七钱半，为末。杏仁去皮尖炒，仍以水略煮三五沸，研泥。入熟蜜和丸皂子大。每服二三丸，温水下（钱乙《小儿方》）。

三十年嗽百部根二十斤，捣取汁，煎如饴。服方寸匕，日三服。深师加蜜二斤。《外台》加饴一斤（《千金方》）。

遍身黄肿掘新鲜百条根，洗捣，罨脐上。以糯米饭半升，拌水酒半合，揉软盖在药上，以帛包住。待一二日后，口内作酒气，则水从小便中出，肿自消也。百条根一名野天门冬，一名百奶，状如葱头，其苗叶柔细，一根下有百余个数（杨氏《经验方》）。

误吞铜钱百部根四两，酒一升，渍一宿。温服一升，日再服（《外台秘要》）。

百虫入耳百部炒研，生油调一字于耳门上（《圣济录》）。

熏衣去虱百部、秦艽为末，入竹笼烧烟熏之，自落。亦可煮汤洗衣（《经验方》）。

【附录】白并〔《别录》曰〕味苦，无毒。主肺咳上气，行五藏，令百病不起。一名玉箫，一名箭簳。生山陵，叶如小竹，根黄皮白。三月、四月采根，暴干。〔时珍曰〕此物气味主治俱近百部，故附之。

何首乌 宋《开宝》

【释名】交藤（本传）、夜合（本传）、地精（本传）、陈知白（《开宝》）、马肝石（《纲目》）、桃柳藤（《日华》）、九真藤（《纲目》）、赤葛（《斗门》）、疮帚（《纲目》）、红内消（〖《外科精要》〗）。〔大明曰〕其药《本草》无名，因何首乌见藤夜交，便即采食有功,因以采人为名尔。〔时珍曰〕汉武时,有马肝石能乌人发,故后人隐此名,亦曰马肝石。赤者能消肿毒,外科呼为疮帚、红内消。《斗门方》云:取根若获九数者,服之乃仙。故名九真藤。

【集解】〔颂曰〕何首乌本出顺州南河县,今在处有之,岭外、江南诸州皆有,以西洛、嵩山及河南柘城县者为胜。春生苗,蔓延竹木墙壁间,茎紫色。叶叶相对如薯蓣,而不光泽。夏秋开黄白花,如葛勒花。结子有棱,似荞麦而细小,才如粟大。秋冬取根,大者如拳,各有五棱瓣,似小甜瓜。有赤白二种:赤者雄,白者雌。一云:春采根,秋采花。九蒸九曝,乃可服。此药本名交藤,因何首乌服而得名也。唐元和七年,僧文象遇茅山老人,遂传此事。李翱乃著《何首乌传》云:何首乌者,顺州南河县人。祖名能嗣,父名延秀。能嗣本名田儿,生而阉弱,年五十八,无妻子,常慕道术,随师在山。一日醉卧山野,忽见有藤二株,相去三尺余,苗蔓相交,久而方解,解了又交。田儿惊讶其异,至旦遂掘其根归。问诸人,无识者。后有山老忽来,示之。答曰:子既无嗣,其藤乃异,此恐是神仙之药,何不服之?遂杵为末,空心酒服一钱。七日而思人道,数月似强健,因此常服,又加至二钱。经年旧疾皆痊,发乌容少。十年之内,即生数男,乃改名能嗣。又与其子延秀服,皆寿百六十岁。延秀生首乌。

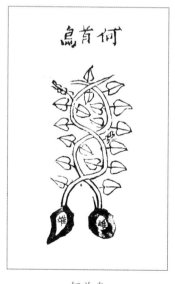

何首乌

首乌服药,亦生数子,年百三十岁,发犹黑。有李安期者,与首乌乡里亲善,窃得方服,其寿亦长,遂叙其事传之云。何首乌,味甘性温无毒,茯苓为使。治五痔腰膝之病,冷气心痛,积年劳瘦痰癖,风虚败劣,长筋力,益精髓,壮气驻颜,黑发延年,妇人恶血痿黄,产后诸疾,赤白带下,毒气入腹,久痢不止,其功不可具述。一名野苗,二名交藤,三名夜合,四名地精,五名何首乌。本出虔州,江南诸道皆有。苗如木藁,叶有光泽,形如桃柳,其背偏,皆单生不相对。有雌雄:雄者苗色黄白,雌者黄赤。根远不过三尺,夜则苗蔓相交,或隐化不见。春末、夏中、秋初三时,候晴明日兼雌雄采之。乘润以布帛拭去泥土,勿损皮,烈日曝干,密器贮之,每月再曝。用时去皮为末,酒下最良。遇有疾,即用茯苓汤下为使。凡服用偶日二、四、六、八日,服讫,以衣覆汗出,导引尤良。忌猪肉血、羊血、无鳞鱼,触药无力。其根形大如拳连珠,其有形如鸟兽山岳之状者,珍也。掘得去皮生吃,得味甘甜,可休粮。赞曰:神效助道,著在仙书。雌雄相交,夜合昼疏。服之去谷,日居月诸。返老还少,变安病躯。有缘者遇,最尔自如。〇明州刺史李远《附录》云:何首乌以出南河县及岭南恩州、韶州、潮州、贺州、广州四会县、潘州者为上,邕州晋兴县、桂州、康州、春州、高州、勤州、循州出者次之,真仙草也。五十年者如拳大,号山奴,服之一年,发髭青黑;一百年者,如碗大,号山哥,服之一年,颜色红悦;一百五十年者,如盆大,号山伯,服之一年,齿落更生;二百年者,如斗栲栳大,号山翁,服之一年,颜如童子,行及奔马;三百年者,如三斗栲栳大,号山精,纯阳之体,久服成地仙也。〔时珍曰〕凡诸名山、深山产者,即大而佳也。

根

〔修治〕〔志曰〕春夏秋采其根,雌雄共享。乘湿以布拭去土,曝干。临时以苦竹刀切,米泔浸经宿,曝干,木杵臼捣之。忌铁器。〔慎微曰〕方用新采者,去皮,铜刀切薄片,入甑内,以瓷锅蒸之。旋以热水从上淋下,勿令满溢,直候无气味,乃取出曝干用。〔时珍曰〕近时治法:用何首乌赤白各一斤,竹刀刮去粗皮,米泔浸一夜,切片。用黑豆三斗,每次用三升三合三勺,以水泡过。砂锅内铺豆一层,首乌一层,重重铺尽,蒸之。豆熟,取出去豆,将何首乌晒干,再以豆蒸。如此九蒸九晒,乃用。

〔气味〕苦、涩,微温,无毒。〔时珍曰〕茯苓为之使。忌诸血、无鳞鱼、萝卜、蒜、葱、铁器,同于地黄。能伏朱砂。

〔主治〕瘰疬,消痈肿,疗头面风疮,治五痔,止心痛,益血气,黑髭发,悦颜色。久服长筋骨,益精髓,延年不老。亦治妇人产后及带下诸疾(《开宝》)。久服令人有子,治腹脏一切宿疾,冷气肠风(大明)。泻肝风(好古)。

〔发明〕〔时珍曰〕何首乌,足厥阴、少阴药也。白者入气分,赤者入血分。肾主闭藏,肝主疏泄。此物气温,味苦涩。苦补肾,温补肝,涩能收敛精气。所以能养血益肝,固精益肾,健筋骨,乌髭发,为滋补良药。不寒不燥,功在地黄、天门冬诸药之上。气血太和,则风虚痈肿瘰疬诸疾可知矣。此药流传虽久,服者尚寡。嘉靖初,邵应节真人,以七宝美髯丹方上进。世宗肃皇帝服饵有效,连生皇嗣。于是何首乌之方,天下大行矣。宋怀州知州李治,与一武臣同官。怪其年七十余而轻健,面如渥丹,能饮食。叩其术,则服何首乌丸也。乃传其方。后治得病,盛暑中半体无汗,已二年,窃自忧之。造丸服至年余,汗遂浃体。其活血治风之功,大有补益。其方用赤白何首乌各半斤,米泔浸三夜,竹刀刮去皮,切焙,石臼为末,炼蜜丸梧子大。每空心温酒下五十丸。亦可末服。

〔附方〕旧四,新十二。

七宝美髯丹乌须发,壮筋骨,固精气,续嗣延年。用赤白何首乌各一斤,米泔水浸三四日,瓷片刮去皮,用淘净黑豆二升,以砂锅木甑,铺豆及首乌,重重铺盖蒸之。豆熟,取出去豆,曝干,换豆再蒸,如此九次,曝干为末。赤白茯苓各一斤,去皮研末,以水淘去筋膜及浮者,取沉者捻块,以人乳十碗浸匀,晒干研末。牛膝八两去苗,酒浸一日,同何首乌第七次蒸之,至第九次止,晒干。当归八两,酒浸晒。枸杞子八两,酒浸晒。菟丝子八两,酒浸生芽,研烂晒。补骨脂四两,以黑脂麻炒香。并忌铁器,石臼为末,炼蜜和丸弹子大,一百五十丸。每日三丸,侵晨温酒下,午时姜汤下,卧时盐汤下。其余并丸梧子大,每日空心酒服一百丸,久服极验。忌见前(《积善堂方》)。

服食滋补《和剂局方》:何首乌丸:专壮筋骨,长精髓,补血气,久服黑须发,坚阳道,令人多子,轻身延年。月计不足,岁计有余。用何首乌三斤,铜刀切片,干者以米泔水浸软切之。牛膝去苗一斤,切。以黑豆一斗,淘净。用木甑铺豆一层,铺药一层,重重铺尽,瓦锅蒸至豆熟。取出去豆曝干,换豆又蒸,如此三次,为末,蒸枣肉,和丸梧子大。每服三五十丸,空心温酒下。忌见前。○郑岩山中丞方:只用赤白何首乌各半斤,去粗皮阴干,石臼杵末。每旦无灰酒服二钱。○《积善堂方》:用赤白何首乌各半,极大者,八月采,以竹刀削去皮,切片,用米泔水浸一宿,晒干。以壮妇男儿乳汁拌晒三度,候干,木臼春为末。以密云枣肉和杵,为丸如梧子大。每服二十丸,每十日加十丸,至百丸止,空心温酒、盐汤任下。一方不用人乳。○笔峰《杂兴》方:用何首乌雌雄各半斤,分作四分:一分用当归汁浸,一分生地黄汁浸,一分旱莲汁浸，一分人乳浸。三日取出，各曝干，瓦焙，石臼为末，蒸枣肉和丸梧子大。每服四十丸，空心百沸汤下。禁忌见前。

骨软风疾腰膝疼，行步不得，遍身瘙痒。用何首乌大而有花纹者，同牛膝各一斤，以好酒一升，浸七宿，曝干，木臼杵末，枣肉和丸梧子大。每一服三五十丸，空心酒下（《经验方》）。

宽筋治损何首乌十斤，生黑豆半斤，同煎熟，皂荚一斤烧存性，牵牛十两炒取头末，薄荷十两，木香、牛膝各五两，川乌头炮二两，为末，酒糊丸梧子大。每服三十丸，茶汤下（《永类方》）。

皮里作痛不问何处。用何首乌末，姜汁调成膏涂之，以帛裹住，火炙鞋底熨之（《经验方》）。

自汗不止何首乌末，津调，封脐中（《集简方》）。

肠风脏毒下血不止。何首乌二两，为末。食前米饮服二钱（《圣惠方》）。

小儿龟背龟尿调红内消，点背上骨节，久久自安。

破伤血出何首乌末，傅之，即止，神效（笔峰《杂兴》方）。

瘰疬结核或破或不破，下至胸前者，皆治之。用九真藤，一名赤葛，即何首乌。其叶如杏，其根如鸡卵，亦类疬子。取根洗净，日日生嚼，并取叶捣涂之，数服即止。其药久服，延年黑发，用之神效（《斗门方》）。

痈疽毒疮红内消不限多少，瓶中文武火熬煎，临熟入好无灰酒相等，再煎数沸，时时饮之。其滓焙研为末，酒煮面糊丸梧子大。空心温酒下三十丸，疾退宜常服之。即赤何首乌也，建昌产者良（陈自明《外科精要》）。

大风疠疾何首乌大而有花文者一斤，米泔浸一七，九蒸九晒，胡麻四两，九蒸九晒，为末。每酒服二钱，日二（《圣惠方》）。

疥癣满身不可治者。何首乌、艾叶等分。水煎浓汤洗浴。甚能解痛,生肌肉(王衮《博济方》)。

茎、叶

〔主治〕风疮疥癣作痒,煎汤洗浴,甚效(时珍)。

萆薢《本经·中品》

【释名】赤节(《别录》)、百枝(《吴普》)、竹木(《炮炙论》)、白菝葜((《日华》))。〔时珍曰〕萆薢名义未详。《日华本草》言时人呼为白菝葜,象形也。赤节、百枝,与狗脊同名。

【集解】〔《别录》曰〕萆薢生真定山谷。二月、八月采根,曝干。〔弘景曰〕今处处有之。根似菝葜而小异,根大,不甚有角节,色小浅。〔恭曰〕此有二种:茎有刺者根白实;无刺者根虚软,软者为胜。蔓生,叶似薯蓣。〔颂曰〕今河、陕、汴东、荆、蜀诸郡皆有之。作蔓生,苗叶俱青。叶作三叉,似山薯,又似绿豆叶。花有黄、红、白数种,亦有无花结白子者。根黄白色,多节,三指许大。春秋采根,曝干。今成德军所产者,根亦如山薯而体硬,其苗引蔓,叶似荞麦,子三棱,不拘时月采根,利刀切片,曝干用。〔时珍曰〕萆薢蔓生,叶似菝葜而大如碗,其根长硬,大者如商陆而坚。今人皆以土茯苓为萆薢,误矣。茎叶根苗皆不同。《吴普本草》又以萆薢为狗脊,亦误矣。详狗脊下。《宋史》以怀庆萆薢充贡。

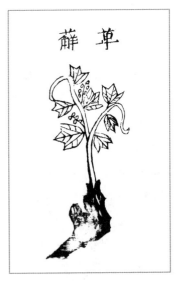

萆薢

根

【气味】苦，平，无毒。〔《别录》曰〕甘。〔之才曰〕薏苡为之使。畏葵根、大黄、柴胡、前胡、牡蛎。

【主治】腰背痛强，骨节风寒湿周痹，恶疮不瘳，热气（《本经》）。伤中恚怒，阴痿失溺，老人五缓，关节老血（《别录》）。冷气瘙痹，腰脚瘫缓不遂，手足惊掣，男子臀腰痛，久冷，肾间有膀胱宿水（甄权）。头旋痫疾，补水脏，坚筋骨，益精明目，中风失音（大明）。补肝虚（好古）。治白浊茎中痛，痔瘘坏疮（时珍）。

【发明】〔时珍曰〕萆薢，足阳明、厥阴经药也。厥阴主筋属风，阳明主肉属湿。萆薢之功，长于去风湿，所以能治缓弱瘙痹遗浊恶疮诸病之属风湿者。萆薢、菝葜、土茯苓三物，形虽不同，而主治之功不相远，岂亦一类数种乎？雷敩《炮炙论·序》云：囊皱漩多，夜煎竹木。竹木，萆薢也。漩多白浊，皆是湿气下流。萆薢能除阳明之湿而固下焦，故能去浊分清。杨倓《家藏方》，治真元不足，下焦虚寒，小便频数，白浊如膏，有萆薢分清饮，正此意也。又杨子建《万全护命方》云：凡人小便频数，不计度数，便时茎内痛不可忍者。此疾必先大腑秘热不通，水液只就小肠，大腑愈加干竭，甚则浑身热，心躁思凉水，如此即重证也。此疾本因贪酒色，积有热毒腐物瘀血之类，随虚水入于小肠，故便时作痛也。不饮酒者，必平生过食辛热荤腻之物，又因色伤而然。此乃小便频数而痛，与淋证涩而痛者不同也。宜用萆薢一两，水浸少时，以盐半两同炒，去盐为末。每服二钱，水一盏，煎八分，和滓服之，使水道转入大肠。仍以葱汤频洗谷道，令气得通，则小便数及痛自减也。

【附方】旧二,新三。

腰脚痹软行履不稳者。萆薢二十四分,杜仲八分,捣筛。每旦温酒服三钱匕。禁牛肉(唐德宗《贞元广利方》)。

小便频数川萆薢一斤,为末,酒糊丸梧子大。每盐酒下七十丸(《集玄方》)。

白浊频数溺面如油,澄下如膏,乃真元不足,下焦虚寒。萆薢分清饮:用萆薢、石菖蒲、益智仁、乌药等分。每服四钱,水一盏,入盐一捻,煎七分,食前温服,日一服,效乃止。

肠风痔漏如圣散:用萆薢、贯众去土等分,为末。每服二钱,温酒空心服之(孙尚药《传家秘宝方》)。

头痛发汗萆薢、旋覆花、虎头骨酥炙等分,为散。欲发时,以温酒服二钱,暖卧取汗,立瘥(《圣济录》)。

菝葜　上蒲八切,下弃八切。○《别录·中品》

【释名】菝蓟(同葜。〖《玉篇》〗)、金刚根(《日华》)、铁菱角(《纲目》)、王瓜草(《日华》)。〔时珍曰〕菝蓟犹菝结也。菝结,短也。此草茎蔓强坚短小,故名菝蓟。而江浙人谓之菝葜根,亦曰金刚根,楚人谓之铁菱角,皆状其坚而有尖刺也。郑樵《通志》云:其叶颇近王瓜,故名王瓜草。

【集解】〔《别录》曰〕生山野。二月、八月采根,曝干。〔弘景曰〕此有三种,大略根苗并相类。菝葜茎紫而短小,多细刺,小减萆薢而色深,人用作饮。〔恭曰〕陶云三种,乃狗脊、菝葜、萆薢相类,非也。萆薢有刺者,叶粗相类,根不相类。萆薢细长而白色,菝葜根作块结,黄赤色,殊非狗脊之流。〔颂曰〕今近道及江浙州郡多有之。苗茎成蔓,长二三尺,有刺。其叶如冬青、乌药叶而差大。秋生黄花,结黑子如樱桃大。其根作块,人呼金刚根。〔时珍曰〕菝葜山野中甚多。其茎似蔓而坚强,植生有刺。其叶团大,状如马蹄,光泽似柿叶,不类冬青。秋开黄花,结红子。其根甚硬,有硬须如刺。其叶煎饮酸涩。野人采其根叶,入染家用,名铁菱角。《吴普本草》以菝葜为狗脊,非矣。详见狗脊下。

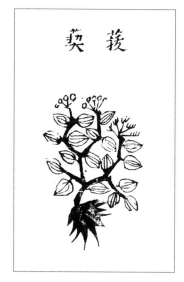

菝葜

根

【气味】甘、酸,平、温,无毒。

【主治】腰背寒痛,风痹,益血气,止小便利(《别录》)。治时疾瘟瘴(大明)。补肝经风虚(好古)。治消渴,血崩,下痢(时珍)。

【发明】〔时珍曰〕菝葜,足厥阴、少阴药。气温味酸,性涩而收,与萆薢仿佛。孙真人元旦所饮辟邪屠苏酒中亦用之。〔颂曰〕取根浸赤汁,煮粉食,辟瘴。

【附方】新五。

小便滑数金刚骨为末。每服三钱,温酒下,睡时(《儒门事亲》方)。

沙石淋疾重者,取去根本。用菝葜二两,为末。每米饮服二钱。后以地椒煎汤浴腰腹,须臾即通也(《圣济录》)。

消渴不止菝谷即菝葜,咬咀半两,水三盏,乌梅一个,煎一盏,温服(《普济方》)。

下痢赤白金刚根、蜡茶等分,为末,白梅肉捣丸芡子大。

每服五七丸,小儿三丸,白痢甘草汤下,赤痢乌梅汤下(《卫生易简方》)。

风毒脚弱痹满上气,田舍贫家用此最良。菝葜洗剉一斛,以水三斛,煮取九斗,渍曲去滓,取一斛渍饮,如常酿酒。任意日饮之(《肘后方》)。

土茯苓《纲目》

〔校正〕并入《拾遗》草禹余粮。

【释名】土萆薢(《纲目》)、刺猪苓(《图经》)、山猪粪(《纲目》)、草禹余粮(《拾遗》)、仙遗粮(《纲目》)、冷饭团(《纲目》)、硬饭(《纲目》)、山地栗(《纲目》)。〔时珍曰〕按陶弘景注《石部》禹余粮云:南中平泽有一种藤,叶如菝葜,根作块有节,似菝葜而色赤,味如薯蓣,亦名禹余粮。言昔禹行山乏

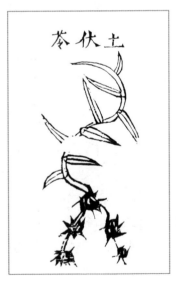

土茯苓

食,采此充粮而弃其余,故有此名。观陶氏此说,即今土茯苓也。故今尚有仙遗粮、冷饭团之名,亦其遗意。陈藏器《本草》草禹余粮,苏颂《图经》猪苓下刺猪苓,皆此物也,今皆并之。茯苓、猪苓、山地栗,皆象形也。俗又名过冈龙,谬称也。

【集解】〔藏器曰〕草禹余粮生海畔山谷。根如盏连缀,半在土上,皮如茯苓,肉赤味涩。人取以当谷食,不饥。〔颂曰〕施州一种刺猪苓,蔓生。春夏采根,削皮焙

干。彼土人用傅疮毒,殊效。〔时珍曰〕土茯苓,楚、蜀山箐中甚多。蔓生如莼,茎有细点。其叶不对,状颇类大竹叶而质厚滑,如瑞香叶而长五六寸。其根状如菝葜而圆,其大若鸡鸭子,连缀而生,远者离尺许,近或数寸,其肉软,可生啖。有赤白二种,入药用白者良。按《中山经》云:鼓镫之山有草焉,名曰荣草,其叶如柳,其本如鸡卵,食之已风。恐即此也。昔人不知用此。近时弘治、正德间,因杨梅疮盛行,率用轻粉药取效,毒留筋骨,溃烂终身,至人用此,遂为要药。诸医无从考证,往往指为草薢及菝葜。然其根苗迥然不同,宜参考之。但其功用亦颇相近,盖亦萆薢、菝葜之类也。

根

【气味】甘、淡,平,无毒。〔时珍曰〕忌茶茗。

【主治】食之当谷不饥,调中止泄,健行不睡(藏器)。健脾胃,强筋骨,去风湿,利关节,止泄泻,治拘挛骨痛,恶疮痈肿。解汞粉、银朱毒(时珍)。

【发明】〔机曰〕近有好淫之人,多病杨梅毒疮,药用轻粉,愈而复发,久则肢体拘挛,变为痈漏,延绵岁月,竟致废笃。惟剉土草薢三两,或加皂荚、牵牛各一钱,水六碗,煎三碗,分三服,不数剂,多瘥。盖此疾始由毒气干于阳明而发,加以轻粉燥烈,久而水衰,肝挟相火来凌脾土。土属湿,主肌肉,湿热郁蓄于肌腠,故发为痈肿,甚则拘挛,《内经》所谓湿气害人皮肉筋骨是也。土草薢甘淡而平,能去脾湿,湿去则营卫从而筋脉柔,肌肉实而拘挛痈漏愈矣。初病服之不效者,火盛而湿未郁也。此药长于去湿,不能去热,病久则热衰气耗而湿郁为多故也。〔时珍曰〕杨梅疮古方不载,亦无病者。近时起于岭表,传及四方。盖岭表风土卑炎,岚瘴熏蒸,饮啖辛热,男女淫猥。湿热之邪积蓄既深,发为毒疮，遂致互相传染，自南而北，遍及海宇，然皆淫邪之人病之。其类有数种，治之则一也。其证多属厥阴、阳明二经，而兼乎他经。邪之所在，则先发出，如兼少阴、太阴则发于咽喉，兼太阳、少阳则发于头耳之类。盖相火寄于厥阴，肌肉属于阳明故也。医用轻粉、银朱劫剂，五七日即愈。盖水银性走而不守，加以盐、矾升为轻粉、银朱，其性燥烈，善逐痰涎。涎乃脾之液，此物入胃，气归阳明，故涎被劫，随火上升，从喉颊齿缝而出，故疮即干痿而愈。若服之过剂，及用不得法，则毒气窜入经络筋骨之间，莫之能出。痰涎既去，血液耗涸，筋失所养，营卫不从，变为筋骨挛痛，发为痈毒疳漏。久则生虫为癣，手足皴裂，遂成废痼。惟土茯苓气平味甘而淡，为阳明本药。能健脾胃，去风湿。脾胃健则营卫从，风湿去则筋骨利，故诸证多愈，此亦得古人未言之妙也。今医家有搜风解毒汤，治杨梅疮，不犯轻粉。病深者月余，浅者半月即愈。服轻粉药筋骨挛痛、瘫痪不能动履者，服之亦效。其方用土茯苓一两，薏苡仁、金银花、防风、木瓜、木通、白鲜皮各五分，皂荚子四分，气虚加人参七分，血虚加当归七分，水二大碗煎饮，一日三服。惟忌饮茶及牛、羊、鸡、鹅、鱼肉、烧酒、法面、房劳。盖秘方也。

【附方】新六。

杨梅毒疮邓笔峰《杂兴》方：用冷饭团四两，皂角子七个，水煎代茶饮。浅者二七，深者四七，见效。○一方：冷饭团一两，五加皮、皂角子、苦参各三钱，金银花一钱。用好酒煎，日一服。

小儿杨梅疮起于口内，延及遍身。以土萆薢末，乳汁调服。月余自愈（《外科发挥》）。

骨挛痈漏薛己《外科发挥》云：服轻粉致伤脾胃气血，筋骨疼痛，久而溃烂成痈，连年累月，至于终身成废疾者。土萆薢一两,有热加芩、连,气虚加四君子汤,血虚加四物汤,水煎代茶。月余即安。〇《朱氏集验方》:用过山龙四两即硬饭,加四物汤一两,皂角子七个,川椒四十九粒,灯心七根,水煎日饮。

瘰疬溃烂冷饭团切片或为末,水煎服或入粥内食之。须多食为妙。江西所出色白者良。忌铁器、发物(陆氏《积德堂方》)。

白蔹《本经·下品》

【释名】白草(《本经》)、白根(《别录》)、兔核(《本经》)、猫儿卵(《纲目》)、昆仑(《别录》)。〔宗奭曰〕白蔹,服饵方少用,惟敛疮方多用之,故名白蔹。〔时珍曰〕兔核、猫儿卵,皆象形也。昆仑,言其皮黑也。

【集解】〔《别录》曰〕白蔹生衡山山谷。二月、八月采根,曝干。〔弘景曰〕近道处处有之。作藤生,根如白芷,破片竹穿,日干。〔恭曰〕根似天门冬,一株下有十许根,皮赤黑,肉白,如芍药,不似白芷。蔓生,枝端有五叶,所在有之。〔颂曰〕今江淮及荆、襄、怀、孟、商、齐诸州皆有之。二月生苗,多在林中作蔓,赤茎,叶如小桑。五月开花,七月结实。根如鸡鸭卵而长,三五枚同一窠,皮黑肉白。一种赤敛,花实功用皆同,但表里俱赤尔。

根

【气味】苦,平,无毒。
〔《别录》曰〕甘,微寒。〔权曰〕

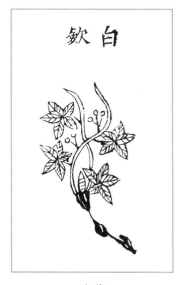

白蔹

有毒。〔之才曰〕代赭为之使。反乌头。

【主治】痈肿疽疮，散结气，止痛除热，目中赤，小儿惊痫温疟，女子阴中肿痛，带下赤白（《本经》）。杀火毒（《别录》）。治发背瘰疬，面上疱疮，肠风痔漏，血痢，刀箭疮，扑损，生肌止痛（大明）。解狼毒毒（时珍）。

【发明】〔弘景曰〕生取根捣，傅痈肿，有效。〔颂曰〕今医治风及金疮、面药方多用之。往往与白及相须而用。

【附方】旧三，新十。

发背初起水调白蔹末，涂之（《肘后方》）。

疔疮初起方同上（《圣惠方》）。

一切痈肿〔权曰〕白蔹、赤小豆、莽草为末，鸡子白调，涂之。○陶隐居方：用白蔹二分，藜芦一分，为末，酒和贴之。日三上。

面鼻酒齄白蔹、白石脂、杏仁各半两，为末，鸡子清调涂，旦洗（《御药院方》）。

面生粉刺白蔹二分，杏仁半分，鸡屎白一分，为末，蜜和杂水拭面（《肘后方》）。

冻耳成疮白蔹、黄檗等分，为末，生油调搽（谈野翁方）。

汤火灼烂白蔹末傅之（《外台》方）。

诸物哽咽白蔹、白芷等分，为末。水服二钱（《圣惠方》）。

铁刺诸哽及竹木哽在咽中。白蔹、半夏泡等分，为末。酒服半钱，日二服（《圣惠方》）。

刺在肉中方同上。

胎孕不下白蔹、生半夏等分，为末，滴水丸梧子大。每榆皮汤下五十丸（《保命集》）。

风痹筋急肿痛，展转易常处。白蔹二分，熟附子一分，为末。每酒服半刀圭，日二服。以身中热行为候，十日便觉，忌猪肉、冷水（《千金方》）。

诸疮不敛白蔹、赤蔹、黄檗各三钱炒研,轻粉一钱。先用葱白浆水洗净,傅之（《瑞竹堂方》）。

女萎《李当之本草》

【集解】〔恭曰〕女萎叶似白蔹,蔓生,花白子细。荆襄之间名为女萎,亦名蔓楚。用苗不用根。与萎蕤全别。今太常谬以为白头翁者是也。〔时珍曰〕诸家误以女萎解葳蕤,正误见葳蕤下。

【修治】〔敩曰〕凡采得阴干,去头并白蕊,于槐砧上剉,拌豆淋酒蒸之,从巳至未出,晒干。

【气味】辛,温,无毒。

【主治】止下痢,消食（当之）。风寒洒洒,霍乱泄痢肠鸣,游气上下无常,惊痫寒热百病,出汗（《唐本》）。

【附方】新三。

久痢脱肛女萎切一升,烧熏之（杨氏《产乳方》）。

蜃下不止女萎,云实各一两,川乌头二两,桂心五钱,为末,蜜丸梧子大。每服五丸,水下,一日三服（《肘后方》）。

身体疬疡斑驳。女葳膏:用鲁国女葳、白芷各一分,附子一枚,鸡舌香、木香各二分,为末,腊猪脂七合,和煎,入麝香一钱。以浮石磨破,日擦之（《古今录验》）。

赭魁《别录·下品》

【释名】〔时珍曰〕其根如魁,有汁如赭,故名。魁乃酒器名。

【集解】〔《别录》曰〕生山谷中。二月采。〔弘景曰〕状如

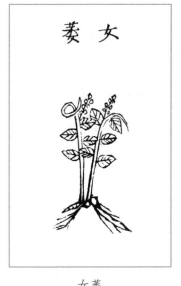

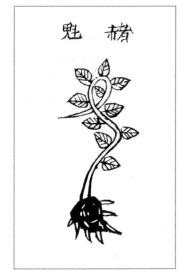

女萎　　　　　　　　　　赭魁

小芋,肉白皮黄,近道亦有。〔恭曰〕赭魁大者如斗,小者如升。蔓生草木上,叶似杜衡。陶所说乃土卵也。土卵不堪药用。梁汉人蒸食之,名黄独,非赭魁也。〔保昇曰〕苗蔓延生,叶似萝藦,根若菝葜,皮紫黑,肉黄赤,大者轮囷如升,小者如拳,所在有之。〔时珍曰〕赭魁闽人用入染青缸中,云易上色。沈括《笔谈》云:《本草》所谓赭魁,皆未详审。今南中极多,肤黑肌赤,似何首乌。切破中有赤理如槟榔,有汁赤如赭,彼人以染皮制靴。闽人谓之余粮。《本草·石部》禹余粮陶氏所引,乃此物也。谨按沈氏所说赭魁甚明,但谓是禹余粮者,非矣。禹余粮乃今之土茯苓,可食,故得粮名;赭魁不可食,岂得称粮耶? 土卵即土芋也,见《菜部》。

　根

【气味】甘,平,无毒。〔恭曰〕有小毒。

【主治】心腹积聚,除三虫(《本经》)。

鹅抱 宋《图经》

【集解】〔颂曰〕生宜州山林中。附石而生，作蔓，叶似大豆。其根形似莱菔，大者如三升器，小者如拳。二月、八月采根，切片，阴干用。

【气味】苦，寒，无毒。

【主治】风热上壅，咽喉肿痛，及解蛮箭药毒，捣末酒服有效。亦消风热结毒赤肿。酒摩涂之，立愈（苏颂）。

伏鸡子根《拾遗》

【释名】承露仙（《《拾遗》》）。

【集解】〔藏器曰〕生四明天台山。蔓延生，叶圆薄似钱，

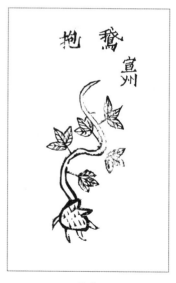

鹅抱

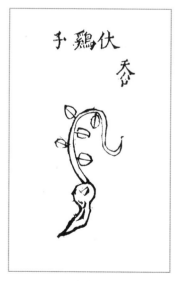

伏鸡子

根似鸟形者良。

【气味】苦,寒,无毒。

【主治】解百药毒,诸热烦闷,急黄,天行黄疸,疟瘴中恶,寒热头痛,疽疮。马黄牛疫。水磨服之,新者尤佳。亦傅痈肿,与陈家白药同功(藏器)。

【附录】仰盆(《拾遗》)〔藏器曰〕味辛,温,有小毒。水磨服少许,治蛊飞尸喉痹。亦磨傅皮肤恶肿。生东阳山谷。苗似承露仙,根圆如仰盆状,大如鸡卵。人肝藤(《拾遗》)〔藏器曰〕主解诸药毒游风,手脚软痹。并生研服之,涂之。生岭南山石间。引蔓而生,叶有三桠,花紫色。与伏鸡子同名承露仙,而伏鸡子叶圆。〔时珍曰〕以根三两,磨汁或煎浓汁服。并解蛊毒。

千金藤宋《开宝》

〔校正〕自《木部》移入此。

【集解】〔藏器曰〕千金藤有数种,南北名模不同,大略主疗相似,或是皆近于藤也。生北地者,根大如指,色似漆;生南土者,黄赤如细辛。舒、庐间有一种藤似木蓼,又有乌虎藤,绕树生,冬青,亦名千金藤。江西林间有草生叶,头有瘿子,似鹤膝,叶如柳,亦名千金藤。又一种似荷叶,只大如钱许,亦呼为千金藤,又名古藤,主痫及小儿大腹。千金者,以贵为名。岂俱一物,亦状异而名同耶?若取的称,未知孰是?又岭南有陈思岌,亦名千金藤。

【气味】缺。

【主治】一切血毒诸气,霍乱中恶,天行虚劳疟瘴,痰嗽不利,痈肿大毒,药石发,癫痫,悉主之(藏器)。

【附录】陈思岌(《拾遗》)〔藏器曰〕出岭南山野。蔓生如小豆,根及叶辛香。一名石黄香,一名千金藤。其根味辛,平,无毒。解诸药毒热毒,丹毒痈肿,天行壮热,喉痹蛊毒,并煮汁服之。亦磨涂疮肿。〔珣曰〕味苦,平。浸酒服,治风,补益轻身。

九仙子《纲目》

【释名】仙女娇(《纲目》)。

【集解】〔时珍曰〕九仙子,出均州太和山。一根连缀九枚,大者如鸡子,小者如半夏,白色。二月生苗,蔓高六七尺,茎细而光。叶如乌桕叶,而短扁不团。每叶桠生子枝,或一或二,袅袅下垂。六七月开碎青黄色花,随即结实。碎子丛簇,如谷精草子状。九月采根。

【气味】苦,凉,无毒。

【主治】咽痛喉痹,散血。以新汲水或醋磨汁含咽,甚良(时珍)。

山豆根 宋《开宝》

【释名】解毒(《纲目》)、黄结(《纲目》)、中药(《纲目》)。〔颂曰〕其蔓如大豆,因以为名。

【集解】〔颂曰〕山豆根,生剑南及宜州、果州山谷,今广西亦有,以忠州、万州者为佳。苗蔓如豆,叶青,经冬不凋,八月采根。广南者如小槐,高尺余,石鼠食其根。故岭南人捕鼠,取肠胃曝干,解毒攻热效。

【气味】甘,寒,无毒。〔时珍曰〕按沈括《笔谈》云:山豆根味极苦,《本草》言味甘,大误矣。

【主治】解诸药毒,止痛,消疮肿毒,发热咳嗽,治人及马急黄,杀小虫(《开宝》)。含之咽汁,解咽喉肿

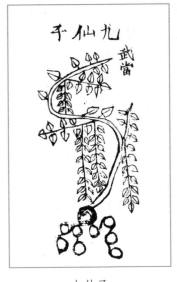

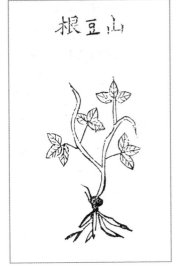

九仙子　　　　　　　山豆根

毒，极妙（苏颂）。研末汤服五分，治腹胀喘满。酒服三钱，治女人血气腹胀，又下寸白诸虫。丸服，止下痢。磨汁服，止卒患热厥心腹痛，五种痔痛。研汁涂诸热肿秃疮，蛇狗蜘蛛伤（时珍）。

【附方】旧十，新三。

解中蛊毒 密取山豆根和水研，服少许，未定再服。已禁声者，亦愈。

五般急黄 山豆根末，水服二钱。若带蛊气，以酒下。

霍乱吐利 山豆根末，橘皮汤下三钱。

赤白下痢 山豆根末，蜜丸梧子大。每服二十丸，空腹白汤下，三服自止（已上并《备急方》）。

水蛊腹大有声，而皮色黑者。山豆根末，酒服二钱（《圣惠方》）。

卒患腹痛山豆根，水研半盏服，入口即定。

头风热痛山豆根末，油调，涂两太阳。

头上白屑山豆根末，浸油，日涂之。

牙龈肿痛山豆根一片，含于痛所（已上并《备急方》）。

喉中发痈山豆根磨醋噙之，追涎即愈。势重不能言者，频以鸡翎扫入喉中，引涎出，就能言语（《永类方》）。

麸豆诸疮烦热甚者。水研山豆根汁，服少许（《经验方》）。

疥癣虫疮山豆根末，腊猪脂调涂（《备急方》）。

喉风急证牙关紧闭，水谷不下。山豆根、白药等分，水煎噙之，咽下，二三口即愈（杨清叟《外科》）。

黄药子 宋《开宝》

〔校正〕自《木部》移入此。

【释名】木药子（《纲目》）、大苦（《纲目》）、赤药（《图经》）、红药子（《图经》）。〔时珍曰〕按沈括《笔谈》云：《本草》甘草注，引郭璞注《尔雅》云，蘦大苦者，云即甘草也。蔓生，叶似薄荷而色青黄，茎赤有节，节有枝相当。此乃黄药也，其味极苦，故曰大苦，非甘草也。

【集解】〔颂曰〕黄药原出岭南，今夔、峡州郡及明、越、秦、陇山中亦有之，以忠州、万州者为胜。藤生，高三四尺，根及茎似小桑，十月采根。秦州出者谓之红药子，施州谓之赤药，叶似荞麦，枝梗赤色，七月开白花，其根湿时红赤色，曝干即黄。《本经》有药实根，云生蜀郡山谷。苏恭云：即药子也，用其核仁。疑即黄药之实。但言叶似杏，其花红白色，子肉味酸，此为不同。〔时珍曰〕黄药子今处处人栽之。其茎高二三尺，柔而有节，似藤实非藤也。叶大如拳，长三寸许，亦不似桑。其根长者尺许，大者

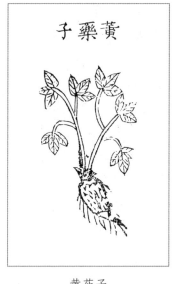

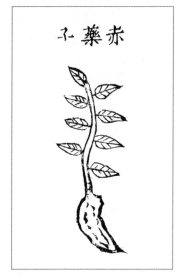

黄药子　　　　　　　　　　赤药子

围二三寸,外褐内黄,亦有黄赤色者,肉色颇似羊蹄根。人皆捣其根入染蓝缸中,云易变色也。唐苏恭言,药实根即药子,宋苏颂遂以为黄药之实。然今黄药冬枯春生,开碎花无实。苏恭所谓药子,亦不专指黄药。则苏颂所以言,亦未可凭信也。

　　根

　　【气味】苦,平,无毒。〔大明曰〕凉。治马心肺热疾。

　　【主治】诸恶肿疮瘘喉痹,蛇犬咬毒。研水服之,亦含亦涂(《开宝》)。凉血降火,消瘿解毒(时珍)。

　　【发明】〔颂曰〕孙思邈《千金·月令方》:疗忽生瘿疾一二年者。以万州黄药子半斤,须紧重者为上。如轻虚,即是他州者,力慢,须用加倍。取无灰酒一斗,投药入中,固济瓶口。以糠火烧一复时,待酒冷乃开。时时饮一杯,不令绝酒气。经三五日后,常把镜自照,觉消即停饮,不尔便令人项细也。刘禹锡《传信方》亦著其效,云得之邕州从事张岜。岜目击有效,复试其验如神。其方并同,惟小有异处,是烧酒候香出外,瓶头有津出即止,不待一宿,火不可过猛耳。

【附方】 旧三,新三。

项下瘿气 黄药子一斤洗剉,酒一斗浸之。每日早晚常服一盏。忌一切毒物,及戒怒。仍以线逐日度之,乃知其效也(《斗门方》)。

吐血不止 药子一两,水煎服(《圣惠方》)。

咯血吐血 《百一选方》:用蒲黄、黄药子等分,为末,掌中舐之。○王衮《博济方》:用黄药子、汉防己各一两,为末。每服一钱,小麦汤食后调服,一日二服。

鼻衄不止 黄药子为末。每服二钱,煎淡胶汤下。良久,以新水调面一匙头服之。《兵部手集》方只以新汲水磨汁一碗,顿服(《简要济众方》)。

产后血运 恶物冲心,四肢冰冷,唇青腹胀,昏迷。红药子一两,头红花一钱,水二盏,妇人油钗二只,同煎一盏服。大小便俱利,血自下也(禹讲师《经验方》)。

天泡水疮 黄药子末,搽之(《集简方》)。

解毒子 《唐本草》

【释名】 地不容(《唐本》)、苦药子(《图经》)。

【集解】 〔恭曰〕地不容生川西山谷,采无时,乡人呼为解毒子也。〔颂曰〕出戎州。蔓生,叶青如杏叶而大,厚硬,凌冬不凋,无花实。根黄白色,外皮微粗褐,累累相连,如药实而圆大,采无时。又开州、兴元府出苦药子,大抵与黄药相类,春采根,曝干。亦入马药用。〔时珍曰〕《四川志》云:苦药子出忠州。性寒,解一切毒。川蜀诸处皆有。即解毒子也。或云：邛州苦药子即黄药子，方言称呼不同耳。理亦近之。

根

【**气味**】苦，大寒，无毒。

【**主治**】解蛊毒，止烦热，辟瘴疠，利喉闭及痰毒（《唐本》）。治五脏邪气，清肺压热（苏颂）。消痰降火，利咽喉，退目赤（时珍）。

【**附方**】新二。

咽喉肿痛水浆不下。苦药、山豆根、甘草、硝石各一分，射干、柑皮、升麻各半两，为末，蜜丸，噙之（《圣惠方》）。

眉棱骨痛热毒攻眼，头痛眉痛，壮热不止。解毒子、木香、川大黄各三分，为末，浆水调膏摊贴，干即易之（《普济方》）。

【**附录**】奴会子（《海药》）〔珣曰〕味辛，平，无毒。主小儿无辜冷疳，虚渴脱肛，骨立瘦损，脾胃不磨。刘五娘方，用为煎服。生西国诸戎。大小如苦药子。药实根〔《本经》曰〕味辛，温，无毒。主邪气诸痹疼酸，续绝伤，补骨髓。一名连木。〔《别录》曰〕生蜀郡山谷。采无时。〔恭曰〕此药子也，当今盛用，胡名那疏，出通州、渝州。其子味辛，平，无毒。主破血止痢消肿，除蛊疰蛇毒。树生，叶似杏，花红白色，子肉味酸，止用其仁，《本经》误载根字。〔时珍曰〕此药子虽似黄药、苦药子，而稍有不同。二药子不结子，此则树之子也。葛洪《肘后方》云：婆罗门名那疏树子，中国人名药子。去皮取中仁，细研服，治诸病也。

白药子《唐本草》

【**集解**】〔恭曰〕白药子出原州。三月生苗，叶似苦苣。四月抽赤茎，长似壶卢蔓。六月开白花。八月结子，亦名瓜蒌。九

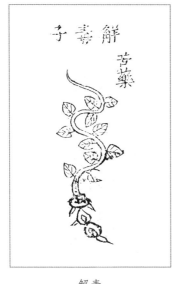

解毒

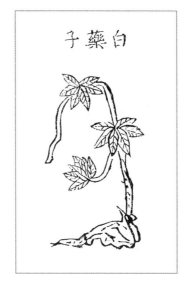

白药子

月叶落枝折,采根洗切,日干,根皮黄色,名白药子。〔颂曰〕今夔、施、合州、江西、岭南亦有之。江西出者,叶似乌桕,子如绿豆,至八月变成赤色,治马热方用之。

根

【气味】辛,温,无毒。〔权曰〕苦,冷。

【主治】金疮生肌(《唐本》)。消肿毒喉痹,消痰止嗽,治渴并吐血(大明)。治喉中热塞不通,咽中常痛肿(甄权)。解野葛、生金、巴豆药毒。刀斧折伤,干末傅之,能止血、痛(马志)。散血降火,消痰解毒(时珍)。

【附方】旧四,新八。

天行热病白药为末,浆水一盏,冷调二钱服,仰卧少顷,心闷或腹鸣疞痛,当吐利数行。如不止,吃冷粥一碗止之(崔元亮《海上方》)。

心痛解热白药根、野猪尾二味,洗去粗皮,焙干等分,捣筛。酒服一钱甚效。黔人用之(苏颂《图经》)。

风热上壅咽喉不利。白药三两,黑牵牛半两,同炒香,去牵牛一半为末,防风末三两,和匀。每茶服一钱(《圣惠方》)。

喉中热塞肿痛,散血消痰。白药、朴消等分,为末。吹之,日四五次(《直指方》)。

咽喉肿痛白药末一两,龙脑一分,蜜和丸芡子大。每含咽一丸(《圣惠方》)。

吐血不止白药烧存性,糯米饮服三钱(《圣惠方》)。

衄血不止红枣、白药各烧存性,等分为末,糯米饮服。或煎汤洗鼻,频频缩药令入(《经验良方》)。

胎热不安铁罩散:用白药子一两,白芷半两,为末。每服二钱,紫苏汤下。心烦热,入砂糖少许(《圣惠方》)。

一切疳眼赤烂生翳。白药子一两,甘草半两,为末。猪肝一具,批开掺末五钱,煮熟食之(《直指方》)。

小儿疳泻吐利。方同上。

诸骨哽咽白药煎米醋细咽。在上即吐出,在下即下出(《普济方》)。

痈肿不散生白药根捣贴,干则易之。无生者,研末水和贴(《图经》)。

【附录】陈家白药(《拾遗》)〔藏器曰〕味苦,寒,无毒。主解诸药毒,水研服之。入腹与毒相攻,必吐出。未尽更服。亦去心胸烦热,天行瘟瘴。出苍梧陈家,故有陈家之号。明山有之,蔓及根并似土瓜,叶如钱,根似防己,紧小者良,人亦采食之。与婆罗门白药及赤药,功用并相似。〔时珍曰〕按刘恂《岭表录》

云:陈家白药善解毒,诸药皆不及之,救人甚多。封州、康州有种之者。广府每岁充土贡。按此药当时充贡,今无复有。或有之,古今名谓不同耳。**甘家白药**(《拾遗》)〔藏器曰〕味苦,大寒,有小毒。解诸药毒,水研服,即吐出。未尽再吐。与陈家白药功相似。二物性冷,与霍乱下利人相反。出龚州以南,生阴处,叶似车前,根如半夏。甘家亦因人而名。岭南多毒物,亦多解毒物,岂天资之乎?**会州白药**(《拾遗》)〔藏器曰〕主金疮,生肤止血,碎末傅之。出会州,叶如白蔹。**冲洞根**(《拾遗》)〔藏器曰〕味苦,平,无毒。主热毒,蛇犬虫痫疮等毒。出岭南恩州。取根阴干。功用同陈家白药,而苗蔓不相似。〔珣曰〕苗蔓如土瓜,根亦相似。味辛,温。主一切毒气及蛇伤。取根磨水服之,诸毒悉皆吐出也。**突厥白**(宋《开宝》)〔藏器曰〕味苦。主金疮,生肉止血,补腰续筋。出突厥国。色白如灰,乃云石灰共诸药合成者。〔志曰〕今所用者,出潞州。其根黄白色,状似茯苓而虚软。苗高三四尺,春夏叶如薄荷,花似牵牛而紫,上有白棱。二月、八月采根,暴干。

威灵仙 宋《开宝》

【释名】〔时珍曰〕威,言其性猛也。灵仙,言其功神也。

【集解】〔志曰〕出商州上洛山及华山并平泽,以不闻水声者良。生先于众草,方茎,数叶相对。冬月丙丁戊己日采根用。〔恭曰〕九月末至十二月,采根阴干。余月并不堪采。〔颂曰〕今陕西及河东、河北、汴东、江湖州郡皆有之。初生作蔓,茎如钗股,四棱。叶似柳叶,作层,每层六七叶,如车轮,有六层至七层者。七月内生花六出,浅紫或碧白色。作穗似莆台子,亦有似菊花头者。实青色。根稠密多须似谷,每年朽败,九月采根。〔时

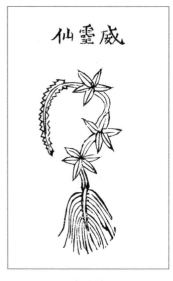

威灵仙

珍曰〕其根每年旁引,年深转茂。一根丛须数百条,长者二尺许。初时黄黑色,干则深黑,俗称铁脚威灵仙以此。别有数种,根须一样,但色或黄或白,皆不可用。

根

【气味】苦,温,无毒。

〔元素曰〕味甘纯阳,入太阳经。〔杲曰〕可升可降,阴中阳也。〔时珍曰〕味微辛、咸,不苦。忌茗、面汤。

【主治】诸风,宣通五脏,去腹内冷滞,心膈痰水,久积癥瘕,痃癖气块,膀胱宿脓恶水,腰膝冷疼,疗折伤。久服无有温疫疟(《开宝》)。推新旧积滞,消胸中痰唾,散皮肤大肠风邪(李杲)。

【发明】〔颂曰〕唐贞元中,嵩阳子周君巢作《威灵仙传》云:威灵仙去众风,通十二经脉,朝服暮效。疏宣五脏冷脓宿水变病,微利,不泻人。服此四肢轻健,手足微暖,并得清凉。先时,商州有人病手足不遂,不履地者数十年。良医弹技莫能疗。所亲置之道旁,以求救者。遇一新罗僧见之,告曰:此疾一药可活,但不知此土有否? 因为之入山求索,果得,乃威灵仙也。使服之,数日能步履。其后山人邓思齐知之,遂传其事。此药治丈夫妇人中风不语,手足不遂,口眼喎斜,言语蹇滞,筋骨节风,绕脐风,胎风头风,暗风心风,风狂大风,皮肤风痒,白癜风,热毒风疮,头旋目眩,手足顽痹,腰膝疼痛,久立不得,曾经损坠,臀腰痛,肾脏风壅,伤寒瘴气,憎寒壮热,头痛流涕,黄疸黑疸,头面浮肿,腹内宿滞,心头痰水,膀胱宿脓,口中涎水,冷热气壅,肚腹胀满,好吃茶滓,心痛,注气膈气,冷气攻冲,脾肺诸气,痰热咳嗽气急,坐卧不安,气冲眼赤,攻耳成脓,阴汗盗汗,大小肠秘,服此立通,气痢痔疾,瘰疬疥癣,妇人月水不来,动经多日,气血冲心,产后秘涩,孩子无辜,并皆治之。其法:采得根阴干,月余捣末。温酒调一钱匕,空腹服之。如人本性杀药,可加及六钱。利过两行则减之,病除乃停服。其性甚善,不触诸药,但恶茶及面汤,以甘草、栀子代饮可也。又以一味洗焙为末,以好酒和令微湿,入在竹筒内紧塞,九蒸九曝。如干,添酒洒之。以白蜜和丸梧子大。每服二十至三十丸,温酒下。崔元亮《海上集验方》著其详如此。〔恭曰〕腰肾脚膝积聚,肠内诸冷病,积年不瘥者,服之无不立效。〔宗奭曰〕其性快,多服疏人五脏真气。〔震亨曰〕威灵仙属木,治痛风之要药也,在上下者皆宜,服之尤效。其性好走,亦可横行,故崔元亮言其去众风,通十二经脉,朝服暮效。凡采得闻流水声者,知其性好走也,须不闻水声者乃佳。〔时珍曰〕威灵仙气温,味微辛咸。辛泄气,咸泄水。故风湿痰饮之病,气壮者服之有捷效。其性大抵疏利,久服恐损真气,气弱者亦不可服之。

【附方】旧四,新一十六。

脚气入腹胀闷喘急。用威灵仙末,每服二钱,酒下。痛减一分,则药亦减一分(《简便方》)。

腰脚诸痛《千金方》:用威灵仙末,空心温酒服一钱。逐日以微利为度。○《经验方》:用威灵仙一斤,洗干,好酒浸七日,为末,面糊丸梧子大。以浸药酒,每服二十丸。

肾脏风壅腰膝沉重。威灵仙末,蜜丸梧子大。温酒服八十丸。平明微利恶物，如青脓胶，即是风毒积滞。如未利，夜再服一百丸。取下后，食粥补之。一月仍常服温补药。《孙兆方》名放杖丸（《集验方》）。

筋骨毒痛因患杨梅疮，服轻粉毒药，年久不愈者。威灵仙三斤，水酒十瓶，封煮一炷香。出火毒。逐日饮之，以愈为度（《集简方》）。

破伤风病威灵仙半两，独头蒜一个，香油一钱，同捣烂，热酒冲服。汗出即愈（《卫生易简方》）。

手足麻痹时发疼痛，或打扑伤损，痛不可忍，或瘫痪等证。威灵仙炒五两，生川乌头、五灵脂各四两，为末，醋糊丸梧子大。每服七丸，用盐汤下。忌茶（《普济方》）。

男妇气痛不拘久近。威灵仙五两，生韭根二钱半，乌药五分，好酒一盏，鸡子一个，灰火煨一宿，五更视鸡子壳软为度。去渣温服，以干物压之，侧睡向块边。渣再煎，次日服。觉块刺痛，是其验也（《摘玄方》）。

噎塞膈气威灵仙一把，醋、蜜各半碗，煎五分，服之。吐出宿痰，愈（唐瑶《经验方》）。

停痰宿饮喘咳呕逆，全不入食。威灵仙焙，半夏姜汁浸，焙为末，用皂角水熬膏，丸绿豆大。每服七丸至十丸，姜汤下，一日三服，一月为验。忌茶、面。

腹中痞积威灵仙、楮桃儿各一两，为末。每温酒服三钱。名化铁丸（《普济》）。

大肠冷积威灵仙末，蜜丸梧子大。一更时，生姜汤下十丸至二十丸（《经验良方》）。

肠风泻血久者。威灵仙、鸡冠花各二两，米醋二升，煮干，炒为末，以鸡子白和作小饼，炙干再研。每服二钱，陈米饮下，日二服（《圣济》）。

痔疮肿痛威灵仙三两，水一斗，煎汤。先熏后洗，冷再温之（《外科精义》）。

诸骨哽咽威灵仙一两二钱，砂仁一两，沙糖一盏，水二钟，煎一钟。温服。○《乾坤生意》：用威灵仙米醋浸二日，晒研末，醋糊丸梧子大。每服二三丸，半茶半汤下。如欲吐，以铜青末半匙，入油一二点，茶服，探吐。○《圣济录》：治鸡鹅骨哽。赤茎威灵仙五钱，井华水煎服，即软如绵吞下也，甚效。

飞丝缠阴肿痛欲断。以威灵仙捣汁，浸洗。一人病此得效（李楼《怪证方》）。

痘疮黑陷铁脚威灵仙炒研一钱，脑子一分。温水调服，取下疮痂为效。意同百祥丸（《儒门事亲》）。

茜草《本经·上品》

〔校正〕并入《有名未用》（《别录》）苗根。

【释名】蒨（音茜。〖《别录》〗）、茅蒐（音搜。〖《别录》〗）、茹藘（音如闾。〖《别录》〗）、地血（《别录》）、染绯草（《蜀本》）、血见愁（《土宿》）、风车草（《土宿》）、过山龙（《补遗》）、牛蔓（〖《诗疏》〗）。〔时珍曰〕按陆佃云：许氏《说文》言蒐乃人血所化，则草鬼为蒐以此也。陶隐居《本草》言东方有而少，不如西方多，则西草为茜，又以此也。陆玑云：齐人谓之茜，徐人谓之牛蔓。又草之盛者为蒨，牵引为茹，连覆为藘，则蒨、茹藘之名，又取此义也。人血所化之说，恐亦俗传耳。《土宿真君本草》云：四补草，其根茜草也。一名西天王草，一名四岳近阳草，一名铁塔草、风车儿草。〔藏器曰〕《有名未用》，苗根，即茜根也。茜、苗二字相似，传写之误尔。宜并之。

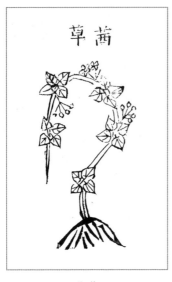

茜草

【集解】〔《别录》曰〕茜根生乔山川谷。二月、三月采根曝干。又曰:苗根生山阴谷中。蔓草木上。茎有刺,实如椒。〔弘景曰〕此即今染绛茜草也。东间诸处乃有而少,不如西多。《诗》云“茹蘆在阪”者是也。〔保昇曰〕染绯草,叶似枣叶,头尖下阔,茎叶俱涩,四五叶对生节间,蔓延草木上。根紫赤色,所在皆有,八月采。〔颂曰〕今圃人亦作畦种茜。故《史记》云:千亩栀、茜,其人与千户侯等,言其利厚也。〔时珍曰〕茜草十二月生苗,蔓延数尺。方茎中空有筋,外有细刺,数寸一节。每节五叶,叶如乌药叶而糙涩,面青背绿。七八月开花,结实如小椒大,中有细子。

根

【修治】〔敩曰〕凡使,用铜刀于槐砧上剉,日干,勿犯铅铁气。勿用赤柳草根,真相似,只是味酸涩。误服令人患内障眼,速服甘草水解之,即毒气散。

【气味】苦,寒,无毒。〔权曰〕甘。〔大明曰〕酸。入药炒用。〔震亨曰〕热。〔元素曰〕微酸、咸,温。阴中之阴。〔《别录》曰〕苗根:咸,平,无毒。〔之才曰〕畏鼠姑。汁,制雄黄。

【主治】寒湿风痹,黄疸,补中(《本经》)。止血,内崩下血,膀胱不足,踒跌蛊毒。久服益精气,轻身。可以染绛。又苗根:主痹及热中伤跌折(《别录》)。

治六极伤心肺,吐血泻血（甄权）。止鼻洪尿血,产后血运,月经不止,带下,扑损淤血,泄精,痔瘘疮疖排脓。酒煎服（大明）。通经脉,治骨节风痛,活血行血（时珍）。

【发明】〔藏器曰〕茜草主蛊毒,煮汁服。《周礼》:庶氏掌除蛊毒,以嘉草攻之。嘉草者,蘘荷与茜也,主蛊为最。〔震亨曰〕俗人治痛风,用草药取速效。如石丝为君,过山龙等佐之。皆性热而燥,不能养阴,却能燥湿病之浅者。湿痰得燥而开,瘀血得热而行,故亦暂效。若病深而血少者,则愈劫愈虚而病愈深矣。〔时珍曰〕茜根色赤而气温,味微酸而带咸。色赤入营,气温行滞,味酸入肝而咸走血,手足厥阴血分之药也,专于行血活血。俗方用治女子经水不通,以一两煎酒服之,一日即通,甚效。《名医别录》言其久服益精气轻身,《日华子》言其泄精,殊不相合,恐未可凭。

【附方】旧三,新八。

吐血不定　茜根一两,捣末。每服二钱,水煎冷服。亦可水和二钱服（周应《简要济众方》）。

吐血燥渴　及解毒。用茜根、雄黑豆去皮、甘草炙等分,为末,井水丸弹子大。每温水化服一丸（《圣济录》）。

鼻血不止　茜根、艾叶各一两,乌梅肉二钱半,为末。炼蜜丸梧子大。每乌梅汤下五十丸（《本事方》）。

五旬行经　妇人五十后,经水不止者,作败血论。用茜根（一名过山姜）一两,阿胶、侧柏叶、炙黄芩各五钱,生地黄一两,小儿胎发一枚烧灰,分作六帖。每帖水一盏半,煎七分,入发灰服之（唐瑶《经验方》）。

女子经闭　方见前发明。

心瘅心烦内热。茜根煮汁服（《伤寒类要》）。

解中蛊毒吐下血如烂肝。茜草根、蘘荷叶各三两，水四升，煮二升，服即愈。自当呼蛊主姓名也（陈延之《小品方》）。

黑髭乌发茜草一斤。生地黄三斤，取汁。以水五大碗，煎茜绞汁，将滓再煎三度。以汁同地黄汁，微火煎如膏，以瓶盛之。每日空心温酒服半匙，一月髭发如漆也。忌萝卜、五辛（《圣济录》）。

蝼蛄漏疮茜根烧灰、千年石灰等分，为末，油调傅之（《儒门事亲》方）。

脱肛不收茜根、石榴皮各一握，酒一盏，煎七分，温服（《圣惠方》）。

预解疮疹时行疮疹正发，服此则可无患。茜根煎汁，入少酒饮之（《奇效良方》）。

【附录】血藤（宋《图经》）〔颂曰〕生信州。叶如蘡薁叶，根如大拇指，其色黄。彼人五月采用，攻血治气块。〔时珍曰〕按虞抟云，血藤即过山龙，理亦相近，未知的否？姑附之。

剪草《日华》

【集解】〔藏器曰〕剪草生山泽间，叶如茗而细，江东用之。〔颂曰〕生润州。二月、三月采，曝干用。〔时珍曰〕按许叔微《本事方》言：剪草状如茜草，又如细辛。婺、台二州皆有之，惟婺州者可用。其说殊详，今遍询访无识者。或云即茜草也，未有的据。

根

【气味】苦，凉，无毒。〔颂曰〕平。

【主治】诸恶疮疥癣风瘙，瘘蚀有虫，浸酒服（大明）。主一切失血（时珍）。

【发明】〔元素曰〕上部血，须用剪草、牡丹皮、天门冬、麦门冬。〔时珍曰〕许学士《本事方》云：剪草治劳瘵吐血损肺及血妄行，名曰神传膏。其法：每用一斤净洗，晒为末，入生蜜二斤，和为膏，以器盛之，不得犯铁器，一日一蒸，九蒸九曝乃止。病人五更起，面东坐，不得语言，以匕抄药四匙食之，良久以稀粟米饮压之。药只冷服，米饮亦勿大热，或吐或下不妨。如久病肺损咯血，只一服愈。寻常嗽血妄行，每服一匙可也。有一贵妇病瘵，得此方，九日药成。前一夕，病者梦人戒令翌日勿乱服药。次日将服药，屋上土坠器中，不可用。再合成，将服，为猫覆器，又不得食。再合未就，而夫人卒矣。此药之异有如此。若小小血妄行，只一啜而愈也。此药绝妙若此，而世失传，惜哉！

【附方】新二。

风虫牙痛剪草、细辛、藁本等分，煎水热漱，少顷自止（《中藏经》）。

风疮瘙痒滑肌散：治风邪客于肌中，浑身瘙痒，致生疮疥，及脾肺风毒攻冲，生疮干湿，日久不瘥。用剪草七两不见火，轻粉一钱，为末，掺之。干者麻油调掺（《和剂局方》）。

防己 《本经·中品》

【释名】解离（《本经》）、石解（《纲目》）。〔时珍曰〕按东垣李杲云：防己如险健之人，幸灾乐祸，能首为乱阶；若善用之，亦可御敌。其名或取此义。解离，因其纹解也。

【集解】〔《别录》曰〕防己生汉中川谷。二月、八月采根，阴干。〔当之曰〕其茎如葛蔓延。其根外白内黄，如桔梗，内有黑纹如车辐解者，良。〔弘景曰〕今出宜都、建平。大而青白色、虚软者好，黯黑冰强者不佳。服食亦须之。〔颂曰〕今黔中亦有

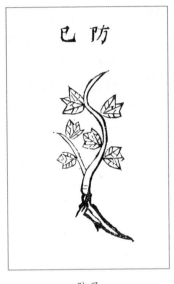

防己

之。但汉中出者,破之文作车辐解,黄实而香,茎梗甚嫩,苗叶小类牵牛。折其茎,一头吹之,气从中贯,如木通然。他处者青白虚软,又有腥气,皮皱,上有丁足子,名木防己。苏恭言木防己不任用。而古方张仲景治伤寒有增减木防己汤,及防己地黄汤、五物防己汤、黄芪六物等汤。孙思邈治遗尿小便涩,亦有三物木防己汤。〔藏器曰〕如陶所说,汉木二防己,即是根苗为名。

【修治】〔敩曰〕凡使勿用木条,色黄、腥、皮皱、上有丁足子,不堪用。惟要心有花文黄色者,细剉,以车前草根相对蒸半日,晒干取用。〔时珍曰〕今人多去皮剉,酒洗晒干用。

【气味】辛,平,无毒。〔《别录》曰〕苦,温。〔普曰〕神农:辛。黄帝、岐伯、桐君:苦,无毒。李当之:大寒。〔权曰〕苦,有小毒。〔元素曰〕大苦、辛,寒。阴也,泄也。〔之才曰〕殷蘖为之使。杀雄黄毒。恶细辛。畏草薢、女菀、卤咸。伏消石。

【主治】风寒温疟,热气诸痫,除邪,利大小便(《本经》)。疗水肿风肿,去膀胱热,伤寒寒热邪气,中风手脚挛急,通腠理,利九窍,止泄,散痈肿恶结,诸㿔疥癣虫疮(《别录》)。治湿风,口面㖞斜,手足拘痛,散留痰,肺气喘嗽(甄权)。治中下湿热肿,泄脚气,行十二经(元素)。木防己:主治男子肢节中风,毒风不语,散结气拥肿,温疟风水肿,治膀胱（甄权）。

【发明】〔弘景曰〕防己是疗风水要药。〔藏器曰〕治风用木防己,治水用汉防己。〔元素曰〕去下焦湿肿及痛,并泄膀胱火邪,必用汉防己、草龙胆为君,黄檗、知母、甘草佐之,防己乃太阳本经药也。〔杲曰〕《本草·十剂》云:通可去滞,通草、防己之属是也。夫防己大苦寒,能泻血中湿热,通其滞塞,亦能泻大便,补阴泻阳,助秋冬、泻春夏之药也。比之于人,则险而健者也。幸灾乐祸,能首为乱阶。然善用之,亦可敌凶突险。此瞑眩之药也,故圣人存而不废。大抵闻其臭则可恶,下咽则令人身心烦乱,饮食减少。至于十二经有湿热壅塞不通,及下注脚气,除膀胱积热而庇其基本,非此药不可,真行经之仙药,无可代之者。若夫饮食劳倦,阴虚生内热,元气谷食已亏,以防己泄大便,则重亡其血,此不可用一也。如人大渴引饮,是热在上焦肺经气分,宜渗泄,而防己乃下焦血分药,此不可用二也。外伤风寒,邪传肺经,气分湿热,而小便黄赤,乃至不通,此上焦气病,禁用血药,此不可用三也。大抵上焦湿热者皆不可用。下焦湿热流入十二经,致二阴不通者,然后审而用之。

【附方】旧三,新九。

皮水胕肿按之没指,不恶风,水气在皮肤中,四肢聂聂动者,防己茯苓汤主之,防己、黄芪、桂枝各三两,茯苓六两,甘草二两。每服一两,水一升,煎半升服,日二服（张仲景方）。

风水恶风汗出身重,脉浮,防己黄芪汤主之。防己一两,黄芪一两二钱半,白术七钱半,炙甘草半两。剉散。每服五钱,生姜四片,枣一枚,水一盏半,煎八分,温服。良久再服。腹痛加芍药（仲景方）。

风湿相搏关节沉痛,微肿恶风（方同上）。

小便淋涩三物木防己汤：用木防己、防风、葵子各二两。咬咀，水五升，煮二升半，分三服（《千金方》）。

膈间支饮其人喘满，心下痞坚，面黧黑，其脉沉紧，得之数十日，医吐下之不愈，木防己汤主之。虚者即愈，实者三日复发，复与之不愈，去石膏，加茯苓、芒硝主之。用木防己三两，人参四两，桂枝二两，石膏鸡子大十二枚，水六升，煮二升，分服（张仲景方）。

伤寒喘急防己、人参等分，为末。桑白汤服二钱，不拘老小。

肺痿喘嗽汉防己末二钱，浆水一盏，煎七分，细呷（《儒门事亲》）。

肺痿咯血多痰者，汉防己、葶苈等分，为末。糯米饮每服一钱（《古今录验》）。

鼻衄不止生防己末，新汲水服二钱，仍以少许㗳之（《普济》）。

霍乱吐利防己、白芷等分，为末。新汲水服二钱（《普济》）。

目睛暴痛防己酒浸三次，为末。每一服二钱，温酒下（《摘玄方》）。

解雄黄毒防己，煎汁服之（《肘后方》）。

实

〔主治〕脱肛。焙研，煎饮代茶（《肘后》）。

通草《本经·中品》

【释名】木通（土良）、附支（《本经》）、丁翁（《吴普》）、万年藤（甄权），子名燕覆（《唐本》）。〔时珍曰〕有细细孔，两头皆通，故名通草，即今所谓木通也。今之通草，乃古之通脱木也。宋本草混注为一，名实相乱，今分出之。

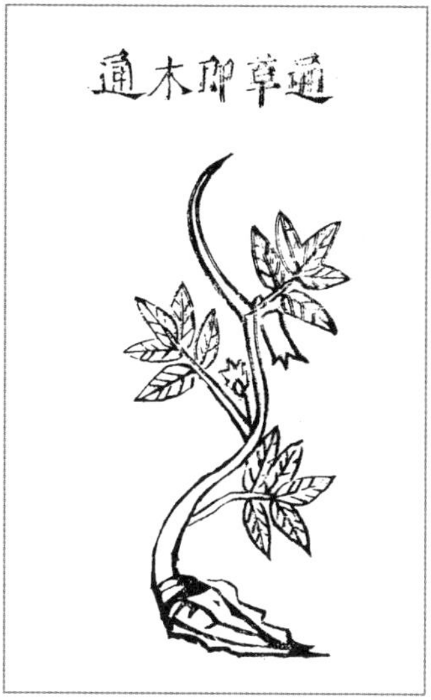

通草

【集解】〔《别录》曰〕通草生石城山谷及山阳。正月、二月采枝，阴干。〔弘景曰〕今出近道。绕树藤生，汁白。茎有细孔，两头皆通。含一头吹之，则气出彼头者良。或云即葍藤茎也。〔恭曰〕此物大者径三寸，每节有二三枝，枝头有五叶。子长三四寸，核黑瓤白，食之甘美。南人谓为燕覆子，或名乌覆子。遇七八月采之。〔藏器曰〕江东人呼为畜葍子，江西人呼为拿子，如筭袋，瓤黄子黑，食之去皮。苏云色白者，乃猴葍也。〔颂曰〕今泽、潞、汉中、江淮、湖南州郡亦有之。藤生，蔓大如指，其茎干大者径三寸。一枝五叶，颇类石韦，又似芍药，三叶相对。夏秋开紫花，亦有白花者。结实如小木瓜，食之甘美，即陈士良《本草》所谓桴棪子也。其枝今人谓之木通，而俗间所谓通草，乃通脱木也。古方所用通草，皆今之木通，其通脱木稀有用者。或以木通为葡萄苗者，非矣。按张氏《燕吴行纪》载：扬州甘泉东院两廊前有通草，其形如椿，少叶，子垂梢际，如苦楝。与今所说不同，或别一物也。〔时珍曰〕今之木通，有紫、白二色：紫者皮厚味辛，白者皮薄味淡。《本经》言味辛，《别录》言味甘，是二者皆能通利也。

【气味】辛，平，无毒。〔《别录》曰〕甘。〔权曰〕微寒。〔普曰〕神农、黄帝：辛。雷公：苦。〔杲曰〕味甘而淡，气平味薄。

降也,阳中阴也。

【主治】除脾胃寒热,通利九窍血脉关节,令人不忘,去恶虫(《本经》)。疗脾疸,常欲眠,心烦哕,出音声,治耳聋,散痈肿诸结不消,及金疮恶疮,鼠瘘踒折,鼻瘜肉,堕胎,去三虫(《别录》)。治五淋,利小便,开关格,治人多睡,主水肿浮大(甄权)。利诸经脉寒热不通之气(诜)。理风热,小便数急疼,小腹虚满,宜煎汤并葱食之,有效(士良)。安心除烦,止渴退热,明耳目,治鼻塞,通小肠,下水,破积聚血块,排脓,治疮疖,止痛,催生下胞,女人血闭,月候不匀,天行时疾,头痛目眩,羸劣乳结,及下乳(大明)。利大小便,令人心宽,下气(藏器)。主诸瘘疮,喉痹咽痛,浓煎含咽(珣)。通经利窍,导小肠火(杲)。

【发明】〔杲曰〕《本草·十剂》,通可去滞,通草、防己之属是也。夫防己大苦寒,能泻血中湿热之滞,又通大便。通草甘淡,能助西方秋气下降,利小便,专泻气滞也。肺受热邪,津液气化之原绝,则寒水断流;膀胱受湿热,癃闭约缩,小便不通,宜此治之。其症胸中烦热,口燥舌干,咽干,大渴引饮,小便淋沥,或闭塞不通,胫酸脚热,并宜通草主之。凡气味与之同者,茯苓、泽泻、灯草、猪苓、琥珀、瞿麦、车前子之类,皆可以渗湿利小便,泄其滞气也。又曰:木通下行,泄小肠火,利小便,与琥珀同功,无他药可比。〔时珍曰〕木通手厥阴心包络、手足太阳小肠、膀胱之药也。故上能通心清肺,治头痛,利九窍;下能泄湿热,利小便,通大肠,治遍身拘痛。《本经》及《别录》皆不言及利小便治淋之功,甄权、日华子辈始发扬之。盖其能泄丙丁之火,则肺不受邪,能通水道。水源既清，则津液自化，而诸经之湿与热，皆由小便泄去。故古方导赤散用之，亦泻南补北、扶西抑东之意。杨仁斋《直指方》言：人遍身胸腹隐热，疼痛拘急，足冷，皆是伏热伤血。血属于心，宜木通以通心窍，则经络流行也。

【附方】旧三，新一。

心热尿赤面赤唇干，咬牙口渴。导赤散：用木通、生地黄、炙甘草等分，入竹叶七片，水煎服（钱氏方）。

妇人血气木通浓煎三五盏，饮之即通（孟诜《本草》）。

金疮踒折通草煮汁酿酒，日饮。

鼠瘘不消方同上。

根

〔主治〕项下瘿瘤（甄权）。

子

〔气味〕甘，寒，无毒。〔诜曰〕平，南人多食之，北人不知其功。

〔主治〕厚肠胃，令人能食，下三焦恶气，续五脏断绝气，使语声足气，通十二经脉。和核食之（孟诜）。除三焦客热，胃口热闭，反胃不下食（士良）。止渴，利小便（时珍）。

通脱木《法象》

【释名】通草（《纲目》）、活蒬（音夺）、离南（并《尔雅》）。〔颂曰〕《尔雅》：离南、活蒬，即通脱也。《山海经》名寇脱。又名倚商。〔杲曰〕阴窍涩而不利，水肿闭而不行，用之立通，因有通草之名。与木通同功。〔嘉谟曰〕白瓤中藏，脱木得之，故名通脱。

【集解】〔藏器曰〕通脱木生山侧。叶似蓖麻。其茎空心，中有白瓤，轻白可爱，女人取以饰物，俗名通草。〔颂曰〕郭璞言：生江南，高丈许，大叶似荷而肥，茎中瓤正白。今园圃亦有种莳者，或作蜜煎充果，食之甘美。〔时珍曰〕蔓生山中。茎大者围数寸。

【气味】甘、淡，寒，无毒。〔杲曰〕甘，平。降也。阳中阴也。

【主治】利阴窍，治五淋，除水肿癃闭，泻肺（李杲）。解诸毒虫痛（苏颂）。明目退热，下乳催生（汪机）。

【发明】〔杲曰〕通草泻肺利小便，甘平以缓阴血也。与灯草同功。宜生用之。〔时珍曰〕通草色白而气寒，味淡而体轻，故入太阴肺经，引热下降而利小便；入阳明胃经，通气上达而下乳汁。其气寒，降也；其味淡，升也。

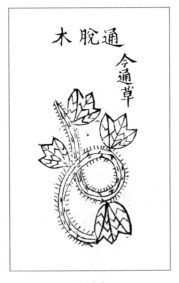

通脱木

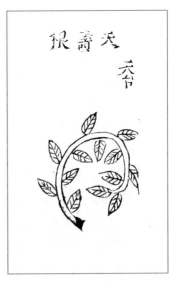

天寿根

【附方】新一。

洗头风痛新通草瓦上烧存性,研末二钱,热酒下。牙关紧者,斡口灌之(王璆《百一选方》)。

花上粉

〔主治〕诸虫瘘恶疮痔疾,纳之(藏器)。疗瘰疬,及胸中伏气攻胃咽(苏颂)。

【附录】天寿根(《图经》)〔颂曰〕出台州,每岁土贡。其性凉,治胸膈烦热,土人常用有效。

钓藤《别录·下品》

〔校正〕自《木部》移入此。

【释名】〔弘景曰〕出建平。亦作吊藤。疗小儿,不入余方。〔时珍曰〕其刺曲如钓钩,故名。或作吊,从简耳。

【集解】〔恭曰〕钓藤出梁州。叶细长,其茎间有刺,若钓钩。〔颂曰〕今秦中兴元府有之。三月采。〔宗奭曰〕湖南、湖北、江南、江西山中皆有之。藤长八九尺或一二丈,大如拇指,其中空。小人用致酒瓮中,盗取酒,以气吸之,涓涓不断。〔时珍曰〕状如葡萄藤而有钩,紫色。古方多用皮,后世多用钩,取其力锐尔。

【气味】甘,微寒,无毒。〔保昇曰〕苦。〔权曰〕甘,平。〔时珍曰〕初微甘,后微苦,平。

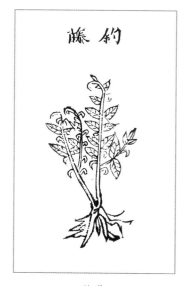

钓藤

【主治】小儿寒热，十二惊痫（《别录》）。小儿惊啼，瘈疭热拥，客忤胎风（权）。大人头旋目眩，平肝风，除心热，小儿内钓腹痛，发斑疹（时珍）。

【发明】〔时珍曰〕钓藤，手足厥阴药也。足厥阴主风，手厥阴主火。惊痫眩运，皆肝风相火之病。钓藤通心包于肝木，风静火息，则诸证自除。或云：入数寸于小麦中蒸熟，喂马易肥。

【附方】新三。

小儿惊热 钓藤一两，消石半两，甘草炙一分，为散。每服半钱，温水服，日三服。名延龄散（《圣济录》）。

卒得痫疾 钓藤、甘草炙各二钱，水五合，煎二合。每服枣许，日五、夜三度（《圣惠方》）。

斑疹不快 钓藤钩子、紫草茸等分，为末。每服一字或半钱，温酒服（钱氏方）。

【附录】倒挂藤（《拾遗》）〔藏器曰〕味苦，无毒。主一切老血，及产后诸疾，结痛，血上欲死，煮汁服之。生深山，有逆刺如悬钩，倒挂于树，叶尖而长。

黄藤《纲目》

【集解】〔时珍曰〕黄藤生岭南，状若防己。俚人常服此藤，纵饮食有毒，亦自然不发。席辩刺史云：甚有效。

【气味】甘、苦，平，无毒。

【主治】饮食中毒，利小便，煮汁频服即解（时珍）。

白兔藿《本经·上品》

【释名】白葛（《本经》）。

【集解】〔《别录》曰〕生交州山谷。〔弘景曰〕此药解毒，莫之与敌,而人不复用,不闻识者。〔恭曰〕荆襄山谷大有之。蔓生,山南人谓之白葛。苗似萝藦,叶圆厚,茎有白毛,与众草异,用藿疗毒有效。而交、广又有白花藤,亦解毒,用根不用苗。〔保昇曰〕蔓生,叶圆若莼。今襄州北、汝州南冈上有。五月、六月采苗,日干。

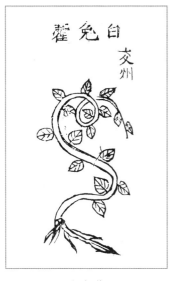

白兔藿

【气味】苦,平,无毒。

【主治】蛇虺蜂虿猘狗菜肉蛊毒,鬼疰(《本经》)。风疰。诸大毒不可入口者,皆消除之。又去血,可末着痛上,立消。毒入腹者,煮汁饮即解(《别录》)。风邪热极,煮汁饮。捣末,傅诸毒妙(李珣)。

白花藤《唐本草》

【集解】〔恭曰〕生岭南交州、广州平泽。苗似野葛。叶似女贞,茎叶俱无毛而白花。其根似葛而骨柔,皮厚肉白,大疗毒,用根不用苗。〔保昇曰〕蔓生白花,叶有细毛,根似牡丹,骨柔皮白而厚,凌冬不凋。〔敩曰〕凡使勿用菜花藤,真相似,只是味酸涩。白花藤味甘香,采得去根细剉,阴干用。

【气味】苦,寒,无毒。

【主治】解诸药、菜、肉中毒。渍酒,主虚劳风热(《唐本》)。

【发明】〔时珍曰〕苏言用根,雷言用苗,都可用尔。按葛洪《肘后方》云:席辩刺史在岭南日久,言俚人皆因饮食入毒,多不即觉,渐不能食,或心中渐胀,先寒似瘴。急含白银,一宿变色者即是也。银青是蓝药,银黄赤是菌药。菌音混,草名也。但取白花藤四两,出襦州者为上,不得取近野葛生者,洗切,同干蓝实四两,水七升,煮取半,空腹顿服。少闷勿怪,其毒即解。

白英 《本经·上品》

〔校正〕并入《别录》鬼目。

【释名】蒬菜(《别录》)、白草(同上)、白幕(《拾遗》)、排风(同上),子名鬼目(《《别录》》)。〔时珍曰〕白英谓其花色,蒬菜象其叶文,排风言其功用,鬼目象其子形。《别录·有名未用》,复出鬼目,虽苗子不同,实一物也。故并之。

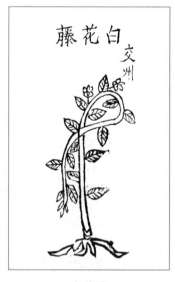

白花藤

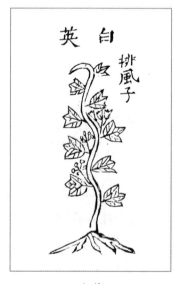

白英

【集解】〔《别录》曰〕白英生益州山谷。春采叶，夏采茎，秋采花，冬采根。〔又曰〕鬼目一名来甘。实赤如五味，十月采。〔弘景曰〕鬼目俗人呼为白草子，是矣。又曰白英，方药不复用。此有斛菜，生水中，可蒸食，非是此类。有白草，作羹饮，甚疗劳，而不用根花。益州乃有苦菜，土人专食之，充健无病，疑或是此。〔恭曰〕白英，鬼目草也。蔓生，叶似王瓜，小长而五桠。实圆，若龙葵子，生青，熟紫黑。东人谓之白草。陶云白草，似识之，而不的辨。〔藏器曰〕白英，鬼目菜也。蔓生，三月延长。《尔雅》名苻。郭璞云：似葛，叶有毛，子赤色如耳珰珠。若云子熟黑，误矣。江东夏月取其茎叶，煮粥食，极解热毒。〔时珍曰〕此俗名排风子是也。正月生苗，白色，可食。秋开小白花。子如龙葵子，熟时紫赤色。《吴志》云：孙皓时有鬼目菜，缘枣树，长丈余，叶广四寸，厚三分，人皆异之。即此物也。又羊蹄草一名鬼目。岭南有木果亦名鬼目，叶似楮，子大如鸭子，七八月熟，黄色，味酸可食。皆与此同名异物也。

根、苗

〔气味〕甘，寒，无毒。

〔主治〕寒热八疸，消渴，补中益气。久服轻身延年（《本经》）。叶：作羹饮，甚疗劳（弘景）。烦热，风疹丹毒，瘴疟寒热，小儿结热，煮汁饮之（藏器）。

鬼目子也。

〔气味〕酸，平，无毒。

〔主治〕明目（《别录》）。

〔附方〕新一。

目赤头旋眼花面肿，风热上攻。用排风子焙、甘草炙、菊花焙各一两，为末。每服二钱，卧时温水下（《圣济录》）。

萝摩 《唐本草》

〔校正〕并入《拾遗》斫合子。

【释名】 藋（音贯。〖《尔雅》〗）、芄兰（《诗疏》）、白环藤（《拾遗》），实名雀瓢（陆玑）、斫合子（《拾遗》）、羊婆奶（《纲目》）、婆婆针线包（〖《纲目》〗）。〔藏器曰〕汉高帝用子傅军士金疮，故名斫合子。〔时珍曰〕白环，即芄字之讹也。其实嫩时有浆，裂时如瓢，故有雀瓢、羊婆奶之称。其中一子有一条白绒，长二寸许，故俗呼婆婆针线包，又名婆婆针袋儿也。

【集解】 〔弘景曰〕萝摩作藤生，摘之有白乳汁，人家多种之，叶厚而大，可生啖，亦蒸煮食之。谚云：去家千里，勿食萝摩、枸杞。言其补益精气，强盛阴道，与枸杞叶同也。〔恭曰〕按陆玑《诗疏》云：萝摩一名芄兰，幽州谓之雀瓢。然雀瓢是女青别名也。萝摩叶似女青，故亦名雀瓢。女青叶似萝摩，两叶相对。子似瓢形，大如枣许，故名雀瓢。根似白薇，茎叶并臭，生平泽。《别录》云：叶嫩时似萝摩，圆端，大茎，实黑。〔藏器曰〕萝摩东人呼为白环藤，生篱落间，折之有白汁，一名雀瓢。其女青终非白环，二物相似，不能分别。〔又曰〕斫合子作藤生，蔓延篱落间。至秋霜，子如柳絮。一名鸡肠，一名熏桑。〔时珍曰〕斫合子即萝摩子也。三月生苗，蔓延篱垣，极易繁衍。其

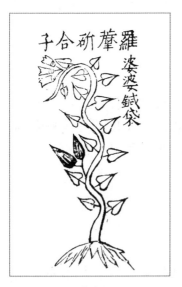

萝摩

根白软。其叶长而后大前尖。根与茎叶,断之皆有白乳如构汁。六七月开小长花,如铃状,紫白色。结实长二三寸,大如马兜铃,一头尖。其壳青软,中有白绒及浆。霜后枯裂则子飞,其子轻薄,亦如兜铃子。商人取其绒作坐褥代绵,云甚轻暖。《诗》云:"芄兰之支,童子佩觿。芄兰之叶,童子佩韘。"觿音畦,解结角锥也。此物实尖,垂于支间似之。韘音涉,张弓指弨也。此叶后弯似之。故以比兴也。一种茎叶及花皆似萝摩,但气臭根紫,结子圆大如豆,生青熟赤为异。此则苏恭所谓女青似萝摩,陈藏器所谓二物相似者也。苏恭言其根似白微,子似瓢形,则误矣。当从陈说。此乃藤生女青,与蛇衔根之女青,名同物异,宜互考之。

子叶同。

【气味】甘、辛,温,无毒。〔时珍曰〕甘、微辛。

【主治】虚劳,补益精气,强阴道。叶煮食,功同子(《唐本》)。捣子,傅金疮,生肤止血。捣叶,傅肿毒(藏器)。取汁,傅丹毒赤肿,及蛇虫毒,即消。蜘蛛伤,频治不愈者,捣封二三度,能烂丝毒,即化作脓也(时珍)。

【附方】新二。

补益虚损极益房劳。用萝摩四两。枸杞根皮、五味子、柏子仁、酸枣仁、干地黄各三两,为末。每服方寸匕,酒下,日三服(《千金方》)。

损伤血出痛不可忍。用篱上婆婆针袋儿,擂水服,渣罨疮口,立效(《袖珍》)。

赤地利《唐本草》

〔校正〕并入《拾遗》五毒草。

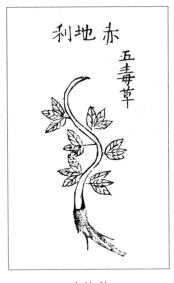

赤地利

【释名】赤薜荔（《纲目》）、五毒草（《拾遗》）、五蕺（《拾遗》）、蛇芮（《拾遗》）、山荞麦（《图经》）。〔时珍曰〕并未详。

【集解】〔恭曰〕所在山谷有之。蔓生，叶似萝摩。根皮赤黑，肉黄赤。二月、八月采根，日干。〔颂曰〕云所在皆有，今惟华山有之。春夏生苗，作蔓绕草木上，茎赤。叶青，似荞麦叶。七月开白花，亦如荞麦。结子青色。根若菝葜，皮紫赤，肉黄赤，八月采根，晒干收。〔藏器曰〕五毒草生江东平地。花叶并如荞麦。根紧硬似狗脊。亦名蛇芮，名同物异。〔时珍曰〕五毒草即赤地利，今并为一。

根

【修治】〔敩曰〕凡采得细剉，用蓝叶并根，同入生绢袋盛之，蒸一伏时，去蓝晒用。

【气味】苦，平，无毒。〔藏器曰〕酸，平。伏丹砂。

【主治】赤白冷热诸痢，断血破血，带下赤白，生肌肉（《唐本》）。主痈疽恶疮毒肿，赤白游疹，虫蚕蛇犬咬，并醋摩傅之，亦捣茎叶傅之。恐毒入腹，煮汁饮（藏器）。

【发明】〔时珍曰〕唐张文仲《备急方》，治青赤黄白等痢，鹿茸丸方中用之。则其功长于凉血解毒，可知矣。

【附方】旧二。

小儿热疮身面皆有,如火烧者。赤地利末,粉之(《外台》)。

火疮灭瘢赤地利末,油调涂(《圣惠》)。

紫葛《唐本草》

【集解】〔恭曰〕生山谷中。苗似葡萄,长丈许。根紫色,大者径二三寸。〔保昇曰〕所在皆有,今出雍州。叶似蘡薁。其根皮肉俱紫色。三、八月采根皮,日干。〔大明曰〕紫葛有二种,此是藤生者。〔颂曰〕今惟江宁府及台州有之。春生冬枯,似葡萄而紫色。

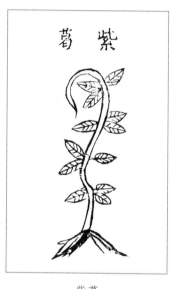

紫葛

根皮

【气味】甘、苦,寒,无毒。〔大明曰〕苦、滑,冷。烧灰,制消石。

【主治】痈肿恶疮,捣末醋和封之(恭)。主痈缓挛急,并热毒风,通小肠(大明)。生肌散血(时珍)。

【附方】旧二。

产后烦渴血气上冲也。紫葛三两,水二升,煎一升,去滓呷之。

金疮伤损生肌破血。用紫葛二两,顺流水三盏,煎一盏半,分三服。酒煎亦妙(并《经效方》)。

乌蔹莓《唐本草》

【释名】五叶莓（弘景）、茏草（保昇）、拔（《尔雅》）、茏葛（同）、赤葛（《纲目》）、五爪龙（同）、赤泼藤（〖同〗）。〔时珍曰〕五叶如白蔹，故曰乌蔹，俗名五爪龙。江东呼龙尾，亦曰虎葛。曰龙、曰葛，并取蔓形。赤泼与赤葛及拔音相近。

【集解】〔弘景曰〕五叶莓生篱墙间，作藤。捣根傅痈疖有效。〔恭曰〕蔓生平泽，叶似白蔹，四月、五月采之。〔保昇曰〕茎端五叶，开花青白色，所在有之，夏采苗用。〔时珍曰〕塍堑间甚多。其藤柔而有棱，一枝一须，凡五叶。叶长而光，有疏齿，面青背淡。七八月结苞成簇，青白色。花大如粟，黄色四出。结实大如龙葵子，生青熟紫，内有细子。其根白色，大者如指，长一二尺，捣之多涎滑。傅滋《医学集成》谓即紫葛，杨起《简便方》谓即老鸦眼睛草，《斗门方》谓即何首乌，并误矣。

【气味】酸、苦，寒，无毒。

【主治】痈疖疮肿虫咬，捣根傅之（弘景）。风毒热肿游丹，捣傅并饮汁（恭）。凉血解毒，利小便。根擂酒服，消疖肿，神效（时珍）。

【附方】新五。

小便尿血五叶藤阴干为末。每服二钱，白汤下（《卫生易简方》）。

喉痹肿痛五爪龙草、车前草、马兰菊各一握，捣汁，徐咽。祖传方也（《医学正传》）。

项下热肿俗名虾蟆瘟。五叶藤捣，傅之（《丹溪纂要》）。

一切肿毒发背乳痈，便毒恶疮，初起者。并用五叶藤或根一握，生姜一块，捣烂，入好酒一碗绞汁。热服取汗，以渣傅之,即散。一用大蒜代姜,亦可(《寿域神方》)。

跌扑损伤 五爪龙捣汁,和童尿、热酒服之,取汗(《简便方》)。

葎草《唐本草》

〔**校正**〕并入《有名未用》勒草。

【释名】 勒草(《别录》)、葛勒蔓(《蜀图经》)、来莓草(《别本》)。〔时珍曰〕此草茎有细刺,善勒人肤,故名勒草。讹为葎草,又讹为来莓,皆方音也。《别录》勒草即此,今并为一。

【集解】〔恭曰〕葎草生故墟道旁。叶似蓖麻而小且薄,蔓生,有细刺。亦名葛葎蔓。古方亦时用之。〔保昇曰〕野处多有之。叶似大麻,花黄白色,子若大麻子。俗名葛勒蔓。夏采茎叶,曝干用。〔《别录》曰〕勒草生山谷,如栝楼。〔时珍曰〕二月生苗,茎有细刺勒人。叶对节生,一叶五尖,微似蓖麻而有细齿。

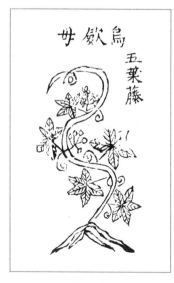

乌蔹莓

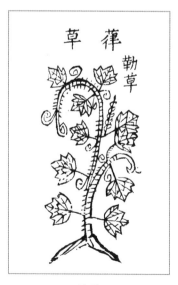

葎草

八九月开细紫花成簇。结子状如黄麻子。

【气味】甘、苦,寒,无毒。

【主治】勒草:主瘀血,止精溢盛气(《别录》)。葎草:主五淋,利小便,止水痢,除疟虚热渴。煮汁或生捣汁服(恭)。生汁一合服,治伤寒汗后虚热(宗奭)。疗膏淋,久痢,疥癞(颂)。润三焦,消五谷,益五脏,除九虫,辟温疫,傅蛇蝎伤(时珍)。

【附方】旧三,新六。

小便石淋葛葎掘出根,挽断,以杯于坎中承取汁。服一升,石当出。不出更服(范汪方)。

小便膏淋葎草,捣生汁三升,酢二合,合和顿服,当尿下白汁。

尿血淋沥同上。

产妇汗血污衣赤色(方同上)。

久痢成疳葛勒蔓末,以管吹入肛门中,不过数次,如神。

新久疟疾用葛葎草一握,一名勒蔓,去两头,秋冬用干者、恒山末等分,以淡浆水二大盏,浸药,星月下露一宿,五更煎一盏,分二服。当吐痰愈。

遍体癞疮葎草一担,以水二石,煮取一石,渍之。不过三作愈(并韦宙《独行方》)。

乌癞风疮葛葎草三秤切洗,益母草一秤切,以水二石五斗,煮取一石五斗,去滓入瓮中,浸浴一时方出。坐密室中,又暖汤浴一时,乃出。暖卧取汗,勿令见风。明日又浴。如浴时瘙痒不可忍,切勿搔动,少顷渐定。后隔三日一作,以愈为度(《圣济录》)。

羊桃《本经·下品》

【释名】鬼桃（《本经》）、羊肠（同）、苌楚（《尔雅》）、铫芅（音姚弋。或作御弋。《别录》）、细子（《蜀本草》）。并未详。

【集解】〔《别录》曰〕羊桃生山林川谷及田野。二月采，阴干。〔弘景曰〕山野多有。甚似家桃，又非山桃。花甚赤。子小细而苦，不堪食。《诗》云"隰有苌楚"，即此。方药不复用。〔保昇曰〕生平泽中，处处有之。苗长而弱，不能为树。叶花皆似桃，子细如枣核，今人呼为细子，其根似牡丹。郭璞云：羊桃叶似桃，其花白色，子如小麦，亦似桃形。陆玑《诗疏》云：叶长而狭，花紫赤色。其枝茎弱，过一尺引蔓于草上。

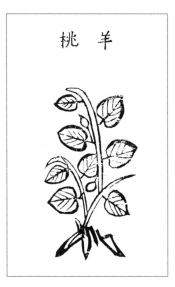

羊桃

今人以为汲灌，重而善没，不如杨柳也。近下根，刀切其皮，着热灰中脱之，可韬笔管也。〔时珍曰〕羊桃茎大如指，似树而弱如蔓，春长嫩条柔软。叶大如掌，上绿下白，有毛，状似苎麻而团。其条浸水有涎滑。

茎根

【气味】苦，寒，有毒。〔藏器曰〕甘，无毒。

【主治】熛热，身暴赤色，除小儿热，风水积聚，恶疡（《本经》）。去五脏五水，大腹，利小便，益气，可作浴汤（《别录》）。煮汁，洗风痒及诸疮肿，极效（恭）。根：浸酒服，治风热羸老（藏器）。

【附方】旧一，新三。

伤寒变蛋四肢烦疼，不食多睡。羊桃十斤捣熟，浸热汤三斗，日正午时，入坐一炊久。不过三次愈（《千金》）。

伤寒毒攻手足肿痛。羊桃煮汁，入少盐豉渍之（《肘后》）。

水气鼓胀大小便涩。羊桃根、桑白皮、木通、大戟（炒）各半斤剉，水一斗，煮五升，熬如稀饧。每空心茶服一匙。二便利，食粥补之（《圣惠》）。

蜘蛛咬毒羊桃叶捣傅之，立愈（《备急方》）。

络石《本经·上品》

【释名】石鲮（《《本经》》。《吴普》作鲮石）、石龙藤（《别录》）、悬石（同）、耐冬（恭）、云花（普）、云英（普）、云丹（普）、石血（恭）、云珠（《普》）。《别录》又名略石、领石、明石、石磋）。〔恭曰〕俗名耐冬。以其包络石木而生，故名络石。山南人谓之石血，疗产后血结，大良也。

【集解】〔《别录》曰〕络石生太山川谷，或石山之阴，或高山岩石上，或生人间。正月采。〔弘景曰〕不识此药，方法无用者。或云是石类，既生人间，则非石，犹如石斛等系石为名耳。〔恭曰〕

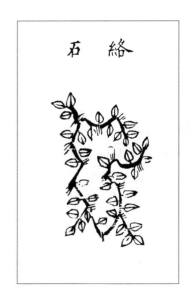

络石

此物生阴湿处，冬夏常青，实黑而圆，其茎蔓延绕树石侧。若在石间者，叶细厚而圆短；绕树生者，叶大而薄。人家亦种之为饰。〔保昇曰〕所在有之，生木石间，凌冬不凋，叶似细橘叶。茎节着处，即生根须，包络石旁。花白子黑。六月、七月采茎叶，日干。〔藏器曰〕在石者良，在木者随木性有功，与薜荔相似。更有石血、地锦等十余种藤，并是其类。大略皆主风血，暖腰脚，变白不老。苏恭言石血即络石，殊误矣。络石叶圆正青。石血叶尖，一头赤色。〔时珍曰〕络石贴石而生。其蔓折之有白汁。其叶小于指头，厚实木强，面青背淡，涩而不光。有尖叶、圆叶二种，功用相同，盖一物也。苏恭所说不误，但欠详耳。

茎叶

【修治】〔雷曰〕凡采得，用粗布揩去毛了，以熟甘草水浸一伏时，切晒用。

【气味】苦，温，无毒。《别录》曰：微寒。〔普曰〕神农：苦，小温。雷公：苦，平，无毒。扁鹊、桐君：甘，无毒。当之曰：大寒。药中君也。采无时。〔时珍曰〕味甘、微酸、不苦。〔之才曰〕杜仲、牡丹为之使。恶铁落，畏贝母、菖蒲。杀殷蘖毒。

【主治】风热死肌痈伤，口干舌焦，痈肿不消，喉舌肿闭，水浆不下（《本经》）。大惊入腹，除邪气，养肾，主腰髋痛，坚筋骨，利关节。久服轻身明目，润泽好颜色，不老延年。通神（《别录》）。主一切风，变白宜老（藏器）。蝮蛇疮毒，心闷，服汁并洗之。刀斧伤疮，傅之立瘥（恭）。

【发明】〔时珍曰〕络石性质耐久，气味平和。神农列之上品，李当之称为药中之君。其功主筋骨关节风热痈肿，变白耐老。而医家鲜知用者，岂以其近贱而忽之耶？服之当浸酒耳。

《仁存堂方》云：小便白浊，缘心肾不济，或由酒色，遂至已甚，谓之上淫。盖有虚热而肾不足，故土邪干水。史载之言：夏则土燥水浊，冬则土坚水清，即此理也。医者往往峻补，其疾反甚。惟服博金散，则水火既济，源洁而流清矣。用络石、人参、茯苓各二两，龙骨煅一两，为末。每服二钱，空心米饮下，日二服。

【附方】旧二，新二。

小便白浊方见上。

喉痹肿塞喘息不通，须臾欲绝，神验。方：用络石草一两，水一升，煎一大盏。细细呷之，少顷即通（《外台秘要》）。

痈疽焮痛止痛。灵宝散：用鬼系腰，生竹篱阴湿石岸间，络石而生者好，络木者无用。其藤柔细，两叶相对，形生三角，用茎叶一两，洗晒，勿见火，皂荚刺一两，新瓦炒黄，甘草节半两，大瓜蒌一个，取仁炒香、乳香、没药各三钱。每服二钱，水一盏，酒半盏，慢火煎至一盏，温服（《外科精要》）。

木莲《拾遗》

【释名】薜荔（《拾遗》）、木馒头（《纲目》）、鬼馒头（《纲目》）。〔时珍曰〕木莲、馒头，象其实形也。薜荔音壁利，未详。《山海经》作草荔。

【集解】〔藏器曰〕薜荔夤缘树木，三五十年渐大，枝叶繁茂。叶圆，长二三寸，厚若石韦。生子似莲房，打破有白汁，停久如漆。中有细子，一年一熟，子亦入药，采无时。〔颂曰〕薜荔、络石极相类，茎叶粗大如藤状。木莲更大于络石，其实若莲房。〔时珍曰〕木莲延树木垣墙而生，四时不凋，厚叶坚强，大于络石。不花而实，实大如杯，微似莲蓬而稍长，正如无花果之生者。六七月，实内空而红。八月后，则满腹细子，大如稗子，一子一须。

其味微涩,其壳虚轻,乌鸟童儿皆食之。

叶

〔气味〕酸,平,无毒。

〔主治〕背痈,干末服之,下利即愈（颂）。主风血,暖腰脚,变白不衰（藏器）。治血淋痛涩。藤叶一握,甘草炙一分,日煎服之（时珍）。

〔发明〕〔艾晟曰〕《图经》言薜荔治背疮。近见宜兴县一老举人,年七十余,患发背。村中无

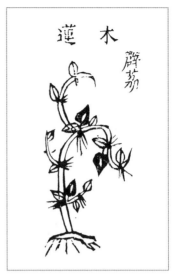

木莲

医药,急取薜荔叶烂研绞汁,和蜜饮数升,以滓傅之,后用他药傅贴遂愈。其功实在薜荔,乃知《图经》言不妄。

藤汁

〔主治〕白癜风,疬疡风,恶疮疥癣,涂之（大明）。

木莲

〔气味〕甘,平,涩,无毒。〔时珍曰〕岭南人言:食之发瘴。

〔主治〕壮阳道,尤胜（颂）。固精消肿,散毒止血,下乳,治久痢肠痔,心痛阴癫（时珍）。

〔附方〕新八。

惊悸遗精木馒头炒、白牵牛等分,为末。每服二钱,用米饮调下（《乾坤秘韫》）。

阴癀囊肿木莲即木馒头,烧研,酒服二钱。○又方:木馒

头子、小茴香等分,为末。每空心酒服二钱,取效(《集简》)。

酒痢肠风黑散子:治风入脏,或食毒积热,大便鲜血,疼痛肛出,或久患酒痢。木馒头烧存性、棕榈皮烧存性、乌梅去核、粉草炙等分,为末。每服二钱,水一盏,煎服(《惠民和剂局方》)。

肠风血下大便更涩。木馒头烧、枳壳炒等分,为末。每服二钱,槐花酒下(杨倓《家藏方》)。

大肠脱下木馒头连皮子切炒、茯苓、猪苓等分,为末。每服二钱,米饮下。亦治梦遗,名锁阳丹(《普济方》)。

一切痈疽初起,不问发于何处。用木莲四十九个,揩去毛,研细,酒解开,温服。功与忍冬草相上下(陈自明《外科精要》)。

乳汁不通木莲二个,猪前蹄一个,烂煮食之,并饮汁尽,一日即通。无子妇人食之,亦有乳也(《集简方》)。

【附录】地锦(《拾遗》)〔藏器曰〕味甘,温,无毒。主破老血,产后血结,妇人瘦损,不能饮食,腹中有块,淋沥不尽,赤白带下,天行心闷。并煎服之,亦浸酒。生淮南林下,叶如鸭掌,藤蔓着地,节处有根,亦缘树石,冬月不死。山人产后用之。一名地噤。〔时珍曰〕别有地锦草,与此不同,见草之九。

扶芳藤《拾遗》

【释名】滂藤(《《拾遗》》)。

【集解】〔藏器曰〕生吴郡。藤苗小时如络石,蔓延树木。山人取枫树上者用,亦如桑上寄生之意。忌采冢墓间者。隋朝稠禅师作青饮进炀帝止渴者,即此。

茎叶

【气味】苦,小温,无毒。

【主治】一切血，一切气，一切冷，大主风血腰脚，去百病。久服延年，变白不老。剉细，浸酒饮（藏器）。

常春藤《拾遗》

【释名】土鼓藤（《拾遗》）、龙鳞薜荔（《日华》）。〔藏器曰〕小儿取其藤，于地打作鼓声，故名土鼓。李邕改为常春藤。

【集解】〔藏器曰〕生林薄间，作蔓绕草木上。其叶头尖。结子正圆，熟时如珠，碧色。

【气味】茎叶：苦。子：甘，温，无毒。

【主治】风血羸老，腹内诸冷血闭，强腰脚，变白。煮服、浸酒皆宜（藏器）。凡一切痈疽肿毒初起，取茎叶一握，研汁和酒温服，利下恶物，去其根本（时珍。○《外科精要》）。

【附方】新二。

丁疮黑凹用发绳札住。将尖叶薜荔捣汁，和蜜一盏服之。外以葱、蜜捣傅四围（《普济方》）。

衄血不止龙鳞薜荔研水饮之（《圣济录》）。

千岁藟《别录·上品》

〔校正〕并入《有名未用》（《别录》）藟根。

【释名】藟芜（《别录》）、苣瓜（《拾遗》）。〔藏器曰〕此藤冬只凋叶，大者盘薄，故曰千岁藟。

【集解】〔《别录》曰〕千岁藟生太山川谷。〔弘景曰〕藤生如葡萄，叶似鬼桃，蔓延木上，汁白。今俗人方药都不识用，《仙经》数处须之。〔藏器曰〕蔓似葛，叶下白，其子赤，条中有白汁。陆玑《草木疏》云：一名苣瓜。连蔓而生，蔓白，子赤可食，酢而

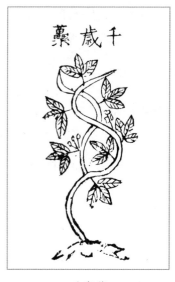

千岁蘽

不美。幽州人谓之推蘽。《毛诗》云葛藟，注云似葛之草。苏恭谓为蘡薁，深是妄言。〔颂曰〕处处有之。藤生，蔓延木上，叶如葡萄而小。四月摘其茎，汁白而味甘。五月开花。七月结实。八月采子，青黑微赤。冬惟凋叶。春夏间取汁用。陶、陈二氏所说得之。○〔宗奭曰〕唐开元末，访隐民姜抚，年几百岁。召至集贤院，言服常春藤使白发还黑，长生可致。藤生太湖、终南。帝遣使多取，以赐老臣。诏天下使自求之。擢抚银青光禄大夫，号冲和先生。又言终南山有旱藕，饵之延年，状类葛粉。帝取之作汤饼，赐大臣。右骁骑将军甘守诚云：常春藤乃千岁蘽也。旱藕乃牡蒙也。方家久不用，故抚易名以神之。民以酒渍藤饮之，多暴死，乃止。抚内惭，乃请求药牢山，遂逃去。今书此以备世疑。〔时珍曰〕按千岁蘽，原无常春之名。惟陈藏器《本草》土鼓藤下言李邕名为常春藤，浸酒服，羸老变白。则抚所用乃土鼓藤也。其叶与千岁蘽不同，或名同耳。

【正误】见《果部》蘡薁下。

【气味】甘，平，无毒。

【主治】补五脏，益气，续筋骨，长肌肉，去诸痹。久服，轻身不饥耐老，通神明（《别录》）。

蘽根

〔主治〕缓筋，令不痛（《别录》）。

忍冬《别录·上品》

【释名】金银藤（《纲目》）、鸳鸯藤（《纲目》）、鹭鸶藤（《纲目》）、老翁须（《纲目》）、左缠藤（《纲目》）、金钗股（《纲目》）、通灵草（《土宿》）、蜜桶藤（《《土宿》》）。〔弘景曰〕处处有之。藤生，凌冬不凋，故名忍冬。〔时珍曰〕其花长瓣垂须，黄白相半，而藤左缠，故有金银、鸳鸯以下诸名。金钗股，贵其功也。土宿真君云：蜜桶藤，阴草也。取汁能伏硫制汞，故有通灵之称。

【集解】〔《别录》曰〕忍冬，十二月采，阴干。〔恭曰〕藤生，绕覆草木上。茎苗紫赤色，宿蔓有薄皮膜之，其嫩蔓有毛。叶似胡豆，亦上下有毛。花白蕊紫。今人或以络石当之，非矣。〔时珍曰〕忍冬在处有之。附树延蔓，茎微紫色，对节生叶。叶似薜荔而青，有涩毛。三四月开花，长寸许，一蒂两花二瓣，一大一小，如半边状，长蕊。花初开者，蕊瓣俱色白；经二三日，则色变黄。新旧相参，黄白相映，故呼金银花，气甚芬芳。四月采花，阴干；藤叶不拘时采，阴干。

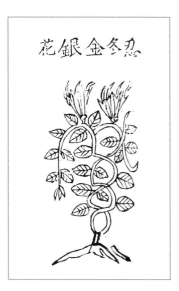

忍冬

【气味】甘，温，无毒。〔权曰〕辛。〔藏器曰〕小寒。云温者，非也。

【主治】寒热身肿。久服轻身长年益寿（《别录》）。

治腹胀满，能止气下澼（甄权）。热毒血痢水痢，浓煎服（藏器）。治飞尸遁尸，风尸沉尸，尸注鬼击，一切风湿气，及诸肿毒。痈疽疥癣，杨梅诸恶疮，散热解毒（时珍）。

【发明】〔弘景曰〕忍冬，煮汁酿酒饮，补虚疗风。此既长年益寿，可常采服，而《仙经》少用。凡易得之草，人多不肯为之，更求难得者，贵远贱近，庸人之情也。〔时珍曰〕忍冬，茎叶及花，功用皆同。昔人称其治风除胀，解痢逐尸为要药，而后世不复知用；后世称其消肿散毒治疮为要药，而昔人并未言及。乃知古今之理，万变不同，未可一辙论也。按陈自明《外科精要》云：忍冬酒，治痈疽发背，初发便当服此，其效甚奇，胜于红内消。洪内翰迈、沈内翰括诸方，所载甚详。如疡医丹阳僧、江西僧鉴清、金陵王琪、王尉子骏、海州刘秀才纯臣等，所载疗痈疽发背经效奇方，皆是此物。故张相公云，谁知至贱之中，乃有殊常之效，正此类也。

【附方】旧一，新十七。

忍冬酒治痈疽发背，不问发在何处，发眉发颐，或头或项，或背或腰，或胁或乳，或手足，皆有奇效。乡落之间，僻陋之所，贫乏之中，药材难得，但虔心服之，俟其疽破，仍以神异膏贴之，其效甚妙。用忍冬藤生取一把，以叶入砂盆研烂，入生饼子酒少许，稀稠得所，涂于四围，中留一口泄气。其藤只用五两，木槌槌损，不可犯铁，大甘草节生用一两，同入沙瓶内，以水二碗，文武火慢煎至一碗，入无灰好酒一大碗，再煎十数沸，去滓分为三服，一日一夜吃尽。病势重者，一日二剂。服至大小肠通利，则药力到。沈内翰云：如无生者，只用干者，然力终不及生者效速（陈自明《外科精要》）。

忍冬圆治消渴愈后,预防发痈疽,先宜服此。用忍冬草根茎花叶皆可,不拘多少。入瓶内,以无灰好酒浸,以糠火煨一宿,取出晒干,入甘草少许,碾为细末,以浸药酒打面糊,丸梧子大。每服五十丸至百丸,汤酒任下。此药不特治痈疽,大能止渴(《外科精要》)。

五痔诸瘘方同上。

一切肿毒不问已溃未溃,或初起发热。用金银花(俗名甜藤),采花连茎叶自然汁半碗,煎八分,服之,以滓傅上。败毒托里,散气和血,其功独胜(万表《积善堂方》)。

丁疮便毒方同上。

喉痹乳蛾方同上。

敷肿拔毒金银藤大者烧存性、叶焙干为末各三钱,大黄焙为末四钱。凡肿毒初发,以水酒调搽四围,留心泄气(《杨诚经验方》)。

痈疽托里治痈疽发背,肠痈奶痈,无名肿毒,焮痛寒热,状类伤寒,不问老幼虚实服之,未成者内消,已成者即溃。忍冬叶、黄芪各五两,当归一两,甘草八钱,为细末。每服二钱,酒一盏半,煎一盏,随病上下服,日再服,以渣傅之(《和剂局方》)。

恶疮不愈左缠藤一把捣烂,入雄黄五分,水二升,瓦罐煎之。以纸封七重,穿一孔,待气出,以疮对孔熏之三时久,大出黄水后,用生肌药取效(《选奇方》)。

轻粉毒痈方同上。

疮久成漏忍冬草浸酒,日日常饮之(戴原礼《要诀》)。

热毒血痢忍冬藤浓煎饮(《圣惠方》)。

五种尸注飞尸者,游走皮肤,洞穿脏腑,每发刺痛,变动不常也。遁尸者,附骨入肉,攻凿血脉,每发不可见死尸,闻哀哭便作也。风尸者,淫跃四末,不知痛之所在,每发恍惚,得风雪便作也。沉尸者,缠结脏腑,冲引心胁,每发绞切,遇寒冷便作也。尸注者,举身沉重,精神错杂,常觉昏废,每节气至则大作也。并是身中尸鬼,引接外邪。宜用忍冬茎叶剉数斛,煮取浓汁煎稠。每服鸡子大许,温酒化下,一日二三服(《肘后方》)。

鬼击身青作痛。用金银花一两,水煎饮之(李楼《怪病奇方》)。

脚气作痛筋骨引痛。鹭鸶藤即金银花为末。每服二钱,热酒调下(《卫生易简方》)。

中野菌毒急采鸳鸯藤啖之,即今忍冬草也(洪迈《夷坚志》)。

口舌生疮赤梗蜜桶藤、高脚地铜盘、马蹄香等分,以酒捣汁,鸡毛刷上,取涎出即愈(《普济方》)。

忍冬膏治诸般肿痛,金刃伤疮恶疮。用金银藤四两,吸铁石三钱,香油一斤,熬枯去滓,入黄丹八两,待熬至滴水不散,如常摊用(《乾坤秘韫》)。

甘藤 宋《嘉祐》

〔校正〕自《木部》移入此。

【释名】甜藤(《嘉祐》)、感藤(《《嘉祐》》)。〔时珍曰〕甘、感音相近也。又有甜藤、甘露藤,皆此类,并附之。忍冬一名甜藤,与此不同。

【集解】〔藏器曰〕生江南山谷。其藤大如鸡卵,状如木防己。斫断吹之,气出一头。其汁甘美如蜜。

汁

【气味】甘,平,无毒。

【主治】调中益气,通血气,解诸热,止渴(藏器)。

除烦闷,利五脏,治肾钓气。其叶研傅蛇虫咬（大明）。解热痢及膝肿（时珍）。

【附录】 甘露藤（《嘉祐》）〔藏器曰〕生岭南。藤蔓如箸。人服之得肥,一名肥藤。味甘,温,无毒。主风血气诸病。久服,调中温补,令人肥健,好颜色。〔大明曰〕止消渴,润五脏,除腹内诸冷。甜藤（《拾遗》）〔藏器曰〕生江南山林下,蔓如葛。味甘,寒,无毒。主去热烦,解毒,调中气,令人肥健。捣汁和米粉,作糗饵食,甜美,止泄。又治剥马血毒入肉,及狂犬牛马热黄。傅蛇咬疮。又有小叶尖长,气辛臭者,捣傅小儿腹,除痞满闪癖。

含水藤《拾遗》

〔校正〕自《木部》移入此。并入《拾遗》大瓠藤。

【释名】 大瓠藤（《《拾遗》》）。

【集解】 〔珣曰〕按刘欣期《交州记》云:含水藤生岭南及诸海边山谷。状若葛,叶似枸杞。多在路旁,行人乏水处便吃此藤,故以为名。〔藏器曰〕安南、朱崖、儋耳无水处,皆种大瓠藤,取汁用之。藤状如瓠,断之水出,饮之清美。〔时珍曰〕顾微《广州记》云:水藤去地一丈,断之更生,根至地水不绝。山行口渴,断取汁饮之。陈氏所谓大瓠藤,盖即此物也。

藤中水

【气味】 甘,平,无毒。〔藏器曰〕寒。

【主治】 解烦渴心燥,瘴疠丹石发动,亦宜服之（李珣）。止渴,润五脏,去湿痹,天行时气,利小便。其叶捣,傅中水烂疮皮皱（藏器）。治人体有损痛,沐发令长（时珍。○《广州记》）。

【附录】 鼠藤（《拾遗》）〔珣曰〕顾微《广州记》云:鼠爱

食此藤,故名。其咬处人取为药。〔藏器曰〕生南海海畔山谷。作藤绕树,茎叶滑净似枸杞,花白,有节心虚,苗头有毛。彼人食之如甘蔗。味甘,温,无毒。主丈夫五劳七伤,阴痿,益阳道,小便数白,腰脚痛冷,除风气,壮筋骨,补衰老,好颜色。浓煮服之,取微汗。亦浸酒服。性温,稍令人闷,无苦也。

天仙藤宋《图经》

【集解】〔颂曰〕生江淮及浙东山中。春生苗蔓,延作藤。叶似葛叶,圆而小,有白毛,四时不凋。根有须。夏月采取根苗。南人多用之。

【气味】苦,温,无毒。

【主治】解风劳。同麻黄,治伤寒,发汗。同大黄,堕胎气(苏颂)。流气活血,治心腹痛(时珍)。

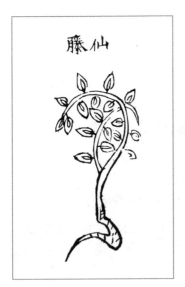

天仙藤

【附方】新六。

疝气作痛天仙藤一两,好酒一碗,煮至半碗,服之神效(孙天仁《集效方》)。

痰注臂痛天仙藤、白术、羌活、白芷梢各三钱,片子姜黄六钱,半夏制五钱。每服五钱,姜五片,水煎服。仍间服千金五套丸(杨仁斋《直指方》)。

妊娠水肿始自两足,渐至喘闷,似水,足趾出水,谓之子气。乃妇人素有风气,或冲任有血风,不可作水妄投汤药,宜天仙藤散主之。天仙藤洗微炒、香附子（炒）、陈皮、甘草、乌药等分，为末。每服三钱，水一大盏，姜三片，木瓜三片，紫苏三叶，煎至七分，空心服，一日三服。小便利，气脉通，肿渐消，不须多服。此乃淮南名医陈景初秘方也，得于李伯时家（陈自明《妇人良方》）。

产后腹痛儿枕痛。天仙藤五两，炒焦为末。每服二钱，炒生姜汁、童子小便和细酒调服（《经验妇人方》）。

一切血气腹痛。即上方，用温酒调服。

肺热鼻齆桐油入黄连末，用天仙藤烧热油傅之（《摘玄方》）。

紫金藤宋《图经》

【释名】山甘草（《《永类钤方》》）。

【集解】〔颂曰〕生福州山中。春初单生叶青色，至冬凋落。其藤似枯条，采皮晒干。

【气味】缺。

【主治】丈夫肾气（苏颂）。消损伤淤血。捣傅恶疮肿毒（时珍）。

【附方】新二。

紫金藤丸补肾脏，暖丹田，兴阳道，减小便，填精髓，驻颜色，润肌肉，治元气虚惫，面目黧黑，口干舌涩，梦想虚惊，耳鸣目泪，腰胯沉重，百节酸疼，项筋紧急，背胛劳倦，阴汗盗汗，及妇人子宫久冷，月水不调，或多或少，赤白带下，并宜服之。用紫金藤

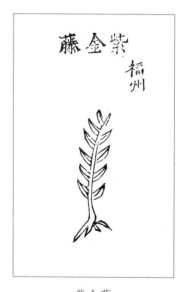

紫金藤

十六两、巴戟天去心三两,吴茱萸、高良姜、肉桂、青盐各二两,为末,酒糊丸梧子大。每温酒下二十丸,日三服(《和剂方》)。

死胎不下 紫金藤、葵根各七钱,土牛膝三两,土当归四钱,肉桂二钱,麝香三分,为末,米糊丸梧子大,朱砂为衣。每服五十丸,乳香汤下,极验(《葛静观方》)。

南藤 宋《开宝》

〔校正〕自《木部》移入此。并入《有名未用》(《别录》)丁公寄、《图经》石南藤。

【释名】石南藤(《图经》)、丁公藤(《开宝》)、丁公寄(《别录》)、丁父(《别录》)、风藤(《纲目》)。〔志曰〕生依南树,故号南藤。〔藏器曰〕丁公寄,即丁公藤也。始因丁公用有效,因以得名。

【集解】〔《别录》曰〕丁公寄生石间,蔓延木上。叶细,大枝赤茎,母大如磧黄有汁。七月七日采。〔颂曰〕南藤,即丁公藤也。生南山山谷,今泉州、荣州有之。生依南木,茎如马鞭,有节紫褐色,叶如杏叶而尖。采无时。又曰:天台石南藤,四时不凋。土人采叶,治腰痛。〔时珍曰〕今江南、湖南诸大山有之。细藤圆腻,紫绿色,一节一叶。叶深绿色,似杏叶而微短厚。其茎贴树处,有小紫瘤疣,中有小孔。四时不凋,茎

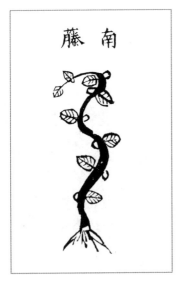

南藤

叶皆臭而极辣。白花蛇食其叶。

【气味】辛,温,无毒。〔《别录》曰〕甘。

【主治】金疮痛。延年(《别录》)。主风血,补衰老,起阳,强腰脚,除痹,变白,逐冷气,排风邪。煮汁服,冬月浸酒服(藏器)。煮汁服,治上气咳嗽(时珍)。

【发明】〔志曰〕按《南史》云:解叔谦,雁门人。母有疾,夜祷,闻空中语云:得丁公藤治之即瘥。访医及《本草》皆无此药。至宜都山中,见一翁伐木,云是丁公藤,疗风。乃拜泣求。翁并示以渍酒法。受毕,失翁所在。母服之遂愈也。〔时珍曰〕近俗医治诸风,以南藤和诸药熬膏市之,号南藤膏。白花蛇喜食其叶,故治诸风尤捷。

【附录】烈节(宋《图经》)〔颂曰〕生荣州,多在林箐中。春生蔓苗,茎叶俱似丁公藤,而纤细无花实。九月采茎,晒干。味辛,温,无毒。主肢节风冷,筋脉急痛。作汤浴之佳。〔时珍曰〕杨倓《家藏经验方》,有烈节酒,治历节风痛。用烈节、松节、牛膝、熟地黄、当归各一两,为粗末,绢袋盛之,以无灰酒二百盏,浸三日。每用一盏,入生酒一盏,温服。表弟武东叔,年二十余,患此痛不可忍。涪城马东之,以此治之而安。

清风藤 宋《图经》

【释名】青藤(《纲目》)、寻风藤(《纲目》)。

【集解】〔颂曰〕生台州天台山中。其苗蔓延木上,四时常青。土人采茎用。

【气味】缺。

【主治】风疾(苏颂)。治风湿流注,历节鹤膝,麻痹瘙痒,损伤疮肿。入酒药中用（时珍）。

【附方】新二。

风湿痹痛青藤根三两,防己一两,哎咀。入酒一瓶煮饮（《普济方》）。

一切诸风青藤膏:用青藤,出太平获港上者,二三月采之,不拘多少,入釜内,微火熬七日夜成膏,收入瓷器内。用时先备梳三五把,量人虚实,以酒服一茶匙毕,将患人身上拍一掌,其后遍身发痒,不可当,急以梳梳之。要痒止,即饮冷水一口便解,风病皆愈也。避风数日良（《集简方》）。

百棱藤宋《图经》

【释名】百灵藤（《纲目》）。

【集解】〔颂曰〕生台州山中。春生苗蔓,延木上,无花叶。

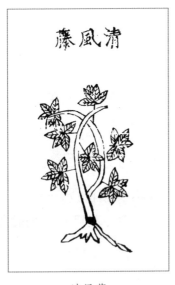

清风藤

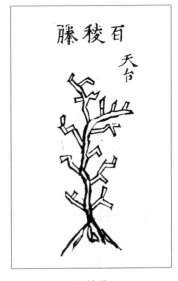

百棱藤

冬采皮入药,土人用。

【气味】缺。

【主治】盗汗(苏颂)。治一切风痛风疮。以五斤锉,水三斗,煮汁五升,熬膏。每酒服一匙,日三服(时珍)。

【附方】新三。

头风脑痛百灵藤十斤,水一石,煎汁三斗,入糯米三斗作饭。候冷,拌神曲炒末九两,同入瓮中,如常酿酒。经三五日,看沫尽,更炊一斗糯米饭冷投之,待熟澄清。每温饮一小盏,服后浑身汗出为效(《圣惠方》)。

一切风痹不拘久近。百灵藤五斤,水三斗,煎一斗,滤汁再煎至三升。入牛膝、附子、仙灵脾、赤箭、何首乌、乳香、鹿角胶各二两为末同煎。别入白蜜五合,熬如饧状,瓷瓶收之。每服一匙,温酒下,一日二服。忌毒物、滑物(《圣惠方》)。

大风疮疾百灵藤四两,水一斗,煮三升,去滓,入粳米四合煮粥。于密室中浴毕乃食,暖卧取汗。汗后,皮肤起如麸片。每隔日一作,五六十日后渐愈,毛发即生(《圣惠方》)。

省藤《拾遗》

〔校正〕自《木部》移入此。

【释名】赤藤(《纲目》)、红藤(《纲目》)。

【集解】〔藏器曰〕生南地深山。皮赤,大如指,堪缚物,片片自解也。

【气味】苦,平,无毒。

【主治】蛔虫,煮汁服之。齿痛,打碎含之。煮粥饲狗,去瘑(藏器)。治诸风,通五淋,杀虫(时珍)。

【发明】〔时珍曰〕赤藤,善杀虫,利小便。洪迈《夷坚志》云:赵子山苦寸白虫病。医令戒酒,而素性耽之。一日寓居邵武天王寺,夜半醉归,口渴甚。见庑间瓷水,映月莹然,即连酌饮之,其甘如饴。迨晓虫出盈席,心腹顿宽,宿疾遂愈。皆惊异之,视所饮水,乃寺仆织草履,浸红藤根水也。

【附方】新一。

五淋涩痛赤藤(即做草鞋者)、白茯苓、苎麻根等分,为末。百沸汤下,每服一钱,如神(《究原方》)。

紫藤宋《开宝》

【集解】〔藏器曰〕藤皮着树,从心重重有皮。四月生紫花可爱,长安人亦种之以饰庭池,江东呼为招豆藤。其子作角,角中仁,熬香着酒中,令酒不败。败酒中用之,亦正。其花挼碎,拭酒醋白腐坏。

【气味】甘,微温,有小毒。

【主治】作煎如糖服,下水。主水痫病(藏器)。

落雁木《海药》

〔校正〕自《木部》移入此。

【释名】〔珣曰〕藤萝高丈余,雁过皆缀其中,或云雁衔至代州雁门而生,以此为名。

【集解】〔珣曰〕按徐表《南州记》云:落雁木生南海山野中。蔓生,四边如刀削。代州雁门亦有之,蜀中雅州亦有。〔颂曰〕雅州出者,苗作蔓缠绕大木,苗叶形色大都似茶,无花实。彼人四月采苗,入药用。

茎叶

【气味】甘,平、温,无毒。

【主治】风痛伤折,脚气肿,腹满虚胀。以枌木皮同煮汁洗之,立效。又妇人阴疮浮泡,以椿木皮同煮汁洗之(李珣)。产后血气痛,并折伤内损诸疾,煮汁服(苏颂)。

【附录】折伤木(《唐本草》)〔恭曰〕生资州山谷。藤绕树木上,叶似莽草叶而光厚。八月、九月采茎,日干。味甘、咸,平,无毒。主伤折,筋骨疼痛,散血补血,产后血闷,止痛。酒水各半,煮浓汁饮。每始王木(《唐本草》)〔恭曰〕生资州山谷。藤绕树木上,叶似萝藦叶。二月、八月采茎,阴干。味苦,平,无毒。主伤折跌筋骨,生肌破血止痛。以酒水各半,煮浓汁饮之。风延莓(《拾遗》)〔藏器曰〕生南海山野中,他处无有也。蔓绕草木上,细叶。《南都赋》云,风衍蔓延于衡皋是也。味苦,寒,无毒。主小儿发热发强,惊痫寒热,热淋,利小便,解烦明目,并煮服之。〔珣曰〕主三消五淋,下痰,小儿赤白毒痢,蛇毒瘴溪毒,一切疮肿,并宜煎服。

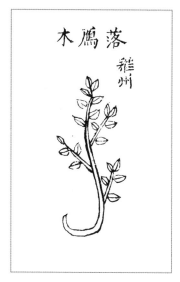

落雁木

千里及《拾遗》

〔校正〕并入《图经》千里光。

【集解】〔藏器曰〕千里及,藤生道旁篱落间,叶细而厚。宣湖间有之。〔颂曰〕千里急,生天台山中。春生苗,秋有花。土

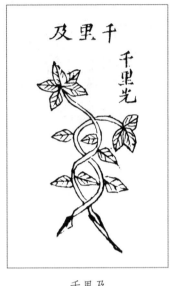

千里及

人采花叶入眼药。又筠州有千里光,生浅山及路旁。叶似菊叶而长,背有毛。枝干圆而青。春生苗,秋有黄花,不结实。采茎叶入眼药,名黄花演。盖一物也。

【气味】苦,平,有小毒。

〔颂曰〕苦、甘、寒,无毒。

【主治】天下疫气结黄,瘴疟蛊毒,煮汁服,取吐下。亦捣傅蛇犬咬(藏器)。同甘草煮汁饮,退热明目,不入众药(苏颂)。同小青煎服,治赤痢腹痛(时珍)。

【附方】新一。

烂弦风眼千里光草,以笋壳叶包煨熟,捻汁滴入目中(《经验良方》)。

藤黄《海药》

〔校正〕自《木部》移入此。

【释名】树名海藤(〖《海药》〗)。〔珣曰〕按郭义恭《广志》云:出岳、鄂等州诸山崖。树名海藤。花有蕊,散落石上,彼人收之,谓之沙黄。就树采者轻妙,谓之腊黄。今人讹为铜黄,铜、藤音谬也。此与石泪采之无异。画家及丹灶家时用之。〔时珍曰〕今画家所用藤黄,皆经煎炼成者,舐之麻人。按周达观《真腊记》云:国有画黄,乃树脂。番人以刀斫树枝滴下,次年收之。似与郭氏说微不同,不知即一物否?

【气味】酸、涩，有毒。

【主治】蚛牙蛀齿，点之便落（李珣）。

附录诸藤一十九种

地龙藤（《拾遗》）〔藏器曰〕生天目山。绕树蟠屈如龙，故名。吴中亦有，而小异。味苦，无毒。主风血羸老，腹内腰脚诸冷，食不调，不作肌肤。浸酒服之。

龙手藤〔藏器曰〕出始安荔浦石上向阳者。叶如龙手。采无时。味甘。温，无毒。主偏风口㖞，手足瘫缓，补虚益阳，去冷气风痹。以醇酒浸，近火令温，空心服之，取微汗。

牛领藤〔藏器曰〕生岭南高山。形褊如牛领。取之阴干。味甘，温，无毒。主腹内冷，腰膝痛弱，小便白数，阳道乏。煮汁或浸酒服。

牛奶藤〔藏器曰〕生深山，大如树，牛好食之，其中有粉。味甘，温，无毒。主救荒，令人不饥。其根食之，令人发落。

鬼膊藤〔藏器曰〕生江南林涧边。叶如梨叶，子如楂子。藤：味苦，温，无毒。浸酒服，去风血。同叶捣，傅痈肿。

斑珠藤〔藏器曰〕生山谷中，不凋。子如珠而斑，冬月取之。味甘，温，无毒。浸酒服，主风血羸瘦，妇人诸疾。

息王藤〔藏器曰〕生岭南山谷。冬月不凋。味苦，温，无毒。主产后腹痛，血露不尽。浓煮汁服。

万一藤〔藏器曰〕生岭南。蔓如小豆。一名万吉。主蛇咬，杵末，水和傅之。

曼游藤〔藏器曰〕生犍为牙门山谷。状如寄生，着大树。叶如柳，春花色紫。蜀人谓之沉花藤。味甘，温，无毒。久服长生延年，去久嗽，治癣。

百丈青〔藏器曰〕生江南林泽。藤蔓紧硬。叶如薯蓣,对生。味苦,平,无毒。解诸毒物,天行瘴疟疫毒。并煮汁服,亦生捣汁服。其根令人下痢。

温藤〔藏器曰〕生江南山谷。着树不凋。茎叶:味甘,温,无毒。浸酒服,主风血积冷。

蓝藤〔藏器曰〕生新罗国。根如细辛。味辛,温,无毒。主冷气咳嗽。煮汁服。

瓜藤(宋《图经》)。〔颂曰〕生施州。四时有叶无花。采皮无时。味甘,凉,无毒。主诸热毒恶疮。同刺猪苓洗,去粗皮,焙干,等分,捣罗,用甘草水调贴之。

金棱藤〔颂曰〕生施州。四时有叶无花。采无时。味辛,温,无毒。主筋骨疼痛。与续筋根、马接脚同洗,去粗皮,焙干,等分为末。酒服二钱。无所忌。

含春藤〔颂曰〕生台州。其苗延木,冬夏常青。采叶,治诸风有效。

独用藤〔颂曰〕生施州。四时有叶无花,叶上有倒刺。采皮无时。味苦、辛,热,无毒。主心气痛。和小赤药头焙等分,研末。酒服一钱。

祁婆藤〔颂曰〕生天台山中。蔓延木上。四时常有。土人采叶,治诸风有效。

野猪尾〔颂曰〕生施州。藤缠大木,四时有叶无花。味苦、涩,凉,无毒。主心气痛,解热毒。同白药头等分,焙研为末。每酒服二钱。

石合草〔颂曰〕生施州。藤缠木上,四时有叶无花。土人采叶。味甘,凉,无毒。主一切恶疮,敛疮口。焙研,温水调贴。

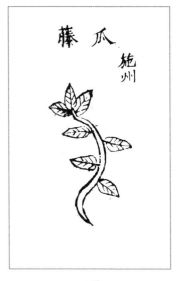

瓜藤

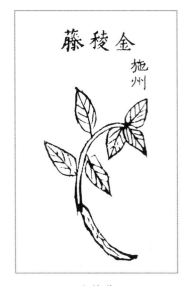

金棱藤

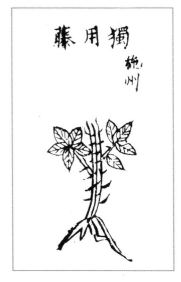

独用藤

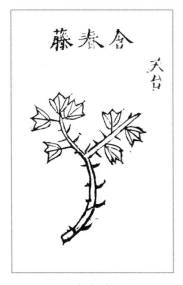

含春藤

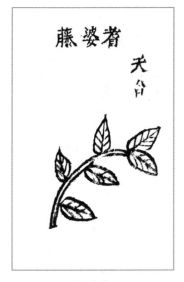

祁婆藤

野猪尾

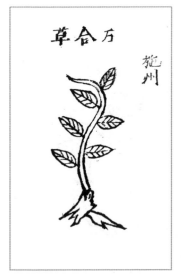

石合草

第十九卷　草部

目录

昆布《别录》

越王余算《拾遗》 沙箸附

石帆《日华》

水松《纲目》

　　右附方旧五十,新六十九。

第十九卷　草部

草之八 水草类二十三种

泽泻《本经·上品》

【释名】水泻（《本经》）、鹄泻（《本经》）、及泻（《别录》）、蕍（音俞。《尔雅》）、芒芋（《本经》）、禹孙（侯氏《药谱》）。〔时珍曰〕去水曰泻，如泽水之泻也。禹能治水，故曰禹孙。余未详。

【集解】〔《别录》曰〕泽泻生汝南池泽。五月采叶，八月采根，九月采实，阴干。〔弘景曰〕汝南郡属豫州。今近道亦有，不堪用。惟用汉中、南郑、青州、代州者。形大而长，尾间必有两歧为好。此物易朽蠹，常须密藏之。丛生浅水中，叶狭而长。〔恭曰〕今汝南不复采，惟以泾州、华州者为善。〔颂曰〕今山东、河、陕、江、淮亦有之，汉中者为佳。春生苗，多在浅水中。叶似牛舌，独茎而长。秋时开白花，作丛似谷精草。秋末采根暴干。

根

〔修治〕〔敩曰〕不计多少，

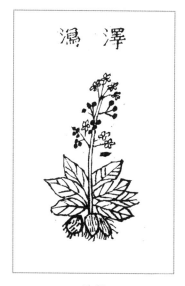

泽泻

细剉,酒浸一宿,取出暴干,任用。

〔气味〕甘,寒,无毒。〔《别录》曰〕咸。〔权曰〕苦。〔元素曰〕甘,平。沉而降,阴也。〔杲曰〕甘、咸,寒,降,阴也。〔好古曰〕阴中微阳。入足太阳、少阴经。〔扁鹊曰〕多服,病人眼。〔之才曰〕畏海蛤、文蛤。

〔主治〕风寒湿痹,乳难,养五脏,益气力,肥健,消水。久服,耳目聪明,不饥延年,轻身面生光,能行水上(《本经》)。补虚损五劳,除五脏痞满,起阴气,止泄精消渴淋沥,逐膀胱三焦停水(《别录》)。主肾虚精自出,治五淋,利膀胱热,宣通水道(甄权)。主头旋耳虚鸣,筋骨挛缩,通小肠,止尿血,主难产,补女人血海,令人有子(大明)。入肾经,去旧水,养新水,利小便,消肿胀,渗泄止渴(元素)。去脬中留垢,心下水痞(李杲)。渗湿热,行痰饮,止呕吐泻痢,疝痛脚气(时珍)。

〔发明〕〔颂曰〕《素问》治酒风身热汗出,用泽泻、术;《深师方》治支饮,亦用泽泻、术,但煮法小别尔。张仲景治杂病,心下有支饮苦冒,有泽泻汤,治伤寒有大小泽泻汤、五苓散辈,皆用泽泻,行利停水,为最要药。〔元素曰〕泽泻乃除湿之圣药,入肾经,治小便淋沥,去阴间汗。无此疾服之,令人目盲。〔宗奭曰〕泽泻之功,长于行水。张仲景治水蓄渴烦,小便不利,或吐或泻,五苓散主之,方用泽泻,故知其长于行水。《本草》引扁鹊云:多服病人眼。诚为行去其水也。凡服泽泻散人,未有不小便多者。小便既多,肾气焉得复实? 今人止泄精,多不敢用之。仲景八味丸用之者,亦不过引接桂、附等,归就肾经,别无他意。〔好古曰〕《本经》云久服明目,扁鹊云多服昏目,何也? 易老云:去脬中留垢,以其味咸能泻伏水故也。泻伏水,去留垢,故明目;小便利,肾气虚,故昏目。〔王履曰〕寇宗奭之说,王好古駮之。窃谓八味丸以地黄为君,余药佐之,非止补血,兼补气也,所谓阳旺则能生阴血也。地黄、山茱萸、茯苓、牡丹皮皆肾经之药,附子、官桂乃右肾命门之药,皆不待泽泻之接引而后至也。则八味丸之用此,盖取其泻肾邪,养五脏,益气力,起阴气,补虚损五劳之功而已。虽能泻肾,从于诸补药群众之中,则亦不能泻矣。〔时珍曰〕泽泻气平,味甘而淡。淡能渗泄,气味俱薄,所以利水而泄下。脾胃有湿热,则头重而目昏耳鸣。泽泻渗去其湿,则热亦随去,而土气得令,清气上行,天气明爽,故泽泻有养五脏、益气力、治头旋、聪明耳目之功。若久服,则降令太过,清气不升,真阴潜耗,安得不目昏耶?仲景地黄丸用茯苓、泽泻者,乃取其泻膀胱之邪气,非引接也。古人用补药必兼泻邪,邪去则补药得力,一辟一阖,此乃玄妙。后世不知此理,专一于补,所以久服必致偏胜之害也。

〔正误〕〔弘景曰〕《仙经》服食断谷皆用之。亦云身轻,能步行水上。〔颂曰〕仙方亦单服泽泻一物,捣筛取末,水调,日分服六两,百日体轻而健行。〔时珍曰〕神农书列泽泻于《上品》,复云久服轻身,面生光,能行水上。《典术》云:泽泻久服,令人身轻,日行五百里,走水上。一名泽芝。陶、苏皆以为信然。愚窃疑之。泽泻行水泻肾,久服且不可,又安有此神功耶?其谬可知。

〔附方〕旧一,新五。
酒风汗出方见麋衔下。
水湿肿胀白术、泽泻各一两,为末,或为丸。每服三钱,茯苓汤下(《保命集》)。

冒暑霍乱小便不利,头运引饮。三白散:用泽泻、白术、白茯苓各三钱,水一盏,姜五片,灯心十茎,煎八分,温服(《局方》)。

支饮苦冒仲景泽泻汤:用泽泻五两,白术二两,水二升,煮一升,分二服。○《深师方》:先以水二升煮二物,取一升,又以水一升,煮取五合,合此二汁分再服。病甚欲眩者,服之必瘥。

肾脏风疮泽泻,皂荚水煮烂,焙研,炼蜜丸如梧子大。空心温酒下十五丸至二十丸(《经验方》)。

疟后怪症口鼻中气出,盘旋不散,凝如黑盖色,过十日渐至肩胸,与肉相连,坚胜金石,无由饮食。煎泽泻汤,日饮三盏,连服五日愈(夏子益《奇疾方》)。

叶

〔气味〕咸,平,无毒。

〔主治〕大风,乳汁不出,产难,强阴气。久服轻身(《别录》)。壮水脏,通血脉(大明)。

实

〔气味〕甘,平,无毒。

〔主治〕风痹消渴,益肾气,强阴,补不足,除邪湿。久服面生光,令人无子(《别录》)。

〔发明〕〔时珍曰〕《别录》言泽泻叶及实,强阴气,久服令人无子;而《日华子》言泽泻催生,补女人血海,令人有子,似有不同。既云强阴,何以令人无子? 既能催生,何以令人有子? 盖泽泻同补药,能逐下焦湿热邪垢,邪气既去,阴强海净,谓之有子可也;若久服则肾气大泄,血海反寒,谓之无子可也。所以读书不可执一。

【附录】酸恶〔《别录·有名未用》曰〕主恶疮,去白虫。生水旁,状如泽泻。

蔪草《唐本草》

【释名】蔪菜（恭）、蔪荣（〖恭〗）。

【集解】〔恭曰〕蔪菜所在有之，生水旁。叶圆，似泽泻而小。花青白色。亦堪蒸啖，江南人用蒸鱼食甚美。五六月采茎叶，暴干用。

【气味】甘，寒，无毒。

【主治】暴热喘息，小儿丹肿（恭）。

羊蹄《本经·下品》

【释名】蓄（《别录》）、秃菜（弘景）、败毒菜（《纲目》）、牛舌菜（同）、羊蹄大黄（《庚辛玉册》）、鬼目（《本经》）、东方宿（同）、连虫陆（同）、水黄芹（俗），子名金荞麦

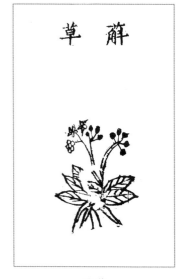

蔪草

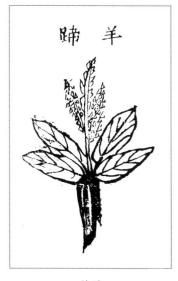

羊蹄

(《《衍义》》)。〔弘景曰〕今人呼为秃菜，即蓄字音讹也。〔时珍曰〕羊蹄以根名，牛舌以叶形，名秃菜以治秃疮名也。《诗·小雅》云："言采其蓬。"陆玑注云：蓬即蓄字，今之羊蹄也。幽州人谓之蓬。根似长芦菔而茎赤。亦可瀹为茹，滑美。郑樵《通志》指蓬为《尔雅》之菲及蒉者，误矣。金荞麦以相似名。

【集解】〔《别录》曰〕羊蹄生陈留川泽。〔保昇曰〕所在有之，生下湿地。春生苗，高者三四尺。叶狭长，颇似莴苣而色深。茎节间紫赤。开青白花成穗，结子三棱，夏中即枯。根似牛蒡而坚实。〔宗奭曰〕叶如菜中波棱，但无歧而色差青白，叶厚，花与子亦相似。叶可洁擦确石。子名金荞麦，烧炼家用以制铅、汞。〔时珍曰〕近水及湿地极多，叶长尺余，似牛舌之形，不似波棱。入夏起苔，开花结子，花叶一色，夏至即枯，秋深即生，凌冬不死。根长近尺，赤黄色，如大黄、胡萝卜形。

根

〔气味〕苦，寒，无毒。〔恭曰〕辛、苦，有小毒。〔时珍曰〕能制三黄、砒石、丹砂、水银。

〔主治〕头秃疥瘙，除热，女子阴蚀（《本经》）。浸淫疽痔，杀虫（《别录》）。疗蛊毒（恭）。治癣，杀一切虫。醋磨，贴肿毒（大明）。捣汁二三匙，入水半盏煎之，空腹温服，治产后风秘，殊验（宗奭）。

〔发明〕〔震亨曰〕羊蹄根属水，走血分。〔颂曰〕新采者，磨醋涂癣速效。亦煎作丸服。采根不限多少，捣绞汁一大升，白蜜半升，同熬如稠饧，更用防风末六两，搜和令可丸，丸如梧子大。用栝楼、甘草煎酒下三二十丸，日二三服。

〔附方〕旧六，新七。

大便卒结羊蹄根一两，水一大盏，煎六分，温服（《圣惠方》）。

肠风下血败毒菜根洗切，用连皮老姜各半盏，同炒赤，以无灰酒淬之，碗盖少顷，去滓，任意饮（《永类方》）。

喉痹不语羊蹄独根者，勿见风日及妇人、鸡犬，以三年醋研如泥，生布拭喉外令赤，涂之（《千金方》）。

面上紫块如钱大，或满面俱有。野大黄四两取汁，穿山甲十片烧存性，川椒末五钱，生姜四两取汁和研，生绢包擦。如干，入醋润湿。数次如初，累效（陆氏《积德堂方》）。

疬疡风驳羊蹄草根，于生铁上磨好醋，旋旋刮涂。入硫黄少许，更妙。日日用之（《圣惠》）。

汗斑癜风羊蹄根二两，独科扫帚头一两，枯矾五钱，轻粉一钱，生姜半两，同杵如泥。以汤澡浴，用手抓患处起粗皮。以布包药，着力擦之。暖卧取汗，即愈也。乃盐山刘氏方，比用流黄者更妙（蔺氏《经验方》）。

头风白屑羊蹄草根曝干杵末，同羊胆汁涂之，永除（《圣惠方》）。

头上白秃独根羊蹄，勿见妇女、鸡犬、风日，以陈醋研如泥，生布擦赤傅之，日一次（《肘后方》）。

癣久不瘥《简要济众方》：用羊蹄根杵绞汁，入轻粉少许，和如膏，涂之。三五次即愈。○《永类方》：治癣经年者。败毒菜根独生者，即羊蹄根，捣三钱，入川百药煎二钱，白梅肉擂匀，以井华水一盏，滤汁澄清。天明空心服之。不宜食热物。其滓抓破擦之。三次即愈。○《千金方》：治细癣。用羊蹄根五升，桑柴灰汁煮四五沸，取汁洗之。仍以羊蹄汁和矾末涂之。

漏瘤湿癣浸淫日广，痒不可忍，愈后复发，出黄水。羊蹄根捣，和大醋，洗净涂上，一时以冷水洗之，日一次（《千金翼》）。

疥疮有虫羊蹄根捣，和猪脂，入盐少许，日涂之（《外台秘要》）。

叶

〔气味〕甘，滑，寒，无毒。

〔主治〕小儿疳虫，杀胡夷鱼、鲑鱼、檀胡鱼毒，作菜。多食，滑大腑（大明）。〔时珍曰〕胡夷、鲑鱼皆河豚名。檀胡未详。作菜，止痒。不宜多食，令人下气（诜）。连根烂蒸一碗食，治肠痔泻血甚效（时珍）。

〔附方〕旧一。

悬痈舌肿咽生息肉。羊蹄草煮汁，热含，冷即吐之（《圣惠》）。

实

〔气味〕苦，涩，平，无毒。

〔主治〕赤白杂痢（恭）。妇人血气（时珍）。

酸模《日华》

【释名】山羊蹄（《纲目》）、山大黄（《拾遗》）、蓨芜（《尔雅》）、酸母（《纲目》）、蓨（同）、当药（《《拾遗》》）。〔时珍曰〕蓨芜乃酸模之音转，酸模又酸母之转，皆以味而名，与三叶酸母草同名。掌禹锡以蓨芜为蔓菁菜，误矣。

【集解】〔弘景曰〕一种极似羊蹄而味酸，呼为酸模，根亦疗疥也。〔大明曰〕所在有之，生山冈上。状似羊蹄叶而小黄。茎叶俱细。节间生子，若茺蔚子。〔藏器曰〕即是山大黄，一名当药。其叶酸美，人亦采食其英。《尔雅》：须，蓨芜。郭璞注云：似羊蹄而稍细，味酸可食。一名蓨也。〔时珍曰〕平地亦有。根叶花形并同羊蹄，但叶小味酸为异。其根赤黄色。连根叶取汁炼霜，可制雄、汞。

【气味】酸，寒，无毒。

〔时珍曰〕叶酸，根微苦。

【主治】暴热腹胀，生捣汁服，当下利。杀皮肤小虫（藏器）。治疥（弘景）。疗痢乃佳（保昇）。去汗斑，同紫萍捣擦，数日即没（时珍）。

【附方】新一。

瘭疽毒疮肉中忽生黯子如粟豆，大者如梅李，或赤或黑，或青或白，其中有核，核有深根，应心。肿泡紫黑色，能烂筋骨，毒入脏腑杀人。宜灸黯上百壮。以酸模叶薄其四面，防其长也。内服葵根汁，其毒自愈（《千金方》）。

【附录】牛舌实〔《别录·有名未用》曰〕味咸，温，无毒。主轻身益气。生水中泽旁。实大，叶长尺。五月采实。一名豕首。〔器曰〕今东土人呼田水中大叶如牛耳者，为牛耳菜。〔时珍曰〕今人呼羊蹄为牛舌菜，恐羊蹄是根，此是其实。否则是羊蹄之生水中者也。麋舌〔《别录》曰〕味辛，微温，无毒。主霍乱腹痛，吐逆心烦。生水中。五月采之。〔弘景曰〕生小小水中。今人五月五日采干，以治霍乱甚良。蛇舌〔《别录·有名未用》曰〕味酸，平，无毒。主除留血、惊气、蛇痫。生大水之阳。四月采花，八月采根。

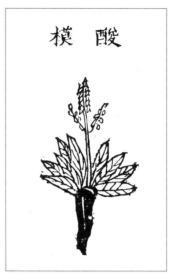

酸模

龙舌草《纲目》

【集解】〔时珍曰〕龙舌，生南方池泽湖泊中。叶如大叶菘菜及茉莒状。根生水底,抽茎出水,开白花。根似胡萝卜根而香,杵汁能奭鹅鸭卵,方家用煮丹砂,煅白矾,制三黄。

【气味】甘、咸,寒,无毒。

【主治】痈疽,汤火灼伤,捣涂之(时珍)。

【附方】新一。

乳痈肿毒龙舌草、忍冬藤研烂,蜜和傅之(《多能鄙事》)。

菖蒲《本经·上品》

【释名】昌阳(《本经》)、尧韭(普)、水剑草(《纲目》)。〔时珍曰〕菖蒲,乃蒲类之昌盛者,故曰菖蒲。又《吕氏春秋》云:冬至后五十七日,菖始生。菖者百草之先生者,于是始耕。则菖蒲、昌阳又取此义也。《典术》云:尧时天降精于庭为韭,感百阴之气为菖蒲。故曰尧韭。方士隐为水剑,因叶形也。

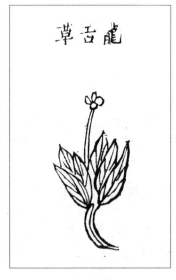

龙舌草

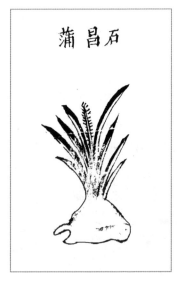

石菖蒲

【集解】〔《别录》曰〕菖蒲生上洛池泽及蜀郡严道。一寸九节者良。露根不可用。五月、十二月采根，阴干。〔弘景曰〕上洛郡属梁州，严道县在蜀郡，今乃处处有。生石碛上，概节为好。在下湿地，大根者名昌阳，不堪服食。真菖蒲叶有脊，一如剑刃，四月、五月亦作小厘花也。东间溪泽又有名溪荪者，根形气色极似石上菖蒲，而叶正如蒲，无脊。俗人多呼此为石上菖蒲者，谬矣。此止主咳逆，断蚤虱，不入服食用。诗咏多云兰荪，正谓此也。〔大明曰〕菖蒲，石涧所生坚小，一寸九节者上。出宣州。二月、八月采。〔颂曰〕处处有之，而池州、戎州者佳。春生青叶，长一二尺许，其叶中心有脊，状如剑。无花实。今以五月五日收之。其根盘屈有节，状如马鞭大。一根旁引三四根，旁根节尤密，亦有一寸十二节者。采之初虚软，曝干方坚实。折之中心色微赤，嚼之辛香少滓。人多植于干燥砂石土中，腊月移之尤易活。黔蜀蛮人常将随行，以治卒患心痛。其生蛮谷中者尤佳。人家移种者亦堪用，但干后辛香坚实不及蛮人持来者。此皆医方所用石菖蒲也。又有水菖蒲，生溪涧水泽中，不堪入药。今药肆所货，多以二种相杂，尤难辨也。〔承曰〕今阳羡山中生水石间者，其叶逆水而生，根须络石，略无少泥土，根叶极紧细，一寸不啻九节，入药极佳。二浙人家，以瓦石器种之，旦暮易水则茂，水浊及有泥滓则萎。近方多用石菖蒲，必此类也。其池泽所生，肥大节疏粗慢，恐不可入药。唯可作果盘，气味不烈而和淡尔。〔时珍曰〕菖蒲凡五种：生于池泽，蒲叶肥，根高二三尺者，泥菖蒲，白菖也；生于溪涧，蒲叶瘦，根高二三尺者，水菖蒲，溪荪也；生于水石之间，叶有剑脊，瘦根密节，高尺余者，石菖蒲也；人家以砂栽之一年，至春剪洗，愈剪愈细，高四五寸，叶如韭，根如匙柄粗者，亦石菖蒲也；甚则根长二三分，叶长寸许，谓之钱蒲是矣。服食入药须用二种石菖蒲,余皆不堪。此草新旧相代,四时常青。《罗浮山记》言:山中菖蒲一寸二十节。《抱朴子》言:服食以一寸九节紫花者尤善。苏颂言:无花实。然今菖蒲,二三月间抽茎开细黄花成穗,而昔人言菖蒲难得见花,非无花也。应劭《风俗通》云:菖蒲放花,人得食之长年。是矣。

根

〔修治〕〔敩曰〕凡使勿用泥菖、夏菖二件,如竹根鞭,形黑、气秽味腥。惟石上生者,根条嫩黄,紧硬节稠,一寸九节者,是真也。采得以铜刀刮去黄黑硬节皮一重,以嫩桑枝条相拌蒸熟,暴干剉用。〔时珍曰〕服食须如上法制。若常用,但去毛微炒耳。

〔气味〕辛,温,无毒。〔权曰〕苦、辛、平。〔之才曰〕秦皮、秦艽为之使。恶地胆、麻黄。〔大明曰〕忌饴糖、羊肉。勿犯铁器,令人吐逆。

〔主治〕风寒湿痹,咳逆上气,开心孔,补五脏,通九窍,明耳目,出音声。主耳聋痈疮,温肠胃,止小便利。久服轻身,不忘不迷惑,延年。益心智,高志不老(《本经》)。四肢湿痹,不得屈伸,小儿温疟,身积热不解,可作浴汤(《别录》)。治耳鸣头风泪下,鬼气,杀诸虫,恶疮疥瘙(甄权)。除风下气,丈夫水脏,女人血海冷败,多忘,除烦闷,止心腹痛,霍乱转筋,及耳痛者,作末炒,乘热裹罨甚验(大明)。心积伏梁(好古)。治中恶卒死,客忤癫痫,下血崩中,安胎漏,散痈肿。捣汁服,解巴豆、大戟毒(时珍)。

〔发明〕〔颂曰〕古方有单服菖蒲法。蜀人治心腹冷气㽲痛者,取一二寸捶碎,同吴茱萸煎汤饮之。亦将随行,卒患心痛,嚼一二寸,热汤或酒送下,亦效。〔时珍曰〕国初周颠仙对太祖高皇帝常嚼菖蒲饮水。问其故。云服之无腹痛之疾。高皇御制碑中载之。菖蒲气温味辛,乃手少阴、足厥阴之药。心气不足者用之,虚则补其母也。肝苦急以辛补之,是矣。《道藏经》有《菖蒲传》一卷,其语粗陋。今略节其要云:菖蒲者,水草之精英,神仙之灵药也。其法采紧小似鱼鳞者一斤,以水及米泔浸各一宿,刮去皮切,暴干捣筛,以糯米粥和匀,更入熟蜜搜和,丸如梧子大,稀葛袋盛,置当风处令干。每旦酒、饮任下三十丸,临卧更服三十丸。服至一月,消食;二月,痰除;服至五年,骨髓充,颜色泽,白发黑,落齿更生。其药以五德配五行:叶青,花赤,节白,心黄,根黑。能治一切诸风,手足顽痹,瘫缓不遂,五劳七伤,填血补脑,坚骨髓,长精神,润五脏,裨六腑,开胃口,和血脉,益口齿,明耳目,泽皮肤,去寒热,除三尸九虫,天行时疾,瘴疫瘦病,泻痢痔漏,妇人带下,产后血运。并以酒服。河内叶敬母中风,服之一年而百病愈。寇天师服之得道,至今庙前犹生菖蒲。郑鱼、曾原等,皆以服此得道也。又按葛洪《抱朴子》云:韩众服菖蒲十三年,身上生毛,冬袒不寒,日记万言。商丘子不娶,惟食菖蒲根,不饥不老,不知所终。《神仙传》云:咸阳王典食菖蒲得长生。安期生采一寸九节菖蒲服,仙去。又按瞿仙《神隐书》云:石菖蒲置一盆于几上,夜间观书,则收烟无害目之患。或置星露之下,至旦取叶尖露水洗目,大能明视,久则白昼见星。端午日以酒服,尤妙。苏东坡云:凡草生石上,必须微土以附其根。惟石菖蒲濯去泥土,渍以清水,置盆中,可数十年不枯。节叶坚瘦,根须连络,苍然于几案间,久更可喜。其延年轻身之功,既非昌阳可比;至于忍寒淡泊,不待泥土而生,又岂昌阳所能仿佛哉?〔杨士瀛曰〕下痢禁口,虽是脾虚,亦热气闭隔心胸所致。俗用木香失之温,用山药失之闭。惟参苓白术散加石菖蒲,粳米饮调下。或用参、苓、石莲肉,少入菖蒲服。胸次一开,自然思食。

〔附方〕旧九,新一十八。

服食法甲子日,取菖蒲一寸九节者,阴干百日,为末。每酒服方寸匕,日三服。久服耳目聪明,益智不忘(《千金方》)。

健忘益智七月七日,取菖蒲为末,酒服方寸匕,饮酒不醉,好事者服而验之。久服聪明,忌铁器(《千金方》)。

三十六风有不治者,服之悉效。菖蒲薄切日干三斤,盛以绢袋,玄水一斛,即清酒也,悬浸之,密封一百日,视之如菜绿色,以一斗熟黍米纳中,封十四日,取出日饮(《夏禹神仙经》)。

癫痫风疾九节菖蒲不闻鸡犬声者,去毛,木臼捣末。以黑獖猪心一个批开,砂罐煮汤。调服三钱,日一服(《医学正传》)。

尸厥魇死尸厥之病,卒死脉犹动,听其耳中如微语声,股间暖者,是也。魇死之病,卧忽不寤。勿以火照,但痛啮其踵及足拇趾甲际,唾其面即苏。仍以菖蒲末吹鼻中,桂末纳舌下,并以菖蒲根汁灌之(《肘后方》)。

卒中客忤菖蒲生根捣汁灌之,立瘥(《肘后方》)。

除一切恶端午日,切菖蒲渍酒饮之。或加雄黄少许(《洞天保生录》)。

喉痹肿痛菖蒲根嚼汁,烧铁秤锤淬酒一杯,饮之(《圣济总录》)。

霍乱胀痛生菖蒲剉四两,水和捣汁,分温四服(《圣惠方》)。

诸积鼓胀食积、气积、血积之类。石菖蒲八两剉,斑蝥四两去翅足,同炒黄,去斑蝥不用。以布袋盛,拽去蝥末,为末,醋糊丸梧子大。每服三五十丸,温白汤下。治肿胀尤妙。或入香附末二钱(《奇效方》)。

肺损吐血九节菖蒲末、白面等分。每服三钱,新汲水下,一日一服（《圣济录》）。

解一切毒石菖蒲、白矾等分，为末，新汲水下（《事林广记》）。

赤白带下石菖蒲、破故纸等分，炒为末。每服二钱，更以菖蒲浸酒调服，日一（《妇人良方》）。

胎动半产卒动不安，或腰痛胎转抢心，下血不止，或日月未足而欲产。并以菖蒲根捣汁一二升服之（《千金方》）。

产后崩中下血不止。菖蒲一两半，酒二盏，煎取一盏，去滓分三服，食前温服（《千金方》）。

耳卒聋闭菖蒲根一寸，巴豆一粒去心，同捣作七丸。绵裹一丸，塞耳，日一换。一方不用巴豆，用蓖麻仁（《肘后方》）。

病后耳聋生菖蒲汁滴之（《圣惠方》）。

蚤虱入耳菖蒲末炒热，袋盛，枕之即愈（《圣济录》）。

诸般赤眼攀睛云翳。菖蒲擂自然汁，文武火熬作膏，日点之效（《圣济录》）。

眼睑挑针独生菖蒲根，同盐研傅（《寿域神方》）。

飞丝入目石菖蒲捶碎。左目塞右鼻，右目塞左鼻。百发百中（危氏《得效方》）。

头疮不瘥菖蒲末，油调傅之，日三、夜二次（《法天生意》）。

痈疽发背生菖蒲捣贴之。疮干者，为末，水调涂之（孙用和《秘宝方》）。

露痕便毒生菖蒲根捣傅之（《证治要诀》）。

热毒湿疮〔宗奭曰〕有人遍身生疮，痛而不痒，手足尤甚，粘着衣被，晓夕不得睡。有人教以菖蒲三斗，日干为末，布席上卧之，仍以衣被覆之。既不粘衣，又复得睡，不五七日，其疮如失。后以治人，应手神验（《本草衍义》）。

风癣有虫菖蒲末五斤。以酒三升渍，釜中蒸之，使味出。

先绝酒一日,每服一升或半升(《千金方》)。

阴汗湿痒石菖蒲、蛇床子等分为末,日搽二三次(《济急仙方》)。

叶

〔主治〕洗疥、大风疮(时珍)。

白昌《别录·有名未用》

【释名】水菖蒲(《别录》)、水宿(《别录》)、茎蒲(《别录》)、昌阳(《拾遗》)、溪荪(《拾遗》)、兰荪(弘景)。〔时珍曰〕此即今池泽所生菖蒲,叶无剑脊,根肥白而节疏慢,故谓之白昌。古人以根为菹食,谓之昌本,亦曰昌歜,文王好食之。其生溪涧者,名溪荪。

【集解】〔《别录》曰〕白昌十月采。〔藏器曰〕即今之溪荪也。一名昌阳。生水畔。人亦呼为菖蒲。与石上菖蒲都别。根大而臭,色正白。〔颂曰〕水菖蒲,生溪涧水泽中甚多,失水则枯。叶似石昌,但中心无脊。其根干后,轻虚多滓,不堪入药。〔时珍曰〕此有二种:一种根大而肥白节疏者,白昌也,俗谓之泥菖蒲;一种根瘦而赤节稍密者,溪荪也,俗谓之水菖蒲。叶俱无剑脊。溪荪气味胜似白昌,并可杀虫,不堪服食。

【气味】甘,无毒。〔《别录》曰〕甘、辛,温。汁制雄黄、雌黄、砒石。

【主治】食诸虫(《别录》)。主风湿咳逆,去虫,断蚤虱(弘景)。研末,油调,涂疥瘙(苏颂)。

香蒲《本经·上品》 蒲黄《本经·上品》

【释名】甘蒲(苏恭)、醮石(《吴普》),花上黄粉名蒲

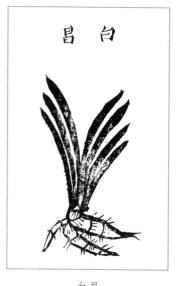

白昌

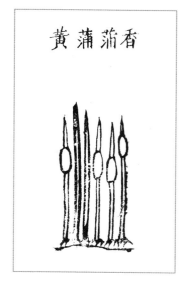

香蒲、蒲黄

黄（《《本经》》）。〔恭曰〕香蒲即甘蒲，可作荐者。春初生，取白为菹，亦堪蒸食。山南人谓之香蒲，以菖蒲为臭蒲也。蒲黄即此蒲之花也。

【集解】〔《别录》曰〕香蒲生南海池泽。蒲黄生河东池泽，四月采之。〔颂曰〕香蒲，蒲黄苗也。处处有之，以泰州者为良。春初生嫩叶，未出水时，红白色茸茸然。取其中心入地白蒻，大如匕柄者，生啖之，甘脆。又以醋浸，如食笋，大美。《周礼》谓之蒲菹，今人罕有食之者。至夏抽梗于丛叶中，花抱梗端，如武士棒杵，故俚俗谓之蒲槌，亦曰蒲厘花。其蒲黄，即花中蕊屑也。细若金粉，当欲开时便取之。市廛以蜜搜作果食货卖。〔时珍曰〕蒲丛生水际，似莞而褊，有脊而柔，二三月苗。采其嫩根，瀹过作鲊，一宿可食。亦可炸食、蒸食及晒干磨粉作饼食。《诗》云："其蔌伊何？惟笋及蒲。"是矣。八九月收叶以为席，亦可作扇,软滑而温。

【正误】〔弘景曰〕香蒲方药不复用,人无采者,南海人亦不复识。江南贡菁茅,一名香茅,以供宗庙缩酒。或云是薰草,又云是燕麦,此蒲亦相类耳。○〔恭曰〕陶氏所引菁茅,乃三脊茅也。香茅、燕麦、薰草,野俗皆识,都非香蒲类也。

蒲蒻一名蒲笋《食物》、蒲儿根《野菜谱》。

〔气味〕甘,平,无毒。〔时珍曰〕寒。

〔主治〕五脏心下邪气,口中烂臭,坚齿明目聪耳。久服轻身耐老（《本经》）。去热燥,利小便（甯源）。生啖,止消渴（汪颖）。补中益气,和血脉（《正要》）。捣汁服,治妊妇劳热烦躁,胎动下血（时珍。○出《产乳》）。

〔附方〕旧二。

妒乳乳痈蒲黄草根捣封之,并煎汁饮及食之（昝殷《产宝》）。

热毒下痢蒲根二两,粟米二合,水煎服,日二次（《圣济总录》）。

蒲黄《本经·上品》。

〔修治〕〔敩曰〕凡使勿用松黄并黄蒿。其二件全似,只是味跙及吐人。真蒲黄须隔三重纸焙令色黄,蒸半日,却再焙干用之妙。〔大明曰〕破血消肿者,生用之;补血止血者,须炒用。

〔气味〕甘,平,无毒。

〔主治〕心腹膀胱寒热,利小便,止血,消瘀血。久服轻身益气力,延年神仙（《本经》）。治痢血,鼻衄吐血,尿血泻血,利水道,通经脉,止女子崩中（甄权）。妇人带下,月候不匀,血气心腹痛,妊妇下血坠胎,血运血癥,儿枕急痛,颠扑血闷,排脓,疮疖游风肿毒,下乳汁,止泄精（大明）。凉血活血,止心腹诸痛（时珍）。

〔发明〕〔弘景曰〕蒲黄，即蒲厘花上黄粉也。甚疗血。《仙经》亦用之。〔宗奭曰〕汴人初得，罗去滓，以水调为膏，擘为块。人多食之，以解心脏虚热，小儿尤嗜之。过月则燥，色味皆淡，须蜜水和。不可多食，令人自利，极能虚人。〔时珍曰〕蒲黄，手足厥阴血分药也，故能治血治痛。生则能行，熟则能止。与五灵脂同用，能治一切心腹诸痛，详见《禽部》寒号虫下。按许叔微《本事方》云：有士人妻舌忽胀满口，不能出声。一老叟教以蒲黄频掺，比晓乃愈。又《芝隐方》云：宋度宗欲赏花，一夜忽舌肿满口。蔡御医用蒲黄、干姜末等分，干搽而愈。据此二说，则蒲黄之凉血活血可证矣。盖舌乃心之外候，而手厥阴相火乃心之臣使，得干姜是阴阳相济也。

〔附方〕旧十四，新十一。

舌胀满口方见上。

重舌生疮蒲黄末傅之。不过三上瘥（《千金方》）。

肺热衄血蒲黄、青黛各一钱，新汲水服之。或去青黛，入油发灰等分，生地黄汁调下（《简便单方》）。

吐血唾血蒲黄末二两，每日温酒或冷水服三钱妙（《简要济众方》）。

幼儿吐血蒲黄末，每服半钱，生地黄汁调下，量儿大小加减。或入发灰等分（同上）。

小便出血方同上。

小便转胞以布包蒲黄裹腰肾，令头致地，数次取通（《肘后方》）。

金疮出血闷绝。蒲黄半两，热酒灌下（危氏方）。

瘀血内漏蒲黄末二两，每服方寸匕，水调下，服尽止（《肘后方》）。

肠痔出血蒲黄末方寸匕，水服之，日三服（《肘后方》）。

鼠奶痔疮蒲黄末，空心温酒服方寸匕，日三（《塞上方》）。

脱肛不收蒲黄，和猪脂傅，日三五度（《子母秘录》）。

胎动欲产日月未足者。蒲黄二钱，井华水服（同上）。

产妇催生蒲黄、地龙洗焙、陈橘皮等分，为末，另收。临时各抄一钱，新汲水调服，立产。此常亲用甚妙（唐慎微方）。

胞衣不下蒲黄二钱，井水服之（《集验方》）。

产后下血羸瘦迨死。蒲黄二两，水二升，煎八合，顿服（《产宝》方）。

产后血瘀蒲黄三两，水三升，煎一升，顿服（梅师方）。

儿枕血瘕蒲黄三钱，米饮服（《产宝》）。

产后烦闷蒲黄方寸匕，东流水服，极良（《产宝》）。

坠伤扑损瘀血在内，烦闷者。蒲黄末，空心温酒服三钱（《塞上方》）。

关节疼痛蒲黄八两，熟附子一两，为末。每服一钱，凉水下，日一（《肘后方》）。

阴下湿痒蒲黄末，傅三四度瘥（《千金方》）。

聤耳出脓蒲黄末掺之（《圣惠》）。

口耳大衄蒲黄、阿胶炙各半两。每用二钱，水一盏，生地黄汁一合，煎至六分，温服。急以帛系两乳，止乃已（《圣惠方》）。

耳中出血蒲黄炒黑研末，掺入（《简便方》）。

蒲黄滓〔大明曰〕蒲黄中筛出赤滓，名曰蒲蕚也。

〔主治〕炒用涩肠，止泻血、血痢妙（大明）。

菰《别录·下品》

【释名】葜草（《说文》）、蒋草（《《尔雅翼》》）。〔时珍曰〕按许氏《说文》：菰本作苽，从瓜谐声也。有米谓之雕菰，已见《谷部》菰米下。江南人呼菰为茭，以其根交结也。蒋义未详。

【集解】〔保昇曰〕菰根生水中，叶如蔗、荻，久则根盘而厚。夏月生菌堪啖，名菰菜。三年者，中心生白薹如藕状，似小儿臂而白软，中有黑脉，堪啖者，名菰首也。〔藏器曰〕菰首小者，擘之内有黑灰如墨者，名乌郁，人亦食之。晋张翰思吴中莼、菰，即此也。〔颂曰〕菰根，江湖陂泽中皆

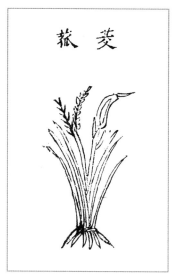

茭菰

有之。生水中，叶如蒲、苇辈，刈以秣马甚肥。春末生白茅如笋，即菰菜也，又谓之茭白，生熟皆可啖，甜美。其中心如小儿臂者，名菰手。作菰首者，非矣。《尔雅》云：出隧，蘧蔬。注云：生菰草中，状似土菌，江东人啖之，甜滑。即此也。故南方人至今谓菌为菰，亦缘此义。其根亦如芦根，冷利更甚。二浙下泽处，菰草最多。其根相结而生，久则并土浮于水上，彼人谓之菰葑。刈去其叶，便可耕葑，又名葑田。其苗有茎梗者，谓之菰蒋草。至秋结实，乃雕胡米也。岁饥，人以当粮。〔宗奭曰〕菰乃蒲类。河朔边人，止以饲马作荐。八月开花如苇。结青子，合粟为粥食，甚济饥。杜甫所谓"波漂菰米沉云黑"者，是也。

菰笋一名茭笋《日用》、茭白《图经》、菰菜同。

〔气味〕甘，冷，滑，无毒。〔诜曰〕滑中，不可多食。〔颂曰〕菰之种类皆极冷，不可过食，甚不益人，惟服金石人相

宜耳。

〔主治〕利五脏邪气，酒齇面赤，白癞疬疡，目赤。热毒风气，卒心痛，可盐、醋煮食之（孟诜）。去烦热，止渴，除目黄，利大小便，止热痢。杂鲫鱼为羹食，开胃口，解酒毒，压丹石毒发（藏器）。

菰手一名菰菜《日用》、菱白《通志》、菱粑俗名、蘧蔬音氍毹。〖《尔雅》〗。

〔气味〕甘，冷，滑，无毒。〔大明曰〕微毒。〔诜曰〕性滑，发冷气，令人下焦寒，伤阳道。禁蜜食，发痼疾。服巴豆人不可食。

〔主治〕心胸中浮热风，滋人齿（孟诜）。煮食，止渴及小儿水痢（藏器）。

菰根

〔气味〕甘，大寒，无毒。〔颂曰〕菰根亦如芦根，冷利更甚。

〔主治〕肠胃痼热，消渴，止小便利。捣汁饮之（《别录》）。烧灰，和鸡子白，涂火烧疮（藏器）。

〔附方〕旧二。

小儿风疮久不愈者。用菰蒋节烧研，傅之（《子母秘录》）。

毒蛇伤啮菰蒋草根烧灰，傅之（《广济方》）。

叶

〔主治〕利五脏（大明）。

菰米见《谷部》。

苦草《纲目》

【集解】〔时珍曰〕生湖泽中，长二三尺，状如茅、蒲之类。

【气味】缺。

【主治】妇人白带，煎汤服。又主好嗜干茶不已，面黄无力，为末，和炒脂麻不时干嚼之（时珍）。

水萍《本经·中品》

【释名】水花（《本经》）、水白（《别录》）、水苏（《别录》）、水廉（《吴普》）。

【集解】〔《别录》曰〕水萍生雷泽池泽。三月采，暴干。〔弘景曰〕此是水中大萍，非今浮萍子。《药录》云：五月有花白色。即非今沟渠所生者。楚王渡江所得，乃斯实也。〔藏器曰〕水萍有三种。大者曰蘋，叶圆，阔寸许。小萍子是沟渠间者。《本经》云水萍，应是小者。〔颂曰〕《尔雅》云：萍，蓱。其大者蘋。苏恭言有三种：大者曰蘋，中者曰荇，小者即水上浮萍。今医家鲜用大蘋，惟用浮萍。〔时珍曰〕《本草》所用水萍，乃小浮萍，非大蘋也。陶、苏俱以大蘋注之，误矣。萍之与蘋，音虽相近，字却不同，形亦迥别，今厘正之，互见蘋下。浮萍处处池泽止水中甚多，季春始生。或云杨花所化。一叶经宿即生数叶。叶下有微须，即其根也。一种背面皆绿者。一种面青背紫赤若血者，谓之紫萍，入药为良，七月采之。《淮南万毕术》云：老血化为紫萍。恐自有此种，不尽然也。《小雅》"呦

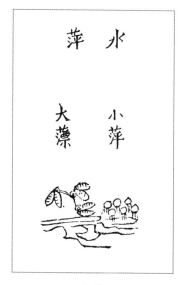

水萍

呦鹿鸣，食野之蘋"者，乃蒿属。陆佃指为此萍，误矣。

【修治】〔时珍曰〕紫背浮萍，七月采之，拣净，以竹筛摊晒，下置水一盆映之，即易干也。

【气味】辛，寒，无毒。〔《别录》曰〕酸。

【主治】暴热身痒，下水气，胜酒，长须发，止消渴。久服轻身（《本经》）。下气。以沐浴，生毛发（《别录》）。治热毒、风热、热狂，㷶肿毒、汤火伤、风疹（大明）。捣汁服，主水肿，利小便，为末，酒服方寸匕，治人中毒。为膏，傅面黚（藏器）。主风湿麻痹，脚气，打扑伤损，目赤翳膜，口舌生疮，吐血衄血，癜风丹毒（时珍）。

【发明】〔震亨曰〕浮萍发汗，胜于麻黄。〔颂曰〕俗医用治时行热病，亦堪发汗，甚有功。其方用浮萍一两，四月十五日采之，麻黄去根节、桂心，附子炮裂去脐皮，各半两，四物捣细筛。每服一钱，以水一中盏，生姜半分，煎至六分，和滓热服，汗出乃瘥。又治恶疾疠疮遍身者，浓煮汁渍浴半日，多效，此方甚奇古也。〔时珍曰〕浮萍其性轻浮，入肺经，达皮肤，所以能发扬邪汗也。世传宋时东京开河，掘得石碑，梵书大篆一诗，无能晓者。真人林灵素逐字辨译，乃是治中风方，名去风丹也。诗云："天生灵草无根干，不在山间不在岸。始因飞絮逐东风，泛梗青青飘水面。神仙一味去沉疴，采时须在七月半。选甚瘫风与大风，些小微风都不算。豆淋酒化服三丸，铁幞头上也出汗。"其法：以紫色浮萍晒干为细末，炼蜜和丸弹子大。每服一粒，以豆淋酒化下。治左瘫右痪，三十六种风，偏正头风，口眼㖞斜，大风癞风，一切无名风及脚气，并打扑伤折，及胎孕有伤。服过百粒，即为全人。此方，后人易名紫萍一粒丹。

【附方】旧七,新十八。

夹惊伤寒紫背浮萍一钱,犀角屑半钱,钓藤钩三七个,为末。每服半钱,蜜水调下,连进三服,出汗为度(《圣济录》)。

消渴饮水日至一石者。浮萍捣汁服之。○又方:用干浮萍、栝楼根等分,为末,人乳汁和丸梧子大。空腹饮服二十丸。三年者,数日愈(《千金方》)。

小便不利膀胱水气流滞。浮萍日干为末。饮服方寸匕,日二服(《千金翼》)。

水气洪肿小便不利。浮萍日干为末。每服方寸匕,白汤下,日二服(《圣惠方》)。

霍乱心烦芦根炙一两半,水萍焙、人参、枇杷叶炙各一两。每服五钱,入薤白四寸,水煎温服(《圣惠方》)。

吐血不止紫背浮萍焙半两,黄芪炙二钱半,为末。每服一钱,姜、蜜水调下(《圣济总录》)。

鼻衄不止浮萍末,吹之(《圣惠方》)。

中水毒病手足指冷至膝肘,即是。以浮萍日干为末。饮服方寸匕良(《千金方》)。

大肠脱肛水圣散:用紫浮萍为末,干贴之(危氏《得效方》)。

身上虚痒浮萍末一钱,以黄芩一钱同四物汤煎汤调下(《丹溪纂要》)。

风热瘾疹浮萍蒸过焙干,牛蒡子酒煮晒干炒,各一两,为末。每薄荷汤服一二钱,日二次(《古今录验》)。

风热丹毒浮萍捣汁,遍涂之(《子母秘录》)。

汗斑癜风端午日收紫背浮萍晒干。每以四两煎水浴,并以萍擦之。或入汉防己二钱亦可(《袖珍方》)。

少年面疱《圣惠方》:用浮萍日按盦之,并饮汁少许。○

《普济方》：用紫背萍四两，防己一两，煎浓汁洗之。仍以萍于斑默上热擦，日三五次。物虽微末，其功甚大，不可小看。

粉滓面默沟渠小萍为末，日傅之（《圣惠方》）。

大风疠疾浮萍草三月采，淘三五次，窨三五日，焙为末，不得见日。每服三钱，食前温酒下。常持观音圣号。忌猪、鱼、鸡、蒜。○又方：七月七日，取紫背浮萍，日干为末。半升，入好消风散五两。每服五钱，水煎频饮，仍以煎汤洗浴之（《十便良方》）。

瘢疮入目浮萍阴干为末，以生羊子肝半个，同水半盏煮熟，捣烂绞汁，调末服。甚者，不过一服；已伤者，十服见效（危氏《得效方》）。

弩肉攀睛青萍少许，研烂，入片脑少许，贴眼上效（危氏《得效方》）。

毒肿初起水中萍子草，捣傅之（《肘后方》）。

发背初起肿焮赤热。浮萍捣和鸡子清贴之（《圣惠方》）。

杨梅疮癣水萍煎汁，浸洗半日。数日一作（《集简方》）。

烧烟去蚊五月取浮萍阴干用之（孙真人方）。

蘋《吴普本草》

【释名】苹菜（《拾遗》）、四叶菜（《卮言》）、田字草（《阎孝忠》）。〔时珍曰〕蘋本作蘋。《左传》：蘋蘩蕴藻之菜，可荐于鬼神，可羞于王公。则蘋有宾之之义，故字从宾。其草四叶相合，中折十字，故俗呼为四叶菜、田字草、破铜钱，皆象形也。诸家本草皆以蘋注水萍，盖由蘋、萍二字，音相近也。按《韵书》蘋在真韵，蒲真切；萍在庚韵，蒲经切。切脚不同，为物亦异。今依《吴普本草》别出于此。

【集解】〔普曰〕水萍一名水廉,生池泽水上。叶圆小,一茎一叶,根入水底,五月花白。三月采,日干之。〔弘景曰〕水中大萍,五月有花白色,非沟渠所生之萍。楚王渡江所得,即斯实也。〔恭曰〕萍有三种:大者名蘋,中者名荇,叶皆相似而圆;其小者,即水上浮萍也。〔藏器曰〕蘋叶圆,阔寸许。叶下有一点,如水沫。一名芣菜。曝干可入药用。小萍是沟渠间者。〔禹锡曰〕按《尔雅》云:萍,蓱也。其大者曰蘋。又《诗》云:"于以采蘋,于涧之滨。"陆玑注云:其粗大者谓之蘋,小者为萍。季春始生。可糁蒸为茹,又可以苦酒淹之按酒。今医家少用此蘋,惟用小萍耳。〔时珍曰〕蘋乃四叶菜也。叶浮水面,根连水底。其茎细于莼、荇。其叶大如指顶,面青背紫,有细纹,颇似马蹄、决明之叶,四叶合成,中折十字。夏秋开小白花,故称白蘋。其叶攒簇如萍,故《尔雅》谓大者为蘋也。《吕氏春秋》云:菜之美者,有昆仑之蘋,即此。《韩诗外传》谓浮者为藻,沉者为蘋。臞仙谓:白花者为蘋,黄花者为荇,即金莲也。苏恭谓大者为蘋,小者为荇。杨慎《卮言》谓四叶菜为荇。陶弘景谓楚王所得者为蘋。皆无一定之言。盖未深加体审,惟据纸上猜度而已。时珍一一采视,颇得其真云。其叶径一二寸,有一缺而形圆如马蹄者,莼也。似莼而稍尖长者,荇也。其花并有黄白二色。叶径四五寸如小荷叶而黄花,结实如小角黍者,萍蓬草也。

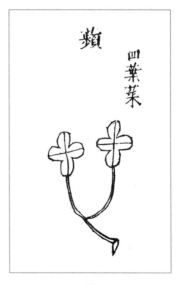

蘋

楚王所得萍实,乃此萍之实也。四叶合成一叶,如田字形者,蘋也。如此分别,自然明白。又项氏言:白蘋生水中,青蘋生陆地。按今之田字草,有水陆二种。陆生者多在稻田沮洳之处,其叶四片合一,与白蘋一样。但茎生地上,高三四寸,不可食。方士取以煅硫结砂煮汞,谓之水田翁。项氏所谓青蘋,盖即此也。或以青蘋为水草,误矣。

【气味】甘,寒,滑,无毒。

【主治】暴热,下水气,利小便(吴普)。捣涂热疮。捣汁饮,治蛇伤毒入腹内。曝干,栝楼等分为末,人乳和丸服,止消渴(藏器)。食之已劳(《山海经》)。

萍蓬草《拾遗》

【释名】水粟(《纲目》)、水栗子(《《纲目》》)。〔时珍曰〕陈藏器《拾遗》萍蓬草,即今水粟也。其子如粟,如蓬子也。俗人呼水粟包,又云水栗子,言其根味也。或作水笠。

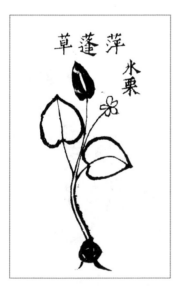

萍蓬草

【集解】〔藏器曰〕萍蓬草生南方池泽。叶大似荇。花亦黄,未开时状如箸袋。其根如藕,饥年可以当谷。〔时珍曰〕水粟三月出水。茎大如指。叶似荇叶而大,径四五寸,初生如荷叶。六七月开黄花,结实状如角黍,长二寸许,内有细子一包,如罂粟。泽农采之,洗擦去皮,蒸曝,舂取米,作粥饭食之。其根大如栗，亦如鸡头子根，俭年人亦食之，作藕香，味如栗子。昔楚王渡江得萍实，大如斗，赤如日，食之甜如蜜者，盖此类也。若水萍，安得有实耶？三四月采茎叶取汁，煮硫黄能拒火。又段公路《北户录》有睡莲，亦此类也。其叶如荇而大。其花布叶数重，当夏昼开花，夜缩入水，昼复出也。

子

〔气味〕甘，涩，平，无毒。

〔主治〕助脾厚肠，令人不饥（时珍）。

根

〔气味〕甘，寒，无毒。

〔主治〕煮食，补虚，益气力。久食，不饥，厚肠胃（藏器）。

荇（莕）菜《唐本草》

【释名】凫葵（《唐本》）、水葵（《马融传》）、水镜草（《土宿本草》）、靥子菜（《野菜谱》）、金莲子（《尔雅翼》）、接余（《尔雅》）。〔时珍曰〕按《尔雅》云：莕，接余也。其叶苻。则凫葵当作苻葵，古文通用耳。或云凫喜食之，故称凫葵，亦通。其性滑如葵，其叶颇似杏，故曰葵，曰莕。《诗经》作荇，俗呼荇丝菜。池人谓之荇公须，淮人谓之靥子菜，江东谓之金莲子。许氏《说文》谓之萘，音恋。《楚辞》谓之屏风，云"紫茎屏风文绿波"。是矣。

【集解】〔恭曰〕凫葵即荇菜也。生水中。〔颂曰〕处处池泽有之。叶似莼而茎涩，根甚长，花黄色。郭璞注《尔雅》云：丛生水中。叶圆在茎端，长短随水深浅。江东人食之。陆玑《诗疏》云：荇茎白，而叶紫赤色，正圆，径寸余，浮在水上。根在水

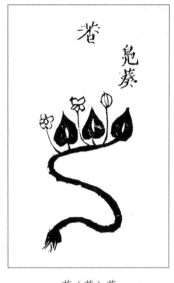

荇（莕）菜

底,大如钗股,上青下白,可以按酒。用苦酒浸其白茎,肥美。今人不食,医方亦鲜用之。〔时珍曰〕荇与莼,一类二种也。并根连水底,叶浮水上。其叶似马蹄而圆者,莼也;叶似莼而微尖长者,荇也。夏月俱开黄花,亦有白花者。结实大如棠梨,中有细子。按宁献王《庚辛玉册》云:凫葵,黄花者是荇菜,白花者是白蘋（即水镜草）,一种泡子名水鳖。虽有数种,其用一也。其茎叶根花,并可伏硫、煮砂、制矾。此以花色分别蘋、荇,似亦未稳,详见蘋下。

【正误】〔恭曰〕凫葵,南人名猪莼,堪食,《有名未用》条中载也。〔志曰〕凫葵即荇菜,叶似莼,根极长。江南人多食之。今云是猪莼,误矣。今以春夏细长肥滑者为丝莼,至冬粗短者为猪莼,亦呼为龟莼,与凫葵殊不相似也。而《有名未用》类,即无凫葵、猪莼之名,盖后人删去也。〔时珍曰〕杨慎《卮言》以四叶菜为荇者,亦非也。四叶菜乃蘋也。

【气味】甘,冷,无毒。

【主治】消渴,去热淋,利小便（《唐本》）。捣汁服,疗寒热（《开宝》）。捣傅诸肿毒,火丹游肿（时珍）。

【附方】新四。

一切痈疽及疮疖。用荇丝菜或根,马蹄草茎或子（即莼也）,各取半碗,同苎麻根五寸去皮,以石器捣烂,傅毒四围。春夏秋日换四五次,冬换二三次,换时以荠水洗之,甚效(《保生余录》)。

谷道生疮 苋叶捣烂,绵裹纳之下部,日三次(范汪方)。

毒蛇螫伤 牙入肉中,痛不可堪者。勿令人知,私以苋叶覆其上穿,以物包之,一时折牙自出也(《肘后方》)。

点眼去翳 苋丝菜根一钱半,捣烂(即叶如马蹄开黄花者),川楝子十五个,胆矾七分,石决明五钱,皂荚一两,海螵蛸二钱,各为末,同菜根,以水一钟浸二宿,去滓。一日点数次,七日见效也(《孙氏集效方》)。

莼(蓴)《别录·下品》

〔校正〕自《菜部》移入此。

【释名】茆(卯、柳二音。《诗经》)、水葵(《诗疏》)、露葵(《纲目》)、马蹄草(《纲目》)。〔时珍曰〕蓴字本作莼,从纯。纯乃丝名,其茎似之故也。《齐民要术》云:莼性纯而易生。种以浅深为候,水深则茎肥而叶少,水浅则茎瘦而叶多。其性逐水而滑,故谓之莼菜,并得葵名。颜之推《家训》云:蔡朗父讳纯,改莼为露葵。北人不知,以绿葵为之。《诗》云“薄采其茆”,即莼也。或讳其名,谓之锦带。

【集解】〔保昇曰〕莼叶似凫葵,浮在水上。采茎堪啖。花

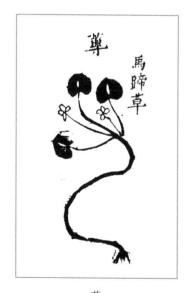

莼

黄白色,子紫色。三月至八月,茎细如钗股,黄赤色,短长随水深浅,名为丝莼,味甜体软。九月至十月渐粗硬。十一月萌在泥中,粗短,名瑰莼,味苦体涩。人惟取汁作羹,犹胜杂菜。〔时珍曰〕莼生南方湖泽中,惟吴越人善食之。叶如荇菜而差圆,形似马蹄。其茎紫色,大如箸,柔滑可羹。夏月开黄花。结实青紫色,大如棠梨,中有细子。春夏嫩茎未叶者名稚莼,稚者小也。叶稍舒长者名丝莼,其茎如丝也。至秋老则名葵莼,或作猪莼,言可饲猪也。又讹为瑰莼、龟莼焉。余见凫葵下。

【气味】 甘,寒,无毒。〔藏器曰〕莼虽水草,而性热拥。〔诜曰〕莼虽冷补,热食及多食亦拥气不下,甚损人胃及齿,令人颜色恶,损毛发。和醋食,令人骨痿。〔李鹏飞曰〕多食性滑发痔。七月有虫着上,食之令人霍乱。

【主治】 消渴热痹(《别录》)。和鲫鱼作羹食,下气止呕。多食,压丹石。补大小肠虚气,不宜过多(孟诜)。治热疸,厚肠胃,安下焦,逐水,解百药毒并蛊气(大明)。

【发明】 〔弘景曰〕莼性冷而补,下气。杂鳢鱼作羹食,亦逐水。而性滑,服食家不可多用。〔恭曰〕莼久食大宜人。合鲋鱼作羹食,主胃弱不下食者,至效。又宜老人,应入上品。故张翰《临秋风》思吴中之鲈鱼莼羹也。〔藏器曰〕莼体滑,常食发气,令关节急,嗜睡。《脚气论》中令人食之,此误极深也。温病后脾弱不能磨化,食者多死。予所居近湖,湖中有莼、藕。年中疫甚,饥人取莼食之,虽病瘥者亦死。至秋大旱,人多血痢,湖中水竭,掘藕食之,阖境无他。莼、藕之功,于斯见矣。

【附方】 新三。

一切痈疽 马蹄草即莼菜,春夏用茎,冬月用子,就于根侧寻取,捣烂傅之。未成即消,已成即毒散。用叶亦可(《保生余录》)。

头上恶疮以黄泥包豆豉煨熟,取出为末,以莼菜油调傅之(《保幼大全》)。

数种疔疮马蹄草(又名缺盆草)、大青叶、臭紫草各等分,擂烂,以酒一碗浸之,去滓温服,三服立愈(《经验良方》)。

水藻《纲目》

【释名】〔时珍曰〕藻乃水草之有文者,洁净如澡浴,故谓之藻。

【集解】〔颂曰〕藻生水中,处处有之。《周南》诗云"于以采藻,于沼于沚,于彼行潦",是也。陆玑注云:藻生水底,有二种:一种叶如鸡苏,茎如箸,长四五尺;一种叶如蓬蒿,茎如钗股,谓之聚藻。二藻皆可食,煮熟挼去腥气,米面糁蒸为茹,甚滑美。荆扬人饥荒以当谷食。〔藏器曰〕马藻生水中,如马齿相连。〔时珍曰〕藻有二种,水中甚多。水藻,叶长二三寸,两两对生,即马藻也;聚藻,叶细如丝及鱼鳃状,节节连生,即水蕴也,俗名鳃草,又名牛尾蕴,是矣。《尔雅》云:莙,牛藻也。郭璞注云:细叶蓬茸,如丝可爱,一节长数寸,长者二三十节,即蕴也。二藻皆可食,入药,以马藻为胜。《左传》云:蘋蘩蕴藻之菜,即此。

【气味】甘,大寒,滑,

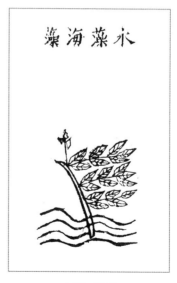

水藻、海藻

无毒。

【主治】去暴热热痢,止渴,捣汁服之。小儿赤白游疹,火焱热疮,捣烂封之(藏器)。

【发明】〔思邈曰〕凡天下极冷,无过藻菜。但有患热毒肿并丹毒者,取渠中藻菜切捣傅之,厚三分,干即易,其效无比。

海藻《本经·中品》

【释名】薚(音单,出《尔雅》。《别录》作薄)、落首(《本经》)、海萝(《尔雅注》)。

【集解】〔《别录》曰〕海藻生东海池泽,七月七日采,暴干。〔弘景曰〕生海岛上,黑色如乱发而大少许,叶大都似藻叶。〔藏器曰〕此有二种:马尾藻生浅水中,如短马尾细,黑色,用之当浸去咸味;大叶藻生深海中及新罗,叶如水藻而大。海人以绳系腰,没水取之。五月以后,有大鱼伤人,不可取也。《尔雅》云,纶似纶,组似组,东海有之,正为二藻也。〔颂曰〕此即水藻生于海中者,今登、莱诸州有之,陶隐居引《尔雅》纶、组注昆布,谓昆布似组,青苔、紫菜似纶;而陈藏器以纶、组为二藻。陶说似近之。〔时珍曰〕海藻近海诸地采取,亦作海菜,乃立名目,货之四方云。

【修治】〔敩曰〕凡使须用生乌豆,并紫背天葵,三件同蒸伏时,日干用。〔时珍曰〕近人但洗净咸味,焙干用。

【气味】苦、咸,寒,无毒。〔权曰〕咸,有小毒。〔之才曰〕反甘草。〔时珍曰〕按东垣李氏治瘰疬马刀,散肿溃坚汤,海藻、甘草两用之。盖以坚积之病,非平和之药所能取捷,必令反夺以成其功也。

【主治】瘿瘤结气,散颈下硬核痛,痈肿癥瘕坚气,腹中上下雷鸣,下十二水肿(《本经》)。疗皮间积聚暴癀,瘤气结热,利小便(《别录》)。辟百邪鬼魅,治气急心下满,疝气下坠,疼痛卵肿,去腹中幽幽作声(甄权)。治奔豚气脚气,水气浮肿,宿食不消,五膈痰壅(李珣)。

【发明】〔元素曰〕海藻气味俱厚,纯阴,沉也。治瘿瘤马刀诸疮,坚而不溃者。《经》云:咸能软坚。营气不从,外为浮肿。随各引经药治之,肿无不消。〔成无己曰〕咸味涌泄。故海藻之咸,以泄水气也。〔诜曰〕海藻起男子阴,消男子癀疾,宜常食之。南方人多食,北方人效之,倍生诸疾,更不宜矣。〔时珍曰〕海藻咸能润下,寒能泄热引水,故能消瘿瘤、结核阴癀之坚聚,而除浮肿脚气留饮痰气之湿热,使邪气自小便出也。

【附方】旧二,新三。

海藻酒治瘿气。用海藻一斤,绢袋盛之,以清酒二升浸之,春夏二日,秋冬三日。每服两合,日三。酒尽再作。其滓曝干为末,每服方寸匕,日三服。不过两剂即瘥(范汪方)。

瘿气初起海藻一两,黄连二两,为末。时时舐咽。先断一切厚味(丹溪方)。

项下瘰疬如梅李状。宜连服前方海藻酒消之(《肘后方》)。

蛇盘瘰疬头项交接者。海藻菜以荞面炒过,白僵蚕炒,等分为末,以白梅泡汤和丸梧子大。每服六十丸,米饮下,必泄出毒气(危氏《得效方》)。

海蕴温、缊、酝三音。○《拾遗》

〔校正〕自《草部》移入此。

【释名】〔时珍曰〕缊,乱丝也。其叶似之,故名。

【气味】咸,寒,无毒。

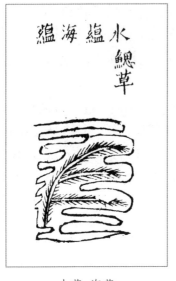

水蕴、海蕴

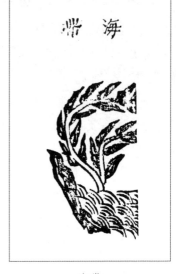

海带

【主治】瘿瘤结气在喉间,下水（藏器）。主水瘊（苏颂）。

海带 宋《嘉祐》

【集解】〔禹锡曰〕海带,出东海水中石上,似海藻而粗,柔韧而长。今登州人干之以束器物。医家用以下水,胜于海藻、昆布。

【气味】咸,寒,无毒。

【主治】催生,治妇人病,及疗风下水（《嘉祐》）。治水病瘿瘤,功同海藻（时珍）。

昆布 《别录·中品》

【释名】纶布（《《御览》》）。〔时珍曰〕按《吴普本草》纶布一名昆布,则《尔雅》所谓纶似纶,东海有之者,即昆布也。纶音关,青丝绶也,讹而为昆耳。陶弘景以纶为青苔、紫菜辈,谓组为昆布;陈藏器又谓纶、组是二种藻。不同如此。

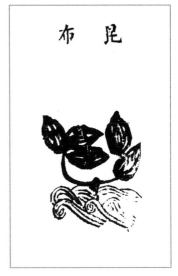

昆布

【集解】〔《别录》曰〕昆布生东海。〔弘景曰〕今惟出高丽。绳把索之如卷麻,作黄黑色,柔韧可食。《尔雅》云:纶似纶,组似组,东海有之。今青苔、紫菜皆似纶,而昆布亦似组,恐即是也。〔藏器曰〕昆布生南海,叶如手,大似薄苇,紫赤色。其细叶者,海藻也。〔珣曰〕其草顺流而生。出新罗者叶细,黄黑色。胡人搓之为索,阴干,从舶上来中国。〔时珍曰〕昆布生登、莱者,搓如绳索之状。出闽、浙者,大叶似菜。盖海中诸菜性味相近,主疗一致。虽稍有不同,亦无大异也。

【修治】〔敩曰〕凡使昆布,每一斤,用甑箅大小十个,同剉细,以东流水煮之,从巳至亥,待咸味去,乃晒焙用。

【气味】咸,寒,滑,无毒。〔普曰〕酸、咸,寒,无毒。〔权曰〕温,有小毒。

【主治】十二种水肿,瘿瘤聚结气,瘘疮(《别录》)。破积聚(思邈)。治阴㿗肿,含之咽汁(藏器)。利水道,去面肿,治恶疮鼠瘘(甄权)。

【发明】〔杲曰〕咸能软坚,故瘿坚如石者非此不除,与海藻同功。〔诜曰〕昆布下气,久服瘦人,无此疾者不可食。海岛之人爱食之,为无好菜,只食此物,服久相习,病亦不生,遂传说其功于北人。北人食之皆生病,是水土不宜耳。凡是海中菜,皆损人,不可多食。

【附方】旧四。

昆布臛治膀胱结气,急宜下气。用高丽昆布一斤,白米泔浸一宿,洗去咸味。以水一斛,煮熟劈细。入葱白一握,寸断之。更煮极烂,乃下盐酢豉糁姜橘椒末调和食之。仍宜食粱米、粳米饭。极能下气。无所忌。海藻亦可依此法作之(《广济方》)。

瘿气结核瘰癧肿硬。以昆布一两,洗去咸,晒干为散。每以一钱绵裹,好醋中浸过,含之咽津,味尽再易之(《圣惠方》)。

项下五瘿方同上(《千金翼》)。

项下卒肿其囊渐大,欲成瘿者。昆布、海藻等分,为末,蜜丸杏核大。时时含之,咽汁(《外台》)。

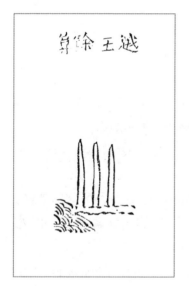

越王余筭

越王余筭《拾遗》

【释名、集解】〔珣曰〕越王余筭生南海水中,如竹算子,长尺许。刘敬叔《异苑》云:昔晋安越王渡南海,将黑角白骨作算筹,其有余者,弃于水中而生此。故叶白者似骨,黑者似角,遂以名之。相传可食。

【附录】沙箸〔时珍曰〕按刘恂《岭表录》有沙箸,似是余筭之类,今附于此。云:海岸沙中生沙箸,春吐苗,其心若骨,白而且劲,可为酒筹。凡欲采者,须轻步向前拔之。不然,闻行声遽缩入沙中,不可得也。

【气味】咸,温,无毒。

【主治】水肿浮气结聚,宿滞不消,腹中虚鸣,并煮服之(李珣)。

石帆《日华》

【集解】〔弘景曰〕石帆状如柏,水松状如松。〔藏器曰〕石帆生海底,高尺余。根如漆色,至梢上渐软,作交罗纹。〔大明曰〕石帆紫色,梗大者如箸,见风渐硬,色如漆,人以饰作珊瑚装。〔颂曰〕左思《吴都赋》:草则石帆、水松。刘渊林注云:石帆生海屿石上,草类也。无叶,高尺许,其花离楼相贯连。若死则浮水中,人于海边得之,稀有见其生者。

【气味】甜、咸,平,无毒。

【主治】石淋(弘景)。煮汁服,主妇人血结月闭(藏器)。

水松《纲目》

【集解】〔弘景曰〕水松状如松。〔颂曰〕出南海及交阯,生海水中。

【气味】甘、咸,寒,无毒。

【主治】溪毒(弘景)。水肿,催生(藏器)。

《本草纲目·草部》第十九卷终

第二十卷　草部

目录

　　右附方旧十，新四十七。

第二十卷　草部

草之九石草类一十九种

石斛《本经·上品》

【释名】石蓫（《别录》）、金钗（《纲目》）、禁生（《别录》）、林兰（《本经》）、杜兰（《别录》）。〔时珍曰〕石斛名义未详。其茎状如金钗之股，故古有金钗石斛之称。今蜀人栽之，呼为金钗花。盛弘之《荆州记》云：耒阳龙石山多石斛，精好如金钗，是矣。林兰、杜兰，与《木部》木兰同名，恐误。

【集解】〔《别录》曰〕石斛生六安山谷水旁石上。七月、八月采茎，阴干。〔弘景曰〕今用石斛，出始兴。生石上，细实，以桑灰汤沃之，色如金，形如蚱蜢髀者佳。近道亦有，次于宣城者。其生栎木上者，名木斛。其茎至虚，长大而色浅。不入丸散，惟可为酒渍煮之用。俗方最以补虚，疗脚膝。〔恭曰〕今荆襄及汉中、江左又有二种：一种似大麦，累累相连，头生一叶，而性冷，名麦斛；一种茎大如雀髀，叶在茎头，名雀髀

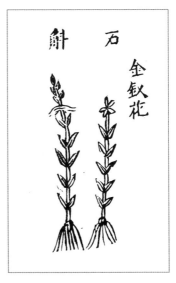

石斛

斛。其他斛如竹,而节间生叶也。作干石斛法:以酒洗蒸暴成,不用灰汤。或言生者渍酒,胜于干者。〔颂曰〕今荆州、光州、寿州、庐州、江州、温州、台州亦有之,以广南者为佳。多在山谷中。五月生苗,茎似小竹节,节间出碎叶。七月开花,十月结实。其根细长,黄色。惟生石上者为胜。〔宗奭曰〕石斛细若小草,长三四寸,柔韧,折之如肉而实。今人多以木斛混之,亦不能明。木斛中虚如禾草,长尺余,但色深黄光泽耳。〔时珍曰〕石斛丛生石上。其根纠结甚繁,干则白软。其茎叶生皆青色,干则黄色。开红花。节上自生根须。人亦折下,以砂石栽之,或以物盛挂屋下,频浇以水,经年不死,俗称为千年润。石斛短而中实,木斛长而中虚,甚易分别。处处有之,以蜀中者为胜。

【修治】〔敩曰〕凡使,去根头,用酒浸一宿,暴干,以酥拌蒸之,从巳至酉,徐徐焙干,用入补药乃效。

【气味】甘,平,无毒。〔普曰〕神农:甘,平。扁鹊:酸。李当之:寒。〔时珍曰〕甘、淡、微咸。〔之才曰〕陆英为之使,恶凝水石、巴豆,畏雷丸、僵蚕。

【主治】伤中,除痹下气,补五脏虚劳羸瘦,强阴益精。久服,厚肠胃(《本经》)。补内绝不足,平胃气,长肌肉,逐皮肤邪热痱气,脚膝疼冷痹弱,定志除惊。轻身延年(《别录》)。益气除热,治男子腰脚软弱,健阳,逐皮肌风痹,骨中久冷,补肾益力(权)。壮筋骨,暖水脏,益智清气(《日华》)。治发热自汗,痈疽排脓内塞(时珍)。

【发明】〔敩曰〕石斛镇涎,涩丈夫元气。酒浸酥蒸,服满一镒,永不骨痛也。〔宗奭曰〕石斛治胃中虚热有功。〔时珍曰〕石斛气平,味甘、淡、微咸,阴中之阳,降也。乃足太阴脾、足少阴右肾之药。深师云：囊湿精少，小便余沥者，宜加之。一法：每以二钱入生姜一片，水煎代茶饮，甚清肺补脾也。

【附方】新二。

睫毛倒入川石斛、川芎䓖等分，为末。口内含水，随左右嗜鼻，日二次（《袖珍方》）。

飞虫入耳石斛数条，去根如筒子，一边纴入耳中，四畔以蜡封闭，用火烧石斛，尽则止。熏右耳，则虫从左出。未出更作（《圣济》）。

骨碎补宋《开宝》

【释名】猴姜（《拾遗》）、胡孙姜（志）、石毛姜（苏颂）、石庵䕡（《《开宝》》）。〔藏器曰〕骨碎补本名猴姜。开元皇帝以其主伤折，补骨碎，故命此名。或作骨碎布，讹矣。江西人呼为胡孙姜，象形也。〔时珍曰〕庵䕡主折伤破血。此物功同，故有庵䕡之名。

【集解】〔志曰〕骨碎补生江南。根寄树石上，有毛。叶如庵䕡。〔藏器曰〕岭南、虔、吉州亦有之。叶似石韦而一根，余叶生于木。〔大明曰〕是树上寄生草，根似姜而细长。〔颂曰〕今淮、浙、陕西、夔路州郡皆有之。生木或石上。多在背阴处，引根成条，上有黄赤毛及短叶附之。又抽大叶成枝。叶面青绿色，有青黄点；背青

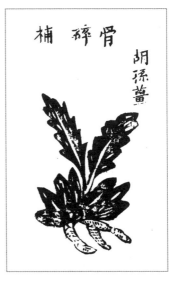

骨碎补

白色，有赤紫点。春生叶，至冬干黄。无花实。采根入药。〔宗奭曰〕此苗不似姜，亦不似庵䕡。每一大叶两旁，小叶叉牙，两两相对，叶长有尖瓣也。〔时珍曰〕其根扁长，略似姜形。其叶有桠缺，颇似贯众叶。谓叶如庵䕡者，殊谬；如石韦者，亦差。

根

【修治】〔敩曰〕凡采得，用铜刀刮去黄赤毛，细切，蜜拌润，甑蒸一日，晒干用。急用只焙干，不蒸亦得也。

【气味】苦，温，无毒。〔大明曰〕平。

【主治】破血止血，补伤折（《开宝》）。主骨中毒气，风血疼痛，五劳六极，足手不收，上热下冷（权）。恶疮，蚀烂肉，杀虫（大明）。研末，猪肾夹煨，空心食，治耳鸣，及肾虚久泄，牙疼（时珍）。

【发明】〔颂曰〕骨碎补，入妇人血气药。蜀人治闪折筋骨伤损，取根捣筛，煮黄米粥，和裹伤处有效。〔时珍曰〕骨碎补，足少阴药也。故能入骨，治牙，及久泄痢。昔有魏刺史子久泄，诸医不效，垂殆。予用此药末入猪肾中煨熟与食，顿住。盖肾主大小便，久泄属肾虚，不可专从脾胃也。《雷公炮炙论》用此方治耳鸣，耳亦肾之窍也。按戴原礼《证治要诀》云：痢后下虚，不善调养，或远行，或房劳，或外感，致两足痿软，或痛或痹，遂成痢风。宜用独活寄生汤吞虎骨四斤丸，仍以骨碎补三分之一，同研取汁，酒解服之。外用杜仲、牛膝、杉木节、萆薢、白芷、南星煎汤，频频熏洗。此亦从肾虚骨痿而治也。

【附方】旧二，新三。

虚气攻牙齿痛血出，或痒痛。骨碎补二两，铜刀细剉，瓦锅慢火炒黑，为末。如常揩齿，良久吐之，咽下亦可。刘松石云：此法出《灵苑方》，不独治牙痛，极能坚骨固牙，益精髓，去骨中毒气疼痛。牙动将落者,数擦立住,再不复动,经用有神。

风虫牙痛骨碎补、乳香等分,为末糊丸,塞孔中。名金针丸(《圣济总录》)。

耳鸣耳闭骨碎补削作细条,火炮,乘热塞之(苏氏《图经》)。

病后发落胡孙姜、野蔷薇嫩枝煎汁,刷之。

肠风失血胡孙姜烧存性五钱,酒或米饮服(《仁存方》)。

石韦 《本经·中品》

【释名】石𪋇(音蔗。〔《本经》〕)、石皮(《别录》)、石兰(〔《纲目》〕)。〔弘景曰〕蔓延石上,生叶如皮,故名石韦。〔时珍曰〕柔皮曰韦,𪋇亦皮也。

【集解】〔《别录》曰〕石韦生华阴山谷石上,不闻水声及人声者良。二月采叶,阴干。〔弘景曰〕处处有之。出建平者,叶长大而厚。〔恭曰〕此物丛生石旁阴处,亦不作蔓。其生古瓦屋上者名瓦韦,疗淋亦好。〔颂曰〕今晋、绛、滁、海、福州、江宁皆有之。丛生石上,叶如柳,背有毛,而斑点如皮。福州别有一种石皮,三月有花,采叶作浴汤,治风。〔时珍曰〕多生阴崖险罅处。其叶长者近尺,阔寸余,柔韧如皮,背有黄毛。亦有金星者,名金星草。并凌冬不凋。又一种如杏叶者,亦生石上,其性相同。

【修治】〔《别录》曰〕凡用

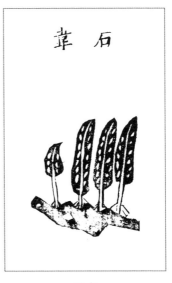

石韦

去黄毛。毛射人肺,令人咳,不可疗。〔大明曰〕入药去梗,须微炙用。一法:以羊脂炒干用。

【气味】苦,平,无毒。〔《别录》曰〕甘。〔权曰〕微寒。〔之才曰〕滑石、杏仁、射干为之使,得菖蒲良。制丹砂、矾石。

【主治】劳热邪气,五癃闭不通,利小便水道(《本经》)。止烦下气,通膀胱满,补五劳,安五脏,去恶风,益精气(《别录》)。治淋沥遗溺(《日华》)。炒末,冷酒调服,治发背(颂)。主崩漏金疮,清肺气(时珍)。

【附方】新五。

小便淋痛 石韦、滑石等分,为末。每饮服刀圭,最驶(《圣惠》)。

小便转脬 石韦去毛、车前子各二钱半,水二盏,煎一盏,食前服(《指迷方》)。

崩中漏下 石韦为末。每服三钱,温酒服,甚效。

便前有血 石皮为末。茄子枝煎汤下二钱(《普济方》)。

气热咳嗽 石韦、槟榔等分,为末。姜汤服二钱(《圣济录》)。

金星草宋《嘉祐》

【释名】金钏草(《图经》)、凤尾草(《纲目》)、七星草(《《图经》》)。〔时珍曰〕即石韦之有金星者。《图经》重出七星草,并入。

【集解】〔禹锡曰〕金星草,西南州郡多有之,以戎州者为上。喜生背阴石上净处,及竹箐中少日色处,或生大木下,及背阴古瓦屋上。初出深绿色,叶长一二尺,至深冬背生黄星点子,两两相对,色如金,因得金星之名。无花实,凌冬不凋。其根盘

屈如竹根而细,折之有筋,如猪马
鬃。五月和根采之,风干用。〔颂
曰〕七星草生江州山谷石上。叶
如柳而长,作蔓延,长二三尺。其
叶坚硬,背上有黄点如七星。采
无时。

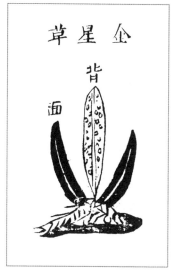

金星草

【气味】苦,寒,无毒。
〔颂曰〕微酸。〔崔昉曰〕制三黄、
砂、汞、矾石。

【主治】发背痈疮结核,
解硫黄丹石毒,连根半斤,
酒五升,银器煎服,先服石
药悉下。亦可作末,冷水服
方寸匕。涂疮肿,殊效。根浸油涂头,大生毛发(《嘉
祐》)。乌髭发(颂)。解热,通五淋,凉血(时珍)。

【发明】〔颂曰〕但是疮毒,皆可服之。然性至冷,服后下
利,须补治乃平复。老年不可辄服。〔宗奭曰〕丹石毒发于背,及
一切痈肿。以其根叶二钱半,酒一大盏,煎服,取下黑汁。不惟
下所服石药,兼毒去疮愈也。如不饮酒,则为末,以新汲水服,以
知为度。〔时珍曰〕此药大抵治金石发毒者。若忧郁气血凝滞而
发毒者,非所宜也。

【附方】旧一,新二。

五毒发背 金星草和根净洗,慢火焙干。每四两入生甘
草一钱,捣末,分作四服。每服用酒一升,煎二三沸,更以温酒
三二升相和,入瓶器内封固,时时饮之。忌生冷油肥毒物(《经
验方》)。

热毒下血金星草、陈干姜各三两，为末。每服一钱，新汲水下（《本事方》）。

脚膝烂疮金星草背上星，刮下傅之，即干（《集简方》）。

石长生《本经·下品》

【释名】丹草（《本经》）、丹沙草（《《御览》》）。〔时珍曰〕四时不凋，故曰长生。

【集解】〔《别录》曰〕石长生，生咸阳山谷。〔弘景曰〕俗中时有采者，方药不复用。近道亦有，是细细草叶，花紫色。南中多生石岩下，叶似蕨，而细如龙须，黑如光漆，高尺余，不与余草杂也。〔恭曰〕苗高尺许，五六月采茎叶用。今市人用龀筋草为之，叶似青葙，茎细劲紫色，今太常用者是也。〔时珍曰〕宋祁《益部方物记》：长生草生山阴蕨地，修茎茸叶，色似桧而泽，经冬不凋。

【气味】咸，微寒，有毒。〔普曰〕神农：苦。雷公：辛。桐君：甘。〔权曰〕酸，有小毒。

【主治】寒热恶疮大热，辟鬼气不祥（《本经》）。下三虫（《别录》）。治疥癣，逐诸风，治百邪魅（权）。

【附录】红茂草（《图经》）〔颂曰〕味苦，大凉，无毒。主痈疽疮肿。焙研为末，冷水调贴。一名地没药，一名长生草。生施州，四季枝叶繁，故有长生之名。春采根叶。〔时珍曰〕案《庚辛玉册》云：通泉草一名长生草，多生古道丘垄荒芜之地。叶似地丁，中心抽一茎，开黄白花如雪，又似麦饭，摘下经年不槁。根入地至泉，故名通泉。俗呼秃疮花。此草有长生之名，不知与石长生及红茂草亦一类否？故并附之。

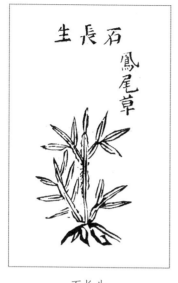

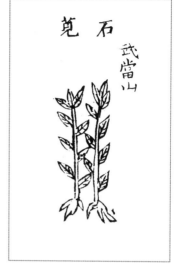

石长生　　　　　　　石苋

石苋 宋《图经》

【集解】〔颂曰〕生筠州，多附河岸沙石上。春生苗，茎青，高一尺以来，叶如水柳而短。八九月土人采之。

【气味】辛、苦，有小毒。

【主治】同甘草煎服，主齁𱃣，又吐风涎（颂）。

【附录】石垂〔颂曰〕生福州山中。三月花，四月采子，生捣为末，丸服，治蛊毒。

景天 《本经·上品》

【释名】慎火（《本经》）、戒火（同）、救火（《别录》）、据火（同）、护火（《纲目》）、辟火（同）、火母（《别录》）。〔弘景曰〕众药之名，景天为丽。人皆盆盛，养于屋上，云可辟火，

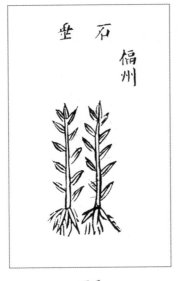

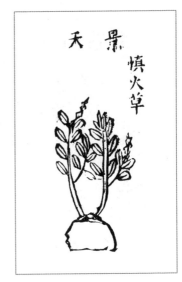

石垂　　　　　　　　　　景天

故曰慎火。方用亦希。

　　【集解】〔《别录》曰〕景天生太山川谷。四月四日、七月七日采，阴干。〔颂曰〕今南北皆有之。人家种于中庭，或盆置屋上。春生苗，叶似马齿苋而大，作层而上，茎极脆弱。夏中开红紫碎花，秋后枯死。亦有宿根者。苗、叶、花并可用。〔宗奭曰〕极易种，折枝置土中，浇溉旬日便生也。〔时珍曰〕景天，人多栽于石山上。二月生苗，脆茎，微带赤黄色，高一二尺，折之有汁。叶淡绿色，光泽柔厚，状似长匙头及胡豆叶而不尖。夏开小白花，结实如连翘而小，中有黑子如粟粒。其叶味微甘苦，炸熟水淘可食。

　　【正误】〔弘景曰〕广州城外有一树，大三四围，名慎火树。〔志曰〕岭表人言，并无此说。盖录书者篡入谬言，非陶氏语也。

　　【气味】苦，平，无毒。〔《别录》曰〕酸。〔大明曰〕寒，有小毒。可煅朱砂。

【主治】大热火疮,身热烦,邪恶气（《本经》）。诸蛊毒痂疕,寒热风痹,诸不足（《别录》）。疗金疮止血。煎水浴小儿,去烦热惊气（弘景）。风疹恶痒,小儿丹毒及发热（权）。热狂赤眼,头痛寒热游风,女人带下（《日华》）。

【附方】旧五,新二。

惊风烦热慎火草煎水浴之（《普济方》）。

小儿中风汗出中风,一日头颈腰背热,二日即腹热,手足不屈。用慎火草干者半两,麻黄、丹参、白术各二钱半,为末。每服半钱,浆水调服。三四岁服一钱（《圣济录》）。

婴孺风疹在皮肤不出,及疮毒。取慎火苗叶五大两,和盐三大两,同研绞汁。以热手摩涂,日再上之（《图经》）。

热毒丹疮《千金》:用慎火草捣汁拭之。日夜拭一二十遍。一方:入苦酒捣泥涂之。○杨氏《产乳》:治烟火丹毒,从两股两胁起,赤如火。景天草、真珠末一两,捣如泥。涂之,干则易。

漆疮作痒接慎火草涂之（《外台》）。

眼生花翳涩痛难开。景天捣汁,日点三五次（《圣惠》）。

产后阴脱慎火草一斤阴干,酒五升,煮汁一升,分四服（《子母秘录》）。

花

〔主治〕女人漏下赤白。轻身明目（《本经》）。

佛甲草宋《图经》

【集解】〔颂曰〕佛甲草生筠州。多附石向阳而生,似马齿苋而细小且长,有花黄色,不结实,四季皆有。〔时珍曰〕二月生苗成丛,高四五寸,脆茎细叶,柔泽如马齿苋,尖长而小。夏开黄花,经霜则枯。人多栽于石山瓦墙上,呼为佛指甲。《救荒本草》言:高一二尺,叶甚大者,乃景天,非此也。

【气味】甘,寒,微毒。

【主治】汤火灼疮,研贴之(颂)。

虎耳草《纲目》

【释名】石荷叶(见下)。

【集解】〔时珍曰〕虎耳生阴湿处,人亦栽于石山上。茎高五六寸,有细毛,一茎一叶,如荷盖状。人呼为石荷叶。叶大如钱,状似初生小葵叶,及虎之耳形。夏开小花,淡红色。

【气味】微苦、辛,寒,有小毒。〔独孤滔曰〕汁煮砂子。

【主治】瘟疫,擂酒服。生用吐利人,熟用则止吐

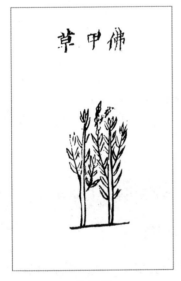

佛甲草

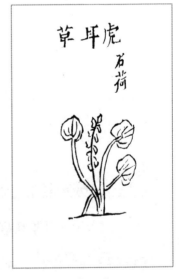

虎耳草

利。又治聤耳,捣汁滴之。痔疮肿痛者,阴干,烧烟桶中熏之(时珍)。

石胡荽《四声本草》

〔校正〕自《菜部》移入此。

【释名】天胡荽(《纲目》)、野园荽(同)、鹅不食草(《食性》)、鸡肠草(详见下名)。

【集解】〔时珍曰〕石胡荽,生石缝及阴湿处小草也。高二三寸,冬月生苗,细茎小叶,形状宛如嫩胡荽。其气辛熏不堪食,鹅亦不食之。夏开细花,黄色,结细子。极易繁衍,僻地则铺满也。案孙思邈《千金方》云:一种小草,生近水渠中湿处,状类胡荽,名天胡荽,亦名鸡肠草。即此草也。与繁缕之鸡肠,名同物异。

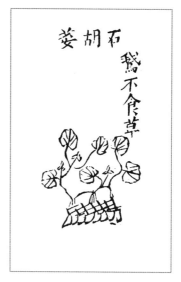

石胡荽

【气味】辛,寒,无毒。

〔时珍曰〕辛,温。汁制砒石、雄黄。

【主治】通鼻气,利九窍,吐风痰(炳)。去目翳,挼塞鼻中,翳膜自落(藏器)。疗痔病(诜)。解毒,明目,散目赤肿云翳,耳聋头痛脑酸,治痰疟齁鮖,鼻塞不通,塞鼻瘜自落,又散疮肿(时珍)。

【发明】〔时珍曰〕鹅不食草,气温而升,味辛而散,阳也,能通于天。头与肺皆天也,故能上达头脑,而治顶痛目病,通鼻气而落瘜肉;内达肺经,而治齁䶎痰疟,散疮肿。其除翳之功,尤显神妙。人谓陈藏器《本草》惟务广博,鄙俚之言也。若此药之类,表出殊功,可谓务博已乎? 案倪维德《原机启微集》云:治目翳嚏鼻碧云散:用鹅不食草解毒为君,青黛去热为佐,川芎大辛破留除邪为使,升透之药也。大抵如开锅盖法,常欲邪毒不闭,令有出路。然力小而锐,宜常嚏以聚其力。凡目中诸病,皆可用之。生挼更神。王玺《集要》诗云:"赤眼之余翳忽生,草中鹅不食为名。塞于鼻内频频换,三日之间复旧明。"

【附方】新十。

寒痰齁喘野园荽研汁,和酒服,即住(《集简方》)。

嚏鼻去翳碧云散:治目赤肿胀,羞明昏暗,隐涩疼痛,眵泪风痒,鼻塞头痛脑酸,外翳扳睛诸病。鹅不食草晒干二钱,青黛、川芎各一钱,为细末。噙水一口,每以米许嚏入鼻内,泪出为度。一方:去青黛(倪氏《启微集》)。

贴目取翳鹅不食草捣汁熬膏一两,炉甘石火煅,童便淬三次三钱,上等瓷器末一钱半,熊胆二钱,硇砂少许,为极细末,和作膏。贴在翳上,一夜取下。用黄连、黄檗煎汤洗净,看如有,再贴(孙天仁《集效方》)。

塞鼻治翳诗见发明。

牙疼嚏鼻鹅不食绵裹怀干为末。含水一口,随左右嚏之。亦可挼塞(《圣济录》)。

一切肿毒野园荽一把,穿山甲烧存性七分,当归尾三钱,擂烂,入酒一碗,绞汁服。以渣傅之(《集简方》)。

湿毒胫疮砖缝中生出野园荽,夏月采取,晒收为末。每以五钱,汞粉五分,桐油调作隔纸膏,周围缝定。以茶洗净,缚上膏药,黄水出,五六日愈。此吴竹卿方也(《简便方》)。

脾寒疟疾石胡荽一把。杵汁半碗,入酒半碗和服,其效(《集简方》)。

痔疮肿痛石胡荽捣,贴之(同上)。

螺厣草《拾遗》

【释名】镜面草(《《杨氏家藏方》》)。〔时珍曰〕皆象形也。

【集解】〔藏器曰〕蔓生石上,叶状似螺厣,微带赤色,而光如镜,背有少毛,小草也。

【气味】辛。

【主治】痈肿风疹,脚气肿,捣烂傅之。亦煮汤洗肿处(藏器)。治小便出血,吐血衄血,龋齿痛(时珍)。

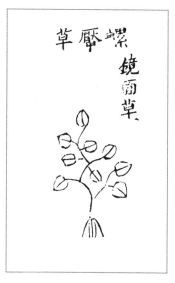

螺厣草

【发明】〔时珍曰〕案陈日华《经验方》云:年二十六,忽病小便后出鲜血数点而不疼,如是一月,饮酒则甚。市医张康,以草药汁一器,入少蜜水进,两服而愈。求其方,乃镜面草也。

【附方】新七。

吐血衄血镜面草水洗,擂酒服(《朱氏集验方》)。

牙齿虫痛《乾坤生意》:用镜面草不拘多少,以水缸下泥同捣成膏,入香油二三点,研匀,贴于痛处腮上。○《杨氏家藏方》:用镜面草半握,入麻油二点,盐半捻,接碎。左疼塞右耳,右疼塞左耳。以薄泥饼贴耳门闭其气,仍仄卧。泥耳一二时,去泥取草放水中,看有虫浮出,久者黑,次者褐,新者白。须于午前用之。徐克安一乳婢,苦此不能食,用之,出数虫而安。

小儿头疮 镜面草日干为末,和轻粉、麻油傅之,立效(《杨氏家藏方》)。

手指肿毒 又指恶疮,消毒止痛。镜面草捣烂,傅之(《寿域神方》)。

蛇缠恶疮 镜面草,入盐杵烂,傅之妙。

解鼠莽毒 镜面草自然汁、清油各一杯和服,即下毒三五次。以肉粥补之,不可迟(张杲《医说》)。

酢浆草《唐本草》

〔校正〕并入《图经》赤孙施。

【释名】酸浆(《图经》)、三叶酸(《纲目》)、三角酸(《纲目》)、酸母(《纲目》)、醋母(苏恭)、酸箕(李当之)、鸠酸(苏恭)、雀儿酸(《纲目》)、雀林草(《纲目》)、小酸茅(苏恭)、赤孙施(《图经》)。〔时珍曰〕此小草三叶酸也,其味如醋。与灯笼草之酸浆,名同物异。唐慎微《本草》以此草之方收入彼下,误矣。闽人郑樵《通志》言,福人谓之孙施。则苏颂《图经》赤孙施生福州,叶如浮萍者,即此也。孙施亦酸箕之讹耳。今并为一。

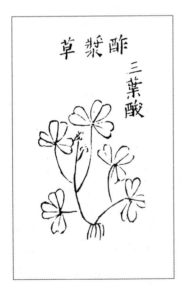

酢浆草

【集解】〔恭曰〕酢浆生道旁阴湿处,丛生。茎头有三叶,叶如细萍。四月、五月采,阴干。〔保昇曰〕叶似水萍,两叶并大叶同枝,黄花黑实。〔颂曰〕南中下湿地及人家园圃中多有之,北地亦或有生者。初生嫩时,小儿喜食之。南人用揩鍮石器,令白如银。〔时珍曰〕苗高一二寸,丛生布地,极易繁衍。一枝三叶,一叶两片,至晚自合帖,整整如一。四月开小黄花,结小角,长一二分,内有细子。冬亦不凋。方士采制砂、汞、砒、矾、砒石。

【气味】酸,寒,无毒。

【主治】杀诸小虫。恶疮瘑瘘,捣傅之。食之,解热渴(《唐本》)。主小便诸淋,赤白带下。同地钱、地龙,治沙石淋。煎汤洗痔痛脱肛甚效。捣涂汤火蛇蝎伤(时珍)。赤孙施:治妇人血结,用一搦洗,细研,暖酒服之(苏颂)。

【附方】旧一,新七。

小便血淋酸草捣汁,煎五苓散服之。俗名醋啾啾是也(王璆《百一选方》)。

诸淋赤痛三叶酸浆草洗,研取自然汁一合,酒一合和匀。空心温服,立通(沈存中《灵苑方》)。

二便不通酸草一大把,车前草一握,捣汁,入砂糖一钱,调服一盏。不通再服(《摘玄方》)。

赤白带下三叶酸草,阴干为末。空心温酒服三钱匕(《千金方》)。

痔疮出血雀林草一大握,水二升,煮一升服。日三次,见效(《外台秘要》)。

癣疮作痒雀儿草即酸母草,擦之。数次愈(《永类方》)。

蛇虺螫伤酸草捣傅(崔氏方)。

牙齿肿痛酸浆草一把洗净,川椒四十九粒去目,同捣烂,绢片裹定如箸大,切成豆粒大。每以一块塞痛处,即止(《节斋医论》)。

【附录】酸草〔《别录·有名未用》曰〕主轻身延年。生名山醴泉上阴崖。茎有五叶青泽,根赤黄。可以消玉。一名丑草。〔弘景曰〕李当之云:是今酸箕草,布地生者,处处有之。然恐非也。三叶〔《别录·有名未用》曰〕味辛。主寒热,蛇蜂螫人。生田中,茎小黑白,高三尺,根黑。三月采,阴干。一名三石,一名当田,一名赴鱼。

地锦宋《嘉祐》

〔校正〕并入《有名未用》(《别录》)地朕。

【释名】地朕(《吴普》)、地噤(《拾遗》)、夜光(《吴普》)、承夜(《吴普》)、草血竭(《纲目》)、血见愁(《纲目》)、血风草(《纲目》)、马蚁草(《纲目》)、雀儿卧单(《纲目》)、酱瓣草(《玉册》)、狮狲头草(《纲目》)。〔《别录》曰〕地朕,三月采之。〔藏器曰〕地朕一名地锦,一名地噤。蔓延着地,叶光净,露下有光。〔时珍曰〕赤茎布地,故曰地锦。专治血病,故俗称为血竭、血见愁。马蚁、雀儿喜聚之,故有马蚁、雀单之名。酱瓣、狮狲头,象花叶形也。

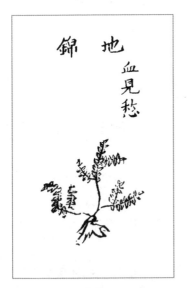

地锦

【集解】〔禹锡曰〕地锦草生近道田野,出滁州者尤良。茎叶细弱,蔓延于地。茎赤,叶青紫色,夏中茂盛。六月开红花,结细实。取苗子用之。络石注有地锦,是藤蔓之类,与此同名异物。〔时珍曰〕田野、寺院及阶砌间皆有之小草也。就地而生,赤茎黄花黑实,状如蒺藜之朵,断茎有汁。方士秋月采,煮雌雄、丹砂、硫黄。

【气味】辛,平,无毒。〔《别录》曰〕地肤:苦,平,无毒。

【主治】地肤:主心气,女子阴疝血结(《别录》)。地锦:通流血脉,亦可治气(《嘉祐》)。主痈肿恶疮,金刃扑损出血,血痢下血崩中,能散血止血,利小便(时珍)。

【附方】旧一,新十一。

脏毒赤白地锦草洗,暴干为末。米饮服一钱,立止(《经验方》)。

血痢不止地锦草晒研。每服二钱,空心米饮下(《乾坤生意》)。

大肠泻血血见愁少许,姜汁和捣,米饮服之(戴原礼《证治要诀》)。

妇人血崩草血竭嫩者蒸熟,以油、盐、姜淹食之,饮酒一二杯送下。或阴干为末,姜酒调服一二钱,一服即止。生于砖缝井砌间,少在地上也(危亦林《得效方》)。

小便血淋血风草,井水擂服,三度即愈(《刘长春经验方》)。

金疮出血不止。血见愁草研烂涂之(危氏《得效方》)。

恶疮见血方同上。

疮疡刺骨草血竭捣罨之,自出(《本草权度》)。

痈肿背疮血见愁一两,酸浆草半两焙,当归二钱半焙,乳香、没药各一钱二分半,为末。每服七钱,热酒调下。如有生者,擂酒热服,以渣傅之亦效。血见愁惟雄疮用之,雌疮不用(杨清叟《外科方》)。

风疮疥癞血见愁草同满江红草捣末,傅之(《乾坤秘韫》)。

趾间鸡眼割破出血。以血见愁草捣傅之妙(《乾坤秘韫》)。

脾劳黄疸如圣丸:用草血竭、羊膻草、桔梗、苍术各一两,甘草五钱,为末。先以陈醋二碗入锅,下皂矾四两煎熬,良久下药末,再入白面不拘多少,和成一块,丸如小豆大。每服三五十丸,空腹醋汤下,一日二服。数日面色复旧也(《乾坤秘韫》)。

【附录】金疮小草(《拾遗》)〔藏器曰〕味甘,平,无毒。主金疮,止血长肌,断鼻中衄血,取叶挼傅。亦煮汁服,断血瘀及卒下血。又预和石灰杵为丸,日干,临时刮傅之。生江南村落田野间下湿地,高一二寸许,如荠而叶短。春夏间有浅紫花,长一粳米许。

离鬲草《拾遗》

【集解】〔藏器曰〕生人家阶庭湿处,高三二寸,苗叶似幂羼。江东有之,北土无也。

【气味】辛,寒,有小毒。

【主治】瘰疬丹毒,小儿无辜寒热,大腹痞满,痰饮膈上热。生研汁服一合,当吐出宿物。去疟为上(藏器)。

仙人草《拾遗》

【集解】〔藏器曰〕生阶庭间,高二三寸,叶细有雁齿,似离鬲草。北地不生。

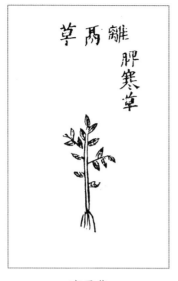

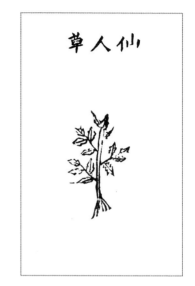

离鬲草　　　　　　　　　　仙人草

【气味】缺。

【主治】小儿酢疮,头小而硬者,煮汤浴,并捣傅。丹毒入腹者必危,可饮冷药,及用此洗之。又按汁滴目,明目去翳（藏器）。

仙人掌草 宋《图经》

【集解】〔颂曰〕生合州、筠州,多于石上贴壁而生。如人掌形,故以名之。叶细而长,春生,至冬犹有。四时采之。

【气味】苦,涩,寒,无毒。

【主治】肠痔泻血,与甘草浸酒服（苏颂）。焙末油调,掺小儿白秃疮（时珍）。

崖棕宋《图经》

【集解】〔颂曰〕生施州石崖上。苗高一尺以来,其状如棕,四季有叶无花。土人采根去粗皮,入药。

【气味】甘、辛,温,无毒。

【主治】妇人血气并五劳七伤。以根同半天回、鸡翁藤、野兰根,四味洗焙为末。每服二钱,温酒下。丈夫无所忌,妇人忌鸡、鱼、湿面（苏颂）。

【附录】鸡翁藤〔颂曰〕生施州。蔓延大木上,有叶无花。味辛,性温,无毒。采无时。半天回〔颂曰〕生施州。春生苗,高二尺以来,赤斑色,至冬苗枯。土人夏月采根,味苦、涩,性温,无毒。野兰根〔颂曰〕生施州。丛生,高二尺以来,四时有叶无花。其根味微苦,性温,无毒。采无时。方并见上。

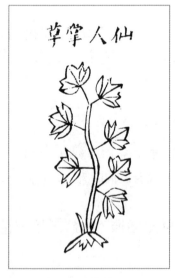

仙人掌草

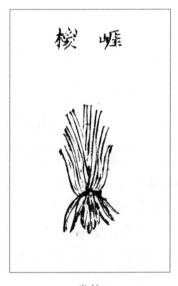

崖棕

紫背金盘 宋《图经》

【集解】〔颂曰〕生施州。苗高一尺以来，叶背紫，无花。土人采根用。〔时珍曰〕湖湘水石处皆有之，名金盘藤。似醋筒草而叶小，背微紫。软茎引蔓似黄丝，搓之即断，无汁可见。方士用以制汞。他处少有。○醋筒草：叶似木芙蓉而偏，茎空而脆，味酸，开白花。广人以盐醋淹食之。

【气味】辛，涩，热，无毒。

【主治】妇人血气痛，洗焙研末，酒服半钱。孕妇勿服，能消胎气。忌鸡、鱼、羊血、湿面（苏颂）。

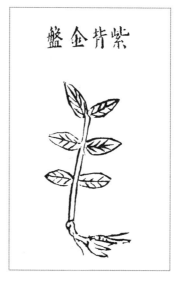

紫背金盘

白龙须 《纲目》

【集解】〔时珍曰〕刘松石《保寿堂方》云：白龙须生近水旁有石处，寄生搜风树节，乃树之余精也。细如棕丝，直起无枝叶，最难得真者。一种万缠草，生于白线树根，细丝相类，但有枝茎，稍粗为异。误用不效。愚案所云二树名皆隐语，无从考证。

【气味】缺。平，无毒。

【主治】男子妇人风湿腰腿疼痛，左瘫右痪，口目㖞斜，及产后气血流散，胫骨痛，头目昏暗，腰腿痛不可忍，并宜之。惟虚劳瘫痪不可服。研末，每服一钱,气弱者七分,无灰酒下。密室随左右贴床卧,待汗出自干,勿多盖被,三日勿下床见风。一方:得疾浅者,用末三钱,瓷瓶煮酒一壶。每日先服桔梗汤,少顷饮酒二盏。早一服,晚一服(《保寿堂方》)。

【发明】〔时珍曰〕《保寿方》云:成化十二年,卢玄真道士六十七岁,六月偶得瘫痪,服白花蛇丸,牙齿尽落。三年扶病入山,得此方,服百日,复旧,寿至百岁乃卒。凡男妇风湿腰腿痛,先服小续命汤及渗湿汤,后乃服此。凡女人产后腰腿肿痛,先服四物汤二服,次日服此。若瘫痪年久,痰老气微者,服前药出汗,三日之后,则日服龙须末一分,好酒下。隔一日服二分,又隔一日服三分,又隔一日服四分,又隔一日服五分。又隔一日,复从一分起,如前法,周而复始。至月余,其病渐愈。谓之升阳降气,调髓蒸骨,追风逐邪,排血安神。忌房事鱼鹅鸡羊韭蒜虾蟹,及寒冷动风之物。又不可过饮酒及面食,只宜米粥蔬菜。

【附方】新一。

诸风瘫痪筋骨不收。用白龙须根皮一两,闹羊花即老虎花七分,好烧酒三斤,封固,煮一炷香,埋土中一夜。能饮者三杯,不能饮者一杯,卧时服。服至三五杯,见效。但知痛者可治(坦仙《皆效方》)。

第二十一卷　草部

目录

草之十一 杂草九种,《有名未用》一百五十三种

杂草《拾遗》四种,《嘉祐》二种,《纲目》三种

百草	百草花	井口边草	树孔中草

产死妇人冢上草　　燕蓐草　　鸡窠草

猪窠草　　牛齝草

《神农本经》三种

屈草　　别羁　　姑活

《名医别录》七十七种

离楼草	神护草	黄护草	雀医草	木甘草
益决草	九熟草	兑草	异草	灌草
苠草	莘草	英草华	封华	陕华
节华	让实	羊实	桑茎实	可聚实
满阴实	马颠	马逢	兔枣	鹿良
鸡涅	犀洛	雀梅	燕齿	土齿
金茎	白背	青雌	白辛	赤举
赤涅	赤赫	黄秫	黄辩	紫给
紫蓝	粪蓝	巴朱	柒紫	文石
路石	旷石	败石	石剧	石芸
竹付	秘恶	卢精	唐夷	知杖
河煎	区余	王明	师系	并苦
索千	良达	弋共	船虹	白女肠
白扇根	黄白支	父陛根	疥拍腹	五母麻
五色符	救赦人者	常吏之生	载	庆
腜	芥			

《本草拾遗》一十三种

鸩鸟浆	七仙草	吉祥草	鸡脚草	兔肝草

断罐草　　千金镉　　土落草　　倚待草　　药王草
筋子根蓾药　无风独摇草

唐《海药本草》一种

宜南草

宋《开宝本草》一种

陀得花

宋《图经·外类》二十种

建水草　　百药祖　　催风使　　刺虎　　　石逍遥
黄寮郎　　黄花了　　百两金　　地茄子　　田母草
田麻　　　芥心草　　苦芥子　　布里草　　茆质汗
胡堇草　　小儿群　　独脚仙　　撮石合草　露筋草

《本草纲目》三十八种

九龙草　　荔枝草　　水银草　　透骨草　　蛇眼草
鹅项草　　蛇鱼草　　九里香草　白筵草　　环肠草
札耳草　　铜鼓草　　蚕茧草　　野苎草　　纤霞草
牛脂芳　　鸭脚青　　天仙莲　　双头莲　　猪蓝子
天芥菜　　佛掌花　　郭公刺　　筊箕柴　　碎米柴
羊屎柴　　山枇杷柴　三角风　　叶下红　　满江红
隔山消　　石见穿　　醒醉草　　墓头回　　羊茅
阿只儿　　阿息儿　　奴哥撒儿

第二十一卷　草部

草之十 苔类一十六种

陟厘《别录·中品》

【释名】侧梨（恭）、水苔（《开宝》）、石发（同）、石衣（《广雅》）、水衣（《说文》）、水绵（《纲目》）、薄（音覃。《尔雅》）。〔恭曰〕《药对》云：河中侧梨。侧梨、陟厘，声相近也。王子年《拾遗记》：晋武帝赐张华侧理纸，乃水苔为之，后人讹陟厘为侧理耳。此乃水中粗苔，作纸青黄色，名苔纸，体涩。《范东阳方》云：水中石上生者，如毛，绿色。石发之名以此。〔时珍曰〕郭璞曰：薄，水苔也。一名石发。江东食之。案石发有二：生水中者为陟厘，生陆地者为乌韭。

【集解】〔《别录》曰〕陟厘生江南池泽。〔弘景曰〕此即南人用作纸者，惟合断下药用之。〔志曰〕此即石发也。色类苔而粗涩为异。水苔性冷，浮水中；陟厘性温，生水中石上。〔宗奭曰〕陟厘，今人干之，治为苔脯，堪啖，青苔亦可作脯食，皆利人。汴京市

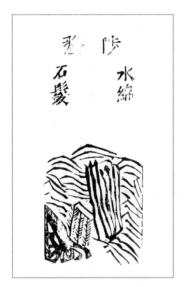

陟厘

中甚多。〔颂曰〕石发干之作菜,以畜膗啖之尤美。苔之类有井中苔、垣衣、昔邪、屋游,大抵主疗略同。陆龟蒙《苔赋》云:高有瓦松,卑有泽葵。散岩窦者曰石发,补空田者曰垣衣。在屋曰昔邪,在药曰陟厘。是矣。泽葵,凫葵也。虽异类,而皆感瓦石之气而生,故推类而云耳。〔时珍曰〕陟厘有水中石上生者,蒙茸如发;有水污无石而自生者,缠牵如丝绵之状,俗名水绵。其性味皆同。《述异记》言:苔钱谓之泽葵,与凫葵同名异物。苏氏指为凫葵者,误矣。《苔赋》所述,犹未详尽。盖苔衣之类有五:在水曰陟厘,在石曰石濡,在瓦曰屋游,在墙曰垣衣,在地曰地衣。其蒙翠而长数寸者亦有五:在石曰乌韭,在屋曰瓦松,在墙曰土马鬃,在山曰卷柏,在水曰薸也。

【气味】甘,大温,无毒。

【主治】心腹大寒,温中消谷,强胃气,止泄痢(《别录》)。捣汁服,治天行病心闷(《日华》)。作脯食,止渴疾,禁食盐(宗奭)。捣涂丹毒赤游(时珍)。

干苔《食疗》

【集解】〔藏器曰〕干苔,海族之流也。〔时珍曰〕此海苔也。彼人干之为脯。海水咸,故与陟厘不同。张华《博物志》云:石发生海中者,长尺余,大小如韭叶,以肉杂蒸食极美。张勃《吴录》云:江蓠生海水中,正青似乱发,乃海苔之类也。苏恭以此为水苔者,不同。水苔不甚咸。

【气味】咸,寒,无毒。〔大明曰〕温。〔弘景曰〕柔苔寒,干苔热。〔诜曰〕苔脯食多,发疮疥,令人痿黄少血色。〔瑞曰〕有饮嗽人不可食。

【主治】瘿瘤结气(弘景)。治痔杀虫,及霍乱呕吐不止,煮汁服(孟诜)。心腹烦闷者,冷水研如泥,饮之即止(藏器)。下一切丹石,杀诸药毒。纳木孔中,杀蠹(《日华》)。消茶积(瑞)。烧末吹鼻,止衄血。汤浸捣,傅手背肿痛(时珍)。

【发明】〔时珍曰〕洪氏《夷坚志》云:河南一寺僧尽患瘿疾。有洛阳僧共寮,每食取苔脯同餐。经数月,僧项赘皆消。乃知海物皆能除是疾也。

井中苔及萍蓝《别录·中品》

【集解】〔弘景曰〕废井中多生苔萍,及砖土间多生杂草莱。蓝既解毒,在井中者尤佳,非别一物也。

【气味】甘,大寒,无毒。

【主治】漆疮热疮水肿。井中蓝:杀野葛、巴豆诸毒(《别录》)。疗汤火灼疮(弘景)。

船底苔《食疗》

【气味】甘,冷,无毒。

【主治】鼻洪吐血淋疾,同炙甘草、豉汁,浓煎汤呷之(孟诜)。解天行热病伏热,头目不清,神志昏塞,及诸大毒。以五两,和酥饼末一两半,面糊丸梧子大。每温酒下五十丸(时珍)。

【发明】〔时珍曰〕案方贤《奇效方》云:水之精气,渍船板木中,累见风日,久则变为青色,盖因太阳晒之,中感阴阳之气。故服之能分阴阳,去邪热,调脏腑。物之气味所宜也。

【附方】旧二。
小便五淋船底苔一团,鸡子大,水煮饮(陈藏器)。

乳石发动小便淋沥，心神闷乱。船底青苔半鸡子大，煎汁温服，日三四次（《圣惠方》）。

石蕊《拾遗》

〔**校正**〕并入《有名未用》（《别录》）石濡。

【释名】石濡（《别录》）、石芥（同）、云茶（《纲目》）、蒙顶茶（《《大明一统志》》）。〔时珍曰〕其状如花蕊，其味如茶，故名。石芥乃茶字之误。

【集解】〔藏器曰〕石蕊生太山石上，如花蕊，为丸散服之。今时无复有此也，王隐《晋书》：庾褒入林虑山，食木实，饵石蕊，遂得长年，即此也。又曰石濡生石之阴，如屋游、垣衣之类，得雨即展，故名石濡。早春青翠，端开四叶。山人名石芥。〔时珍曰〕《别录》石濡，具其功用，不言形状。陈藏器言是屋游之类，复出石蕊一条，功同石濡。盖不知其即一物也。此物惟诸高山石上者为良。今人谓之蒙顶茶，生兖州蒙山石上，乃烟雾熏染，日久结成，盖苔衣类也，彼人春初刮取曝干馈人，谓之云茶。其状白色轻薄如花蕊，其气香如薲，其味甘涩如茗。不可煎饮，止宜咀嚼及浸汤啜，清凉有味。庾褒入山饵此，以代茗而已。长年之道，未必尽缘此物也。

【气味】甘，温，无毒。〔时珍曰〕甘、涩，凉。

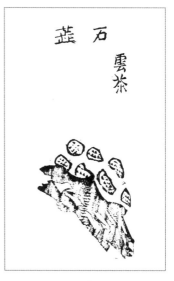

石蕊

【主治】石濡:明目益精气。令人不饥渴,轻身延年(《别录》)。石蕊:主长年不饥(藏器)。生津润咽,解热化痰(时珍)。

地衣草《拾遗》

〔校正〕并入《拾遗·土部》仰天皮。

【释名】仰天皮(《拾遗》)、掬天皮(《拾遗》)。

【集解】〔大明曰〕此乃阴湿地被日晒起苔藓也。〔藏器曰〕即湿地上苔衣如草状者耳。

【气味】苦,冷,微毒。〔藏器曰〕平,无毒。

【主治】卒心痛中恶,以人垢腻为丸,服七粒。又主马反花疮,生油调傅(大明)。明目(藏器)。研末,新汲水服之,治中暑(时珍)。

【附方】新三。

身面丹肿如蛇状者。以雨滴阶上苔痕水花,涂蛇头上,即愈(危氏《得效方》)。

雀目夜昏七月七日、九月九日取地衣草,阴干为末。酒服方寸匕,日三服,一月愈(崔知悌方)。

阴上粟疮取停水湿处干卷皮,为末。傅之,神效(《外台秘要》)。

垣衣《别录·中品》

【释名】垣嬴(《别录》)、天韭(《别录》)、鼠韭(《别录》)、昔邪(《别录》)。

【集解】〔《别录》曰〕垣衣生古垣墙阴或屋上。三月三日采,阴干。〔恭曰〕此即古墙北阴青苔衣也。其生石上者名昔邪,

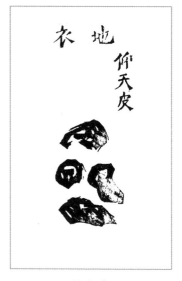

地衣草

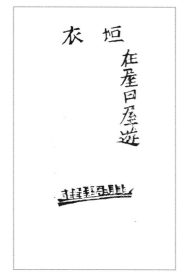

垣衣

一名乌韭；生屋上者名屋游。形并相似，为疗略同。江南少墙，故陶弘景云：方不复用，俗中少见也。〔时珍曰〕此乃砖墙城垣上苔衣也。生屋瓦上者，即为屋游。

【气味】酸，冷，无毒。

【主治】黄疸心烦，咳逆血气，暴热在肠胃，暴风口噤，金疮内塞，酒渍服之。久服补中益气，长肌肉，好颜色（《别录》）。捣汁服，止衄血。烧灰油和，傅汤火伤（时珍）。

屋游《别录·下品》

【释名】瓦衣（《纲目》）、瓦苔（《嘉祐》）、瓦藓（《纲目》）、博邪（《杂俎》）。

【集解】〔《别录》曰〕屋游生屋上阴处。八月、九月采。〔弘景曰〕此古瓦屋上青苔衣也。剥取用之。〔时珍曰〕其长数寸者，即为瓦松也。

【气味】甘，寒，无毒。

【主治】浮热在皮肤，往来寒热，利小肠膀胱气（《别录》）。止消渴（之才）。小儿痫热，时气烦闷（《开宝》）。煎水入盐漱口，治热毒牙龈宣露。研末，新汲水调服二钱，止鼻衄（时珍）。

【发明】〔时珍曰〕《别录》主治之证，与《本经》乌韭文相同，盖一类，性气不甚辽远也。

【附方】新一。

犬咬旧屋瓦上刮下青苔屑，按之即止（《经验方》）。

昨叶何草《唐本草》

【释名】瓦松（《唐本》）、瓦花（《纲目》）、向天草（《纲目》），赤者名铁脚婆罗门草（《纲目》）、天王铁塔草（《纲目》）。〔时珍曰〕其名殊不可解。〔颂曰〕瓦松如松子作层，故名。

【集解】〔恭曰〕昨叶何草生上党屋上，如蓬。初生高尺余，远望如松栽。〔志曰〕处处有之。生年久瓦屋上。六月、七月采苗，日干。

【气味】酸，平，无毒。〔时珍曰〕按《庚辛玉册》云：向天草即瓦松，阴草也。生屋瓦上及深山石缝中。茎如漆圆锐，叶背有白毛。有大毒。烧灰淋汁沐发，发即落。误入目，令人瞽。捣汁能结草砂，伏雌、雄、砂、汞、白矾。其说与《本草》无毒及生眉发之说相反，不可不知。

【主治】口中干痛，水谷血痢，止血（《唐本》）。生眉发膏为要药（马志）。行女子经络（苏颂）。大肠下血，烧灰，水服一钱。又涂诸疮不敛（时珍）。

【附方】旧一，新九。

小便沙淋 瓦松即屋上无根草，煎浓汤乘热熏洗小腹，约两时即通（《经验良方》）。

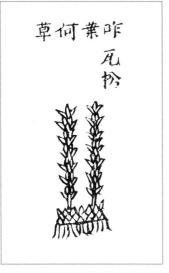

昨叶何草

通经破血 旧屋阴处瓦花活者五两熬膏，当归须、干漆一两烧烟尽，当门子二钱，为末，枣肉和丸梧子大。每服七十丸，红花汤下（《摘玄方》）。

染乌髭发 干瓦松一斤半，生麻油二斤，同煎令焦，为末。另以生麻油浸涂，甚妙（《圣济录》）。

头风白屑 瓦松暴干，烧灰淋汁热洗，不过六七次（《圣惠方》）。

牙龈肿痛 瓦花、白矾等分，水煎。漱之立效（《摘玄方》）。

唇裂生疮 瓦花、生姜，入盐少许，捣涂（《摘玄方》）。

汤火灼伤 瓦松、生柏叶，同捣傅。干者为末（《医方摘要》）。

灸疮不敛 瓦松，阴干为末。先以槐枝、葱白汤洗，后掺之。立效（《济生秘览》）。

恶疮不敛 方同上。

风狗咬伤 瓦松、雄黄，研贴，即不发（《生生编》）。

【附录】紫衣（《拾遗》）〔藏器曰〕味苦，无毒。主黄疸暴热,目黄沉重,下水癞,亦止热痢,煮服之。作灰淋汁,沐头长发。此古木锦花也,石瓦皆有之,堪染褐。

乌韭《本经·下品》

〔校正〕移入《有名未用》（《别录》）鬼丽。

【释名】石发（《唐本》）、石衣（《日华》）、石苔（《唐本》）、石花（《纲目》）、石马鬃（《纲目》）、鬼丽（与丽同。〖《别录》〗）。〔弘景曰〕垣衣,亦名乌韭,而为疗异,非此种类也。〔时珍曰〕《别录》主疗之证,与垣衣相同,则其为一类,通名乌韭,亦无害也。但石发与陟厘同名,则有水陆之性,稍有不同耳。

【集解】〔《别录》曰〕乌韭生山谷石上。又曰:鬼丽,生石上。接之日干,为沐。〔恭曰〕石苔也。又名石发。生岩石之阴,不见日处,与卷柏相类。〔藏器曰〕生大石及木间阴处,青翠茸茸者,似苔而非苔也。〔大明曰〕此即石衣也。长者可四五寸。

【气味】甘,寒,无毒。〔大明曰〕冷,有毒。垣衣为之使。

【主治】皮肤往来寒热,利小肠膀胱气（《本经》）。疗黄疸,金疮内塞,补中益气（《别录》）。烧灰沐头,长发令黑（大明）。

【附方】新三。

腰脚风冷石花浸酒,饮之（《圣惠方》）。

妇人血崩石花、细茶焙为末,旧漆碟烧存性各一匙。以碗盛酒,放锅内煮一滚。乃入药末,露一宿。侵晨,连药再煮一滚。温服（董炳《避水方》）。

汤火伤灼石苔焙研,傅之（《海上方》）。

【附录】百蕊草（宋《图经》）〔颂曰〕生河中府、秦州、剑州。根黄白色,形如瓦松,茎叶俱青,有如松叶。无花。三月

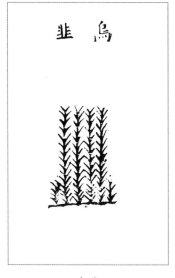

乌韭

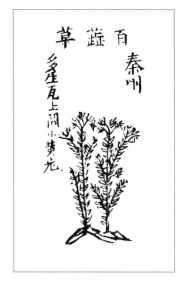

百蕊草

生苗,四月长及五六寸许。四时采根,晒用。下乳汁,顺血脉,调气甚佳。〔时珍曰〕乌韭,是瓦松之生于石上者;百蕊草,是瓦松之生于地下者也。

土马鬃 宋《嘉祐》

【集解】〔禹锡曰〕所在背阴古墙垣上有之。岁多雨则茂盛。或以为垣衣,非也。垣衣生垣墙之侧。此生垣墙之上,比垣衣更长,故谓之马鬃,苔之类也。〔时珍曰〕垣衣乃砖墙上苔衣,此乃土墙上乌韭也。

【气味】甘、酸,寒,无毒。

【主治】骨热败烦,热毒壅衄鼻(《嘉祐》)。沐发令长黑,通大小便(时珍)。

【附方】新五。

九窍出血墙头苔挼塞之（《海上方》）。

鼻衄不止寸金散：用墙上土马鬃二钱半，石州黄药子五钱，为末。新水服二钱，再服立止（《卫生宝鉴》）。

二便不通土马鬃，水淘净，瓦煿过，切。每服二钱，水一盏，煎服（《普济方》）。

耳上湿疮土马鬃、井中苔等分，为末。灯盏内油和，涂之（《圣济录》）。

少年发白土马鬃、石马鬃、五倍子、半夏各一两，生姜二两，胡桃十个，胆矾半两为末，捣作一块。每以绢袋盛一弹子，用热酒入少许，浸汁洗发。一月神效（《圣济录》）。

卷柏《本经·上品》

【释名】万岁（《本经》）、长生不死草（《纲目》）、豹足（《吴普》）、求股（《别录》）、交时（《别录》）。〔时珍曰〕卷柏、豹足，象形也。万岁、长生，言其耐久也。

【集解】〔《别录》曰〕卷柏生常山山谷石间。五月、七月采，阴干。〔弘景曰〕今出近道。丛生石土上，细叶似柏，屈藏如鸡足，青黄色。用之，去下近沙石处。〔禹锡曰〕出建康。《范子计然》曰出三辅。〔颂曰〕今关陕及沂、兖诸州亦有之。宿根紫色多须。春生苗，似柏叶而细，拳挛如鸡足，高三五寸。无花、子，多生石上。

【修治】〔时珍曰〕凡用，以盐水煮半日，再以井水煮半日，晒干焙用。

【气味】辛，温，无毒。〔《别录》曰〕甘，平。〔普曰〕神农：辛，平。桐君、雷公：甘，微寒。

【主治】五脏邪气，女子阴中寒热痛，癥瘕血闭

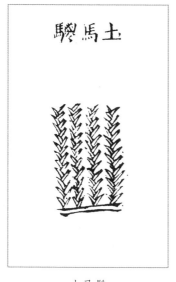

土马鬃

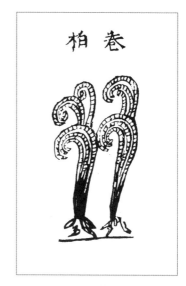

卷柏

绝子。久服轻身和颜色（《本经》）。止咳逆，治脱肛，散淋结，头中风眩，痿蹶，强阴益精，令人好容颜（《别录》）。通月经，治尸疰鬼疰腹痛，百邪鬼魅啼泣（甄权）。镇心，除面皯头风，暖水脏。生用破血，炙用止血（大明）。

【附方】新二。

大肠下血 卷柏、侧柏、棕榈等分。烧存性为末。每服三钱，酒下。亦可饭丸服（《仁存方》）。

远年下血 卷柏、地榆焙等分。每用一两，水一碗，煎数十沸，通口服（《百一选方》）。

【附录】地柏（宋《图经》）〔颂曰〕主脏毒下血。与黄芪等分为末，米饮每服二钱。蜀人甚神此方。其草生蜀中山谷，河中府亦有之。根黄，状如丝，茎细，上有黄点子，无花、叶。三月生,长四五寸许,四月采,暴干用。蜀中九月采,市多货之。〔时珍曰〕此亦卷柏之生于地上者耳。含生草(《拾遗》)〔藏器曰〕生靺鞨国。叶如卷柏而大。性平,无毒。主妇人难产,含之咽汁,即生。

玉柏《别录·有名未用》

【释名】玉遂(《别录》)。〔藏器曰〕旧作玉伯,乃传写之误。

【集解】〔《别录》曰〕生石上,如松。高五六寸,紫花。用茎叶。〔时珍曰〕此即石松之小者也。人皆采置盆中养,数年不死,呼为千年柏、万年松。

【气味】酸,温,无毒。

【主治】轻身,益气,止渴(《别录》)。

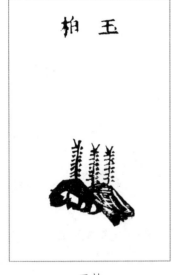

玉柏

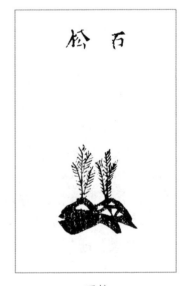

石松

石松《拾遗》

【集解】〔藏器曰〕生天台山石上。似松，高一二尺。山人取根茎用。〔时珍曰〕此即玉柏之长者也。名山皆有之。

【气味】苦、辛，温，无毒。

【主治】久患风痹，脚膝疼冷，皮肤不仁，气力衰弱。久服去风血风瘙，好颜色，变白不老。浸酒饮，良（藏器）。

桑花《日华》

【释名】桑藓（《纲目》）、桑钱（《纲目》）。

【集解】〔大明曰〕生桑树上白藓，如地钱花样。刀刮取炒用。不是桑椹花也。

【气味】苦，暖，无毒。

【主治】健脾涩肠，止鼻洪吐血，肠风，崩中带下（大明）。治热咳（时珍）。

【附方】新一。

大便后血桑树上白藓花，水煎服，或末服。亦止吐血（《圣惠方》）。

【附录】艾纳〔时珍曰〕艾纳，生老松树上绿苔衣也。一名松衣。和合诸香烧之，烟清而聚不散。别有艾纳香，与此不同。又岭南海岛中，槟榔木上有苔，如松之艾纳。单爇极臭，用合泥香，则能发香，如甲香也。《霏雪录》云：金华山中多树衣，僧家以为蔬，味极美。

马勃《别录·下品》

【释名】马疕（音屁。〖《别录》〗）、马窝（窝，音庀。〖《纲目》〗）、灰菰（《纲目》）、牛屎菰（〖《奇效良方》〗）。

【集解】〔《别录》曰〕马勃生园中久腐处。〔弘景曰〕俗呼马窝勃是也。紫色虚软，状如狗肺，弹之粉出。〔宗奭曰〕生湿地及腐木上，夏秋采之。有大如斗者，小亦如升杓。韩退之所谓牛溲、马勃，俱收并畜者是。

【修治】〔时珍曰〕凡用以生布张开，将马勃于上摩擦，下以盘承，取末用。

【气味】辛，平，无毒。

【主治】恶疮马疥（《别录》）。傅诸疮甚良（弘景）。去膜，以蜜拌揉，少以水调呷，治喉痹咽疼（宗奭）。清肺，散血，解热毒（时珍）。

【发明】〔时珍曰〕马勃轻虚，上焦肺经药也。故能清肺热、咳嗽、喉痹、衄血、失音诸病。李东垣治大头病，咽喉不利，普济消毒饮亦用之。

【附方】新九。

咽喉肿痛咽物不得。马勃一分，蛇退皮一条烧，细研为末。绵裹一钱，含咽立瘥（《圣惠方》）。

走马喉痹马屁勃（即灰菰）、焰硝各一两，为末。每吹一

马勃

字,吐涎血即愈(《经验良方》)。

声失不出马㞘勃、马牙硝等分,研末,沙糖和丸芡子大。噙之(《摘玄方》)。

久嗽不止马勃为末,蜜丸梧子大。每服二十丸,白汤下,即愈(《普济方》)。

鱼骨哽咽马勃末,蜜丸弹子大。噙咽(《圣济录》)。

积热吐血马勃为末,砂糖丸如弹子大。每服半丸,冷水化下(《袖珍方》)。

妊娠吐衄不止。马勃末,浓米饮服半钱(《圣惠方》)。

斑疮入眼马屁勃、蛇皮各五钱,皂角子十四个,为末,入罐内,盐泥固济,烧存性,研。每温酒服一钱(阎孝忠《集效方》)。

臁疮不敛葱盐汤洗净拭干,以马屁勃末傅之,即愈(仇远《稗史》)。

草之十一 杂草九种,《有名未用》一百五十三种

〔时珍曰〕诸草尾琐。或无从考证,不可附属,并《本经》及《别录·有名未用》诸草难遗者,通汇于此以备考。

杂草九种

百草(《拾遗》)〔藏器曰〕五月五日采一百种草,阴干烧灰,和石灰为团,煅研,傅金疮止血,亦傅犬咬。又主腋臭,烧灰和井华水作团,煅白,以酽醋和作饼,腋下夹之,干即易,当抽一身尽痛闷,疮出即止,以小便洗之,不过三度愈。〔时珍曰〕按《千金方》治洞注下痢,以五月五日百草灰吹入下部。又治瘰疬已破,五月五日采一切杂草,煮汁洗之。

百草花（《拾遗》）〔藏器曰〕主治百病，长生神仙，亦煮汁酿酒服。按《异类》云：凤刚者，渔阳人。常采百花水渍，泥封埋百日，煎为丸。卒死者，纳口中即活也。刚服药百余岁，入地肺山。

井口边草（《拾遗》）〔藏器曰〕小儿夜啼，私着席下，勿令母知。〔思邈曰〕五月五日取井中倒生草，烧研水服，勿令知，即恶酒不饮，或饮亦不醉也。

树孔中草（《纲目》）〔时珍曰〕主小儿腹痛夜啼，暗着户上即止。出《圣惠方》。

产死妇人冢上草（《拾遗》）〔藏器曰〕小儿醋疮。取之勿回顾，作汤浴之，不过三度瘥。

燕蓐草（宋《嘉祐》）〔藏器曰〕即燕窠中草也。无毒。主眠中遗尿。烧黑研末，水进方寸匕。亦止哕啘。〔时珍曰〕《千金方》：治丈夫妇人无故尿血。用胡燕窠中草，烧末，酒服半钱匕。《圣惠方》：消渴饮水。燕窠中草烧灰一两，牡蛎煅二两，白羊肺一具。切晒研末。每于食后，新汲水调下三钱。又一切疮痕不灭。用燕蓐草烧灰、鹰屎白等分。人乳和涂，日三五次。又浸淫疮出黄水，烧灰傅之。

鸡窠草（宋《嘉祐》）〔大明曰〕小儿夜啼。安席下，勿令母知。〔藏器曰〕小儿白秃疮。和白头翁花烧灰，腊月猪脂和傅之。疮先以酸泔洗净。〔时珍曰〕《千金方》：治产后遗尿。烧末，酒服一钱。又《不自秘方》：治天丝入目。烧灰淋汁，洗之。

猪窠草（《〈日华〉》）〔大明曰〕小儿夜啼。密安席下，勿令母知。

牛龄草（见《兽部》牛下）。

《神农本经》三种已下《有名未用》

屈草〔《本经》曰〕味苦，微寒，无毒。主胸胁下痛，邪气，肠间寒热，阴痹。久服轻身益气耐老。〔《别录》曰〕生汉中川泽。五月采。

别羁〔《本经》曰〕味苦，微温，无毒。主风寒湿痹身重，四肢疼酸，寒邪历节痛。〔《别录》曰〕一名别枝。生蓝田川谷。二月、八月采。〔弘景曰〕方家时有用处，今亦绝矣。

姑活〔《本经》曰〕味甘，温，无毒。主大风邪气，湿痹寒痛。久服，轻身益气耐老。一名冬葵子。生河东。〔弘景曰〕药无用者。乃有固活丸，即是野葛之名。冬葵亦非菜之冬葵子也。〔恭曰〕《别本》一名鸡精。

《名医别录》七十七种

离楼草〔《别录》曰〕味咸，平，无毒。主益气力，多子，轻身长年。生常山。七月、八月采实。

神护草〔《别录》曰〕生常山北。八月采。可使独守，叱咄人，寇盗不敢入门。〔时珍曰〕《物类志》谓之护门草，一名灵草。彼人以置门上，人衣过，草必叱之。王筠诗云："霜被守宫槐，风惊护门草。"即此也。而不著其形状，惜哉。

黄护草〔《别录》曰〕无毒。主痹，益气，令人嗜食。生陇西。

雀医草〔《别录》曰〕味苦，无毒。主轻身益气，洗烂疮，疗风水。一名白气。春生，秋花白，冬实黑。

木甘草〔《别录》曰〕主疗痈肿盛热，煮洗之。生木间，三月生，大叶如蛇状，四四相值。但折枝种之便生。五月花白，实核赤。三月三日采之。

益决草〔《别录》曰〕味辛,温,无毒。主咳逆肺伤。生山阴。根如细辛。

九熟草〔《别录》曰〕味甘,温,无毒。主出汗,止泄疗闷。一名乌粟,一名雀粟。生人家庭中,叶如枣,一岁九熟。七月采。

兑草〔《别录》曰〕味酸,平,无毒。主轻身益气长年。冬生蔓草木上,叶黄有毛。

异草〔《别录》曰〕味甘,无毒,主痿痹寒热,去黑子。生篱木上,叶如葵,茎旁有角,汁白。

灌草〔《别录》曰〕一名鼠肝。叶滑青白。主痈肿。

苆草〔《别录》曰〕味辛,无毒。主伤金疮。○苆,音起。

莘草〔《别录》曰〕味甘,无毒。主盛伤痹肿。生山泽,如蒲黄,叶如芥。

英草华〔《别录》曰〕味辛,平,无毒。主痹气,强阴,疗女劳疸,解烦,坚筋骨。疗风头,可作沐药。生蔓木上。一名鹿英。九月采,阴干。

封华〔《别录》曰〕味甘,有毒。主疥疮,养肌去恶肉。夏至日采。

唳华（音腴）〔《别录》曰〕味甘,无毒。主上气,解烦,坚筋骨。

节华〔《别录》曰〕味苦,无毒。主伤中,痿痹,溢肿。皮:主脾中客热气。一名山节,一名达节,一名通漆。十月采,暴干。

让实〔《别录》曰〕味酸。主喉痹,止泄痢。十月采,阴干。

羊实〔《别录》曰〕味苦,寒。主头秃恶疮,疗痖痂癣。生蜀郡。

桑茎实〔《别录》曰〕味酸,温,无毒。主乳孕余病。轻身益气。一名草王。叶如萐。方茎大叶。生园中。十月采。

可聚实〔《别录》曰〕味甘,温,无毒。主轻身益气,明目。一名长寿。生山野道中,穗如麦,叶如艾。五月采。

满阴实〔《别录》曰〕味酸,平,无毒。主益气,除热止渴,利小便,轻身长年。生深山及园中,茎如芥,叶小,实如樱桃。七月成。〔普曰〕蔓如瓜。

马颠〔《别录》曰〕味甘,有毒。疗浮肿。不可多食。

马逢〔《别录》曰〕味辛,无毒。主癣虫。

兔枣〔《别录》曰〕味酸,无毒。主轻身益气。生丹阳陵地,高尺许,实如枣。

鹿良〔《别录》曰〕味咸,臭。主小儿惊痫,贲豚,痫疾,大人痓。五月采。

鸡涅〔《别录》曰〕味甘,平,无毒。主明目,目中寒风,诸不足,水肿邪气,补中,止泄痢,疗女子白沃。一名阴洛,生鸡山。采无时。

犀洛〔《别录》曰〕味甘,无毒。主癃疾。一名星洛,一名泥洛。

雀梅〔《别录》曰〕味酸,寒,有毒。主蚀恶疮。一名千雀。生海水石谷间。〔弘景曰〕叶与实俱如麦李。

燕齿〔《别录》曰〕主小儿痫、寒热。五月五日采。

土齿〔《别录》曰〕味甘,平,无毒。主轻身益气长年。生山陵地中,状如马牙。

金茎〔《别录》曰〕味苦,平,无毒。主金疮内漏。一名叶金草,生泽中高处。

白背〔《别录》曰〕味苦,平,无毒。主寒热,洗恶疮疥。生山陵,根似紫葳,叶如燕卢。采无时。

青雌〔《别录》曰〕味苦。主恶疮秃败疮火气,杀三虫。一名虫损,一名孟推。生方山山谷。

白辛〔《别录》曰〕味辛,有毒。主寒热。一名脱尾,一名羊草。生楚山。三月采根,白而香。

赤举〔《别录》曰〕味甘,无毒。主腹痛。一名羊饴,一名陵渴。生山阴,二月花锐蔓草上,五月实黑中有核。三月三日采叶,阴干。

赤涅〔《别录》曰〕味甘,无毒。主痤崩中,止血益气。生蜀郡山石阴地湿处,采无时。

赤赫〔《别录》曰〕味苦,寒,有毒。主痂疡恶败疮,除三虫邪气。生益州川谷。二月、八月采。

黄秫〔《别录》曰〕味苦,无毒。主心烦,止汗出。生如桐根。

黄辩〔《别录》曰〕味甘,平,无毒。主心腹疝瘕、口疮脐伤。一名经辩。

紫给〔《别录》曰〕味咸。主毒风头泄注。一名野葵。生高陵下地。三月三日采根,根如乌头。

紫蓝〔《别录》曰〕味咸,无毒。主食肉得毒,能消除之。

粪蓝〔《别录》曰〕味苦。主身痒疮、白秃、漆疮,洗之。生房陵。

巴朱〔《别录》曰〕味甘,无毒。主寒,止血、带下。生雒阳。

柒紫〔《别录》曰〕味苦。主小腹痛,利小腹,破积聚,长肌肉,久服轻身长年。生冤句。二月、七月采。

文石〔《别录》曰〕味甘。主寒热心烦。一名黍石。生东郡山泽中水下,五色,有汁润泽。

路石〔《别录》曰〕味甘、酸,无毒。主心腹,止汗,生肌、酒痾,益气耐寒,实骨髓。一名陵石。生草石上,天雨独干,日出独濡,花黄茎赤黑,三岁一实,赤如麻子。五月、十月采茎叶,阴干。

旷石〔《别录》曰〕味甘,平,无毒。主益气养神,除热止渴。生江南,如石草。

败石〔《别录》曰〕味苦,无毒。主渴、痹。

石劇〔《别录》曰〕味甘,无毒。主渴、消中。

石芸〔《别录》曰〕味甘,无毒。主目痛淋露,寒热溢血。一名螫烈,一名顾啄。三月、五月采茎叶,阴干。

竹付〔《别录》曰〕味甘,无毒。止痛除血。

秘恶〔《别录》曰〕味酸,无毒。主疗肝邪气。一名杜逢。

卢精〔《别录》曰〕味平。治蛊毒。生益州。

唐夷〔《别录》曰〕味苦,无毒。主疗踒折。

知杖〔《别录》曰〕味甘,无毒。疗疝。

河煎〔《别录》曰〕味酸。主结气痈在喉颈者。生海中。八月、九月采。

区余〔《别录》曰〕味辛,无毒。主心腹热癥。

王明〔《别录》曰〕味苦。主身热邪气,小儿身热,以浴之。生山谷。一名王草。

师系〔《别录》曰〕味甘,无毒。主痈肿恶疮,煮洗之。一名臣尧,一名巨骨,一名鬼芭。生平泽。八月采。

并苦〔《别录》曰〕主咳逆上气,益肺气,安五脏。一名蚁熏,一名玉荆。三月采。阴干。○蚁音或。

索千〔《别录》曰〕味苦,无毒。主易耳。一名马耳。

良达〔《别录》曰〕主齿痛,止渴轻身。生山阴,茎蔓延,大如葵,子滑小。

弋共〔《别录》曰〕味苦,寒,无毒。主惊气伤寒,腹痛羸瘦，皮中有邪气，手足寒无色。生益州山谷。恶玉札、蜚蠊。

船虹〔《别录》曰〕味酸，无毒。主下气，止烦满。可作浴汤，药色黄。生蜀郡。立秋取。

白女肠〔《别录》曰〕味辛，温，无毒。主泄痢肠澼，疗心痛，破疝瘕。生深山谷，叶如蓝，实赤，赤女肠同。

白扇根〔《别录》曰〕味苦，寒，无毒。主疟，皮肤寒热，出汗，令人变。

黄白支〔《别录》曰〕生山陵。三月、四月采根，暴干。

父陛根〔《别录》曰〕味辛，有毒。以熨痈肿肤胀。一名膏鱼，一名梓藻。

疥拍腹〔《别录》曰〕味辛，温，无毒。主轻身疗痹。五月采，阴干。

五母麻〔《别录》曰〕味苦，有毒。主痿痹不便，下痢。一名鹿麻，一名归泽麻，一名天麻，一名若草。生田野。五月采。〔时珍曰〕茺蔚之白花者，亦名天麻草。

五色符〔《别录》曰〕味苦，微温。主咳逆，五脏邪气，调中益气，明目杀虫。青符、白符、赤符、黑符、黄符，各随色补其脏。白符，一名女木，生巴郡山谷。

救赦人者〔《别录》曰〕味甘，有毒。主疝痹，通气，诸不足。生人家宫室。五月、十月采，暴干。

常吏之生（《蜀本》，吏作更）。〔《别录》曰〕味苦，平，无毒。主明目。实有刺，大如稻米。

载〔《别录》曰〕味酸，无毒。主诸恶气。

庆〔《别录》曰〕味苦，无毒。主咳嗽。

腂（音户瓦切）〔《别录》曰〕味甘，无毒。主益气延年。生山谷中。白顺理，十月采。

芥〔《别录》曰〕味苦,寒,无毒。主消渴,止血,妇人疾,除痹。一名梨。叶如大青。

《本草拾遗》一十三种

鸱鸟浆〔藏器曰〕生江南林木下,高一二尺,叶阴紫色,冬不凋,有赤子如珠。味甘,温,无毒。能解诸毒,故名。山人浸酒服,主风血羸老。〔颂曰〕鸱鸟威生信州山野中,春生青叶,九月有花如蓬蒿菜,花淡黄色,不结实。疗痈肿疮毒。采无时。

七仙草〔藏器曰〕生山足。叶尖细长。主杖疮,捣枝叶傅之。

吉祥草〔藏器曰〕生西国,胡人将来也。味甘,温,无毒。主明目强记,补心力。〔时珍曰〕今人种一种草,叶如漳兰,四时青翠,夏开紫花成穗,易繁。亦名吉祥草。非此吉祥也。

鸡脚草〔藏器曰〕生泽畔,赤茎对叶,如百合苗。味苦,平,无毒。主赤白久痢成疳。

兔肝草〔藏器曰〕初生细叶,软似兔肝。一名鸡肝。味甘,平,无毒。主金疮,止血生肉,解丹石发热。

断罐草〔藏器曰〕主丁疮。合白牙堇菜、半夏、地骨皮、青苔、蜂窠、小儿发、绯帛等分,五月五日烧灰。每汤服一钱。拔根也。○堇音畜,羊蹄根也。

千金镉〔藏器曰〕生江南,高二三尺。主蛇蝎虫咬毒,捣傅疮上,生肌止痛。

土落草〔藏器曰〕生岭南山谷,叶细长。味甘,温,无毒。主腹冷气痛疝癖。酒煎服,亦捣汁温服。

倚待草〔藏器曰〕生桂州始安山谷。叶圆,高二三尺。八月采。味甘,温,无毒。主血气虚劳,腰膝疼弱,风缓羸瘦,无颜色,绝伤无子,妇人老血。浸酒服,逐病极速,故名倚待。

药王草〔藏器曰〕苗茎青色,叶摘之有乳汁。味甘,平,无毒。解一切毒,止鼻衄吐血,祛烦躁。

筋子根〔藏器曰〕生四明山,苗高尺余,叶圆厚光润,冬不凋,根大如指。亦名根子。味苦,温,无毒。主心腹痛,不问冷热远近,恶鬼气注刺痛,霍乱蛊毒暴下血。酒饮磨服。〔颂曰〕根子生威州山中。味苦、辛,温。主心中结块,久积气攻脐下痛。

虘药〔藏器曰〕生胡国,似干茅,黄赤色。味咸,温,无毒。主折伤内损瘀血,生肤止痛,治五脏,除邪气,补虚损,产后血病。水煮服之,亦捣傅伤处。〔时珍曰〕《外台秘要》:治堕马内损,取虘药末一两,牛乳一盏,煎服。

无风独摇草（《拾遗》）〔珣曰〕生大秦国及岭南,五月五日采,诸山野亦往往有之。头若弹子,尾若鸟尾,两片开合,见人自动,故曰独摇。性温,平,无毒。主头面游风,遍身痒,煮汁淋洗。〔藏器曰〕带之令夫妇相爱。〔时珍曰〕羌活、天麻、鬼臼、薇衔四者,皆名无风独摇草,而物不同也。段成式《酉阳杂俎》言:雅州出舞草,独茎三叶,叶如决明,一叶在茎端,两叶居茎之半相对。人近之歌讴及抵掌,则叶动如舞。按此即虞美人草,亦无风独摇之类也。又按《山海经》云:姑媱之山,帝女死焉,化为䔄草。其叶相重,花黄,实如兔丝。服之媚人。郭璞注云:一名荒夫草。此说与陈藏器佩之相爱之语相似,岂即一物欤?

唐《海药本草》一种

宜南草〔珣曰〕生广南山谷。有荚长二尺许,内有薄片似纸,大小如蝉翼。主邪。小男女以绯绢袋盛,佩之臂上,辟恶止惊。此草生南方,故名。与萱草之宜男不同。

宋《开宝本草》一种

陀得花〔志曰〕味甘,温,无毒。主一切风血,浸酒服。生西国,胡人将来,胡人采此花以酿酒,呼为三勒浆。

宋《图经·外类》二十种

建水草〔颂曰〕生福州。枝叶似桑,四时常有。土人取叶焙干研末,温酒服,治走注风痛。

百药祖〔颂曰〕生天台山中,冬夏常青。土人冬采叶,治风有效。

催风使〔颂曰〕生天台山中,冬夏常青。土人秋采叶,治风有效。〔时珍曰〕五加皮,亦名催风使。

刺虎〔颂曰〕生睦州,凌冬不凋。采根、叶、枝入药。味甘。主一切肿痛风疾,剉焙为末,酒服一钱。〔时珍曰〕《寿域方》:治丹瘤,用虎刺(即寿星草),捣汁涂之。又伏牛花,一名隔虎刺。

石逍遥〔颂曰〕生常州,冬夏常有,无花实。味苦,微寒,无毒。主瘫痪诸风,手足不遂,为末,炼蜜丸梧子大。酒服二十丸,日二服,百日瘥。久服,益气轻身。初服时微有头痛,无害。

黄寮郎〔颂曰〕生天台山中,冬夏常青。土人采根,治风有效。〔时珍曰〕按《医学正传》云:黄寮郎,俗名倒摘刺。治喉痛,用根擂汁,入少酒,滴之即愈。又《医学集成》云:牙痛者,取倒摘刺刀上烧之,取烟煤,绵蘸塞痛处,即止。

黄花了〔颂曰〕生信州,春生青叶,三月开花,似辣菜花,黄色,秋中结实。采无时,治咽喉口齿病效。

百两金〔颂曰〕生戎州、河中府、云安军。苗高二三尺,有

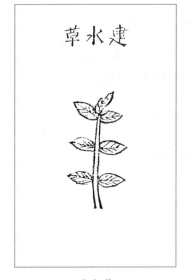

建水草

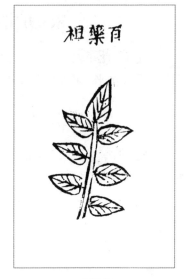

百药祖

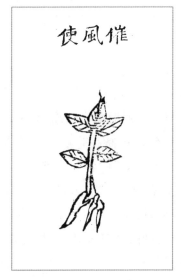

催风使

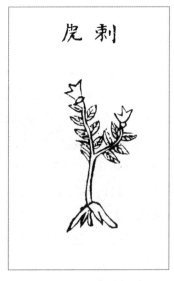

刺虎

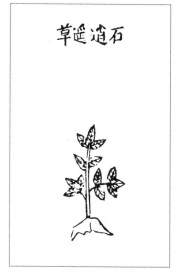

石逍遥

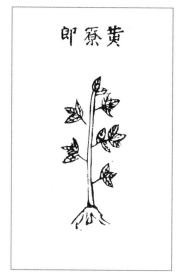

黄寮郎

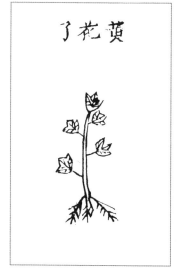

黄花了

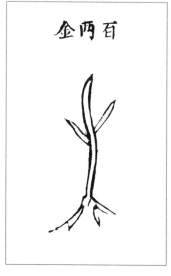

百两金

干如木,凌冬不凋,叶似荔枝,初生背面俱青,秋后背紫面青;初秋开花青碧色。结实如豆大,生青熟赤。无时采根,去心用。味苦,性平,无毒。治壅热,咽喉肿痛,含一寸咽汁。其河中出者,根赤如蔓菁,茎细青色,四月开碎黄花,似星宿花。五月采根,长及一寸,晒干用。治风涎。

地茄子〔颂曰〕生商州,三月开花结子。五六月采,阴干。味微辛,温,有小毒。主中风痰涎麻痹,下热毒气,破坚积,利膈,消痈肿疮疖,散血堕胎。

田母草〔颂曰〕生临江军,无花实。三月采根。性凉。主烦热,及小儿风热,尤效。

田麻〔颂曰〕生信州田野及沟涧旁。春夏生青叶,七八月中生小荚。冬三月采叶。治痈疖肿毒。

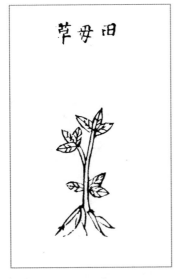 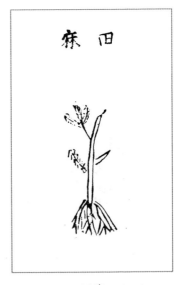

田母草　　　　　　田麻

芥心草〔颂曰〕生淄
州,引蔓白色,根黄色。四
月采苗叶。捣末,治疮疹,
甚效。

苦芥子〔颂曰〕生秦
州,苗长一尺余,茎青,叶如
柳,开白花似榆荚,其子黑
色。味苦,大寒,无毒。明
目,治血风烦躁。

布里草〔颂曰〕生南
恩州原野中,茎高三四尺,叶
似李而大,至夏不花而实,食

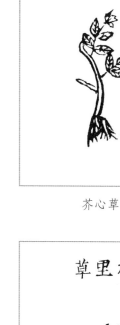

芥心草

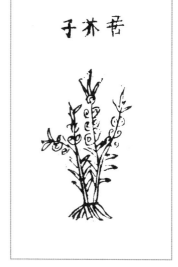

苦芥子

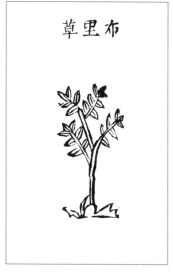

布里草

之泻人。采根皮，焙为末。味苦，寒，有小毒。油和涂治疮疥、杀虫。

茆质汗〔颂曰〕生信州，叶青花白。七月采根。治风肿行血，有效。

胡堇草〔颂曰〕生密州东武山田中，科叶似小堇菜，花紫色，似翘轺花，一科七叶，花出两三茎。春采苗。味辛，滑，无毒。主五脏营卫肌肉皮肤中瘀血，止痛散血，捣汁涂金疮。凡打扑损伤筋骨，恶痈疖肿破。用同松枝、乳香、乱发灰、花桑柴炭同捣，丸弹子大。每酒服一丸，其痛立止。

小儿群〔颂曰〕生施州，丛高一尺以来，春夏生苗叶，无花，冬枯。其根味辛，性凉，无毒。同左缠草（即旋花根）焙干，

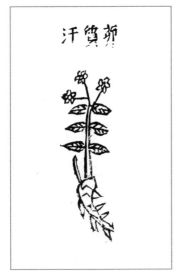

茆质汗

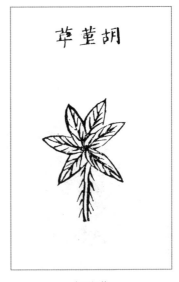

胡堇草

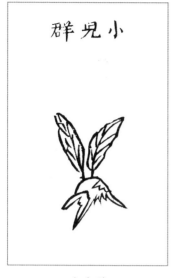

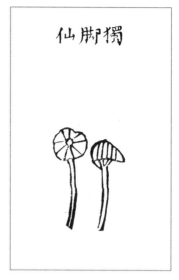

小儿群

独脚仙

等分为末。每酒服一钱。治淋疾,无忌。

独脚仙〔颂曰〕生福州,山林旁阴泉处多有之。春生苗,叶圆,上青下紫,脚长三四寸,秋冬叶落。夏连根叶采,焙为末。酒煎半钱服。治妇人血块。

撮石合草〔颂曰〕生眉州平田中,茎高二尺以来,叶似谷叶,十二月萌芽,二月有花,不结实。其苗味甘,无毒。二月采,疗金疮。

露筋草〔颂曰〕生施州,株高三尺以来,春生苗,随即开花,结子碧绿色,四时不凋。其根味辛、涩,性凉,无毒。主蜘蛛、蜈蚣伤。焙研,以白矾水调贴之。

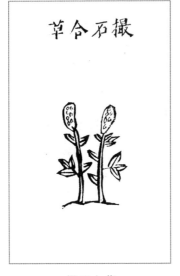

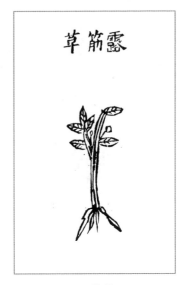

撮石合草　　　　　　　露筋草

《本草纲目》三十八种

九龙草〔时珍曰〕生平泽,生红子,状如杨梅。其苗解诸毒,治喉痛,捣汁灌之。折伤骨筋者,捣罨患处。蛇虺伤者,捣汁,入雄黄二钱服,其痛立止。又杨清叟《外科》云:喉风重舌,牙关紧闭者,取九龙草,一名金钗草,单枝上者为妙,只用根不用皮,打碎,绵裹箸上,擦牙关,即开。乃插深喉中,取出痰涎。乃以火炙热,带盐点之,即愈。

荔枝草〔时珍曰〕《卫生易简方》:治蛇咬犬伤及破伤风。取草一握,约三两,以酒二碗,煎一碗服,取汗出效。

水银草〔时珍曰〕《卫生易简方》:治眼昏。每服三钱,入木贼少许,水一盏,煎八分服。

透骨草〔时珍曰〕治筋骨一切风湿,疼痛挛缩,寒湿脚风。

《孙氏集效方》：治疠风，遍身疮癣。用透骨草、苦参、大黄、雄黄各五钱。研末煎汤，于密室中席围，先熏至汗出如雨，淋洗之。《普济方》：治反胃吐食。透骨草、独科苍耳、生牡蛎各一钱，姜三片。水煎服。杨诚《经验方》：治一切肿毒初起。用透骨草、漏卢、防风、地榆等分。煎汤，绵蘸乘热不住荡之，二三日即消。

蛇眼草〔时珍曰〕生古井及年久阴下处，形如淡竹叶，背后皆是红圈，如蛇眼状。唐瑶《经验方》：治蛇咬，捣烂傅患处。

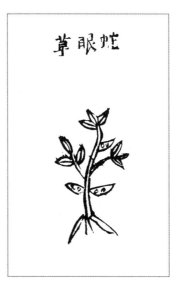

蛇眼草

鹅项草〔时珍曰〕瞿仙《寿域方》：治咽喉生疮。取花，同白芷、椒根皮研末，吹疮口，即效。

蛇鱼草〔时珍曰〕戴原礼《证治要诀》云：治金疮血出不止。捣傅之。

九里香草〔时珍曰〕傅滋《医学集成》：治肚痛。捣碎，浸酒服。

白筵草〔时珍曰〕香草也，虫最畏之。孙真人《千金方》：治诸虫疮疥癞。取根叶煎水，隔日一洗。

环肠草〔时珍曰〕张子和《儒门事亲》方：治蛊胀。晒干煎水，日服，以小便利为度。

札耳草〔时珍曰〕王执中《资生经》：治气聋方中用之。

铜鼓草〔时珍曰〕范成大《虞衡志》云：出广西，其实如瓜，治疡毒。

蚕茧草〔时珍曰〕《摘玄方》：治肿胀。用半斤，同冬瓜皮半斤，紫苏根叶半斤，生姜皮三两。煎汤熏洗，暖卧取汗。洗三次，小便清长，自然胀退。

野苎草〔时珍曰〕《摘玄方》：治痞满。用五斤，以一半安乌盆内，置鸡子十个在草上，以草一半盖之，米醋浸二宿，鸡子壳软，乃取于饭上蒸熟顿食之，块渐消也（《经验》）。

纤霞草〔时珍曰〕陈巽《经验方》：元脏虚冷，气攻脐腹痛。用硇砂一两，生乌头去皮二两，纤霞草二两，为末，以小沙罐固济，慢火烧赤，以此草拌硇入内，不盖口，顶火一秤煅之。炉冷取出，同乌头末，蒸饼丸梧子大，每服三丸，醋汤下。

牛脂芳〔时珍曰〕《经验良方》：治七孔出血。为粗末，每服一勺，瓦器煎服。以纱盖头顶，并扎小指根。

鸭脚青〔时珍曰〕《普济方》：治疔疮如连珠者，同鱼苏研烂，糖水拌，刷之。

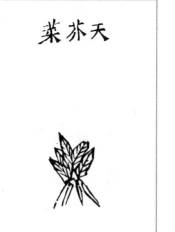

天芥菜

天仙莲〔时珍曰〕《卫生易简方》：治恶毒、疮疖，捣叶傅之。

双头莲〔时珍曰〕一名催生草。主妇人产难，左手把之，即生。又主肿胀，利小便。《卫生易简方》：治大人小儿牙疳，捣烂，贴之。

猪蓝子〔时珍曰〕《卫生易简方》：治耳内有脓，名通耳。用子为末，筒吹入，不过二三次愈。

天芥菜〔时珍曰〕生平野。小叶如芥状。味苦。一名鸡痫粘。主蛇伤，同金沸草，入盐捣傅之。王玺《医林集要》：治腋下生肿毒，以盐、醋同捣、傅之。散肿止痛，脓已成者亦安。亦治一切肿毒。

佛掌花〔时珍曰〕《普济方》：治疔疮如樱桃者。用根，同生姜、蜜，研汁服之。外以天茄叶贴之。

郭公刺〔时珍曰〕一名光骨刺，取叶捣细，油调傅天泡疮。虞抟《医学正传》：治哮喘，取根剉，水煎服，即止。

筲箕柴〔时珍曰〕生山中。王永辅《惠济方》：治瘰疮，取皮煎汤服，须臾痒不可忍，以手爬破，出毒气即愈。

碎米柴〔时珍曰〕主痈疽发背，取叶，入傅药用。

羊屎柴〔时珍曰〕一名牛屎柴，生山野，叶类鹤虱，四月开白花，亦有红花者，结子如羊屎状，名铁草子。根可毒鱼。夏用苗叶，冬用根。主痈疽发背，捣烂傅之，能合疮口，散脓血。干者为末，浆水调傅。又治下血如倾水。取生根一斤，生白酒二斗，煮一斗，空心随量饮。

山枇杷柴〔时珍曰〕危亦林《得效方》：治汤火伤。取皮焙研末，蜜调傅之。

三角风〔时珍曰〕一名三角尖。取石上者尤良。主风湿流注疼痛，及痈疽肿毒。

叶下红〔时珍曰〕主飞丝入目，肿痛。同盐少许，绢包滴汁入目，仍以塞鼻，左塞右，右塞左。

满江红〔时珍曰〕主痈疽，入膏用。

隔山消〔时珍曰〕出太和山，白色。主腹胀积滞。孙天仁《集效方》：治气膈噎食转食。用隔山消二两，鸡肫皮一两，牛胆南星、朱砂各一两，急性子二钱，为末，炼蜜丸小豆大。每服一钱，淡姜汤下。

石见穿〔时珍曰〕主骨痛，大风痈肿。

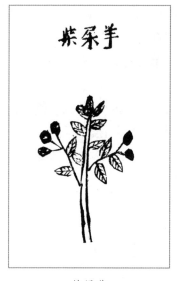

羊屎柴

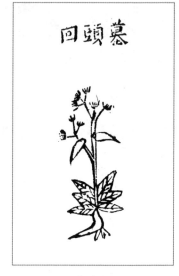

墓头回

醒醉草〔时珍曰〕《天宝遗事》云：玄宗于兴庆池边植之。丛生，叶紫而心殷，醉客摘草嗅之，立醒。故名。

墓头回〔时珍曰〕董炳《集验方》：治崩中，赤白带下。用一把，酒、水各半盏，童尿半盏，新红花一捻，煎七分，卧时温服。日近者一服，久则三服愈，其效如神。一僧用此治蔡大尹内人，有效。

羊茅〔时珍曰〕羊喜食之，故名。《普济方》：治喉痹肿痛，捣汁咽之。

阿只儿〔时珍曰〕刘郁《西使记》云：出西域，状如苦参。主打扑伤损，妇人损胎。用豆许，咽之，自消。又治马鼠疮。

阿息儿〔时珍曰〕《西使记》云：出西域，状如地骨皮。治妇人产后衣不下，又治金疮脓不出。嚼烂涂之，即出。

奴哥撒儿〔时珍曰〕《西使记》云：出西域，状如桔梗。治金疮，及肠与筋断者。嚼烂傅之，自续也。

第二十二卷　谷部

目录

　　李时珍曰：太古民无粒食，茹毛饮血。神农氏出，始尝草别谷，以教民耕蓺；又尝草别药，以救民疾夭。轩辕氏出，教以烹饪，制为方剂，而后民始得遂养生之道。《周官》有五谷、六谷、九谷之名，诗人有八谷、百谷之咏，谷之类可谓繁矣。《素问》云："五谷为养。"麻、麦、稷、黍、豆，以配肝、心、脾、肺、肾。职方氏辨九州之谷，地官辨土宜穜稑之种，以教稼穑树蓺，皆所以重民夭也。五方之气，九州之产，百谷各异其性，岂可终日食之而不知其气味损益乎？于是集草实之可粒食者为谷部，凡七十三种，分为四类：曰麻麦稻，曰稷粟，曰菽豆，曰造酿。旧本《米》《谷》部三品共五十九种。今并入九种，移一种入《菜部》，自《草部》移入一种。

《开宝本草》二种_{宋马志}

《嘉祐本草》三种_{宋掌禹锡}

《图经本草》二种_{宋苏颂}

《日用本草》一种_{元吴瑞}

《本草补遗》一种_{元朱震亨}

《救荒本草》一种_{周定王}

《食鉴本草》一种_{明宁源}

《食物本草》三种_{明汪颖}

《本草纲目》一十五种_{明李时珍}

〔附注〕

魏李当之《药录》　　吴普《本草》

宋雷敩《炮炙》　　　齐徐之才《药对》

唐杨损之《删繁》　　萧炳《四声》

孙思邈《千金》　　　南唐陈士良《食性》

蜀韩保昇《重注》　　宋寇宗奭《衍义》

金张元素《珍珠囊》　元李杲《法象》

王好古《汤液》　　　明王纶《集要》

汪机《会编》　　　　陈嘉谟《蒙筌》

谷之一_{麻麦稻类十二种}

胡麻《别录》（即油麻）

亚麻《图经》（即壁虱胡麻）

大麻《本经》（即麻蕡）

小麦《别录》

大麦《别录》

穬麦《别录》

雀麦《唐本草》（即燕麦）

荞麦《嘉祐》

苦荞麦《纲目》

稻《别录》（即糯米）

粳《别录》

籼《纲目》

　　右附方旧七十三，新一百六十六。

第二十二卷　谷部

谷之一麻麦稻类十二种

胡麻《别录·上品》

〔校正〕今据沈存中、寇宗奭二说,并入《本经》青蘘及《嘉祐》新立白油麻、胡麻油为一条。

【释名】巨胜(《本经》)、方茎(《吴普》)、狗虱(《别录》)、油麻(《食疗》)、脂麻(《衍义》)。○俗作芝麻,非)。叶名青蘘(音箱。《本经》)。茎名麻藟(音皆,亦作秸。《说文》)。○〔时珍曰〕按沈存中《笔谈》云:胡麻即今油麻,更无他说。古者中国止有大麻,其实为黂。汉使张骞始自大宛得油麻种来,故名胡麻,以别中国大麻也。寇宗奭《衍义》,亦据此释胡麻,故今并入油麻焉。巨胜即胡麻之角巨如方胜者,非二物也。方茎以茎名,狗虱以形名,油麻、脂麻谓其多脂油也。按张揖《广雅》:胡麻一名藤弘,弘亦巨也。《别录》一名鸿藏者,乃藤弘之误也。又杜宝《拾遗记》云:隋大业四年,改胡麻曰交麻。

【集解】〔《别录》曰〕胡麻一名巨胜,生上党川泽,秋采之。青蘘,巨胜苗也,生中原川谷。〔弘景曰〕胡麻,八谷之中,惟此为良。纯黑者名巨胜。巨者,大也。本生大宛,故名胡麻。又以茎方者为巨胜,圆者为胡麻。〔恭曰〕其角作八棱者为巨胜,四棱者为胡麻。都以乌者为良,白者为劣。〔诜曰〕沃地种者八棱,山田种者四棱。土地有异,功力则同。〔敩曰〕巨胜有七棱,色赤味

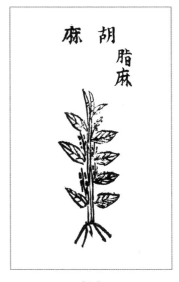

胡麻

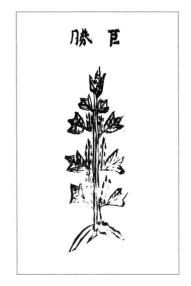

巨胜

酸涩者,乃真。其八棱者,两头尖者,色紫黑者,及乌油麻,并呼
胡麻,误矣。〔颂曰〕胡麻处处种之,稀复野生。苗梗如麻,而叶
圆锐光泽。嫩时可作蔬,道家多食之。《本经》谓胡麻一名巨胜。
陶弘景以茎之方圆分别,苏恭以角棱多少分别,仙方有服胡麻、
巨胜二法,功用小别,是皆以为二物矣。或云即今油麻,本生胡
中,形体类麻,故名胡麻。八谷之中最为大胜,故名巨胜,乃一物
二名。如此则是一物而有二种,如天雄、附子之类。故葛洪云:
胡麻中有一叶两尖者为巨胜。《别录·序例》云:细麻即胡麻也,
形扁扁尔。其茎方者名巨胜,是也。今人所用胡麻之叶,如荏而
狭尖。茎高四五尺。黄花,生子成房,如胡麻角而小。嫩时可
食,甚甘滑,利大肠。皮亦可作布,类大麻,色黄而脆,俗亦谓之
黄麻。其实黑色,如韭子而粒细,味苦如胆,杵末略无膏油。其
说各异。此乃服食家要药,乃尔差误,岂复得效也?〔宗奭曰〕胡

麻诸说参差不一,止是今人脂麻,更无他义。以其种来自大宛,故名胡麻。今胡地所出者皆肥大,其纹鹊,其色紫黑,取油亦多。《嘉祐本草》白油麻与此乃一物,但以色言之,比胡地之麻差淡,不全白尔。今人通呼脂麻,故二条治疗大同。如川大黄、上党人参之类,特以其地所宜立名,岂可与他土者为二物乎?〔时珍曰〕胡麻即脂麻也。有迟、早二种,黑、白、赤三色,其茎皆方。秋开白花,亦有带紫艳者。节节结角,长者寸许。有四棱、六棱者,房小而子少;七棱、八棱者,房大而子多,皆随土地肥瘠而然。苏恭以四棱为胡麻,八棱为巨胜,正谓其房胜巨大也。其茎高者三四尺,有一茎独上者,角缠而子少;有开枝四散者,角繁而子多,皆因苗之稀稠而然也。其叶有本团而末锐者。有本团而末分三丫如鸭掌形者,葛洪谓一叶两尖为巨胜者指此。盖不知乌麻、白麻,皆有二种叶也。按《本经》胡麻一名巨胜,《吴普本草》一名方茎,《抱朴子》及《五符经》并云巨胜一名胡麻,其说甚明。至陶弘景始分茎之方圆。雷敩又以赤麻为巨胜,谓乌麻非胡麻。《嘉祐本草》复出白油麻,以别胡麻。并不知巨胜即胡麻中丫叶巨胜而子肥者,故承误启疑如此。惟孟诜谓四棱、八棱为土地肥瘠。寇宗奭据沈存中之说,断然以脂麻为胡麻,足以证诸家之误矣。又贾思勰《齐民要术》种收胡麻法,即今种收脂麻之法,则其为一物尤为可据。今市肆间,因茎分方圆之说,遂以茺蔚子伪为巨胜,以黄麻子及大藜子伪为胡麻,误而又误矣。茺蔚子长一分许,有三棱。黄麻子黑如细韭子,味苦。大藜子状如壁虱及酸枣核仁,味辛甘,并无脂油,不可不辨。梁简文帝《劝医文》有云:世误以灰涤菜子为胡麻。则胡麻之讹,其来久矣。〔慎微曰〕俗传胡麻须夫妇同种则茂盛。故《本事诗》云:"胡麻好种无人种,正是归时又不归。"

胡麻

〔**修治**〕〔弘景曰〕服食胡麻，取乌色者，当九蒸九暴，熬捣饵之。断谷，长生，充饥。虽易得，而学者未能常服，况余药耶？蒸不熟，令人发落。其性与茯苓相宜。俗方用之甚少，时以合汤丸尔。〔敩曰〕凡修事以水淘去浮者，晒干，以酒拌蒸，从巳至亥，出摊晒干。臼中春去粗皮，留薄皮。以小豆对拌，同炒，豆熟，去豆用之。

〔**气味**〕甘，平，无毒。〔士良曰〕初食利大小肠，久食即否，去陈留新。○〔《镜源》曰〕巨胜可煮丹砂。

〔**主治**〕伤中虚羸，补五内，益气力，长肌肉，填髓脑。久服，轻身不老（《本经》）。坚筋骨，明耳目，耐饥渴，延年。疗金疮止痛，及伤寒温疟大吐后，虚热羸困（《别录》）。补中益气，润养五脏，补肺气，止心惊，利大小肠，耐寒暑，逐风湿气、游风、头风，治劳气，产后羸困，催生落胞。细研涂发令长。白蜜蒸饵，治百病（《日华》）。炒食，不生风。病风人久食，则步履端正，语言不謇（李鹏飞）。生嚼涂小儿头疮，煎汤浴恶疮、妇人阴疮，大效（苏恭）。

白油麻《嘉祐》。

〔**气味**〕甘，大寒，无毒。〔宗奭曰〕白脂麻，世用不可一日阙者，亦不至于大寒也。〔源曰〕生者性寒而治疾，炒者性热而发病，蒸者性温而补人。○〔诜曰〕久食抽人肌肉。其汁停久者，饮之发霍乱。

〔**主治**〕治虚劳，滑肠胃，行风气，通血脉，去头上浮风，润肌肉。食后生啖一合，终身勿辍。又与乳母服之，孩子永不生病。客热，可作饮汁服之。

生嚼，傅小儿头上诸疮，良（孟诜）。仙方蒸以辟谷
（苏颂）。

〔发明〕〔甄权曰〕巨胜乃《仙经》所重。以白蜜等分合
服，名静神丸。治肺气，润五脏，其功甚多。亦能休粮，填人精
髓，有益于男。患人虚而吸吸者，加而用之。〔时珍曰〕胡麻取油
以白者为胜。服食以黑者为良，胡地者尤妙。取其黑色入通于
肾，而能润燥也。赤者状如老茄子，壳厚油少，但可食尔，不堪服
食。唯钱乙治小儿痘疹变黑归肾，百祥丸，用赤脂麻煎汤送下，
盖亦取其解毒耳。《五符经》有巨胜丸，云：即胡麻，本生大宛，
五谷之长也。服之不息，可以知万物，通神明，与世常存。《参同
契》亦云：巨胜可延年，还丹入口中。古以胡麻为仙药，而近世罕
用，或者未必有此神验，但久服有益而已耶？刘、阮入天台，遇仙
女，食胡麻饭。亦以胡麻同米作饭，为仙家食品焉尔。又按苏东
坡《与程正辅书》云：凡痔疾，宜断酒肉与盐酪、酱菜、厚味及粳
米饭，唯宜食淡面一味。及以九蒸胡麻（即黑脂麻），同去皮茯
苓，入少白蜜为麨食之。日久气力不衰而百病自去，而痔渐退。
此乃长生要诀，但易知而难行尔。据此说，则胡麻为脂麻尤可凭
矣。其用茯苓，本陶氏注胡麻之说也。近人以脂麻擂烂去滓，入
绿豆粉作腐食。其性平润，最益老人。

〔附方〕旧十五，新十六。

服食胡麻。《抱朴子》云：用上党胡麻三斗，淘净甑蒸，令
气遍，日干，以水淘去沫再蒸，如此九度，以汤脱去皮，簸净，炒
香为末，白蜜或枣膏丸弹子大。每温酒化下一丸，日三服。忌毒
鱼、狗肉、生菜。服至百日，能除一切痼疾，一年身面光泽不饥，
二年白发返黑，三年齿落更生，四年水火不能害，五年行及奔马，
久服长生。若欲下之，饮葵菜汁。○孙真人云：用胡麻三升，去

黄褐者,蒸三十遍,微炒香为末。入白蜜三升,杵三百下,丸梧桐子大。每旦服五十丸。人过四十以上,久服明目洞视,肠柔如筋也。○《神仙传》云:鲁女生服胡麻饵术,绝谷八十余年,甚少壮,日行三百里,走及獐鹿。

服食巨胜治五脏虚损,益气力,坚筋骨。用巨胜,九蒸九暴,收贮。每服二合,汤浸布裹挼去皮再研,水滤汁煎饮,和粳米煮粥食之。○〔时珍曰〕古有服食胡麻、巨胜二法。方不出于一人,故有二法,其实一物也。

白发返黑乌麻,九蒸九晒,研末,枣膏丸,服之(《千金方》)。

腰脚疼痛新胡麻一升,熬香杵末。日服一小升,服至一斗永瘥。温酒、蜜汤、姜汁皆可下(《千金》)。

手脚酸痛微肿。用脂麻五升熬研,酒一升,浸一宿。随意饮(《外台》)。

入水肢肿作痛。生胡麻捣涂之(《千金》)。

偶感风寒脂麻炒焦,乘热撺酒饮之,暖卧取微汗出良。

中暑毒死救生散:用新胡麻一升,微炒令黑,摊冷为末,新汲水调服三钱。或丸弹子大,水下(《经验后方》)。

呕哕不止白油麻一大合,清酒半升,煎取三合,去麻顿服(《近效方》)。

牙齿痛肿胡麻五升,水一斗,煮汁五升。含漱吐之,不过二剂,神良(《肘后》)。

热淋茎痛乌麻子、蔓菁子各五合,炒黄,绯袋盛,以井花水三升浸之。每食前服一钱(《圣惠方》)。

小儿下痢赤白。用油麻一合捣,和蜜汤服之(《外台》)。

解下胎毒小儿初生,嚼生脂麻,绵包,与儿咂之,其毒自下。

小儿急疳油麻嚼傅之（《外台》）。

小儿软疖油麻炒焦，乘热嚼烂傅之（谭氏《小儿方》）。

头面诸疮脂麻生嚼傅之（《普济》）。

小儿瘰疬脂麻、连翘等分，为末。频频食之（《简便方》）。

疔肿恶疮胡麻（烧灰）、针砂等分，为末。醋和傅之，日三（《普济方》）。

痔疮风肿作痛。胡麻子煎汤洗之，即消。

坐板疮疥生脂麻嚼傅之（笔峰《杂兴》）。

阴痒生疮胡麻嚼烂傅之，良（《肘后》）。

乳疮肿痛用脂麻炒焦，研末。以灯窝油调涂，即安。

妇人乳少脂麻炒研，入盐少许，食之（唐氏）。

汤火伤灼胡麻生研如泥，涂之（《外台》）。

蜘蛛咬疮油麻研烂傅之（《经验后方》）。

诸虫咬伤同上。

蚰蜒入耳胡麻炒研，作袋枕之（梅师）。

谷贼尸咽喉中痛痒，此因误吞谷芒，抢刺痒痛也。谷贼属咽，马喉风属喉，不可不分。用脂麻炒研，白汤调下（《三因方》）。

痈疮不合乌麻炒黑，捣傅之（《千金》）。

小便尿血胡麻三升杵末，以东流水二升浸一宿，平旦绞汁，顿热服（《千金方》）。

胡麻油即香油〔弘景曰〕生榨者良。若蒸炒者，止可供食及然灯耳，不入药用。〔宗奭曰〕炒熟乘热压出油，谓之生油，但可点照；须再煎炼，乃为熟油，始可食，不中点照，亦一异也。如铁自火中出而谓之生铁，亦此义也。〔时珍曰〕入药以乌麻油为上，白麻油次之，须自榨乃良。若市肆者，不惟已经蒸炒，而又杂之以伪也。

〔气味〕甘，微寒，无毒。

〔主治〕利大肠，产妇胞衣不落。生油摩疮肿，生秃发（《别录》）。去头面游风（孙思邈）。主天行热闷，肠内结热。服一合，取利为度（藏器）。主暗哑，杀五黄，下三焦热毒气，通大小肠，治蛔心痛。傅一切恶疮疥癣，杀一切虫。取一合，和鸡子两颗，芒硝一两，搅服。少时，即泻下热毒，甚良（孟诜）。陈油：煎膏，生肌长肉止痛，消痈肿，补皮裂（《日华》）。治痈疽热病（苏颂）。解热毒、食毒、虫毒，杀诸虫蝼蚁（时珍）。

灯盏残油

〔主治〕能吐风痰食毒，涂痈肿热毒。又治猘犬咬伤，以灌疮口，甚良（时珍）。

〔发明〕〔藏器曰〕大寒，乃常食所用。而发冷疾，滑精髓，发脏腑渴，困脾脏。令人体重损声。〔士良曰〕有牙齿疾及脾胃疾人，切不可吃。治饮食物，须逐日熬熟用之。若经宿，即动气也。〔刘完素曰〕油生于麻，麻温而油寒，同质而异性也。〔震亨曰〕香油乃炒熟脂麻所出，食之美，且不致疾。若煎炼过，与火无异矣。〔时珍曰〕张华《博物志》言：积油满百石，则自能生火。陈霆《墨谈》言：衣绢有油，蒸热则出火星。是油与火同性矣。用以煎炼食物，尤能动火生痰。陈氏谓之大寒，珍意不然。但生用之，有润燥解毒、止痛消肿之功，似乎寒耳。且香油能杀虫，而病发瘕者嗜油；炼油能自焚，而气尽则反冷。此又物之玄理也。

〔附方〕旧十，新二十六。

发瘕饮油《外台》云：病发瘕者，欲得饮油。用油一升，入香泽煎之。盛置病人头边，令气入口鼻，勿与饮之。疲极眠睡,虫当从口出。急以石灰粉手捉取抽尽,即是发也。初出,如不流水中浓菜形。○又云:治胸喉间觉有癥虫上下,尝闻葱、豉食香,此乃发癥虫也。二日不食,开口而卧。以油煎葱、豉令香,置口边。虫当出,以物引去之,必愈。

发瘕腰痛《南史》云:宋明帝宫人腰痛牵心,发则气绝。徐文伯诊曰:"发瘕也。"以油灌之。吐物如发,引之长三尺,头已成蛇,能动摇,悬之滴尽,惟一发尔。

吐解蛊毒以清油多饮,取吐(《岭南方》)。

解河豚毒一时仓卒无药。急以清麻油多灌,取吐出毒物,即愈(《卫生易简方》)。

解砒石毒麻油一碗,灌之(《卫生方》)。

大风热疾《近效方》云:婆罗门僧疗大风疾,并热风手足不遂,压丹石热毒。用硝石一两,生乌麻油二大升,同纳铛中。以土墼盖口,纸泥固济,细火煎之。初煎气腥,药熟则香气发。更以生脂麻油二大升和合,微煎之。以意斟量得所,即内不津器中。凡大风人,用纸屋子坐病人,外面烧火发汗,日服一大合,壮者日二服。三七日,头面疱疮皆灭也(《图经》)。

伤寒发黄生乌麻油一盏,水半盏,鸡子白一枚,和搅服尽(《外台》)。

小儿发热不拘风寒饮食时行痘疹,并宜用之。以葱涎入香油内,手指蘸油摩擦小儿五心、头面、项背诸处,最能解毒凉肌(《直指》)。

预解痘毒《外台》云:时行暄暖,恐发痘疮。用生麻油一小盏,水一盏,旋旋倾下油内,柳枝搅稠如蜜。每服二三蚬壳,大人二合,卧时服之。三五服,大便快利,疮自不生矣。此扁鹊油剂法也。○《直指》:用麻油、童便各半盏,如上法服。

小儿初生大小便不通。用真香油一两,皮硝少许,同煎滚。冷定,徐徐灌入口中,咽下即通(蔺氏《经验方》)。

卒热心痛生麻油一合,服之良(《肘后方》)。

鼻衄不止纸条蘸真麻油入鼻取嚏,即愈。有人一夕衄血盈盆,用此而效(《普济方》)。

胎死腹中清油和蜜等分,入汤顿服(《普济方》)。

漏胎难产因血干涩也。用清油半两,好蜜一两,同煎数十沸,温服,胎滑即下。他药无益,以此助血为效(《胎产须知》)。

产肠不收用油五斤,炼熟盆盛。令妇坐盆中,饭久。先用皂角炙,去皮研末。吹少许入鼻作嚏,立上(《斗门方》)。

痈疽发背初作即服此,使毒气不内攻。以麻油一斤,银器煎二十沸,和醇醋二碗。分五次,一日服尽(《直指》)。

肿毒初起麻油煎葱黑色,趁热通手旋涂,自消(《百一选方》)。

喉痹肿痛生油一合灌之,立愈(《总录》)。

丹石毒发发热者。不得食热物,不用火为使。但着厚衣暖卧,取油一匙,含咽。戒怒二七日也。○《枕中记》云:服丹石人,先宜以麻油一升,薤白三升切,纳油中,微火煎黑,去滓。合酒每服三合,百日气血充盛也。

身面疮疥方同下。

梅花秃癣用清油一碗,以小竹子烧火入内煎沸,沥猪胆汁一个,和匀,剃头擦之,二三日即愈。勿令日晒(《普济方》)。

赤秃发落香油、水等分,以银钗搅和。日日擦之,发生乃止(《普济方》)。

发落不生生胡麻油涂之(《普济方》)。

令发长黑生麻油、桑叶煎过,去滓。沐发,令长数尺

（《普济》）。

滴耳治聋生油日滴三五次。候耳中塞出，即愈（《总录》）。

蚰蜒入耳刘禹锡《传信方》：用油麻油作煎饼，枕卧，须臾自出。李元淳尚书在河阳日，蚰蜒入耳，无计可为。脑闷有声，至以头击门柱。奏状危困，因发御药疗之，不验。忽有人献此方，乃愈（《图经》）。

蜘蛛咬毒香油和盐，掺之（《普济方》）。

冬月唇裂香油频频抹之（《相感志》）。

身面白癜以酒服生胡麻油一合，一日三服，至五斗瘥。忌生冷、猪、鸡、鱼、蒜等百日（《千金》）。

小儿丹毒生麻油涂之（《千金》）。

打扑伤肿熟麻油和酒饮之，以火烧热地卧之，觉即疼肿俱消。松阳民相殴，用此法，经官验之，了无痕迹（赵葵《行营杂录》）。

虎爪伤人先吃清油一碗，仍以油淋洗疮口（赵原阳《济急方》）。

毒蜂螫伤清油搽之妙（同上）。

毒蛇螫伤急饮好清油一二盏解毒，然后用药也（《济急良方》）。

麻枯饼〔时珍曰〕此乃筭去油麻滓也。亦名麻粃（音辛）。荒岁人亦食之。可以养鱼肥田，亦《周礼》草人强坚用蒉之义。

〔附方〕新二。

揩牙乌须麻枯八两，盐花三两，用生地黄十斤取汁，同入铛中熬干。以铁盖覆之，盐泥泥之，煅赤，取研末。日用三次，揩毕，饮姜茶。先从眉起，一月皆黑也（《养老书》）。

疽疮有虫生麻油淬贴之,绵裹,当有虫出(《千金方》)。

青蘘音穰。○《本经·上品》。○〔恭曰〕自《草部》移附此。

〔释名〕梦神,巨胜苗也。生中原山谷(《别录》)。

〔气味〕甘,寒,无毒。

〔主治〕五脏邪气,风寒湿痹,益气,补脑髓,坚筋骨。久服,耳目聪明,不饥不老增寿(《本经》)。主伤暑热(思邈)。作汤沐头,去风润发,滑皮肤,益血色(《日华》)。治崩中血凝注者,生捣一升,热汤绞汁半升服,立愈(甄权)。祛风解毒润肠。又治飞丝入咽喉者,嚼之即愈(时珍)。

〔发明〕〔宗奭曰〕青蘘即油麻叶也。以汤浸,良久涎出,稠黄色,妇人用之梳发,与《日华》作汤沐发之说相符,则胡麻之为脂麻无疑。〔弘景曰〕胡麻叶甚肥滑,可沐头。但不知云何服之?仙方并无用此,亦当阴干为丸散尔。〔时珍曰〕按服食家有种青蘘作菜食法,云:秋间取巨胜子种畦中,如生菜之法。候苗出采食,滑美不减于葵。则《本草》所著者,亦茹蔬之功,非入丸散也。

胡麻花〔思邈曰〕七月采最上标头者,阴干用之。〔藏器曰〕阴干渍汁,溲面食,至韧滑。

〔主治〕生秃发(思邈)。润大肠。人身上生肉丁者,擦之即愈(时珍)。

〔附方〕新一。

眉毛不生乌麻花阴干为末,以乌麻油渍之,日涂(《外台秘要》)。

麻秸

〔主治〕烧灰,入点痣去恶肉方中用(时珍)。

〔附方〕新二。

小儿盐哮脂麻秸，瓦内烧存性，出火毒，研末。以淡豆腐蘸食之（《摘玄方》）。

聤耳出脓白麻秸刮取一合，花胭脂一枚，为末。绵裹塞耳中（《圣济总录》）。

亚麻 宋《图经》

【释名】鸦麻（《图经》）、壁虱胡麻（《纲目》）。

【集解】〔颂曰〕亚麻子出兖州、威胜军。苗叶俱青，花白色。八月上旬采其实用。〔时珍曰〕今陕西人亦种之，即壁虱胡麻也。其实亦可榨油点灯，气恶不堪食。其茎穗颇似荒蔚，子不同。

子

【气味】甘，微温，无毒。

【主治】大风疮癣（苏颂）。

大麻 《本经·上品》

【释名】火麻（《日用》）、黄麻（俗名）、汉麻（《尔雅翼》）。雄者名枲麻（《诗疏》）、牡麻（同上），雌者名苴麻（同上）、荸麻（音字。〖《纲目》〗）。花名麻蕡（《本经》）、麻勃（〖《吴普》〗）。〔时珍曰〕麻从两朮在广下，象屋下派麻之形也，朮音派，广音俨。余见下注。云汉麻者，以别胡麻也。

【集解】（缺）

【正误】《本经》曰麻蕡一名麻勃，麻花上勃勃者。七月七日采之良。麻子九月采。入土者损人。生太山川谷。〔弘景曰〕麻蕡即牡麻，牡麻则无实。今人作布及履用之。〔恭曰〕蕡即麻实，非花也。《尔雅》云：蕡，枲实。《仪礼》云：苴，麻之有蕡者。

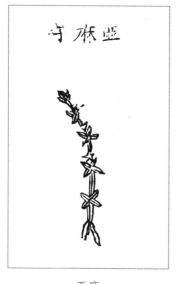

亚麻

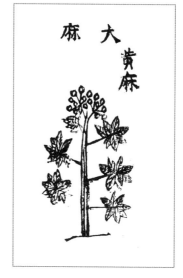

大麻

注云:有子之麻为苴。皆谓子也。陶以蕡为麻勃,谓勃勃然如花者,复重出麻子,误矣。既以蕡为米谷上品,花岂堪食乎?〔藏器曰〕麻子,早春种为春麻子,小而有毒;晚春种为秋麻子,入药佳。压油可以油物。〔宗奭曰〕麻子,海东毛罗岛来者,大如莲实,最胜;其次出上郡、北地者,大如豆;南地者子小。〔颂曰〕麻子处处种之,绩其皮以为布者。农家择其子之有斑黑文者,谓之雌麻,种之则结子繁。他子则不然也。《本经》麻蕡、麻子所主相同,而麻花非所食之物,苏恭之论似当矣。然《本草》朱字云,麻蕡味辛,麻子味甘,又似二物。疑《本草》与《尔雅》《礼记》称谓有不同者。又《药性论》用麻花,云味苦,主诸风、女经不利。然则蕡也、子也、花也,其三物乎?〔时珍曰〕大麻即今火麻,亦曰黄麻。处处种之,剥麻收子。有雌有雄:雄者为枲,雌者为苴。大科如油麻。叶狭而长,状如益母草叶,一枝七叶或九叶。五六月开细黄花成穗,随即结实,大如胡荽子,可取油。剥其皮作麻。其秸白而有棱,轻虚可为烛心。《齐民要术》云:麻子放勃时,拔去雄者。若未放勃,先拔之,则不成子也。其子黑而重,可捣治为烛。即此也。《本经》有麻蕡、麻子二条,谓蕡即麻勃,谓麻子入土者杀人。苏恭谓蕡是麻子,非花也。苏颂谓蕡、子、花为三物。疑而不决。谨按《吴普本草》云:麻勃一名麻花,味辛无毒。麻蓝一名麻蕡,一名青葛,味辛甘有毒。麻叶有毒,食之杀人。麻子中仁无毒,先藏地中者,食之杀人。据此说则麻勃是花,麻蕡是实,麻仁是实中仁也。普三国时人,去古未远,说甚分明。《神农本经》以花为蕡,以藏土入土杀人,其文皆传写脱误尔。陶氏及唐宋诸家,皆不考究而臆度疑似,可谓疏矣。今依吴氏改正于下。

麻勃〔普曰〕一名麻花。〔时珍曰〕观《齐民要术》有放勃时拔去雄者之文,则勃为花明矣。

〔气味〕辛,温,无毒。〔甄权曰〕苦,微热,无毒。○畏牡蛎。入行血药,以䗪虫为之使。

〔主治〕一百二十种恶风,黑色遍身苦痒,逐诸风恶血,治女人经候不通(《药性》)。治健忘及金疮内漏(时珍)。

〔发明〕〔弘景曰〕麻勃方药少用。术家合人参服之,逆知未来事。〔时珍曰〕按《范汪方》有治健忘方,七月七日收麻勃一升,人参二两,为末,蒸令气遍。每临卧服一刀圭,能尽知四方之事。此乃治健忘,服之能记四方事也。陶云逆知未来事,过言矣。又《外台》言生疗肿人,忌见麻勃,见之即死者,用胡麻、针砂、烛烬为末,醋和傅之。不知麻勃与疔何故相忌?亦如人有见漆即生疮者,此理皆不可晓。

〔附方〕旧一,新二。

瘰疬初起七月七日麻花,五月五日艾叶,等分,作炷,灸之百壮(《外台秘要》)。

金疮内漏麻勃一两,蒲黄二两,为末。酒服一钱匕,日三,夜一(同上)。

风病麻木麻花四两,草乌一两,炒存性为末,炼蜜调成膏。每服三分,白汤调下。

麻蕡〔普曰〕一名麻蓝,一名青葛。〔时珍曰〕此当是麻子连壳者,故《周礼》朝事之笾供蕡。《月令》食麻,与大麻可食、蕡可供稍有分别,壳有毒而仁无毒也。

〔气味〕辛,平,有毒。〔普曰〕神农:辛。雷公:甘。岐伯:有毒。○畏牡蛎、白微。

〔主治〕五劳七伤。多服,令人见鬼狂走(《本经》)。○〔诜曰〕要见鬼者,取生麻子、菖蒲、鬼臼等分,杵丸弹子大。每朝向日服一丸。满百日即见鬼也。利五脏,下血寒气,破积止痹散脓。久服,通神明,轻身(《别录》)。

〔附方〕旧一。

风癫百病麻子四升,水六升,猛火煮令芽生,去滓煎取二升,空心服之。或发或不发,或多言语,勿怪之。但令人摩手足,顷定。进三剂愈(《千金》)。

麻仁

〔修治〕〔宗奭曰〕麻仁极难去壳。取帛包置沸汤中,浸至冷出之。垂井中一夜,勿令着水。次日日中曝干,就新瓦上挼去壳,簸扬取仁,粒粒皆完。张仲景麻仁丸,即此大麻子中仁也。

〔气味〕甘,平,无毒。〔诜曰〕微寒。〔普曰〕先藏地中者,食之杀人。〔士良曰〕多食损血脉,滑精气,痿阳气。妇人多食即发带疾。○畏牡蛎、白微，恶茯苓。

〔主治〕补中益气。久服，肥健不老，神仙（《本经》）。治中风汗出，逐水气，利小便，破积血，复血脉，乳妇产后余疾。沐发，长润（《别录》）。下气，去风痹皮顽，令人心欢，炒香，浸小便，绞汁服之。妇人倒产，吞二、七枚即正（藏器）。润五脏，利大肠风热结燥及热淋（士良）。补虚劳，逐一切风气，长肌肉，益毛发，通乳汁，止消渴，催生难产（《日华》）。取汁煮粥，去五脏风，润肺，治关节不通，发落（孟诜）。利女人经脉，调大肠下痢。涂诸疮癫，杀虫。取汁煮粥食，止呕逆（时珍）。

〔发明〕〔弘景曰〕麻子中仁，合丸药并酿酒，大善。但性滑利。〔刘完素曰〕麻，木谷也而治风，同气相求也。〔好古曰〕麻仁，手阳明、足太阴药也。阳明病汗多、胃热、便难，三者皆燥也。故用之以通润也。〔成无己曰〕脾欲缓，急食甘以缓之。麻仁之甘，以缓脾润燥。

〔附方〕旧二十，新十八。

服食法麻子仁一升，白羊脂七两，蜜蜡五两，白蜜一合，和杵蒸食之，不饥耐老（《食疗》）。

耐老益气久服不饥。麻子仁二升，大豆一升，熬香为末，蜜丸。日二服（《药性论》）。

大麻仁酒治骨髓风毒疼痛，不可运动。用大麻仁水浸，取沉者一大升曝干，于银器中旋旋慢炒香熟，入木臼中捣至万杵，待细如白粉即止，平分为十帖。每用一帖，取家酿无灰酒一大碗，同麻粉，用柳槌蘸入砂盆中擂之，滤去壳，煎至减半。空腹温服一帖。轻者四五帖见效，甚者不出十帖，必失所苦，效不可言（《篋中方》）。

麻子仁粥治风水腹大，腰脐重痛，不可转动。用冬麻子半斤，研碎，水滤取汁，入粳米二合，煮稀粥，下葱、椒、盐豉。空心食（《食医心镜》）。

老人风痹麻子煮粥，上法食之。

五淋涩痛麻子煮粥，如上法食之（同上）。

大便不通麻子煮粥，如上法服之（《肘后方》）。

麻子仁丸治脾约，大便秘而小便数。麻子仁二升，芍药半斤，厚朴一尺，大黄、枳实各一斤，杏仁一升，熬研，炼蜜丸梧桐子大。每以浆水下十丸，日三服。不知再加（张仲景方）。

产后秘塞许学士云：产后汗多则大便秘，难于用药，惟麻子苏子粥最稳。不惟产后可服，凡老人诸虚风秘，皆得力也。用大麻子仁、紫苏子各二合，洗净研细，再以水研，滤取汁一盏，分二次煮粥啜之（《本事方》）。

产后瘀血不尽。麻子仁五升，酒一升渍一夜，明旦去滓温服一升，先食服。不瘥，夜再服一升，不吐不下。不得与男子通一月，将养如初产法（《千金方》）。

胎损腹痛冬麻子一升，杵碎熬香，水二升煮汁，分服（《心镜》）。

妊娠心痛烦闷。麻子仁一合研，水二盏，煎六分，去滓服（《圣惠》）。

月经不通或两三月，或半年、一年者，用麻子仁二升，桃仁二两，研匀，熟酒一升，浸一夜。日服一升（《普济》）。

呕逆不止麻仁三合杵熬，水研取汁，着少盐吃立效。李谏议常用，极妙（《外台》）。

虚劳内热下焦虚热，骨节烦疼，肌肉急，小便不利，大便数,少气吸吸,口燥热淋。用大麻仁五合研,水二升,煮减半,分服。四五剂瘥(《外台》)。

补下治渴 麻子仁一升,水三升,煮四五沸去滓,冷服半升,日二(《药性论》)。

消渴饮水 日至数斗,小便赤涩。用秋麻子仁一升,水三升,煮三四沸。饮汁,不过五升瘥(《肘后方》)。

乳石发渴 大麻仁三合,水三升,煮二升,时时呷之(《外台》)。

饮酒咽烂 口舌生疮。大麻仁一升,黄芩二两,为末,蜜丸。含之(《千金方》)。

脚气肿渴 大麻仁熬香,水研取一升,再入水三升,煮一升入赤小豆一升煮熟,食豆饮汁(《外台秘要》)。

脚气腹痹 大麻仁一升研碎。酒三升,渍三宿,温服大良(《外台》)。

血痢不止 《必效方》:用麻子仁汁煮绿豆。空心食,极效(《外台》)。

小儿痢下 赤白,体弱大困者。麻子仁三合,炒香研细末。每服一钱,浆水服,立效(《子母秘录》)。

截肠怪病 大肠头出寸余,痛苦,干则自落,又出,名为截肠病,若肠尽即不治。但初觉截时,用器盛脂麻油坐浸之,饮大麻子汁数升,即愈也(夏子益《奇疾方》)。

金疮瘀血 在腹中。用大麻仁三升,葱白十四枚,捣熟,水九升,煮一升半,顿服。血出不尽,更服(《千金》)。

腹中虫病 大麻子仁三升,东行茱萸根八升,渍水。平旦服二升,至夜虫下(《食疗》)。

小儿疳疮 嚼麻子傅之,日六七度(《子母秘录》)。

小儿头疮 麻子五升。研细,水绞汁,和蜜傅之(《千金》)。

白秃无发麻子三升炒焦研末，猪脂和涂，发生为度（《普济方》）。

发落不生黂麻子汁煮粥，频食之（《圣济总录》）。

聤耳出脓麻子一合，花胭脂一分。研匀，作梴子，绵裹塞之（《圣惠方》）。

大风癞疾大麻仁三升淘晒，以酒一斗浸一夜，研取白汁，滤入瓶中，重汤煮数沸收之。每饮一小盏，兼服茄根散、乳香丸，取效（《圣惠方》）。

卒被毒箭麻仁数升，杵汁饮（《肘后》）。

解射罔毒大麻子汁，饮之良（《千金》）。

辟禳温疫麻子仁、赤小豆各二七枚，除夜着井中。饮水良（《龙鱼河图》）。

赤游丹毒麻仁捣末，水和傅之（《千金方》）。

湿癣肥疮大麻澫傅之，五日瘥（《千金方》）。

瘭疽出汁生手足肩背，累累如赤豆状。剥净，以大麻子炒研末摩之（《千金方》）。

油

〔主治〕熬黑压油，傅头，治发落不生。煎熟，时时啜之，治硫黄毒发身热（时珍。○出《千金方》《外台秘要》）。

〔附方〕新一。

尸咽痛痒麻子烧取脂，酒调一钱服之（《圣济总录》）。

叶

〔气味〕辛，有毒。

〔主治〕捣汁服五合，下蛔虫；捣烂傅蝎毒，俱效（苏恭）。浸汤沐发长润，令白发不生。〔甄权曰〕以叶一握,同子五升捣和,浸三日,去滓沐发。

〔发明〕〔时珍曰〕按郭文《疮科心要》,乌金散治痈疽疔肿,时毒恶疮。方中用火麻头,同麻黄诸药发汗,则叶之有毒攻毒可知矣。《普济方》用之截疟,尤可推焉。

〔附方〕新二。

治疟不止　火麻叶,不问荣枯,锅内文武火慢炒香,连锅取下,以纸盖之,令出汗尽,为末。临发前用茶或酒下。移病人原睡处,其状如醉,醒即愈。○又方:火麻叶如上法为末一两,加缩砂、丁香、陈皮、木香各半两,酒糊丸梧子大。每酒、茶任下五七丸。能治诸疟,壮元气(《普济方》)。

黄麻

〔主治〕破血,通小便(时珍)。

〔附方〕新二。

热淋胀痛　麻皮一两,炙甘草三分,水二盏,煎一盏服,日二,取效(《圣惠方》)。

跌扑折伤疼痛。接骨方:黄麻烧灰、头发灰各一两,乳香五钱,为末。每服三钱,温酒下,立效(王仲勉《经验方》)。

麻根

〔主治〕捣汁或煮汁服,主瘀血石淋(陶弘景)。治产难衣不出,破血壅胀,带下崩中不止者,以水煮服之,效(苏恭)。治热淋下血不止,取三、九枚,洗净,水五升,煮三升,分服,血止神验(《药性》)。根及叶捣汁服,治挝打瘀血,心腹满气短,及踠折骨痛不可忍者,皆效。无则以麻煮汁代之(苏颂。○出韦宙《独行方》)。

沤麻汁

〔主治〕止消渴，治瘀血（苏恭）。

小麦《别录·中品》

〔校正〕《拾遗》麦苗并归为一。

【释名】来（〖《说文》〗）。〔时珍曰〕来亦作秾。许氏《说文》云：天降瑞麦，一来二秾，象芒刺之形，天所来也。如足行来，故麦字从来从夂。夂音绥，足行也。《诗》云"贻我來牟"是矣。又云"來象其实""夂象其根"。梵书名麦曰迦师错。

【集解】〔颂曰〕大小麦秋种冬长，春秀夏实，具四时中和之气，故为五谷之贵。地暖处亦可春种，至夏便收。然比秋种者，四气不足，故有毒。〔时珍曰〕北人种麦漫撒，南人种麦撮撒。北麦皮薄面多，南麦反此。或云：收麦以蚕沙和之，辟蠹。或云：立秋前以苍耳剉碎同晒收，亦不蛀。秋后则虫已生矣。盖麦性恶湿，故久雨水潦，即多不熟也。

小麦

〔气味〕甘，微寒，无毒。入少阴、太阳之经。〔甄权曰〕平，有小毒。〔恭曰〕小麦作汤，不许皮坼。坼则性温，不能消热止烦也。〔藏器曰〕小麦秋种夏熟，受四时气足，兼有寒热温凉。故麦凉、曲温、麸冷、面热，宜其然也。河渭之西，白麦面亦凉，以其春种，阙二气也。〔时珍曰〕新麦性热，陈麦

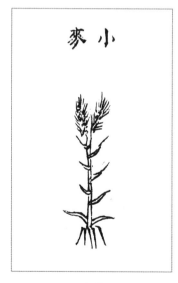

小麦

平和。

〔主治〕除客热，止烦渴咽燥，利小便，养肝气，止漏血唾血。令女人易孕（《别录》）。养心气，心病宜食之（思邈）。煎汤饮，治暴淋（宗奭）。熬末服，杀肠中蛔虫（《药性》）。陈者煎汤饮，止虚汗。烧存性，油调，涂诸疮汤火伤灼（时珍）。

〔发明〕〔时珍曰〕按《素问》云：麦属火，心之谷也。郑玄云：麦有孚甲，属木。许慎云：麦属金，金王而生，火王而死。三说各异。而《别录》云：麦养肝气，与郑说合。孙思邈云：麦养心气，与《素问》合。夷考其功，除烦、止渴、收汗、利溲、止血，皆心之病也，当以《素问》为准。盖许以时，郑以形，而《素问》以功性，故立论不同尔。〔震亨曰〕饥年用小麦代谷，须晒燥，以少水润，舂去皮，煮为饭食，可免面热之患。

〔附方〕旧三，新四。

消渴心烦　用小麦作饭及粥食（《心镜》）。

老人五淋　身热腹满。小麦一升，通草二两，水三升，煮一升，饮之即愈（《奉亲书》）。

项下瘿气　用小麦一升，醋一升，渍之，晒干为末。以海藻洗，研末三两，和匀。每以酒服方寸匕，日三（《小品》）。

眉炼头疮　用小麦烧存性，为末。油调傅（《儒门事亲》）。

白癜风癣　用小麦摊石上，烧铁物压出油，搽之甚效（《医学正传》）。

汤火伤灼　未成疮者。用小麦炒黑，研入腻粉，油调涂之。勿犯冷水，必致烂（《袖珍方》）。

金疮肠出　用小麦五升，水九升，煮取四升，绵滤取汁，待极冷。令病人卧席上，含汁噀之，肠渐入，噀其背。并勿令病人知，及多人见，傍人语，即肠不入也。乃抬席四角轻摇，使肠自入。十日中，但略食羹物。慎勿惊动，即杀人（《刘涓子鬼遗方》）。

浮麦即水淘浮起者，焙用。

〔气味〕甘、咸，寒，无毒。

〔主治〕益气除热，止自汗盗汗，骨蒸虚热，妇人劳热（时珍）。

麦麸

〔主治〕时疾热疮，汤火疮烂，扑损伤折瘀血，醋炒罨贴之（《日华》）。和面作饼，止泄痢，调中去热健人。以醋拌蒸热，袋盛，包熨人马冷失腰脚伤折处，止痛散血（藏器）。醋蒸，熨手足风湿痹痛，寒湿脚气，互易至汗出，并良。末服，止虚汗（时珍）。

〔发明〕〔时珍曰〕麸乃麦皮也。与浮麦同性，而止汗之功次于浮麦，盖浮麦无肉也。凡人身体疼痛及疮疡肿烂沾渍，或小儿暑月出痘疮，溃烂不能着席睡卧者，并用夹褥盛麸缝合藉卧，性凉而软，诚妙法也。

〔附方〕新七。

虚汗盗汗《卫生宝鉴》：用浮小麦文武火炒，为末。每服二钱半，米饮下，日三服。或煎汤代茶饮。○一方：以猪觜唇煮熟切片，蘸食亦良。

产后虚汗小麦麸、牡蛎等分，为末。以猪肉汁调服二钱，日二服（胡氏《妇人方》）。

走气作痛用醶醋拌麸皮炒热，袋盛熨之（《生生编》）。

灭诸瘢痕春夏用大麦麸，秋冬用小麦麸，筛粉和酥傅之（《总录》）。

小儿眉疮小麦麸炒黑，研末，酒调傅之。

小便尿血面麸炒香，以肥猪肉蘸食之（《集玄方》）。

面

〔气味〕甘，温，有微毒。不能消热止烦（《别录》）。○〔大明曰〕性壅热，小动风气，发丹石毒。〔思邈曰〕多食，长宿澼，加客气。○畏汉椒、萝卜。

〔主治〕补虚。久食，实人肤体，厚肠胃，强气力（藏器）。养气，补不足，助五脏（《日华》）。水调服，治人中暑，马病肺热（宗奭）。傅痈肿损伤，散血止痛。生食，利大肠。水调服，止鼻衄吐血（时珍）。

〔发明〕〔诜曰〕面有热毒者，多是陈黝之色，又为磨中石末在内故也。但杵食之，即良。〔藏器曰〕面性热，惟第二磨者凉，为其近麸也。河渭以西，白麦面性凉，以其春种，阙二气也。〔颖曰〕东南卑湿，春多雨水，麦已受湿气，又不曾出汗，故食之作渴，动风气，助湿发热。西北高燥，春雨又少，麦不受湿，复入地窖出汗，北人禀厚少湿，故常食而不病也。〔时珍曰〕北面性温，食之不渴；南面性热，食之烦渴；西边面性凉，皆地气使然也。吞汉椒、食萝卜，皆能解其毒，见萝卜条。医方中往往用飞罗面，取其无石末而性平易尔。陈麦面，水煮食之，无毒。以糟发胀者，能发病发疮，惟作蒸饼和药，取其易消也。按李鹏飞《延寿书》云：北多霜雪，故面无毒；南方雪少，故面有毒。顾元庆《檐曝偶谈》云：江南麦花夜发，故发病；江北麦花昼发，故宜人。又曰鱼稻宜江淮，羊面宜京洛，亦五方有宜不宜也。面性虽热，而寒食日以纸袋盛悬风处，数十年亦不坏，则热性皆去而无毒矣，入药尤良。

〔附方〕旧七，新二十一。

热渴心闷温水一盏，调面一两，饮之（《圣济总录》）。

中暍卒死井水和面一大抄，服之（《千金》）。

夜出盗汗麦面作弹丸,空心、卧时煮食之。次早服妙香散一帖取效。

内损吐血飞罗面略炒,以京墨汁或藕节汁,调服二钱(《医学集成》)。

大衄血出口耳皆出者。用白面入盐少许,冷水调服三钱(《普济方》)。

中蛊吐血小麦面二合,水调服。半日当下出(《广记》)。

呕哕不止醋和面,作弹丸二三十枚,以沸汤煮熟,漉出投浆水中,待温吞三两枚。哕定,即不用再吞。未定,至晚再吞(《兵部手集》)。

寒痢白色炒面,每以方寸匕入粥中食之。能疗日泻百行,师不救者(《外台》)。

泄痢不固白面一斤,炒焦黄。每日空心温水服一二匙(《正要》)。

诸疟久疟用三姓人家寒食面各一合,五月五日午时采青蒿,擂自然汁,和丸绿豆大。临发日早,无根水一丸。一方:加炒黄丹少许(《德生堂方》)。

头皮虚肿薄如蒸饼,状如裹水。以口嚼面傅之良(梅师方)。

咽喉肿痛卒不下食。白面和醋,涂喉外肿处(《普济方》)。

妇人吹奶水调面煮糊,欲熟,即投无灰酒一盏,搅匀热饮。令人徐徐按之,药行即瘥(《经验方》)。

乳痈不消白面半斤炒黄,醋煮为糊,涂之即消(《圣惠方》)。

破伤风病白面、烧盐各一撮。新水调,涂之(《普济方》)。

金疮血出不止。用生面干傅,五七日即愈(蔺氏《经验方》)。

远行脚趼成泡者。水调生面涂之,一夜即平(《海上》)。

折伤瘀损白面、栀子仁同捣,以水调,傅之即散。

火燎成疮炒面,入栀子仁末,和油傅之(《千金》)。

疮中恶肉寒食面二两,巴豆五分。水和作饼,烧末掺之(《仙传外科》)。

白秃头疮白面、豆豉和研,酢和傅之(《普济方》)。

小儿口疮寒食面五钱,硝石七钱,水调半钱,涂足心,男左女右(《普济方》)。

妇人断产白面一升,酒一升,煮沸去渣,分三服。经水至时前日夜、次日早及天明服之。

阴冷闷痛渐入腹肿满。醋和面熨之(《千金方》)。

一切漏疮盐、面和团,烧研傅之(《千金方》)。

瘭疽出汗生手足肩背,累累如赤豆。剥净,以酒和面傅之(《千金方》)。

一切疔肿面和腊猪脂封之良(梅师方)。

伤米食积白面一两,白酒曲二丸,炒为末。每服二匙,白汤调下。如伤肉食,山楂汤下(《简便方》)。

麦粉

〔气味〕甘,凉,无毒。

〔主治〕补中,益气脉,和五脏,调经络。又炒一合,汤服,断下痢(孟诜)。醋熬成膏,消一切痈肿、汤火伤(时珍)。

〔发明〕〔时珍曰〕麦粉乃是麸面、面洗筋澄出浆粉也。今人浆衣多用之,古方鲜用。按万表《积善堂方》云:乌龙膏:治一切痈肿发背,无名肿毒,初发焮热未破者,取效如神。用隔年小粉,愈久者愈佳,以锅炒之。初炒如饧,久炒则干,成黄黑色,冷定研末。陈米醋调成糊,熬如黑漆,瓷罐收之。用时摊纸上,剪孔贴之，即如冰冷，疼痛即止。少顷觉痒，干亦不能动。久则肿毒自消，药力亦尽而脱落，甚妙。此方苏州杜水庵所传，屡用有验。药易而功大，济生者宜收藏之。

面筋

〔气味〕甘，凉，无毒。

〔主治〕解热和中，劳热人宜煮食之（时珍）。宽中益气（甯源）。

〔发明〕〔时珍曰〕面筋，以麸与面水中揉洗而成者。古人罕知，今为素食要物，煮食甚良。今人多以油炒，则性热矣。〔宗奭曰〕生嚼白面成筋，可粘禽、虫。

麦䴵即糗也。以麦蒸，磨成屑。

〔气味〕甘，微寒，无毒。

〔主治〕消渴，止烦（《蜀本》）。

麦苗《拾遗》

〔气味〕辛，寒，无毒。

〔主治〕消酒毒暴热，酒疸目黄，并捣烂绞汁日饮之。又解蛊毒，煮汁滤服（藏器）。除烦闷，解时疾狂热，退胸膈热，利小肠。作齑食，甚益颜色（《日华》）。

麦奴〔藏器曰〕麦穗将熟时，上有黑霉者也。

〔主治〕热烦，天行热毒。解丹石毒（藏器）。治阳毒温毒，热极发狂大渴，及温疟（时珍）。

〔发明〕〔时珍曰〕朱肱《南阳活人书》：治阳毒温毒热极发狂发斑大渴倍常者，用黑奴丸，水化服一丸，汗出或微利即愈。其方用小麦奴、梁上尘、釜底煤、灶突墨，同黄芩、麻黄、硝、黄等分为末，蜜丸弹子大。盖取火化者从治之义也。麦乃心之谷，属火，而奴则麦实将成，为湿热所蒸，上黑霉者，与釜煤、灶墨同一理也。其方出陈延之《小品方》,名麦奴丸,初虞世《古今录验》名高堂丸、水解丸,诚救急良药也。

秆

〔主治〕烧灰,入去疣痣、蚀恶肉膏中用(时珍)。

大麦《别录·中品》

【释名】牟麦(《《诗笺》》)。〔时珍曰〕麦之苗粒皆大于来,故得大名。牟亦大也。通作䅺。

【集解】〔弘景曰〕今稞麦一名牟麦,似穬麦,惟皮薄尔。〔恭曰〕大麦出关中,即青稞麦,形似小麦而大,皮厚,故谓大麦,不似穬麦也。〔颂曰〕大麦今南北皆能种莳。穬麦有二种:一种类小麦而大,一种类大麦而大。〔藏器曰〕大、穬二麦,前后两出。盖穬麦是连皮者,大麦是麦米,但分有壳、无壳也。苏以青稞为

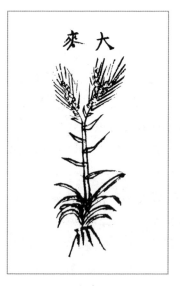

大麦

大麦,非矣。青稞似大麦,天生皮肉相离,秦陇巴西种之。今人将当大麦米粜之,不能分也。〔陈承曰〕小麦,今人以磨面日用者为之。大麦,今人以粒皮似稻者为之,作饭滑,饲马良。穬麦,今人以似小麦而大粒,色青黄,作面脆硬,食多胀人,汴洛、河北之间又呼为黄稞。关中一种青稞,比近道者粒微小,色微青,专以饲马,未见入药用。然大、穬二麦,其名差互。今之穬麦似小麦而大者,当谓之大麦;今之大麦不似小麦

而矿脆者,当谓之穬麦。不可不审。〔时珍曰〕大、穬二麦,注者不一。按《吴普本草》:大麦一名穬麦,五谷之长也。王祯《农书》云:青稞有大小二种,似大小麦,而粒大皮薄,多面无麸,西人种之,不过与大、小麦异名而已。郭义恭《广志》云:大麦有黑穬麦。有稑麦,出凉州,似大麦。有赤麦,赤色而肥。据此则穬麦是大麦中一种皮厚而青色者也。大抵是一类异种,如粟、粳之种近百,总是一类,但方土有不同尔。故二麦主治不甚相远。大麦亦有粘者,名糯麦,可以酿酒。

【气味】 咸,温、微寒,无毒。为五谷长,令人多热。〔诜曰〕暴食似脚弱,为下气故也。久服宜人。熟则有益,带生则冷而损人。○石蜜为之使。

【主治】 消渴除热,益气调中(《别录》)。补虚劣,壮血脉,益颜色,实五脏,化谷食,止泄,不动风气。久食,令人肥白,滑肌肤。为面,胜于小麦,无躁热(士良)。面:平胃止渴,消食疗胀满(苏恭)。久食,头发不白。和针砂、没石子等,染发黑色(孟诜)。宽胸下气,凉血,消积进食(时珍)。

【发明】 〔宗奭曰〕大麦性平凉滑腻。有人患缠喉风,食不能下。用此面作稀糊,令咽以助胃气而平。三伏中,朝廷作麨,以赐臣下。〔震亨曰〕大麦初熟,人多炒食。此物有火,能生热病,人不知也。〔时珍曰〕大麦作饭食,响而有益。煮粥甚滑。磨面作酱甚甘美。

【附方】 旧四,新五。

食饱烦胀但欲卧者。大麦面熬微香,每白汤服方寸匕,佳(《肘后方》)。

膜外水气大麦面、甘遂末各半两,水和作饼,炙熟食,取利（《总录》）。

小儿伤乳腹胀烦闷欲睡。大麦面生用，水调一钱服。白面微炒亦可（《保幼大全》）。

蠷螋尿疮大麦嚼傅之，日三上（《伤寒类要》）。

肿毒已破青大麦去须，炒暴花为末，傅之。成靥，揭去又傅。数次即愈。

麦芒入目大麦煮汁洗之，即出（孙真人方）。

汤火伤灼大麦炒黑，研末，油调搽之。

被伤肠出以大麦粥汁洗肠推入，但饮米糜，百日乃可（《千金》）。

卒患淋痛大麦三两煎汤，入姜汁、蜂蜜，代茶饮（《圣惠方》）。

麦蘖见蘖米下。

苗

〔主治〕诸黄，利小便，杵汁日日服（《类要》）。冬月面目手足皴瘃，煮汁洗之（时珍）。

〔附方〕新一。

小便不通陈大麦秸，煎浓汁，频服（《简便方》）。

大麦奴

〔主治〕解热疾，消药毒（藏器）。

穬麦 音矿。○《别录·中品》

【释名】〔时珍曰〕穬之壳厚而粗矿也。

【集解】〔弘景曰〕穬麦是马所食者。服食家并食大、穬二麦，令人轻健。〔炳曰〕穬麦西川人种食之。山东、河北人正月种之，名春穬。形状与大麦相似。〔时珍曰〕穬麦有二种：一类小麦而大，一类大麦而大。〔颂曰〕穬麦，即大麦一种皮厚者。陈藏器谓即大麦之连壳者,非也。按《别录》自有穬麦功用,其皮岂可食乎? 详大麦下。

【气味】甘,微寒,无毒。〔弘景曰〕此麦性热而云微寒,恐是作屑与合壳异也。〔恭曰〕穬麦性寒,陶云性热,非矣。江东少有故也。〔大明曰〕暴食似动冷气,久即益人。

【主治】轻身除热。久服,令人多力健行。作糵,温中消食(《别录》)。补中,不动风气。作饼食,良(萧炳)。

【发明】〔时珍曰〕《别录》麦糵附见穬麦下,而大麦下无之,则生糵当以穬为良也。今人通用,不复分别矣。

雀麦《唐本草》

〔校正〕自《草部》移入此。

【释名】燕麦(《唐本》)、蘥(音药。〔《唐本》〕)、杜姥草(《外台》)、牛星草(〔《外台》〕)〔时珍曰〕此野麦也。燕雀所食,故名。《日华本草》谓此为瞿麦者,非矣。

【集解】〔恭曰〕雀麦在处有之,生故墟野林下。苗叶似小麦而弱,其实似穬麦而细。〔宗奭曰〕苗与麦同,但穗细长而疏。唐刘梦得所谓“菟葵燕麦,动摇春风”者也。〔周定王曰〕燕麦穗极细,每穗又分小叉十数个,子亦细

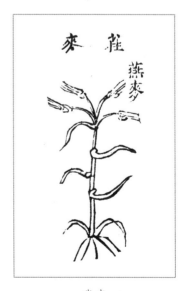

雀麦

小。春去皮,作面蒸食,及作饼食,皆可救荒。

【附方】旧三。

胎死腹中、胞衣不下上抢心。用雀麦一把,水五升,煮二升,温服(《子母秘录》)。

齿䘌并虫积年不瘥,从少至老者。用雀麦,一名杜姥草,俗名牛星草。用苦瓠叶三十枚,洗净。取草剪长二寸,以瓠叶作五包包之,广一寸,厚五分。以三年酢渍之。至日中,以两包火中炮令热,纳口中,熨齿外边,冷更易之。取包置水中解视,即有虫长三分。老者黄色,少者白色。多即二三十枚,少即一二十枚。此方甚妙(《外台秘要》)。

米

〔气味〕甘,平,无毒。

〔主治〕充饥滑肠(时珍)。

苗

〔气味〕甘,平,无毒。

〔主治〕女人产不出,煮汁饮之(苏恭)。

荞麦宋《嘉祐》

【释名】荍麦(音翘。〖《金匮》〗)、乌麦(吴瑞)、花荞(〖《纲目》〗)。〔时珍曰〕荞麦之茎弱而翘然,易长易收,磨面如麦,故曰荞曰荍,而与麦同名也。俗亦呼为甜荞,以别苦荞。杨慎《丹铅录》,指乌麦为燕麦,盖未读《日用本草》也。

【集解】〔炳曰〕荞麦作饭,须蒸使气馏,烈日暴令开口,舂取米仁作之。〔时珍曰〕荞麦南北皆有。立秋前后下种,八九月收刈,性最畏霜。苗高一二尺,赤茎绿叶,如乌桕树叶。开小白花,繁密粲粲然。结实累累如羊蹄,实有三棱,老则乌黑色。王祯《农书》云：北方多种。磨而为面，作煎饼，配蒜食。或作汤饼，谓之河漏，以供常食，滑细如粉，亚于麦面。南方亦种，但作粉饵食，乃农家居冬谷也。

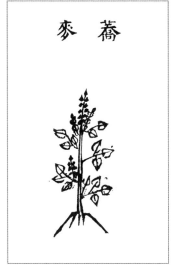

荞麦

【气味】甘，平，寒，无毒。〔思邈曰〕酸，微寒。食之难消。久食动风，令人头眩。作面和猪、羊肉热食，不过八九顿，即患热风，须眉脱落，还生亦希。泾、邠以北，多此疾。又不可合黄鱼食。

【主治】实肠胃，益气力，续精神，能炼五脏滓秽（孟诜）。作饭食，压丹石毒，甚良（萧炳）。以醋调粉，涂小儿丹毒赤肿热疮（吴瑞）。降气宽肠，磨积滞，消热肿风痛，除白浊白带，脾积泄泻。以沙糖水调炒面二钱服，治痢疾。炒焦，热水冲服，治绞肠沙痛（时珍）。

【发明】〔颖曰〕《本草》言荞麦能炼五脏滓秽。俗言一年沉积在肠胃者，食之亦消去也。〔时珍曰〕荞麦最降气宽肠，故能炼肠胃滓滞，而治浊带泄痢腹痛上气之疾，气盛有湿热者宜之。若脾胃虚寒人食之，则大脱元气而落须眉，非所宜矣。孟诜云：益气力者，殆未然也。按杨起《简便方》云：肚腹微微作痛，出即泻，泻亦不多，日夜数行者。用荞麦面一味作饭，连食三四次即愈。予壮年患此两月，瘦怯尤甚。用消食化气药俱不效，一僧授此而愈，转用皆效，此可征其炼积滞之功矣。《普济》治小儿天吊及历节风方中亦用之。

【附方】新十六。

咳嗽上气荞麦粉四两,茶末二钱,生蜜二两,水一碗,顺手搅千下。饮之,良久下气不止。即愈(《儒门事亲》)。

十水肿喘生大戟一钱,荞麦面二钱,水和作饼,炙熟为末。空心茶服,以大小便利为度(《圣惠》)。

男子白浊魏元君济生丹:用荞麦炒焦为末,鸡子白和丸梧子大。每服五十丸,盐汤下,日三服。

赤白带下方同上。

禁口痢疾荞麦面每服二钱,砂糖水调下(坦仙方)。

痈疽发背一切肿毒。荞麦面、硫黄各二两,为末,井华水和作饼,晒收。每用一饼,磨水傅之。痛则令不痛,不痛则令痛,即愈(《直指》)。

疮头黑凹荞麦面煮食之,即发起(《直指》)。

痘疮溃烂用荞麦粉频频傅之(《痘疹方》)。

汤火伤灼用荞麦面炒黄研末,水和傅之,如神(《奇效方》)。

蛇盘瘰疬围接项上。用荞麦(炒去壳)、海藻、白僵蚕(炒去丝)等分,为末。白梅浸汤,取肉减半,和丸绿豆大。每服六七十丸,食后、临卧米饮下,日五服。其毒当从大便泄去。若与淡菜连服尤好。淡菜生于海藻上,亦治此也。忌豆腐、鸡、羊、酒、面(阮氏方)。

积聚败血通仙散:治男子败积,女人败血,不动真气。用荞麦面三钱,大黄二钱半,为末。卧时酒调服之(《多能鄙事》)。

头风畏冷李楼云:一人头风,首裹重绵,三十年不愈。予以荞麦粉二升,水调作二饼,更互合头上,微汗即愈(《怪证奇方》)。

头风风眼荞麦作钱大饼,贴眼四角,以米大艾炷灸之,即效如神。

染发令黑荞麦、针砂各二钱,醋和,先以浆水洗净涂之,荷叶包至一更,洗去。再以无食子、诃子皮各二两为末,每用二钱,大麦面二钱,醋和浆水调涂之,荷叶包至天明,洗去即黑(《普济》)。

绞肠沙痛荞麦面一撮,炒黄,水烹服(《简便方》)。

小肠疝气荞麦仁炒去尖、胡卢巴酒浸,晒干各四两,小茴香炒一两,为末,酒糊丸梧子大。每空心盐酒下五十丸。两月大便出白脓,去根(孙天仁《集效方》)。

叶

〔主治〕作茹食,下气,利耳目。多食即微泄(士良)。○〔孙思邈曰〕生食,动刺风,令人身痒。

秸

〔主治〕烧灰淋汁取碱熬干,同石灰等分,蜜收。能烂痈疽,蚀恶肉,去靥痣,最良。穰作荐,辟壁虱(时珍)。○〔《日华》曰〕烧灰淋汁,洗六畜疮,并驴、马躁蹄。

〔附方〕新二。

噎食荞麦秸烧灰淋汁,入锅内煎取白霜一钱,入蓬砂一钱。研末。每酒服半钱(《海上方》)。

壁虱蜈蚣荞麦秸作荐,并烧烟熏之。

苦荞麦《纲目》

【集解】〔时珍曰〕苦荞出南方,春社前后种之。茎青多枝,叶似荞麦而尖,开花带绿色,结实亦似荞麦,稍尖而棱角不峭。其味苦恶,农家磨捣为粉,蒸使气馏,滴去黄汁,乃可作为糕饵食之,色如猪肝。谷之下者,聊济荒尔。

【气味】甘、苦，温，有小毒。〔时珍曰〕多食伤胃，发风动气，能发诸病，有黄疾人尤当禁之。

【附方】新一。

明目枕苦荞皮、黑豆皮、绿豆皮、决明子、菊花，同作枕，至老明目（邓才《杂兴》方）。

稻《别录·下品》

【释名】秜（音杜。〔《说文》〕）、糯（〔《集韵》〕。亦作粜）。○〔时珍曰〕稻秜者，粳、糯之通称。《物理论》所谓"稻者溉种之总称"是矣。《本草》则专指糯以为稻也。稻从舀（音函），象人在臼上治稻之义。秜则方言稻音之转尔。其性粘软，故谓之糯。〔颖曰〕糯米缓筋，令人多睡，其性懦也。

【集解】〔弘景曰〕道家方药有稻米、粳米俱用者，此则两

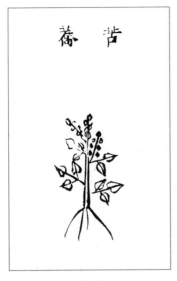

苦荞

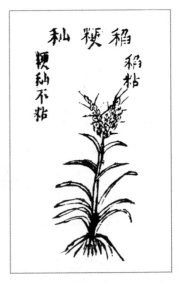

稻、粳、籼

物也。稻米白如霜,江东无此,故通呼粳为稻耳,不知色类复云何也?〔恭曰〕稻者,穤谷之通名。《尔雅》云:稌,稻也。粳者不粘之称,一曰秔。氾胜之云:三月种粳稻,四月种秫稻。即并稻也,陶谓为二,盖不可解也。〔志曰〕此稻米即糯米也。其粒大小似粳米,细糠白如雪。今通呼粳、糯二谷为稻,所以惑之。按李含光《音义》引字书解粳字云:稻也。粳字云:稻属也,不粘。粢字云:稻饼也。粢盖糯也。〔禹锡曰〕《尔雅》云:稌,稻。郭璞注云:别二名也。今沛国呼稌。《周颂》云:丰年多黍多稌。《礼记》云:牛宜稌。《豳风》云:十月获稻。皆是一物也。《说文》云:粳,稻属也。沛国谓稻为糯。《字林》云:糯,粘稻也。粳,不粘稻也。然粳、糯甚相类,以粘不粘为异尔。当依《说文》以稻为糯。颜师古《刊谬正俗》云:《本草》稻米,即今之糯米也。或通呼粳、糯为稻。孔子云:食夫稻。《周官》有稻人。汉有稻田使者。并通指粳、糯而言。所以后人混称,不知稻即糯也。〔宗奭曰〕稻米,今造酒糯稻也。其性温,故可为酒。酒为阳,故多热。《西域记》:天竺国土溽热,稻岁四熟,亦可验矣。〔时珍曰〕糯稻,南方水田多种之。其性粘,可以酿酒,可以为粢,可以蒸糕,可以熬饧,可以炒食。其类亦多,其谷壳有红、白二色,或有毛,或无毛。其米亦有赤、白二色,赤者酒多糟少,一种粒白如霜,长三四分者。《齐民要术》糯有九格、雉木、大黄、马首、虎皮、火色等名是矣。古人酿酒多用秫,故诸说论糯稻,往往费辩也。秫乃糯粟,见本条。

稻米

〔气味〕苦,温,无毒。〔思邈曰〕味甘。〔宗奭曰〕性温。〔颂曰〕糯米性寒,作酒则热,糟乃温平,亦如大豆与豉、酱之性不同也。〔诜曰〕凉。发风动气,使人多睡,不可多食。〔藏器曰〕久食令人身软,缓人筋也。小猫、犬食之,亦脚屈不能行。马食之,足重。妊妇杂肉食之,令子不利。〔萧炳曰〕拥诸经络气,使四肢不收,发风昏昏。〔士良曰〕久食发心悸,及痈疽疮疖中痛。合酒食之,醉难醒。〔时珍曰〕糯性粘滞难化,小儿、病人最宜忌之。

〔主治〕作饭温中,令人多热,大便坚(《别录》)。能行营卫中血积,解芫青、斑蝥毒(士良)。益气止泄(思邈)。补中益气。止霍乱后吐逆不止,以一合研水服之(大明)。以骆驼脂作煎饼食,主痔疾(萧炳)。作糜一斗食,主消渴(藏器)。暖脾胃,止虚寒泄痢,缩小便,收自汗,发痘疮(时珍)。

〔发明〕〔思邈曰〕糯米味甘,脾之谷也,脾病宜食之。〔杨士瀛曰〕痘疹用糯米,取其解毒,能酿而发之也。〔时珍曰〕糯米性温,酿酒则热,熬饧尤甚,故脾肺虚寒者宜之。若素有痰热风病,及脾病不能转输,食之最能发病成积。孟诜、苏颂或言其性凉、性寒者,谬说也。《别录》已谓其温中坚大便,令人多热,是岂寒凉者乎?今人冷泄者,炒食即止。老人小便数者,作粢糕或丸子,夜食亦止。其温肺暖脾可验矣。痘证用之,亦取此义。

〔附方〕旧五,新十六。

霍乱烦渴不止。糯米三合,水五升,蜜一合,研汁分服,或煮汁服(杨氏《产乳》)。

消渴饮水方同上。

三消渴病梅花汤。用糯谷炒出白花、桑根白皮等分。每用一两,水二碗,煎汁饮之(《三因方》)。

下痢禁口糯谷一升炒出白花去壳,用姜汁拌湿再炒,为末。每服一匙,汤下,三服即止(《经验良方》)。

久泄食减糯米一升。水浸一宿沥干,慢炒熟,磨筛,入怀庆山药一两。每日清晨用半盏，入砂糖二匙，胡椒末少许，以极滚汤调食。其味极佳，大有滋补。久服令人精暖有子，秘方也（《松篁经验方》）。

鼻衄不止服药不应。独圣散：用糯米微炒黄，为末。每服二钱，新汲水调下。仍吹少许入鼻中（《简要济众方》）。

劳心吐血糯米半两，莲子心七枚，为末，酒服。孙仲盈云：曾用多效。或以墨汁作丸服之（澹寮方）。

自汗不止糯米、小麦麸同炒，为末。每服三钱，米饮下。或煮猪肉点食。

小便白浊白糯丸：治人夜小便脚停白浊，老人、虚人多此证，令人卒死，大能耗人精液，主头昏重。用糯米五升（炒赤黑），白芷一两，为末，糯粉糊丸梧子大。每服五十丸，木馒头煎汤下。无此，用《局方》补肾汤下。若后生禀赋怯弱，房室太过，小便太多，水管塞涩，小便如膏脂，入石菖蒲、牡蛎粉甚效（《经验良方》）。

女人白淫糙糯米、花椒等分。炒为末，醋糊丸梧子大。每服三四十丸，食前醋汤下（杨起《简便方》）。

胎动不安下黄水。用糯米一合，黄芪、芎䓖各五钱，水一升，煎八合，分服（《产宝》）。

小儿头疮糯米饭烧灰，入轻粉，清油调傅（《普济方》）。

缠蛇丹毒糯米粉和盐，嚼涂之（《济急方》）。

打扑伤损诸疮。寒食日浸糯米，逐日易水，至小满取出，日干为末，用水调涂之（《便民图纂》）。

金疮痈肿及竹木签刺等毒。用糯米三升，于端午前四十九日，以冷水浸之，一日两换水，轻淘转，勿令搅碎。至端午日取出阴干，绢袋盛，挂通风处。每用旋取，炒黑为末，冷水调如膏药，随疮大小，裹定疮口，外以布包定勿动，直候疮瘥。○若金疮犯生水作脓肿甚者,急裹一二食久,即不作脓肿也。若痈疽初发,才觉焮肿,急贴之,一夜便消(《灵苑方》)。

喉痹咤腮用前膏贴项下及肿处,一夜便消。干即换之,常令湿为妙。

竹木签刺用前膏贴之,一夜刺出在药内也。

颠犬咬伤糯米一合,斑蝥七枚同炒,螫黄去之;再入七枚,再炒黄去之;又入七枚,待米出烟,去螫为末。油调傅之,小便利下佳(《医方大成》)。

荒年代粮稻米一斗淘汰,百蒸百曝,捣末。日食一飡,以水调之。服至三十日止,可一年不食(《肘后》)。

虚劳不足糯米,入猪肚内蒸干,捣作丸子,日日服之。

腰痛虚寒糯米二升,炒熟,袋盛,拴靠痛处。内以八角茴香研酒服(谈野翁《试验方》)。

米泔

〔气味〕甘,凉,无毒。

〔主治〕益气,止烦渴霍乱,解毒。食鸭肉不消者,顿饮一盏,即消(时珍)。

〔附方〕旧一。

烦渴不止糯米泔任意饮之,即定。研汁亦可(《外台》)。

糯稻花

〔主治〕阴干,入揩牙、乌须方用(时珍)。

稻穰即稻秆

〔气味〕辛、甘,热,无毒。

〔主治〕黄病如金色,煮汁浸之;仍以谷芒炒黄为末,酒服(藏器)。烧灰,治坠扑伤损(苏颂)。烧灰浸水饮,止消渴。淋汁,浸肠痔。接穰藉靴鞋,暖足，去寒湿气（时珍）。

〔发明〕〔颂曰〕稻秆灰方，出刘禹锡《传信方》。云：湖南李从事坠马扑伤损，用稻秆烧灰，以新熟酒连糟入盐和，淋取汁，淋痛处，立瘥也。〔时珍曰〕稻穰煮治作纸，嫩心取以为鞋，皆大为民利。其纸不可贴疮，能烂肉。按：《江湖纪闻》云：有人壁虱入耳，头痛不可忍，百药不效。用稻秆灰煎汁灌入，即死而出也。

〔附方〕旧一，新八。

消渴饮水取稻穰中心烧灰。每以汤浸一合，澄清饮之（危氏）。

喉痹肿痛稻草烧取墨烟，醋调吹鼻中，或灌入喉中，滚出痰，立愈（《普济》）。

热病余毒攻手足疼痛欲脱。用稻穰灰，煮汁渍之（《肘后方》）。

下血成痔稻藁烧灰淋汁，热渍三五度，瘥（崔氏《纂要》）。

汤火伤疮用稻草灰，冷水淘七遍，带湿摊上，干即易。若疮湿者，焙干油傅，二三次可愈（《卫生易简方》）。

恶虫入耳香油合稻秆灰汁，滴入之（《圣济总录》）。

噎食不下赤稻细梢，烧灰，滚汤一碗，隔绢淋汁三次，取汁，入丁香一枚，白豆蔻半枚，米一盏，煮粥食，神效（《摘玄妙方》）。

小便白浊糯稻草，煎浓汁，露一夜，服之（同上）。

解砒石毒稻草烧灰，淋汁，调青黛三钱服（《医方摘要》）。

谷颖谷芒也。作稳，非。

〔主治〕黄病，为末酒服（藏器）。又解蛊毒，煎汁饮（《日华》）。

糯糠

〔主治〕齿黄，烧取白灰，旦旦擦之（时珍）。

粳 音庚。○《别录·中品》

【释名】秔（《说文》）。与粳同）。○〔时珍曰〕粳乃谷稻之总名也，有早、中、晚三收。诸本草独以晚稻为粳者，非矣。粘者为糯，不粘者为粳。糯者懦也，粳者硬也。但入解热药，以晚粳为良尔。

【集解】〔弘景曰〕粳米，即今人常食之米，但有白、赤、小、大异族四五种，犹同一类也。可作糗米。〔诜曰〕淮、泗之间最多。襄、洛土粳米，亦坚实而香。南方多收火稻，最补益人。诸处虽多粳米，但充饥耳。〔时珍曰〕粳有水、旱二稻。南方土下涂泥，多宜水稻。北方地平，惟泽土宜旱稻。西南夷亦有烧山地为畲田种旱稻者，谓之火米。古者惟下种成畦，故祭祀谓稻为嘉蔬，今人皆拔秧栽插矣。其种近百，各各不同，俱随土地所宜也。其谷之光、芒、长、短、大、细，百不同也。其米之赤、白、紫、乌、坚、松、香、否，不同也。其性之温、凉、寒、热，亦因土产形色而异也。真腊有水稻，高丈许，随水而长。南方有一岁再熟之稻。苏颂之香粳，长白如玉，可充御贡。皆粳之稍异者也。

粳米

〔气味〕甘、苦，平，无毒。〔思邈曰〕生者寒，燔者热。〔时珍曰〕北粳凉，南粳温。赤粳热，白粳凉，晚白粳寒。新粳热，陈粳凉。凡人嗜生米，久成米瘕，治之以鸡屎白。○〔颖曰〕新米乍食，动风气。陈者下气，病人尤宜。〔诜曰〕常食干粳饭，令人热中，唇口干。不可同马肉食，发痼疾。不可和苍耳食，令人卒心痛，急烧仓米灰和蜜浆服之，不尔即死。

〔主治〕益气，止烦止渴止泄（《别录》）。温中，和胃气，长肌肉（《蜀本》）。补中，壮筋骨，益肠胃（《日华》）。煮汁，主心痛，止渴，断热毒下痢（孟诜）。合芡实作粥食，益精强志，聪耳明目（好古）。通血脉，和五脏，好颜色（时珍。出《养生集要》）。常食干粳饭，令人不噎（孙思邈）。

〔发明〕〔诜曰〕粳米赤者粒大而香，水渍之有味益人。大抵新熟者动气，经再年者亦发病。惟江南人多收火稻贮仓，烧去毛，至春舂米食之，即不发病宜人，温中益气，补下元也。〔宗奭曰〕粳以白晚米为第一，早熟米不及也。平和五脏，补益胃气，其功莫逮。然稍生则复不益脾，过熟乃佳。〔颖曰〕粳有早、中、晚三收，以晚白米为第一。各处所产，种类甚多，气味不能无少异，而亦不大相远也。天生五谷，所以养人，得之则生，不得则死。惟此谷得天地中和之气，同造化生育之功，故非他物可比。入药之功在所略尔。〔好古曰〕《本草》言粳米益脾胃，而张仲景白虎汤用之入肺。以味甘为阳明之经，色白为西方之象，而气寒入手太阴也。少阴证桃花汤，用之以补正气。竹叶石膏汤，用之以益不足。〔时珍曰〕粳稻六七月收者为早粳（止可充食），八九月收者为迟粳，十月收者为晚粳。北方气寒，粳性多凉，八九月收者即可入药。南方气热，粳性多温，惟十月晚稻气凉乃可入药。迟粳、晚粳得金气多，故色白者入肺而解热也。早粳得土气多，故赤者益脾而白者益胃。若滇、岭之粳则性热，惟彼土宜之耳。

〔附方〕旧二，新十。

霍乱吐泻烦渴欲绝。用粳米二合研粉，入水二盏研汁，和淡竹沥一合，顿服（《普济》）。

赤痢热躁粳米半升，水研取汁，入油瓷瓶中，蜡纸封口，沉井底一夜，平旦服之。吴内翰家乳母病此，服之有效（《普济方》）。

自汗不止粳米粉绢包,频频扑之。

五种尸病粳米二升,水六升,煮一沸服,日三(《肘后》)。

卒心气痛粳米二升。水六升,煮六七沸,服(《肘后方》)。

米癥嗜米有人好哑米,久则成癥,不得米则吐出清水,得米即止,米不消化,久亦毙人。用白米五合,鸡屎一升,同炒焦为末。水一升,顿服。少时吐出癥,如研米汁,或白沫淡水,乃愈也(《千金方》)。

小儿初生三日,应开肠胃、助谷神者。碎米浓作汁饮,如乳酪,频以豆许与儿饮之。二七日可与哺,慎不得与杂药也(《肘后方》)。

初生无皮色赤,但有红肉,乃受胎未足也。用早白米粉扑之,肌肤自生(《普济方》)。

小儿甜疮生于面耳。令母频嚼白米,卧时涂之。不过三五次,即愈。

荒年辟谷粳米一升,酒三升渍之,暴干,又渍酒浸取出稍食之,可辟三十日。足一斗三升,辟谷一年(《肘后方》)。

胎动腹痛急下黄汁。用粳米五升,黄芪六两,水七升,煎二升,分四服(《圣惠》)。

赤根丁肿白粉熬黑,和蜜傅之(《千金方》)。

淅二泔

〔**释名**〕米沈。〔时珍曰〕淅,音锡,洗米也。沈,汁也。泔,甘汁也。第二次者,清而可用,故曰淅二泔。

〔**气味**〕甘,寒,无毒。

〔**主治**〕清热,止烦渴,利小便,凉血(时珍)。

〔**发明**〕〔戴原礼曰〕风热赤眼,以淅二泔睡时冷调洗肝散、菊花散之类,服之。

〔附方〕新四。

吐血不止陈红米泔水，温服一钟，日三次（《普济方》）。

鼻出衄血频饮渐二泔，仍以真麻油或萝卜汁滴入之（《证治要诀》）。

鼻上酒皶以渐二泔食后冷饮。外以硫黄入大菜头内，煨碾涂之（《证治要诀》）。

服药过剂闷乱者。粳米沈饮之（《外台》）。

炒米汤

〔主治〕益胃除湿。不去火毒，令人作渴（时珍）。

粳谷奴谷穗煤黑者。

〔主治〕走马喉痹，烧研，酒服方寸匕，立效（时珍。○出《千金》）。

禾秆

〔主治〕解砒毒，烧灰，新汲水淋汁滤清，冷服一碗，毒当下出（时珍。○出《卫生易简方》）。

籼音仙。○《纲目》

【释名】占稻（《纲目》）、早稻（《《纲目》》）。〔时珍曰〕籼亦粳属之先熟而鲜明之者，故谓之籼。种自占城国，故谓之占。俗作粘者，非矣。

【集解】〔时珍曰〕籼似粳而粒小，始自闽入，得种于占城国。宋真宗遣使就闽取三万斛，分给诸道为种，故今各处皆有之。高仰处俱可种，其熟最早，六七月可收。品类亦多，有赤、白二色，与粳大同小异。

籼米

〔气味〕甘，温，无毒。

〔主治〕温中益气，养胃和脾，除湿止泄（时珍）。

秆

〔主治〕反胃，烧灰淋汁温服，令吐。盖胃中有虫，能杀之也（《普济》）。

《本草纲目》第二十二卷终

第二十三卷　谷部

目录

　　右附方旧二十九，新五十四。

第二十三卷　谷部

谷之二 稷粟类一十八种

稷《别录·下品》

【释名】穄（音祭。〖《说文》〗）、粢（音咨。〖《尔雅》〗）。〇〔时珍曰〕稷从禾从畟，畟音即，谐声也。又进力治稼也。《诗》云"畟畟良耜"是矣。种稷者必畟畟进力也。南人承北音，呼稷为穄，谓其米可供祭也。《礼记》：祭宗庙稷曰明粢。《尔雅》云：粢，稷也。罗愿云：稷、穄、粢皆一物，语音之轻重耳。赤者名虋，白者名芑，黑者名秬。注见黍下。

【集解】〔弘景曰〕稷米人亦不识，书记多云黍与稷相似。又注黍米云：穄米与黍米相似，而粒殊大，食之不宜人，言发宿病。《诗》云：黍稷稻粱，禾麻菽麦。此八谷也，俗犹莫能辨证，况芝英乎？〔苏恭曰〕《吕氏春秋》云：饭之美者，有阳山之穄。高诱注云：关西谓之靡（音糜），冀州谓之䅣（音牵去声）。《广雅》云：䅣，穄也。《礼记》云：稷曰明粢。《尔雅》云：粢，稷也。《说文》云：稷乃五谷长，田正也。此乃官名，非谷号也。先儒以稷为粟类，或言粟之上者，皆说其义，而不知其实也。按氾胜之《种植书》，有黍不言稷。《本草》有稷不载穄，穄即稷也。楚人谓之稷，关中谓之靡，呼其米为黄米。其苗与黍同类，故呼黍为秫秫。陶言与黍相似者，得之矣。〔藏器曰〕稷、穄一物也，塞北最多，如黍黑色。〔诜曰〕稷在八谷之中，最为下苗。黍乃作酒，此乃作饭，用之殊涂。〔颂曰〕稷米，出粟处皆能种之。今人不甚珍此，惟祠事用之。农家惟以备他谷之不熟，则为粮耳。〔宗奭曰〕稷米，今谓之穄米，先诸米熟，其香可爱，故取以供祭祀。然发故疾，只堪作饭，不粘，其味淡。〔时珍曰〕稷与黍，一类二种也。粘者为黍，不粘者为稷。稷可作饭，黍可酿酒。犹稻之有粳与糯也。陈藏器独指黑黍为稷，亦偏矣。稷黍之苗似粟而低小有毛，结子成枝而殊散，其粒如粟而光滑。三月下

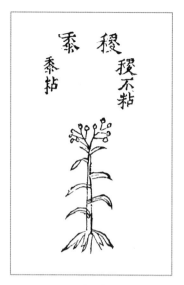

稷、黍

种，五六月可收，亦有七八月收者。其色有赤、白、黄、黑数种，黑者禾稍高，今俗通呼为黍子，不复呼稷矣。北边地寒，种之有补。河西出者，颗粒尤硬。稷熟最早，作饭疏爽香美，为五谷之长而属土，故祠谷神者以稷配社。五谷不可遍祭，祭其长以该之也。上古以厉山氏之子为稷主，至成汤始易以后稷，皆有功于农事者云。

【正误】〔吴瑞曰〕稷苗似芦，粒亦大，南人呼为芦穄。孙炎《正义》云：稷即粟也。○〔时珍曰〕稷黍之苗虽颇似粟，而结子不同。粟穗丛聚攒簇，稷黍之粒疏散成枝。孙氏谓稷为粟，误矣。芦穄即蜀黍也，其茎苗高大如芦。而今之祭祀者，不知稷即黍之不粘者，往往以芦穄为稷，故吴氏亦袭其误也。今并正之。

稷米

〔气味〕甘，寒，无毒。〔诜曰〕多食，发三十六种冷病

气。不与瓠子同食，发冷病，但饮黍穰汁即瘥。又不可与附子同服。

〔主治〕益气，补不足（《别录》）。治热，压丹石毒发热，解苦瓠毒（《日华》）。作饭食，安中利胃宜脾（《心镜》）。凉血解暑（时珍。○《生生编》）。

〔发明〕〔时珍曰〕按孙真人云：稷，脾之谷也。脾病宜食之。氾胜之云：烧黍稷则瓠死，此物性相制也。稷米、黍穰，能解苦瓠之毒。《淮南万毕术》云：祠冢之黍，啖儿令不思母。此亦有所厌耶？

〔附方〕新四。

补中益气羊肉一脚，熬汤，入河西稷米、葱、盐，煮粥食之（《饮膳正要》）。

卒啘不止稷米粉，井华水服之良（《肘后》）。

痈疽发背稷米粉熬黑，以鸡子白和涂练上，剪孔贴之，干则易，神效（葛氏方）。

辟除瘟疫令不相染，以稷米为末，顿服之（《肘后方》）。

根

〔主治〕心气痛，产难（时珍）。

〔附方〕新二。

心气疼痛高粱根煎汤温服，甚效。

横生难产重阳日取高粱根（名爪龙）阴干，烧存性，研末。酒服二钱，即下。

黍《别录·中品》

〔校正〕《别录·中品》丹黍米，今并为一。

【释名】赤黍曰虋（音门）、曰穈（音糜），白黍曰芑

（音起），黑黍曰秬（音距），一稃二米曰秠（音疕。并《尔雅》）。○〔时珍曰〕按许慎《说文》云：黍可为酒，从禾入水为意也。魏子才《六书精蕴》云：禾下从氽，象细粒散垂之形。氾胜之云：黍者暑也。待暑而生，暑后乃成也。《诗》云："诞降嘉种，维秬维秠，维穈维芑。"穈即虋音转也。郭璞以虋芑为梁粟，以秠即黑黍之二米者，罗愿以秠为来牟，皆非矣。

【集解】〔弘景曰〕黍，荆、郢州及江北皆种之。其苗如芦而异于粟，粒亦大。今人多呼秫粟为黍，非矣。北人作黍饭，方药酿黍米酒，皆用秫黍也。《别录》丹黍米，即赤黍米也。亦出北间，江东时有，而非土所宜，多入神药用。又有黑黍名秬，酿酒，供祭祀用。〔恭曰〕黍有数种。其苗亦不似芦，虽似粟而非粟也。〔颂曰〕今汴、洛、河、陕间皆种之。《尔雅》云：虋，赤苗。芑，白苗。秬，黑黍。是也。李巡云：秠是黑黍中一稃有二米者。古之定律者，以上党秬黍之中者累之，以生律度衡量。后人取此黍定之，终不能协律。或云：秬乃黍之中者，一稃二米之黍也。此黍得天地中和之气而生，盖不常有。有则一穗皆同，二米粒并均匀无小大，故可定律。他黍则不然。地有肥瘠，岁有凶穰，故米有大小不常矣。今上党民间，或值丰岁，往往得二米者。但稀阔，故不以充贡尔。〔时珍曰〕黍乃稷之粘者。亦有赤、白、黄、黑数种，其苗色亦然。郭义恭《广志》有赤黍、白黍、黄黍、大黑黍、牛黍、燕颔、马革、驴皮、稻尾诸名。俱以三月种者为上时，五月即熟。四月种者为中时，七月即熟。五月种者为下时，八月乃熟。《诗》云"秬鬯一卣"，则黍之为酒尚也。白者亚于糯，赤者最粘，可蒸食，俱可作饧。古人以黍粘履，以黍雪桃，皆取其粘也。菰叶裹成粽食，谓之角黍。《淮南万毕术》云：获黍置沟，即生蛴螬。

【正误】〔颂曰〕粘者为秫，可以酿酒，北人谓为黄米，亦曰黄糯;不粘者为黍,可食。如稻之有粳、糯也。〇〔时珍曰〕此误以黍为稷,以秫为黍也。盖稷之粘者为黍,粟之粘者为秫,粳之粘者为糯。《别录》本文著黍、秫、糯、稻之性味功用甚明,而注者不谙,往往谬误如此。今俗不知分别,通呼秫与黍为黄米矣。

黍米此通指诸黍米也。

〔气味〕甘,温,无毒。久食令人多热烦(《别录》)。〇〔诜曰〕性寒,有小毒,发故疾。久食昏五脏,令人好睡,缓人筋骨,绝血脉。小儿多食,令久不能行。小猫、犬食之,其脚跼屈。合葵菜食,成痼疾。合牛肉、白酒食,生寸白虫。〔李鹏飞曰〕五种黍米,多食闭气。

〔主治〕益气,补中(《别录》)。烧灰和油,涂杖疮,止痛,不作瘢(孟诜)。嚼浓汁,涂小儿鹅口疮,有效(时珍)。

〔发明〕〔思邈曰〕黍米,肺之谷也。肺病宜食之。主益气。〔时珍曰〕按罗愿云:黍者,暑也。以其象火,为南方之谷。盖黍最粘滞,与糯米同性,其气温暖,故功能补肺,而多食作烦热,缓筋骨也。孟氏谓其性寒,非矣。

〔附方〕旧二,新二。

男子阴易黍米二两,煮薄粥,和酒饮,发汗即愈(《圣济总录》)。

心痛不瘥四十年者。黍米淘汁,温服随意(《经验方》)。

汤火灼伤未成疮者。黍米、女曲等分,各炒焦研末,鸡子白调涂之。煮粥亦可(《肘后方》)。

闪肭脱臼赤黑肿痛:用黍米粉、铁浆粉各半斤,葱一斤,同炒存性,研末。以醋调服三次后,水调入少醋贴之(《集成》)。

丹黍米(《别录》中品)〇即赤黍也。《尔雅》谓之虋。〔瑞

曰〕浙人呼为红莲米。江南多白黍，间有红者，呼为赤虾米。〔宗
奭曰〕丹黍皮赤，其米黄。惟可为糜，不堪为饭，粘着难解。〔源
曰〕穗熟色赤，故属火。北人以之酿酒作糕。

〔气味〕甘，微寒，无毒。〔思邈曰〕微温。〔大明曰〕温，
有小毒。不可合蜜及葵同食。〔宗奭曰〕动风性热，多食难消。
○余同黍米。

〔主治〕咳逆上气，霍乱，止泄利，除热，止烦渴
（《别录》）。下气，止咳嗽，退热（大明）。治鳖瘕，以新
熟者淘泔汁，生服一升，不过三二度愈（孟诜）。

〔附方〕旧二，新二。

男子阴易 用丹黍米三两，煮薄饮，酒和饮之，令发汗即愈
（《伤寒类要》）。

小儿鹅口 不乳者。丹黍米嚼汁涂之（《子母秘录》）。

饮酒不醉 取赤黍渍以狐血，阴干。酒饮时，取一丸置舌
下含之，令人不醉（《万毕术方》）。

令妇不妒 取䕎（即赤黍也），同薏苡等分，为丸。常服之
（同上）。

穰茎并根

〔气味〕辛，热，有小毒。〔诜曰〕醉卧黍穰，令人生厉。
人家取其茎穗作提拂扫地，用以煮汁入药，更佳。

〔主治〕煮汁饮之，解苦瓠毒。浴身，去浮肿。和
小豆煮汁服，下小便（孟诜）。烧灰酒服方寸匕，治妊
娠尿血。丹黍根茎：煮汁服，利小便，止上喘（时珍）。

〔附方〕旧一，新三。

通身水肿 以黍茎扫帚煮汤浴之。

脚气冲心 黍穰一石，煮汁，入椒目一升，更煎十沸，渍脚，

三四度愈(《外台秘要》)。

天行豌疮不拘人畜。用黍穰浓煮汁洗之。一茎者是穄穰,不可用(《千金》)。

疮肿伤风中水痛剧者。黍穰烧烟,熏令汗出,愈(《千金方》)。

蜀黍《食物》

【释名】蜀秫(俗名)、芦穄(《食物》)、芦粟(并俗)、木稷(《广雅》)、荻粱(同上)、高粱(《纲目》)。〔时珍曰〕蜀黍不甚经见,而今北方最多。按《广雅》:荻粱,木稷也。盖此亦黍稷之类,而高大如芦荻者,故俗有诸名。种始自蜀,故谓之蜀黍。

【集解】〔颖曰〕蜀黍北地种之,以备缺粮,余及牛马。谷之最长者。南人呼为芦穄。〔时珍曰〕蜀黍宜下地。春月布种,秋月收之。茎高丈许,状似芦荻而内实。叶亦似芦。穗大如帚。粒大如椒,红黑色。米性坚实,黄赤色。有二种:粘者可和糯秫酿酒作饵;不粘者可以作糕煮粥。可以济荒,可以养畜,梢可作帚,茎可织箔席、编篱、供爨,最有利于民者。今人祭祀用以代稷者,误矣。其谷壳浸水色红,可以红酒。《博物志》云:地种蜀黍,年久多蛇。

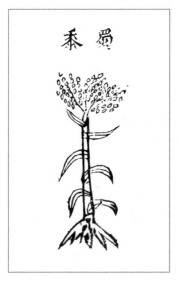

蜀黍

米

〔气味〕甘,涩,温,无毒。

〔主治〕温中,涩肠胃,止霍乱。粘者与黍米功同（时珍）。

根

〔主治〕煮汁服,利小便,止喘满。烧灰酒服,治产难有效（时珍）。

〔附方〕新一。

小便不通 止喘。红秫散:用红秫黍根二两,扁蓄一两半,灯心百茎,右捣罗。每服半两,流水煎服（张文叔方）。

玉蜀黍《纲目》

【释名】玉高粱（《纲目》）。

【集解】〔时珍曰〕玉蜀黍种出西土,种者亦罕。其苗叶俱似蜀黍而肥矮,亦似薏苡。苗高三四尺。六七月开花成穗如秕麦状。苗心别出一苞,如棕鱼形,苞上出白须垂垂。久则苞拆子出,颗颗攒簇。子亦大如棕子,黄白色。可炸炒食之。炒拆白花,如炒拆糯谷之状。

米

〔气味〕甘,平,无毒。

〔主治〕调中开胃（时珍）。

根叶

〔气味〕原缺。

〔主治〕小便淋沥沙石,痛不可忍,煎汤频饮（时珍）。

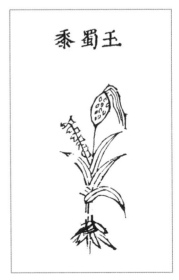

玉蜀黍

粱《别录·中品》

〔校正〕《别录·中品》有青粱米、黄粱米、白粱米，今并为一。

【释名】〔时珍曰〕粱者，良也，谷之良者也。或云种出自梁州，或云粱米性凉，故得粱名，皆各执己见也。粱即粟也。考之《周礼》，九谷、六谷之名，有粱无粟可知矣。自汉以后，始以大而毛长者为粱，细而毛短者为粟。今则通呼为粟，而粱之名反隐矣。今世俗称粟中之大穗长芒，粗粒而有红毛、白毛、黄毛之品者，即粱也。黄、白、青、赤，亦随色命名耳。郭义恭《广志》有解粱、贝粱、辽东赤粱之名，乃因地命名也。

【集解】〔弘景曰〕凡云粱米，皆是粟类，惟其牙头色异为分别耳。氾胜之云：粱是秫粟，则不尔也。黄粱出青、冀州，东间不见有。白粱处处有之，襄阳竹根者为佳。青粱江东少有。又汉中一种枭粱，粒如粟而皮黑可食，酿酒甚消玉。〔恭曰〕粱虽粟类，细论则别。黄粱出蜀、汉、商、浙间，穗大毛长，谷米俱粗于白粱，而收子少，不耐水旱。食之香美，胜于诸粱，人号竹根黄。陶以竹根为白粱，非矣。白粱穗大多毛且长，而谷粗扁长，不似粟圆也。米亦白而大，食之香美，亚于黄粱。青粱谷穗有毛而粒青，米亦微青而细于黄、白粱，其粒似青稞

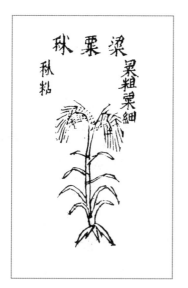

粱、粟、秫

而少粗,早熟而收薄。夏月食之,极为清凉。但味短色恶,不如黄、白粱,故人少种之。作饧清白,胜于余米。〔颂曰〕粱者,粟类也。粟虽粒细而功用则无别也。今汴、洛、河、陕间多种白粱,而青、黄稀有,因其损地力而收获少也。〔宗奭曰〕黄粱、白粱,西洛农家多种,为饭尤佳。余用不甚相宜。

黄粱米《别录·中品》

〔气味〕甘,平,无毒。

〔主治〕益气,和中,止泄(《别录》)。去客风顽痹(《日华》)。止霍乱下痢,利小便,除烦热(时珍)。

〔发明〕〔宗奭曰〕青粱、白粱,性皆微凉。独黄粱性味甘平,岂非得土之中和气多耶?〔颂曰〕诸粱比之他谷,最益脾胃。

〔附方〕旧四,新一。

霍乱烦躁黄粱米粉半升,水升半,和绞如白饮,顿服(《外台》)。

霍乱大渴不止,多饮则杀人。黄粱米五升。水一斗,煮清三升,稍稍饮之(《肘后》)。

小儿鼻干无涕,脑热也。用黄米粉、生矾末各一两。每以一钱,水调贴囟上,日二次(《普济》)。

小儿赤丹用土番黄米粉,和鸡子白涂之(《兵部手集》)。

小儿生疮满身面如火烧。以黄粱米一升研粉,和蜜水调之,以瘥为度(《外台》)。

白粱米《别录·中品》

〔气味〕甘,微寒,无毒。

〔主治〕除热,益气(《别录》)。除胸膈中客热,移五脏气,缓筋骨。凡患胃虚并呕吐食及水者,以米汁二合,生姜汁一合,和服之,佳(孟诜)。炊饭食之,和中,止烦渴（时珍）。

〔附方〕旧二。

霍乱不止白粱米粉五合。水一升,和煮粥食（《千金翼》）。

手足生疣取白粱米粉,铁铫炒赤研末。以众人唾和涂之,厚一寸,即消（《肘后》）。

青粱米《别录·中品》

〔气味〕甘,微寒,无毒。

〔主治〕胃痹,热中消渴,止泄痢,利小便,益气补中,轻身长年。煮粥食之（《别录》）。健脾,治泄精（大明）。

〔发明〕〔时珍曰〕今粟中有大而青黑色者是也。其谷芒多米少,禀受金水之气,其性最凉,而宜病人。〔诜曰〕青粱米可辟谷。以纯苦酒浸三日,百蒸百晒,藏之。远行,日一餐之,可度十日;若重餐之,四百九十日不饥也。又方:以米一斗,赤石脂三斤,水渍置暖处,一二日,上青白衣,捣为丸如李大。日服三丸,亦不饥也。〔掌禹锡曰〕按《灵宝五符经》中,白鲜米,九蒸九暴,作辟谷粮,而此用青粱米,未见出处。

〔附方〕新七。

补脾益胃羊肉汤入青粱米、葱、盐,煮粥食（《正要》）。

脾虚泄痢青粱米半升,神曲炙捣罗为末一合,日日煮粥食,即愈（《养老书》）。

冷气心痛桃仁二两去皮尖,水研绞汁,入青粱米四合,煮粥常食（《养老书》）。

五淋涩痛青粱米四合,入浆水二升煮粥,下土苏末三两,每日空心食之（同上）。

老人血淋车前五合,绵裹煮汁,入青粱米四合,煮粥饮汁。亦能明目，引热下行（同上）。

乳石发渴青粱米，煮汁饮之（《外台》）。

一切毒药及鸩毒，烦懑不止。用甘草三两、水五升，煮取二升，去滓，入黍米粉一两，白蜜三两。煎如薄粥食之（《外台》）。

粟《别录·中品》

【释名】籼粟（《《纲目》》）。〔时珍曰〕粟古文作桒，象穗在禾上之形。而《春秋说题辞》云：西乃金所立，米为阳之精，故西字合米为粟。此凿说也。许慎云：粟之为言续也。续于谷也。古者以粟为黍、稷、粱、秫之总称，而今之粟，在古但呼为粱。后人乃专以粱之细者名粟，故唐孟诜《本草》言人不识粟，而近世皆不识粱也。大抵粘者为秫，不粘者为粟。故呼此为籼粟，以别秫而配籼。北人谓之小米也。

【集解】〔弘景曰〕粟，江南西间所种皆是。其粒细于粱，熟舂令白，亦当白粱，呼为白粱粟，或呼为粢米。〔恭曰〕粟类多种，而并细于诸粱。北土常食，与粱有别。粢乃稷米，陶注非矣。〔诜曰〕粟，颗粒小者是，今人多不识之。其粱米粒粗大，随色别之。南方多畲田，种之极易。舂粒细香美，少虚怯，只于灰中种之，又不锄治故也。北田所种多锄之，即难舂；不锄即草翳死。都由土地使然尔。〔时珍曰〕粟，即粱也。穗大而毛长粒粗者为粱，穗小而毛短粒细者为粟。苗俱似茅。种类凡数十，有青、赤、黄、白、黑诸色，或因姓氏地名，或因形似时令，随义赋名。故早则有赶麦黄、百日粮之类，中则有八月黄、老军头之类，晚则有雁头青、寒露粟之类。按贾思勰《齐民要术》云：粟之成熟有早晚，苗秆有高下，收实有息耗，质性有强弱，米味有美恶，山泽有异宜。顺天时，量地利，则用力少而成功多；任性返道，劳而无获。

大抵早粟皮薄米实，晚粟皮厚米少。

粟米即小米。

〔气味〕咸，微寒，无毒。〔时珍曰〕咸、淡。〔宗奭曰〕生者难化，熟者滞气，隔食，生虫。〔藏器曰〕胃冷者不宜多食。粟浸水至败者，损人。〔瑞曰〕与杏仁同食，令人吐泻。雁食粟，翼重不能飞。

〔主治〕养肾气，去脾胃中热，益气。陈者：苦，寒。治胃热消渴，利小便（《别录》）。止痢，压丹石热（孟诜）。水煮服，治热腹痛及鼻衄。为粉，和水滤汁，解诸毒，治霍乱及转筋入腹，又治卒得鬼打（藏器）。解小麦毒，发热（士良）。治反胃热痢。煮粥食，益丹田，补虚损，开肠胃（时珍。○《生生编》）。

〔发明〕〔弘景曰〕陈粟乃三五年者，尤解烦闷，服食家亦将食之。〔宗奭曰〕粟米利小便，故能益脾胃。〔震亨曰〕粟属水与土。陈者最硬难化，得浆水乃化也。〔时珍曰〕粟之味咸淡，气寒下渗，肾之谷也，肾病宜食之。虚热消渴泄痢，皆肾病也。渗利小便，所以泄肾邪也。降胃火，故脾胃之病宜食之。

〔附方〕旧五，新四。

胃热消渴以陈粟米炊饭，食之，良（《食医心镜》）。

反胃吐食脾胃气弱，食不消化，汤饮不下。用粟米半升杵粉，水丸梧子大。七枚煮熟，入少盐，空心和汁吞下。或云：纳醋中吞之，得下便已（《心镜》）。

鼻衄不止粟米粉，水煮服之（《普济》）。

婴孩初生七日，助谷神以导达肠胃。研粟米煮粥如饴。每日哺少许（姚和众方）。

孩子赤丹嚼粟米傅之（《兵部手集》）。

小儿重舌嚼粟米哺之（《秘录》）。

杂物眯目不出。用生粟米七粒，嚼烂取汁，洗之即出（《总录》）。

汤火灼伤粟米炒焦投水，澄取汁，煎稠如糖。频傅之，能止痛，灭瘢痕。一方：半生半炒，研末，酒调傅之（崔行功《纂要》）。

熊虎爪伤嚼粟涂之（葛氏方）。

粟泔汁

〔主治〕霍乱卒热，心烦渴，饮数升立瘥。臭泔：止消渴，尤良（苏恭）。酸泔及淀：洗皮肤瘙疥，杀虫。饮之，主五痔。和臭樗皮煎服，治小儿疳痢（藏器）。

〔附方〕新一。

眼热赤肿粟米泔淀极酸者、生地黄等分，研匀摊绢上，方圆二寸，贴目上熨之。干即易（《总录》）。

疳疮月蚀寒食泔淀，傅之良（《千金》）。

粟糖

〔主治〕痔漏脱肛，和诸药薰之（时珍）。

粟奴

〔主治〕利小肠，除烦懑（时珍）。

〔发明〕〔时珍曰〕粟奴，即粟苗成穗时生黑煤者。古方不用。《圣惠》治小肠结涩不通，心烦闷乱，有粟奴汤：用粟奴、苦竹须、小豆叶、炙甘草各一两，灯心十寸，葱白五寸，铜钱七文，水煎分服。取效乃止。

粟廪米见后陈廪米下。

粟蘖米见后蘖米下。

粟糗见后䴸下。

秫音术。○《别录·中品》

【释名】 众（音终。○《尔雅》）、糯秫（《唐本》）、糯粟（《唐本》）、黄糯（《《尔雅翼》》）。〔时珍曰〕秫字篆文，象其禾体柔弱之形，俗呼糯粟是矣。北人呼为黄糯，亦曰黄米。酿酒劣于糯也。

【集解】 〔恭曰〕秫是稻秫也。今人呼粟糯为秫。北土多以酿酒，而汁少于黍米。凡黍、稷、粟、秫、粳、糯，三谷皆有籼、糯也。〔禹锡曰〕秫米似黍米而粒小，可作酒。〔宗奭曰〕秫米，初捣出淡黄白色，亦如糯，不堪作饭，最粘，故宜作酒。〔时珍曰〕秫即粱米、粟米之粘者。有赤、白、黄三色，皆可酿酒、熬糖、作餈糕食之。苏颂《图经》谓秫为黍之粘者，许慎《说文》谓秫为稷之粘者，崔豹《古今注》谓秫为稻之粘者，皆误也。惟苏恭以粟、秫分籼、糯，孙炎注《尔雅》谓秫为粘粟者，得之。

秫米即黄米。

〔气味〕甘，微寒，无毒。〔诜曰〕性平。不可常食，拥五脏气，动风，迷闷人。〔时珍曰〕按《养生集》云：味酸性热，粘滞，易成黄积病，小儿不宜多食。

〔主治〕寒热，利大肠，疗漆疮（《别录》）。治筋骨挛急，杀疮疥毒热。生捣，和鸡子白，傅毒肿，良（孟诜）。主犬咬，冻疮，嚼傅之（《日华》）。治肺疟，及阳盛阴虚，夜不得眠，及食鹅鸭成癥，妊娠下黄汁（时珍）。

〔发明〕〔弘景曰〕北人以此米作酒煮糖，肥软易消。方药不正用，惟嚼以涂漆疮及酿诸药醪尔。〔时珍曰〕秫者，肺之谷也，肺病宜食之。故能去寒热，利大肠。大肠者肺之合，而肺病多作皮寒热也。《千金》治肺疟方用之，取此义也。《灵枢经》岐伯治阳盛阴虚，夜不得瞑，半夏汤中用之，取其益阴气而利大肠也。大肠利则阳不盛矣。方见半夏条。又《异苑》云：宋元嘉中，有人食鸭成癥痕。医以秫米研粉调水服之。须臾烦躁，吐出一鸭雏而瘥也。《千金方》治食鸭肉成病，胸满面赤，不能食者，以秫米汤一盏饮之。

〔附方〕旧三，新三。

赤痢不止秫米一把，鲫鱼鲊二脔，薤白一虎口，煮粥食之（《普济方》）。

筋骨挛急〔诜曰〕用秫米一石，曲三斗，地黄一斤，茵陈蒿炙黄半斤。一依酿酒法服之，良。

肺疟寒热痰聚胸中，病至令人心寒，寒甚乃热，善惊如有所见。恒山三钱，甘草半钱，秫米三十五粒，水煎。未发时，分作三次服（《千金》）。

妊娠下水黄色如胶，或如小豆汁。秫米、黄芪各一两，水七升，煎三升，分三服（梅师）。

浸淫恶疮有汁，多发于心，不早治，周身则杀人。熬秫米令黄黑，杵末傅之（《肘后方》）。

久泄胃弱黄米炒为粉。每用数匙，沙糖拌食（《简便方》）。

根

〔主治〕煮汤，洗风（孟诜）。

穄子衫、惨二音。○《救荒》

【释名】龙爪粟、鸭爪稗（《纲目》）。〔时珍曰〕穄乃不粘之称也。又不实之貌也。龙爪、鸭爪，象其穗歧之形。

【集解】〔周定王曰〕穄子生水田中及下湿地。叶似稻，但差短。梢头结穗，仿佛稗子穗。其子如黍粒大，茶褐色。捣米，煮粥、炊饭、磨面皆宜。〔时珍曰〕穄子，山东、河南亦五月种之。

苗如荬黍,八九月抽茎,有三棱,如水中藨草之茎。开细花,簇簇结穗如粟穗,而分数歧,如鹰爪之状。内有细子如黍粒而细,赤色。其秠甚薄,其味粗涩。

【气味】甘,涩,无毒。

【主治】补中益气,厚肠胃,济饥。

<h3 style="text-align:center">稗音败。○《纲目》</h3>

【释名】〔时珍曰〕稗乃禾之卑贱者也,故字从卑。

【集解】〔弘景曰〕稗子亦可食。又有乌禾,生野中如稗,荒年可代粮而杀虫,煮以沃地,蝼、蚓皆死。〔藏器曰〕稗有二种:一种黄白色,一种紫黑色。紫黑者似芒有毛,北人呼为乌禾。〔时珍曰〕稗处处野生,最能乱苗。其茎叶穗粒并如黍稷。一斗可得米三升。故曰五谷不熟,不如稊稗。稊苗似稗而穗如粟,有

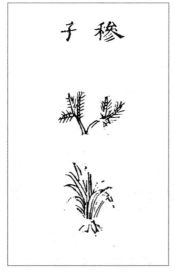

穄子

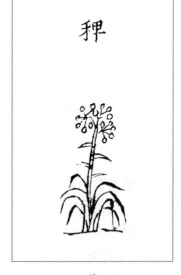

稗

紫毛，即乌禾也。《尔雅》谓之芙（音迭）。〔周定王曰〕稗有水稗、旱稗。水稗生田中。旱稗苗叶似穄子，色深绿，根下叶带紫色。梢头出扁穗，结子如黍粒，茶褐色，味微苦，性温。以煮粥、炊饭、磨面食之皆宜。

稗米

〔气味〕辛、甘、苦，微寒，无毒。〔颖曰〕辛、脆。

〔主治〕作饭食，益气宜脾，故曹植有芳菰精稗之称（时珍）。

苗根

〔主治〕金疮及伤损，血出不已。捣傅或研末掺之即止，甚验（时珍）。

狼尾草《拾遗》

【释名】 稂（音郎。〔《诗经》〕）、董蓈（〔《说文》〕。《尔雅》作童粱）、狼茅（《尔雅》）、孟（《尔雅》）、宿田翁（《诗疏》）、守田（《诗疏》）。○〔时珍曰〕狼尾，其穗象形也。秀而不成，巍然在田，故有宿田、守田之称。

【集解】 〔藏器曰〕狼尾生泽地，似茅作穗。《广志》云：子可作黍食。《尔雅》云：孟，狼尾。似茅，可以覆屋，是也。〔时珍曰〕狼尾茎、叶、穗、粒并如粟，而穗色紫黄，有毛。荒年亦可采食。许慎

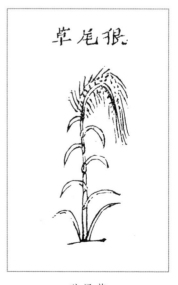

狼尾草

《说文》云：禾粟之穗，生而不成者，谓之薑蓎。其秀而不实者，名狗尾草，见《草部》。

【附录】蒯草〔藏器曰〕蒯草苗似茅，可织席为索。子亦堪食，如粳米。

米

【气味】甘，平，无毒。

【主治】作饭食之，令人不饥（藏器）。

东廧音墙。○《拾遗》

【释名】（缺）

【集解】〔藏器曰〕东廧生河西。苗似蓬，子似葵。九月、十月熟，可为饭食。河西人语曰：贷我东廧，偿我田粱。《广志》云：东廧子粒似葵，青黑色。并、凉间有之。〔时珍曰〕相如赋"东廧雕胡"，即此。《魏书》云：乌丸地宜东廧，似稷，可作白酒。又《广志》云：粱禾，蔓生，其子如葵子，其米粉白如面，可作饘粥。六月种，九月收。牛食之尤肥。此亦一谷，似东廧者也。

子

【气味】甘，平，无毒。

【主治】益气轻身。久服，不饥，坚筋骨，能步行（藏器）。

菰米《纲目》

【释名】茭米（《文选》）、雕蓬（《尔雅》）、雕苽（《说文》。○《唐韵》作蓏胡）、雕胡（《弘景》）。〔时珍曰〕菰本作苽，茭草也。其中生菌如瓜形，可食，故谓之苽。其米须霜雕时采之，故谓之雕苽。或讹为雕胡。枚乘《七发》谓之安胡。《尔雅》：啮，雕蓬;荐,黍蓬。孙炎注云:雕蓬即茭米。古人以为五饭之一者。郑樵《通志》云:雕蓬即米茭,可作饭食,故谓之啮。其黍蓬即茭之不结实者,惟堪作荐,故谓之荐。杨慎《卮言》云:蓬有水、陆二种:雕蓬乃水蓬,雕芷是也。黍蓬乃旱蓬,青科是也。青科结实如黍,羌人食之,今松州有焉。珍按:郑、杨二说不同,然皆有理,盖蓬类非一种故也。

【集解】〔弘景曰〕菰米一名雕胡,可作饼食。〔藏器曰〕雕胡,是菰蒋草米,古人所贵。故《内则》云:鱼宜芷。皆水物也。曹子建《七启》云:芳菰精稗。谓二草之实,可以为饭也。〔颂曰〕菰生水中,叶如蒲苇。其苗有茎梗者,谓之菰蒋草。至秋结实,乃雕胡米也。古人以为美馔。今饥岁,人犹采以当粮。葛洪《西京杂记》云:汉太液池边,皆是雕胡、紫箨、绿节、蒲丛之类。盖菰之有米者,长安人谓之雕胡;菰之有首者,谓之绿节;葭芦之未解叶者,谓之紫箨也。〔宗奭曰〕菰蒋花如苇。结青子,细若青麻黄,长几寸。野人收之,合粟为粥食之,甚济饥也。〔时珍曰〕雕胡九月抽茎,开花如苇芍。结实长寸许,霜后采之,大如茅针,皮黑褐色。其米甚白而滑腻,作饭香脆。杜甫诗"波漂菰米沉云黑"者,即此。《周礼》供御乃六谷、九谷之数,管子书谓之雁膳,故收米入此。其茭笋、菰根,别见《菜部》。

【气味】甘,冷,无毒。

【主治】止渴（藏器）。解烦热,调肠胃（时珍）。

蓬草子《拾遗》

【释名】（缺）

【集解】〔时珍曰〕陈藏器《本草》载蓬草子,不具形状。珍按:蓬类不一:有雕蓬,即菰草也,见菰米下;有黍蓬,即青科也;

又有黄蓬草、飞蓬草。不识陈氏所指果何蓬也？以理推之，非黄蓬即青科尔。黄蓬草生湖泽中，叶如菰蒲，秋月结实成穗，子细如雕胡米。饥年人采食之，须浸洗曝春，乃不苦涩。青科西南夷人种之，叶如荚秦，秋月结实成穗，有子如赤黍而细，其稃甚薄，曝春炊食。又粟类有七棱青科、八棱青科，麦类有青稞、黄稞，皆非此类，乃物异名同也。其飞蓬乃藜蒿之类，末大本小，风易拔之，故号飞蓬。子如灰藋菜子，亦可济荒。又《魏略》云：鲍出遇饥岁，采蓬实，日得数斗，为母作食。《西京杂记》云：宫中正月上辰，出池边盥濯，食蓬饵，以被邪气。此皆不知所采乃何蓬也？大抵三种蓬子，亦不甚相远。

子

【气味】酸、涩，平，无毒。

【主治】作饭食之，益饥，无异粳米（藏器）。

菵草 音网。○《拾遗》

【释名】皇（《尔雅》）、守田（同上）、守气（同）。〔时珍曰〕皇、菵，音相近也。

【集解】〔藏器曰〕菵草生水田中，苗似小麦而小。四月熟，可作饭。〔时珍曰〕《尔雅》：皇，守田。郭璞云：一名守气，生废田中，似燕麦，子如雕胡，可食。

米

【气味】甘，寒，无毒。

【主治】作饭，去热，利肠胃，益气力。久食，不饥（藏器）。

薜草《拾遗》

【释名】自然谷（《海药》）、禹余粮（《《博物志》》）。

【集解】〔藏器曰〕《博物志》云：东海洲上有草名曰薜。有实，食之如大麦。七月熟，民敛获至冬乃讫。呼为自然谷，亦曰禹余粮。此非石之禹余粮也。〔珣曰〕薜实如球子，八月收之。彼民常食，中国未曾见也。〔时珍曰〕按《方孝孺集》有《海米行》，盖亦薜草之类也。其诗云："海边有草名海米，大非蓬蒿小非荠。妇女携篮昼作群，采摘仍于海中洗。归来涤釜烧松枝，煮米为饭充朝饥。莫辞苦涩咽不下，性命聊假须臾时。"

子

【气味】甘，平，无毒。

【主治】不饥，轻身（藏器）。补虚羸损乏，温肠胃，止呕逆。久食健人（李珣）。

薏苡《本经·上品》

〔校正〕据《千金方》，自《草部》移入此。

【释名】解蠡（音礼。《本经》）、芑实（音起。《别录》）、赣米（《别录》。音感。陶氏作䅘珠，雷氏作穇米）、回回米（《救荒本草》）、薏珠子（《图经》）。○〔时珍曰〕薏苡名义未详。其叶似蠡实叶而解散，又似芑黍之苗，故有解蠡、芑实之名。赣米乃其坚硬者，有赣强之意。苗名屋菼。《救荒本草》云：回回米又呼西番蜀秫。俗名草珠儿。

【集解】〔《别录》曰〕薏苡仁生真定平泽及田野。八月采实，采根无时。〔弘景曰〕真定县属常山郡。近道处处多有，人家种之。出交阯者，子最大，彼土呼为䅘珠。故马援在交阯饵之，

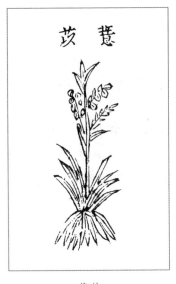

薏苡

载还为种，人谗以为珍珠也。实重累者为良。取仁用。〔志云〕今多用梁汉者，气劣于真定。取青白色者良。藏器云：取子于甑中蒸使气馏，曝干挼之，得仁矣。亦可磨取之。〔颂曰〕薏苡所在有之。春生苗茎，高三四尺。叶如黍叶。开红白花，作穗。五六月结实，青白色，形如珠子而稍长，故人呼为薏珠子。小儿多以线穿如贯珠为戏。九月、十月采其实。〔敩曰〕凡使勿用糯米，颗大无味，时人呼为粳糯是也。薏苡仁颗小、色青、味甘，咬着粘人齿也。〔时珍曰〕薏苡人多种之。二三月宿根自生。叶如初生芭茅。五六月抽茎开花结实。有二种：一种粘牙者，尖而壳薄，即薏苡也。其米白色如糯米，可作粥饭及磨面食，亦可同米酿酒。一种圆而壳厚坚硬者，即菩提子也。其米少，即粳糯也。但可穿作念经数珠，故人亦呼为念珠云。其根并白色，大如匙柄，纠结而味甘也。

薏苡仁

〔修治〕〔敩曰〕凡使，每一两，以糯米一两同炒熟，去糯米用。亦有更以盐汤煮过者。

〔气味〕甘，微寒，无毒。〔诜曰〕平。

〔主治〕筋急拘挛，不可屈伸，久风湿痹，下气。久服，轻身益气（《本经》）。除筋骨中邪气不仁，利肠胃，消水肿，令人能食（《别录》）。炊饭作面食，主不饥,温气。煮饮,止消渴,杀蛔虫（藏器）。治肺痿肺气,积脓血,咳嗽涕唾,上气。煎服,破毒肿（甄权）。去干湿脚气,大验（孟诜）。健脾益胃,补肺清热,去风胜湿。炊饭食,治冷气。煎饮,利小便热淋（时珍）。

〔发明〕〔宗奭曰〕薏苡仁《本经》云微寒,主筋急拘挛。拘挛有两等:《素问》注中,大筋受热,则缩而短,故挛急不伸,此是因热而拘挛也,故可用薏苡;若《素问》言因寒则筋急者,不可更用此也。盖受寒使人筋急;寒热使人筋挛;若但受热不曾受寒,亦使人筋缓;受湿则又引长无力也。此药力势和缓,凡用须加倍即见效。〔震亨曰〕寒则筋急,热则筋缩。急因于坚强,缩因于短促。若受湿则弛,弛则引长。然寒与湿未尝不挟热。三者皆因于湿,然外湿非内湿启之不能成病。故湿之为病,因酒而鱼肉继之。甘滑、陈久、烧炙并辛香,皆致湿之因也。〔时珍曰〕薏苡仁属土,阳明药也,故能健脾益胃。虚则补其母,故肺痿、肺痈用之。筋骨之病,以治阳明为本,故拘挛筋急风痹者用之。土能胜水除湿,故泄痢水肿用之。按古方小续命汤注云:中风筋急拘挛,语迟脉弦者,加薏苡仁。亦扶脾抑肝之义。又《后汉书》云:马援在交阯常饵薏苡实,云能轻身省欲以胜瘴气也。又张师正《倦游录》云:辛稼轩忽患疝疾,重坠大如杯。一道人教以薏珠用东壁黄土炒过,水煮为膏服,数服即消。程沙随病此,稼轩授之亦效。《本草》薏苡乃上品养心药,故此有功。〔颂曰〕薏苡仁,心肺之药多用之。故范汪治肺痈,张仲景治风湿、胸痹,并有方法。《济生方》治肺损咯血,以熟猪肺切,蘸薏苡仁末,空心食之。薏苡补肺,猪肺引经也。赵君猷言屡用有效。

〔附方〕旧五,新九。

薏苡仁饭治冷气。用薏苡仁春熟,炊为饭食。气味欲如麦饭乃佳。或煮粥亦好(《广济方》)。

薏苡仁粥治久风湿痹,补正气,利肠胃,消水肿,除胸中邪气,治筋脉拘挛。薏苡仁为末,同粳米煮粥,日日食之,良(《食医心镜》)。

风湿身疼日晡剧者,张仲景麻黄杏仁薏苡仁汤主之。麻黄三两,杏仁二十枚,甘草、薏苡仁各一两,以水四升,煮取二升,分再服(《金匮要略》)。

水肿喘急用郁李仁三两研,以水滤汁,煮薏苡仁饭,日二食之(《独行方》)。

沙石热淋痛不可忍。用玉秫,即薏苡仁也,子、叶、根皆可用,水煎热饮。夏月冷饮。以通为度(杨氏《经验方》)。

消渴饮水薏苡仁煮粥饮,并煮粥食之。

周痹缓急偏者。薏苡仁十五两,大附子十枚炮,为末。每服方寸匕,日三(张仲景方)。

肺痿咳唾脓血。薏苡仁十两杵破,水三升,煎一升,酒少许,服之(梅师)。

肺痈咳唾心胸甲错者。以淳苦酒煮薏苡仁令浓,微温顿服。肺有血,当吐出愈(范汪方)。

肺痈咯血薏苡仁三合捣烂,水二大盏,煎一盏,入酒少许,分二服(《济生》)。

喉卒痈肿吞薏苡仁二枚,良(《外台》)。

痈疽不溃薏苡仁一枚,吞之(姚僧垣方)。

孕中有痈薏苡仁煮汁,频频饮之(《妇人良方补遗》)。

牙齿蟨痛薏苡仁、桔梗生研末。点服。不拘大人、小儿(《永类方》)。

根

〔气味〕甘,微寒,无毒。

〔主治〕下三虫(《本经》)。煮汁糜食甚香,去蛔虫,大效(弘景)。煮服,堕胎(藏器)。治卒心腹烦满及胸胁痛者,剉煮浓汁,服三升乃定(苏颂。○出《肘后方》)。捣汁和酒服,治黄疸有效(时珍)。

〔附方〕旧二,新二。

黄疸如金薏苡根煎汤频服。

蛔虫心痛薏苡根一斤切,水七升,煮三升服之,虫死尽出也(梅师)。

经水不通薏苡根一两,水煎服之。不过数服,效(《海上方》)。

牙齿风痛薏苡根四两,水煮含漱,冷即易之(《延年秘录》)。

叶

〔主治〕作饮气香,益中空膈(苏颂)。暑月煎饮,暖胃益气血。初生小儿浴之,无病(时珍。○出《琐碎录》)。

罂子粟宋《开宝》

【释名】米囊子(《开宝》)、御米(同上)、象谷(《同上》)。〔时珍曰〕其实状如罂子,其米如粟,乃象乎谷,而可以供御,故有诸名。

【集解】〔藏器曰〕嵩阳子云:罂粟花有四叶,红白色,上有浅红晕子。其囊形如髇箭头,中有细米。〔颂曰〕处处有之,人多莳以为饰。花有红、白二种,微腥气。其实形如瓶子,有米粒极细。圃人隔年粪地,九月布子,涉冬至春,始生苗,极繁茂。不尔则不生,生亦不茂。俟瓶焦黄,乃采之。〔宗奭曰〕其花亦有千叶

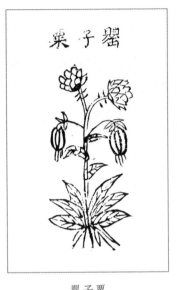

罂子粟

者。一罂凡数千万粒,大小如葶苈子而色白。〔时珍曰〕罂粟秋种冬生,嫩苗作蔬食甚佳。叶如白苣,三四月抽薹结青苞,花开则苞脱。花凡四瓣,大如仰盏,罂在花中,须蕊裹之。花开三日即谢,而罂在茎头,长一二寸,大如马兜铃,上有盖,下有蒂,宛然如酒罂。中有白米极细,可煮粥和饭食。水研滤浆,同绿豆粉作腐食尤佳。亦可取油。其壳入药甚多,而《本草》不载,乃知古人不用之也。江东人呼千叶者为丽春花。或谓是罂粟别种,盖亦不然。其花变态,本自不常。有白者、红者、紫者、粉红者、杏黄者、半红者、半紫者、半白者,艳丽可爱,故曰丽春,又曰赛牡丹,曰锦被花。详见游默斋《花谱》。

米

〔气味〕甘,平,无毒。〔颂曰〕性寒。多食利二便,动膀胱气。

〔主治〕丹石发动,不下饮食,和竹沥煮作粥食,极美(《开宝》)。○〔寇曰〕服石人研此水煮,加蜜作汤饮,甚宜。行风气,逐邪热,治反胃胸中痰滞(颂)。治泻痢,润燥(时珍)。

〔附方〕旧一,新一。

反胃吐食罂粟粥:用白罂粟米三合,人参末三大钱,生山芋五寸细切研。三物以水一升二合,煮取六合,入生姜汁及盐花少许，和匀分服。不计早晚，亦不妨别服汤丸（《图经》）。

泄痢赤白 罂粟子炒、罂粟壳炙，等分为末，炼蜜丸梧子大。每服三十丸，米饮下。有人经验（《百一选方》）。

壳

〔修治〕〔时珍曰〕凡用以水洗润，去蒂及筋膜，取外薄皮，阴干细切，以米醋拌炒入药。亦有蜜炒、蜜炙者。

〔气味〕酸、涩，微寒，无毒。〔时珍曰〕得醋、乌梅、橘皮良。

〔主治〕止泻痢，固脱肛，治遗精久咳，敛肺涩肠，止心腹筋骨诸痛（时珍）。

〔发明〕〔杲曰〕收敛固气。能入肾，故治骨病尤宜。〔震亨曰〕今人虚劳咳嗽，多用粟壳止劫；及湿热泄痢者，用之止涩。其治病之功虽急，杀人如剑，宜深戒之。又曰治嗽多用粟壳，不必疑，但要先去病根，此乃收后药也。治痢亦同。凡痢须先散邪行滞，岂可遽投粟壳、龙骨之药，以闭塞肠胃。邪气得补而愈甚，所以变症作而淹延不已也。〔时珍曰〕酸主收涩，故初病不可用之。泄泻下痢既久，则气散不固，而肠滑肛脱。咳嗽诸痛既久，则气散不收，而肺胀痛剧。故俱宜此涩之固之，收之敛之。按：杨氏《直指方》云：粟壳治痢，人皆薄之，固矣。然下痢日久，腹中无积痛，当止涩者，岂容不涩？不有此剂，何以对治乎？但要有辅佐耳。又王硕《易简方》云：粟壳治痢如神。但性紧涩，多令呕逆，故人畏而不敢服。若用醋制，加以乌梅，则用得法矣。或同四君子药，尤不致闭胃妨食而获奇功也。

〔附方〕新八。

热痢便血 粟壳醋炙一两，陈皮半两，为末。每服三钱，乌梅汤下（《普济方》）。

久痢不止罂粟壳醋炙为末，蜜丸弹子大。每服一丸，水一盏，姜三片，煎八分，温服。○又方：粟壳十两去膜，分作三分，一分醋炒，一分蜜炒，一分生用。并为末，蜜丸芡子大。每服三十丸，米汤下。○《集要》百中散：用粟壳蜜炙、厚朴姜制，各四两，为细末，每服一钱，米饮下。忌生冷。

小儿下痢神仙救苦散：治小儿赤白痢下，日夜百行不止。用罂粟壳半两，醋炒为末，再以铜器炒过，槟榔半两炒赤，研末，各收。每用等分，赤痢蜜汤服，白痢沙糖汤下。忌口味（《全幼心鉴》）。

水泄不止罂粟壳一枚去蒂膜，乌梅肉、大枣肉各十枚，水一盏，煎七分，温服（《经验》）。

久嗽不止谷气素壮人用之即效。粟壳去筋，蜜炙为末。每服五分，蜜汤下（危氏方）。

久咳虚嗽贾同知百劳散：治咳嗽多年，自汗。用罂粟壳二两半去蒂膜，醋炒取一两，乌梅半两，焙为末。每服二钱，卧时白汤下（《宣明方》）。

嫩苗
〔气味〕甘，平，无毒。
〔主治〕作蔬食，除热润燥，开胃厚肠（时珍）。

阿芙蓉《纲目》

【释名】阿片（《纲目》）。〔时珍曰〕俗作鸦片，名义未详。或云：阿，方音称我也。以其花色似芙蓉而得此名。

【集解】〔时珍曰〕阿芙蓉前代罕闻，近方有用者，云是罂粟花之津液也。罂粟结青苞时，午后以大针刺其外面青皮，勿损里面硬皮，或三五处，次早津出，以竹刀刮，收入瓷器，阴干用之。故今市者犹有苞片在内。王氏《医林集要》言是天方国种红罂粟花，不令水淹头，七、八月花谢后，刺青皮取之者。案：此花五月实枯，安得七、八月后尚有青皮？或方土不同乎？

【气味】酸，涩，温，微毒。

【主治】泻痢脱肛不止，能涩丈夫精气（时珍）。

【发明】〔时珍曰〕俗人房中术用之。京师售一粒金丹，云通治百病，皆方伎家之术耳。

【附方】新四。

久痢阿芙蓉小豆许，空心温水化下，日一服。忌葱、蒜、浆水。若渴，饮蜜水解之（《集要》）。

赤白痢下鸦片、木香、黄连、白术各一分，研末，饭丸小豆大。壮者一分，老幼半分，空心米饮下。忌酸物、生冷、油腻、茶、酒、面，无不止者。口渴，略饮米汤。○一方：罂粟花未开时，外有两片青叶包之，花开即落，收取为末。每米饮服一钱，神效。赤痢用红花者；白痢用白花者。

一粒金丹真阿芙蓉一分，粳米饭捣作三丸。每服一丸，未效再进一丸，不可多服。忌醋，令人肠断。风瘫，热酒下；口目㖞邪，羌活汤下；百节痛，独活汤下。正头风，羌活汤下。偏头风，川芎汤下。眩运，防风汤下。阴毒，豆淋酒下。疟疾，桃、柳枝汤下。痰喘，葶苈汤下。久嗽，干姜、阿胶汤下；劳嗽，款冬花汤下。吐泄，藿香汤下。赤痢，黄连汤下。白痢，干姜汤下。禁口痢，白术汤下。诸气痛，木香酒下。热痛，栀子汤下。脐下痛，灯心汤下。小肠气，川楝子汤下。膀胱气，小茴香汤下。血气痛，乳香汤下。胁痛，热酒下。噎食，生姜、丁香汤下。女人血崩，续断汤下。血不止，五灵脂汤下。小儿慢脾风，砂仁汤下（龚云林《医鉴》）。

二十三卷终

第二十四卷　谷部

目录

　　右附方旧五十一，新一百。

第二十四卷　谷部

谷之三 菽豆类一十四种

大豆《本经·中品》

〔校正〕〔禹锡曰〕原附大豆黄卷下，今分出。

【释名】尗（俗作菽。○〔时珍曰〕豆、尗皆荚谷之总称也。篆文尗，象荚生附茎下垂之形。豆象子在荚中之形。《广雅》云：大豆，菽也。小豆，荅也。）角曰荚，叶曰藿，茎曰萁（〖并《说文》〗）。

【集解】〔《别录》曰〕大豆生太山平泽，九月采之。〔颂曰〕今处处种之。有黑白二种，入药用黑者。紧小者为雄，用之尤佳。〔宗奭曰〕大豆有绿、褐、黑三种。有大、小两类：大者出江、浙、湖南、湖北；小者生他处，入药力更佳。又可砲为腐食。〔时珍曰〕大豆有黑、白、黄、褐、青、斑数色：黑者名乌豆，可入药及充食，作豉；黄者可作腐，榨油，造酱；余但可作腐及炒食而已。皆以夏至前后下种，苗高三四尺，叶团有尖，秋

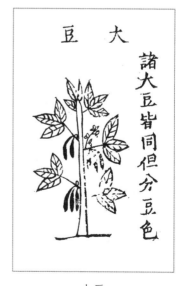

大豆

开小白花成丛,结荚长寸余,经霜乃枯。按《吕氏春秋》云:得时之豆,长茎短足,其荚二七为族,多枝数节,竞叶蕃实,大菽则圆,小菽则团。先时者,必长以蔓,浮叶疏节,小荚不实。后时者,必短茎疏节,本虚不实。又氾胜之《种植书》云:夏至种豆,不用深耕。豆花憎见日,见日则黄烂而根焦矣。知岁所宜,以囊盛豆子,平量埋阴地,冬至后十五日发取量之,最多者种焉。盖大豆保岁易得,可以备凶年,小豆不保岁而难得也。

黑大豆

〔气味〕甘,平,无毒。久服,令人身重。〔岐伯曰〕生温,熟寒。〔藏器曰〕大豆生平,炒食极热,煮食甚寒,作豉极冷,造酱及生黄卷则平。牛食之温,马食之冷。一体之中,用之数变。○〔之才曰〕恶五参、龙胆,得前胡、乌喙、杏仁、牡蛎、诸胆汁良。〔诜曰〕大豆黄屑忌猪肉。小儿以炒豆、猪肉同食,必壅气致死,十有八九。十岁已上不畏也。〔时珍曰〕服蓖麻子者忌炒豆,犯之胀满致死。服厚朴者亦忌之,动气也。

〔主治〕生研,涂痈肿。煮汁饮,杀鬼毒,止痛(《本经》)。逐水胀,除胃中热痹,伤中淋露,下瘀血,散五脏结积内寒,杀乌头毒。炒为屑,主胃中热,除痹去肿,止腹胀消谷(《别录》)。煮食,治温毒水肿(《蜀本》)。调中下气,通关脉,制金石药毒,治牛马温毒(《日华》)。煮汁,解砒石、砒石、甘遂、天雄、附子、射罔、巴豆、芫青、斑蝥、百药之毒及蛊毒。入药,治下痢脐痛。冲酒,治风痉及阴毒腹痛。牛胆贮之,止消渴(时珍)。炒黑,热投酒中饮之,治风痹瘫缓口噤,产后头风。食罢生吞半两,去心胸烦热,热风恍惚,明目镇心,温补。久服,好颜色,变白不老。煮食性寒,下热气肿,压丹石烦热。汁,消肿（藏器）。主中风脚弱,产后诸疾。同甘草煮汤饮,去一切热毒气,治风毒脚气。煮食,治心痛筋挛膝痛胀满。同桑柴灰汁煮食,下水鼓腹胀。和饭捣,涂一切毒肿。疗男女阴肿,以绵裹纳之（孟诜）。治肾病,利水下气,制诸风热,活血,解诸毒（时珍）。

〔发明〕〔颂曰〕仙方修治末服之,可以辟谷度饥。然多食令人体重,久则如故也。〔诜曰〕每食后磨拭吞三十粒,令人长生。初服时似身重,一年以后,便觉身轻,又益阳道也。〔颖曰〕陶华以黑豆入盐煮,常时食之,云能补肾。盖豆乃肾之谷,其形类肾,而又黑色通肾,引之以盐,所以妙也。〔时珍曰〕按《养老书》云:李守愚每晨水吞黑豆二七枚,谓之五脏谷,到老不衰。夫豆有五色,各治五脏。惟黑豆属水性寒,为肾之谷,入肾功多,故能治水消胀下气,制风热而活血解毒,所谓同气相求也。又按:古方称大豆解百药毒,予每试之大不然;又加甘草,其验乃奇。如此之事,不可不知。

〔附方〕旧三十二,新三十四。

服食大豆令人长肌肤,益颜色,填骨髓,加气力,补虚能食,不过两剂。大豆五升,如作酱法,取黄捣末,以猪肪炼膏和丸梧子大。每服五十丸至百丸,温酒下。神验秘方也。肥人不可服之（《延年秘录》）。

救荒济饥《博物志》云:左慈荒年法:用大豆粗细调匀者,生熟挼令光,暖彻豆内。先日不食,以冷水顿服讫。一切鱼肉菜果,不得复经口。渴即饮冷水。初小困,十数日后,体力壮健,不复思食也。〇黄山谷救荒法:黑豆、贯众各一升,煮熟去众,晒干。每日空心啖五七粒。食百木枝叶皆有味,可饱也。

○王氏《农书》云：辟谷之方，见于石刻。水旱虫荒，国有代有，甚则怀金立鹄，易子炊骸，为民父母者，不可不知此法也。昔晋惠帝永宁二年，黄门侍郎刘景先表奏：臣遇太白山隐士，传济饥辟谷仙方。臣家大小七十余口，更不食别物。若不如斯，臣一家甘受刑戮。其方：用大豆五斗淘净，蒸三遍去皮。用大麻子三斗浸一宿，亦蒸三遍，令口开取仁。各捣为末，和捣作团如拳大。入甑内蒸，从戌至子时止，寅时出甑，午时晒干为末。干服之，以饱为度。不得食一切物。第一顿得七日不饥，第二顿得四十九日不饥，第三顿三百日不饥，第四顿得二千四百日不饥，更不必服，永不饥也。不问老少，但依法服食，令人强壮，容貌红白，永不憔悴。口渴，即研大麻子汤饮之，转更滋润脏腑。若要重吃物，用葵子三合研末，煎汤冷服，取下药如金色，任吃诸物，并无所损。前知随州朱颂教民用之有验，序其首尾，勒石于汉阳大别山太平兴国寺。○又方：用黑豆五斗淘净，蒸三遍，晒干，去皮为末。秋麻子三升，浸去皮，晒研。糯米三斗作粥，和捣为剂如拳大，入甑中蒸一宿，取晒为末。用红小枣五斗，煮去皮核，和为剂如拳大，再蒸一夜。服之，至饱为度。如渴，饮麻子水，便滋润脏腑也。脂麻亦可。但不得食一切之物。

炒豆紫汤〔颂曰〕古方有紫汤，破血去风，除气防热，产后两日尤宜服之。用乌豆五升，清酒一斗，炒豆令烟绝，投酒中，待酒紫赤色，去豆。量性服之，可日夜三盏，神验。中风口噤，加鸡屎白二升和炒，投之。

豆淋酒法〔宗奭曰〕治产后百病，或血热，觉有余血水气，或中风困笃，或背强口噤，或但烦热瘛疭口渴，或身头皆肿，或身痒呕逆直视，或手足顽痹，头旋眼眩，此皆虚热中风也。用大豆三升熬熟，至微烟出，入瓶中，以酒五升沃之，经一日以上。

服酒一升，温覆令少汗出，身润即愈。口噤者，加独活半斤，微微捶破，同沃之。产后宜常服，以防风气，又消结血。

中风口㖞即上方，日服一升（《千金》）。

头风头痛即上方，密封七日，温服（《千金》）。

破伤中风口噤。《千金方》：用大豆一升，熬去腥气，勿使太熟，杵末，蒸令气遍，取下甑，以酒一升淋之。温服一升，取汗。傅膏疮上，即愈。〇《经验方》：用黑豆四十枚，朱砂二十文，同研末。以酒半盏，调一字服之。

颈项强硬不得顾视。大豆一升，蒸变色，囊裹枕之（《千金》）。

暴得风疾四肢挛缩不能行。取大豆三升，淘净湿蒸，以醋二升，倾入瓶中，铺于地上，设席豆上，令病人卧之。仍重盖五六层衣，豆冷渐渐却衣。仍令一人于被内引挽挛急处。更蒸豆再作，并饮荆沥汤。如此三日三夜即休（崔氏《纂要》）。

风入脏中治新久肿，风入脏中。以大豆一斗，水五斗，煮取一斗二升，去滓。入美酒斗半，煎取九升。旦服三升取汗，神验（《千金翼》）。

风毒攻心烦躁恍惚。大豆半升淘净，以水二升，煮取七合，食后服之（《心镜》）。

卒风不语大豆煮汁，煎稠如饴，含之，并饮汁（《肘后方》）。

喉痹不语同上法（《千金》）。

卒然失音〔诜曰〕用生大豆一升，青竹箅子四十九枚，长四寸，阔一分，水煮熟，日夜二服瘥。

热毒攻眼赤痛睑浮。用黑豆一升，分作十袋，沸汤中蒸过，更互熨之，三遍则愈（《普济方》）。

卒然中恶大豆二七枚，鸡子黄一个，酒半升，和匀顿服（《千金》）。

阴毒伤寒危笃者。用黑豆炒干,投酒,热饮或灌之。吐则复饮,汗出为度(《居家必用》)。

胁痛如打大豆半升熬焦,入酒一升煮沸,饮取醉(《肘后》)。

腰胁卒痛大豆炒二升,酒三升,煮二升,顿服(《肘后》)。

卒然腰痛大豆六升,水拌湿,炒热,布裹熨之,冷即易。乃张文仲所处方也(《延年秘录》)。

脚气冲心烦闷不识人。以大豆一升,水三升,浓煮汁服半升。未定,再服半升(《广利方》)。

身面浮肿《千金》:用乌豆一升,水五升,煮汁三升,入酒五升,更煮三升,分温三服。不瘥再合。○王璆《百一选方》:用乌豆煮至皮干,为末。每服二钱,米饮下。建炎初,吴内翰女孙忽发肿凸,吴检《外台》得此方,服之立效。

新久水肿大豆一斗,清水一斗,煮取八升,去豆,入薄酒八升,再煎取八升服之。再三服,水当从小便中出(范汪方)。

腹中痞硬夏秋之交,露坐夜久,腹中痞,如群石在腹。用大豆半升,生姜八分,水三升,煎一升已来,顿服痞(《经验方》)。

霍乱胀痛大豆生研,水服方寸匕(《普济》)。

水痢不止大豆一升,炒白术半两,为末。每服三钱,米饮下(《指南方》)。

赤痢脐痛黑豆、茱萸子二件,搓摩,吞咽之,良(《经验》)。

赤白下痢方见猪胆。

男子便血黑豆一升,炒焦研末,热酒淋之,去豆饮酒,神效(《活人心统》)。

一切下血雄黑豆紧小者,以皂角汤微浸,炒熟去皮为末,炼猪脂和丸梧子大。每服三十丸,陈米饮下(华佗《中藏经》)。

小儿沙淋黑豆一百二十个,生甘草一寸,新水煮热,入滑石末,乘热饮之,良(《全幼心鉴》)。

肾虚消渴难治者。黑大豆(炒)、天花粉等分,为末,面糊丸梧子大。每黑豆汤下七十丸,日二。名救活丸(《普济方》)。

消渴饮水乌豆置牛胆中,阴干百日,吞尽即瘥(《肘后方》)。

昼夜不眠以新布火炙熨目,并蒸大豆,更番囊盛枕之,冷即易,终夜常枕之,即愈(《肘后方》)。

疫疠发肿大黑豆二合炒熟,炙甘草一钱,水一盏煎汁,时时饮之。《夷坚志》云靖康二年春,京师大疫。有异人书此方于壁间,用之立验也。

乳石发热乌豆二升,水九升,铜器煮五升汁,熬稠一升,饮之(《外台秘要》)。

解礜砒毒大豆煮汁饮之,良(《肘后》)。

酒食诸毒大豆一升,煮汁服,得吐即愈(《广记》)。

解诸鱼毒大豆煮汁饮之(《卫生方》)。

解巴豆毒下利不止。大豆,煮汁一升,饮之(《肘后方》)。

恶刺疮痛大豆浓煮汁渍之,取瘥(《千金方》)。

汤火灼疮大豆煮汁涂之,易愈,无斑(《子母秘录》)。

打头青肿豆黄末水和傅之(《千金方》)。

折伤堕坠瘀血在腹,气短。大豆五升,水一斗,煮汁二升,顿服。剧者不过三作(《千金方》)。

豌疮烦躁大豆煮汁饮之,佳(《子母秘录》)。

痘疮湿烂黑大豆,研末傅之。

小儿头疮黑豆炒存性研,水调傅之(《普济方》)。

身面疣目七月七日,以大豆拭疣上三过。使本人种豆于南向屋东头第二溜中。豆生叶,以热汤沃杀,即愈(《外台秘要》)。

染发令乌醋煮黑大豆，去豆煎稠，染之（《千金》）。

牙齿不生不拘大人小儿，年多者。用黑豆三十粒，牛粪火内烧令烟尽，研入麝香少许。先以针挑破血出，以少许揩之。不得见风，忌酸咸物（《经验方》）。

牙齿疼痛黑豆煮酒，频频漱之，良（周密《浩然斋视听钞》）。

月经不断用前紫汤服之，佳。

妊娠腰痛大豆一升。酒三升，煮七合，空心饮之（《心镜》）。

子死腹中月数未足，母欲闷绝者。用大豆三升，以醋煮浓汁，顿服，立出（《产乳》）。

胞衣不下大豆半升，醇酒三升，煮一升半，分三服（《产书》）。

辟禳时气以新布盛大豆一斗，纳井中一宿取出。每服七粒，佳（《类要》）。

菜中蛇蛊蛇毒入菜果中，食之令人得病，名蛇蛊。大豆为末，酒渍绞汁，服半升。

身如虫行大豆水渍绞浆，旦旦洗之，或加少面，沐发亦良（《千金方》）。

小儿丹毒浓煮大豆汁，涂之甚良（《千金》）。

风疽疮疥凡脚胫及腢腋中痒，搔则黄汁出者，是也。以青竹筒三尺，着大豆一升在内，以马屎、糠米烧熏，以器承两头取汁，搽之。先以泔清和盐热洗之。不过三度，极效（《千金》）。

肝虚目暗迎风下泪。用腊月牯牛胆，盛黑豆悬风处。取出，每夜吞三七粒，久久自明（《龙木论》）。

小儿胎热黑豆二钱，甘草一钱，入灯心七寸，淡竹叶一片，水煎，不拘时候服（《全幼心鉴》）。

天蛇头指痛臭甚者。黑豆生研末，入茧内，笼之（《济急方》）。

大豆皮

〔主治〕生用，疗痘疮目翳。嚼烂，傅小儿尿灰疮（时珍）。

豆叶

〔主治〕捣傅蛇咬，频易取瘥（时珍。○出《广利方》）。

〔发明〕〔时珍曰〕按《抱朴子内篇》云：相国张文蔚庄内有鼠狼穴，养四子为蛇所吞。鼠狼雌雄情切，乃于穴外坋土壅穴。俟蛇出头，度其回转不便，当腰咬断而劈腹，衔出四子，尚有气。置于穴外，衔豆叶嚼而傅之，皆活。后人以豆叶治蛇咬，盖本于此。

〔附方〕新二。

止渴急方大豆苗嫩者三五十茎，涂酥炙黄为末。每服二钱，人参汤下（《圣济总录》）。

小便血淋大豆叶一把，水四升，煮二升，顿服（《千金方》）。

花

〔主治〕主目盲，翳膜（时珍）。

大豆黄卷《本经·中品》

【释名】豆蘗（《《纲目》》）。〔弘景曰〕黑大豆为蘗牙，生五寸长，便干之，名为黄卷，用之熬过，服食所须。〔时珍曰〕一法：壬癸日以井华水浸大豆，候生芽，取皮，阴干用。

【气味】甘，平，无毒。〔普曰〕得前胡、杏子、牡蛎、乌喙、天雄、鼠屎，共蜜和良。恶海藻、龙胆。

【主治】湿痹，筋挛膝痛（《本经》）。五脏不足，胃气结积，益气止痛，去黑皯，润肌肤皮毛（《别录》）。破妇人恶血（孟诜）。○〔颂曰〕古方蓐妇药中多用之。宜肾（思邈）。除胃中积热，消水病胀满（时珍）。

【附方】新四。

大豆蘖散治周痹邪在血脉之中，木痹不痛，上下周身故名。此药注五脏留滞，胃中结聚。益气出毒，润皮毛，补肾气。用大豆蘖一斤炒香，为末。每服半钱，温酒调下，空心，加至一钱，日三服（《宣明方》）。

诸风湿痹筋挛膝痛，胃中积热口疮烦闷，大便秘涩。黄卷散：用大豆黄卷炒熟捣末一升，酥半两，研匀。食前温水服一匙，日二服（《普济方》）。

水病肿满喘急，大小便涩。大豆黄卷醋炒、大黄炒等分，为细末。葱、橘皮汤服二钱，平明以利为度（《圣济总录》）。

小儿撮口初生豆芽研烂，绞汁和乳，灌少许，良（《普济方》）。

黄大豆《食鉴》

【集解】〔时珍曰〕大豆有黑、青、黄、白、斑数色，惟黑者入药，而黄、白豆炒食作腐，造酱笮油，盛为时用，不可不知别其性味也。〔周定王曰〕黄豆苗高一二尺，叶似黑大豆叶而大，结角比黑豆角稍肥大，其荚、叶嫩时可食，甘美。

【气味】甘，温，无毒。〔时珍曰〕生温，炒热微毒。多食，壅气生痰动嗽，令人身重，发面黄疮疥。

【主治】宽中下气，利大肠，消水胀肿毒（甯源）。研末，熟水和，涂痘后痈（时珍）。

【附方】新一。

痘后生疮黄豆烧黑研末，香油调涂。

豆油

〔气味〕辛、甘，热，微毒。

〔主治〕涂疮疥，解发胝（时珍）。

秸

〔主治〕烧灰，入点痣、去恶肉药（时珍）。

赤小豆《本经·中品》

〔校正〕自大豆分出。

【释名】赤豆（恭）、红豆（俗）、荅（《广雅》），叶名藿（《别录》）。〔时珍曰〕案《诗》云："黍稷稻粱，禾麻菽麦。"此即八谷也。董仲舒注云：菽是大豆，有两种。小豆名荅，有三四种。王祯云：今之赤豆、白豆、绿豆、䝁豆，皆小豆也。此则入药用赤小者也。

【集解】〔颂曰〕赤小豆，今江淮间多种之。〔宗奭曰〕关西、河北、汴洛多食之。〔时珍曰〕此豆以紧小而赤黯色者入药，其稍大而鲜红、淡红色者，并不治病。俱于夏至后下种，苗科高尺许，枝叶似豇豆，叶微圆峭而小。至秋开花，似豇豆花而小淡，银褐色，有腐气。结荚长二三寸，比绿豆荚稍大，皮色微白带红。三青二黄时即收之，可煮可炒，可作粥、饭、馄饨馅并良也。

【气味】甘、酸，平，无毒。〔思邈曰〕甘、咸，冷。合鱼鲊食成消渴，作酱同饭食成口疮。〔藏器曰〕驴食足轻，人食身重。

【主治】下水肿，排痈

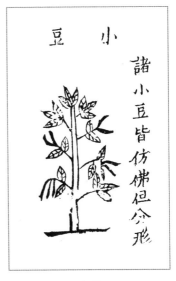

小豆

肿脓血(《本经》)。疗寒热热中消渴,止泄痢,利小便,下腹胀满,吐逆卒澼(《别录》)。消热毒,散恶血,除烦满,通气,健脾胃,令人美食。捣末同鸡子白,涂一切热毒痈肿。煮汁,洗小儿黄烂疮,不过三度(权)。缩气行风,坚筋骨,抽肌肉。久食瘦人(士良)。散气,去关节烦热,令人心孔开。暴痢后,气满不能食者,煮食一顿即愈。和鲤鱼煮食,甚治脚气(诜)。解小麦热毒。煮汁解酒病。解油衣粘缀(《日华》)。辟瘟疫,治产难,下胞衣,通乳汁。和鲤鱼、蠡鱼、鲫鱼、黄雌鸡煮食,并能利水消肿(时珍)。

【发明】〔弘景曰〕小豆逐津液,利小便。久服令人肌肤枯燥。〔颂曰〕水气、脚气最为急用。有人患脚气,以袋盛此豆,朝夕展转践踏之,久久遂愈。〔好古曰〕治水者惟知治水,而不知补胃,则失之壅滞。赤小豆,消水通气而健脾胃,乃其药也。〔藏器曰〕赤小豆,和桑根白皮煮食,去湿气痹肿;和通草煮食,则下气无限,名脱气丸。〔时珍曰〕赤小豆,小而色赤,心之谷也。其性下行,通乎小肠,能入阴分,治有形之病。故行津液,利小便,消胀除肿止吐,而治下痢肠澼,解酒病,除寒热痈肿,排脓散血,而通乳汁,下胞衣产难,皆病之有形者。久服则降令太过,津血渗泄,所以令人肌瘦身重也。其吹鼻瓜蒂散以辟瘟疫用之,亦取其通气除湿散热耳。或言共工氏有不才子,以冬至死为疫鬼,而畏赤豆,故于是日作小豆粥厌之,亦傅会之妄说也。又案陈自明《妇人良方》云:予妇食素,产后七日,乳脉不行,服药无效。偶得赤小豆一升,煮粥食之,当夜遂行。因阅《本草》载此,漫记之。又《朱氏集验方》云:宋仁宗在东宫时,患痄腮,命道士赞宁治之。取小豆七七粒为末,傅之而愈。中贵人任承亮后患恶疮近死,尚书郎傅永授以药立愈。叩其方,赤小豆也。予苦胁疽,既至五脏,医以药治之甚验。承亮曰:得非赤小豆耶?医谢曰:某用此活三十口,愿勿复言。有僧发背如烂瓜,邻家乳婢用此治之如神。此药治一切痈疽疮疥及赤肿,不拘善恶,但水调涂之,无不愈者。但其性粘,干则难揭,入苎根末即不粘,此法尤佳。

【附方】旧十八,新十九。

水气肿胀〔颂曰〕用赤小豆五合,大蒜一颗,生姜五钱,商陆根一条,并碎破,同水煮烂,去药,空心食豆,旋旋啜汁令尽,肿立消也。○韦宙《独行方》:治水肿从脚起,入腹则杀人。赤小豆一斗,煮极烂,取汁五升,温渍足膝。若已入腹,但食小豆,勿杂食,亦愈。○梅师:治水肿。以东行花桑枝烧灰一升,淋汁,煮赤小豆一升,以代饭,良。

水蛊腹大动摇有声,皮肤黑者。用赤小豆三升,白茅根一握,水煮食豆,以消为度(《肘后》)。

辟禳瘟疫《五行书》云:正月朔旦及十五日,以赤小豆二七枚,麻子七枚,投井中,辟瘟疫甚效。○又正月七日,新布囊盛赤小豆置井中,三日取出,男吞七枚,女吞二七枚,竟年无病也(《肘后方》)。

辟厌疾病正月元旦,面东,以齑水吞赤小豆三七枚,一年无诸疾。○又七月立秋日,面西,以井华水吞赤小豆七枚,一秋不犯痢疾。

伤寒狐惑〔张仲景曰〕狐惑病,脉数,无热微烦,默默但欲卧,汗出。初得三四日,目赤如鸠眼;七八日,目四眦黄黑。若能食者,脓已成也。赤豆当归散主之。赤小豆三升,水浸令芽出,当归三两,为末。浆水服方寸匕,日三服(《金匮要略》)。

下部卒痛如鸟啄之状。用小豆、大豆各一升,蒸熟,作二囊,更互坐之,即止(《肘后方》)。

水谷痢疾小豆一合,熔蜡三两,顿服取效(《必效方》)。

热毒下血或因食热物发动。赤小豆末,水服方寸匕(梅师方)。

肠痔有血小豆二升,苦酒五升,煮熟日干,再浸至酒尽乃止,为末。酒服一钱,日三服(《肘后方》)。

舌上出血如簪孔。小豆一升,杵碎,水三升和,绞汁服(《肘后方》)。

热淋血淋不拘男女。用赤小豆三合,慢火炒为末,煨葱一茎,擂酒热调二钱服(《修真秘旨》)。

重舌鹅口赤小豆末,醋和涂之(《普济方》)。

小儿不语四五岁不语者。赤小豆末,酒和,傅舌下(《千金》)。

牙齿疼痛红豆末,擦牙吐涎,及吹鼻中。一方入铜青少许。一方入花碱少许(《家宝方》)。

中酒呕逆赤小豆煮汁,徐徐饮之(《食鉴本草》)。

频致堕胎赤小豆末,酒服方寸匕,日二服(《千金》)。

妊娠行经方同上。

妇人难产《产宝》:用赤小豆生吞七枚,佳。○《集验》:治难产日久气乏。用赤小豆一升,以水九升,煮取汁,入炙过黄明胶一两,同煎少时。一服五合,不过三四服,即产。

胞衣不下用赤小豆,男七枚,女二七枚,东流水吞服之(《救急方》)。

产后目闭心闷。赤小豆生研,东流水服方寸匕。不瘥更服(《肘后方》)。

产后闷满不能食。用小豆三七枚,烧研,冷水顿服,佳(《千金方》)。

乳汁不通 赤小豆煮汁饮之(《产书》)。

妇人吹奶 赤小豆酒研,温服,以滓傅之(熊氏)。

妇人乳肿 小豆、莽草等分,为末。苦酒和傅,佳(梅师)。

痈疽初作 赤小豆末,水和涂之,毒即消散,频用有效(《小品方》)。

石痈诸痈 赤小豆五合,纳苦酒中五宿,炒研,以苦酒和涂即消。加栝楼根等分(范汪方)。

痘后痈毒 赤小豆末,鸡子白调涂傅之。

腮颊热肿 赤小豆末,和蜜涂之,一夜即消。或加芙蓉叶末尤妙。

丹毒如火 赤小豆末,和鸡子白,时时涂之不已,逐手即消(《小品方》)。

风瘙瘾疹 赤小豆、荆芥穗等分,为末,鸡子清调涂之。

金疮烦满 赤小豆一升,苦酒浸一日,熬燥再浸,满三日,令黑色,为末。每服方寸匕,日三服(《千金》)。

六畜肉毒 小豆一升,烧研。水服三方寸匕,神良(《千金方》)。

叶

〔主治〕去烦热,止小便数(《别录》)。煮食,明目(《日华》)。

〔发明〕〔时珍曰〕小豆利小便,而藿止小便,与麻黄发汗而根止汗同意,物理之异如此。

〔附方〕旧一,新一。

小便频数 小豆叶一斤,入豉汁中煮,调和作羹食之(《心镜》)。

小儿遗尿小豆叶捣汁服之(《千金》)。

芽

〔主治〕妊娠数月,经水时来,名曰漏胎;或因房室,名曰伤胎。用此为末,温酒服方寸匕,日三,得效乃止(时珍。○出《普济》)。

腐婢《本经·下品》

【集解】〔《别录》曰〕腐婢生汉中,小豆花也。七月采之,阴干四十日。〔弘景曰〕花与实异用,故不同品。方家不用。未解何故有腐婢之名?《本经》不言是小豆花,《别录》乃云,未审是否?今海边有小树,状如栀子,茎条多曲,气似腐臭。土人呼为腐婢,疗疟有效。以酒渍皮服,疗心腹疾。此当是真,此条应入《木部》也。〔恭曰〕腐婢相承以为葛花。葛花消酒大胜,而小豆全无此效,当以葛花为真。〔禹锡曰〕按《别本》云:小豆花亦有腐气。与葛花同服,饮酒不醉。与《本经》治酒病相合。陶、苏二说并非。〔甄权曰〕腐婢即赤小豆花也。〔颂曰〕海边小树、葛花、赤小豆花,三物皆有腐婢之名,名同物异也。〔宗奭曰〕腐婢既在《谷部》,豆花为是,不必多辩。〔时珍曰〕葛花已见本条。小豆能利小便,治热中,下气止渴,与腐婢主疗相同,其为豆花无疑。但小豆有数种,甄氏《药性论》独指为赤小豆,今姑从之。

【气味】辛,平,无毒。

【主治】痎疟,寒热邪气,泄痢,阴不起。止消渴。病酒头痛(《本经》)。○《心镜》云:上证,用花同豉汁五味,煮羹食之。消酒毒,明目,下水气,治小儿丹毒热肿,散气满不能食,煮一顿食之(《药性》)。治热中积热,痔瘘下血(时珍)。○《宣明》葛花丸中用之。

【附方】新二。

饮酒不醉小豆花、叶,阴干百日为末,水服方寸匕。或加葛花等分(《千金》)。

疔疮恶肿小豆花末,傅之(《普济方》)。

绿豆宋《开宝》

【释名】〔时珍曰〕绿以色名也。旧本作菉者,非矣。

【集解】〔志曰〕绿豆圆小者佳。粉作饵炙食之良。大者名植豆,苗、子相似,亦能下气治霍乱也。〔瑞曰〕有官绿、油绿,主疗则一。〔时珍曰〕绿豆,处处种之。三四月下种,苗高尺许,叶小而有毛,至秋开小花,荚如赤豆荚。粒粗而色鲜者为官绿;皮薄而粉多、粒小而色深者为油绿;皮厚而粉少早种者,呼为摘绿,可频摘也;迟种呼为拔绿,一拔而已。北人用之甚广,可作豆粥、豆饭、豆酒、炒食、秒食,磨而为面,澄滤取粉,可以作饵顿糕,荡皮搓索,为食中要物。以水浸湿生白芽,又为菜中佳品。牛马之食亦多赖之。真济世之良谷也。

【气味】甘,寒,无毒。〔藏器曰〕用之宜连皮,去皮则令人小壅气,盖皮寒而肉平也。○反榧子壳,害人。合鲤鱼鲊食,久则令人肝黄成渴病。

【主治】煮食,消肿下气,压热解毒。生研绞汁服,治丹毒烦热风疹,药石发动,热气奔豚(《开宝》)。治寒热热中,止泄痢卒澼,利小便胀满(思邈)。厚肠胃。作枕,明目,治头风头痛。除吐逆(《日华》)。补益元气,和调五脏,安精神,行十二经脉,去浮风,润皮肤,宜常食之。煮汁,止消渴(孟诜)。解一切药草、牛马、金石诸毒(甯源)。治痘毒,利肿胀(时珍)。

【发明】〔时珍曰〕绿豆肉平皮寒,解金石、砒霜、草木一切诸毒,宜连皮生研水服。按《夷坚志》云:有人服附子酒多,头肿如斗,唇裂血流。急求绿豆、黑豆各数合嚼食,并煎汤饮之,乃解也。

【附方】新十。

扁鹊三豆饮治天行痘疮。预服此饮,疏解热毒,纵出亦少。用绿豆、赤小豆、黑大豆各一升,甘草节二两,以水八升,煮极熟。任意食豆饮汁,七日乃止。○一方:加黄大豆、白大豆,名五豆饮。

痘后痈毒初起,以三豆膏治之神效。绿豆、赤小豆、黑大豆等分,为末。醋调时时扫涂,即消(《医学正传》)。

防痘入眼用绿豆七粒,令儿自投井中,频视七遍,乃还。

小儿丹肿绿豆五钱,大黄二钱,为末。用生薄荷汁入蜜调涂(《全幼心鉴》)。

赤痢不止以大麻子,水研滤汁,煮绿豆食之,极效。粥食亦可(《必效方》)。

老人淋痛青豆二升,橘皮二两,煮豆粥,下麻子汁一升。空心渐食之,并饮其汁,甚验(《养老书》)。

消渴饮水绿豆煮汁,并作粥食(《普济方》)。

心气疼痛绿豆廿一粒,胡椒十四粒。同研,白汤调服即止。

多食易饥绿豆、黄麦、糯米各一升,炒熟磨粉。每以白汤服一杯,三五日见效。

十种水气用绿豆二合半,大附子一只去皮脐,切作两片。水三碗,煮熟,空心卧时食豆。次日将附子两片作四片,再以绿豆二合半,如前煮食。第三日别以绿豆、附子如前煮食。第四日如第二日法煮食。水从小便下,肿自消。未消再服。忌生冷、毒物、盐、酒六十日，无不效者（《朱氏集验方》）。

绿豆粉

〔气味〕甘，凉、平，无毒。〔源曰〕其胶粘者，脾胃虚人不可多食。○〔瑞曰〕勿近杏仁，则烂不能作索。

〔主治〕解诸热，益气，解酒食诸毒，治发背痈疽疮肿，及汤火伤灼（吴瑞）。痘疮湿烂不结痂疕者，干扑之良（甯源）。新水调服，治霍乱转筋，解诸药毒死，心头尚温者（时珍）。解菰菌、砒毒（汪颖）。

〔发明〕〔时珍曰〕绿豆色绿，小豆之属木者也，通于厥阴、阳明。其性稍平，消肿治痘之功虽同赤豆，而压热解毒之力过之。且益气，厚肠胃，通经脉，无久服枯人之忌。但以作凉粉，造豆酒，或偏于冷，或偏于热，能致人病，皆人所为，非豆之咎也。豆粉须以绿色粘腻者为真。外科治痈疽有内托护心散，极言其神效，丹溪朱氏有论发挥。〔震亨曰〕《外科精要》谓内托散，一日至三日进十数服，可免毒气内攻脏腑。窃详绿豆解丹毒，治石毒，味甘，入阳明，性寒能补为君。以乳香去恶肿，入少阴，性温善窜为佐。甘草性缓，解五金、八石、百药毒为使。想此方专为服丹石发疽者设也。若夫年老者、病深者、证备者、体虚者，绿豆虽补，将有不胜其任之患。五香连翘汤亦非必用之剂。必当助气壮胃，使根本坚固，而行经活血为佐，参以经络时令，使毒气外发，此则内托之本意，治施之早，可以内消也。

〔附方〕新十二。

护心散又名内托散、乳香万全散。凡有疽疾，一日至三日之内，宜连进十余服，方免变证，使毒气出外。服之稍迟，毒气内攻，渐生呕吐，或鼻生疮菌，不食即危矣。四五日后，亦宜间服之。用真绿豆粉一两，乳香半两，灯心同研和匀，以生甘草浓煎汤调下一钱,时时呷之。若毒气冲心,有呕逆之证,大宜服此。盖绿豆压热下气,消肿解毒。乳香消诸痈肿毒。服至一两,则香彻疮孔中,真圣药也(李嗣立《外科方》)。

疮气呕吐绿豆粉三钱,干胭脂半钱,研匀。新汲水调下,一服立止(《普济》)。

霍乱吐利绿豆粉、白糖各二两,新汲水调服,即愈(《生生编》)。

解烧酒毒绿豆粉荡皮,多食之即解。

解鸩酒毒绿豆粉三合。水调服。

解砒石毒绿豆粉、寒水石等分,以蓝根汁调服三五钱(《卫生易简》)。

解诸药毒已死,但心头温者。用绿豆粉调水服(《卫生易简方》)。

打扑伤损用绿豆粉新铫炒紫,新汲井水调傅,以杉木皮缚定,其效如神。此汀人陈氏梦传之方(澹寮方)。

杖疮疼痛绿豆粉炒研,以鸡子白和涂之,妙(《生生编》)。

外肾生疮绿豆粉、蚯蚓粪等分。研涂之。

暑月痱疮绿豆粉二两,滑石一两。和匀扑之。一加蛤粉二两(《简易方》)。

一切肿毒初起。用绿豆粉炒黄黑色,猪牙皂荚一两,为末,用米醋调敷之。皮破者油调之(邵真人《经验方》)。

豆皮

〔气味〕甘,寒,无毒。

〔主治〕解热毒,退目翳(时珍)。

〔附方〕新一。

通神散治痘痘目生翳。绿豆皮、白菊花、谷精草等分,为末。每用一钱,以干柿饼一枚,粟米泔一盏,同煮干。食柿,日三服。浅者五七日见效,远者半月见效(《直指方》)。

豆荚

〔主治〕赤痢经年不愈,蒸熟,随意食之良(时珍。○出《普济》)。

豆花

〔主治〕解酒毒(时珍)。

豆芽

〔气味〕甘,平,无毒。

〔主治〕解酒毒热毒,利三焦(时珍)。

〔发明〕〔时珍曰〕诸豆生芽皆腥韧不堪,惟此豆之芽白美独异。今人视为寻常,而古人未知者也。但受湿热郁浥之气,故颇发疮动气,与绿豆之性稍有不同。

豆叶

〔主治〕霍乱吐下,绞汁和醋少许,温服(《开宝》)。

白豆宋《嘉祐》

【释名】饭豆(《《食鉴》》)。

【集解】〔诜曰〕白豆苗,嫩者可作菜食,生食亦妙。〔颖曰〕浙东一种味甚胜,用以作酱、作腐极佳。北方水白豆,相似而不及也。〔源曰〕白豆即饭豆也,粥饭皆可拌食。〔时珍曰〕饭豆,小豆之白者也,亦有土黄色者。豆大如绿豆而长。四五月种之。苗叶似赤小豆而略大,可食,荚亦似小豆。一种蓑豆,叶如大豆,可作饭、作腐,亦其类也。

【气味】甘,平,无毒。〔源曰〕咸,平。

【主治】补五脏,调中,助十二经脉(孟诜)。暖肠胃（《日华》）。杀鬼气。肾之谷，肾病宜食之（思邈）。

叶

〔主治〕煮食，利五脏，下气（《日华》）。

稆豆《拾遗》。○音吕

【释名】〔时珍曰〕稆乃自生稻名也。此豆原是野生，故名。今人亦种之于下地矣。

【集解】〔藏器曰〕稆豆生田野，小而黑，堪作酱。《尔雅》戎菽一名驴豆，古名罃豆，是也。〔瑞曰〕稆豆，即黑豆中最细者。〔时珍曰〕此即黑小豆也。小科细粒，霜后乃熟。陈氏指为戎菽，误矣。《尔雅》亦无此文。戎菽乃胡豆。罃豆乃鹿豆，见《菜部》。并四月熟。

【气味】甘，温，无毒。

【主治】去贼风风痹，妇人产后冷血，炒令焦黑，及热投酒中，渐渐饮之（藏器）。

豌豆《拾遗》

【释名】胡豆（《拾遗》）、戎菽（《尔雅》）、回鹘豆（《辽志》。○《饮膳正要》作回回豆。回回，即回鹘国也）、毕豆（《唐史》。○崔寔《月令》作𫗦豆）、青小豆（《千金》）、青斑豆（《别录》）、麻累（《《千金》》）。〔时珍曰〕胡豆，豌豆也。其苗柔弱宛宛，故得豌名。种出胡戎，嫩时青色，老则斑麻，故有胡、戎、青斑、麻累诸名。陈藏器《拾遗》虽有胡豆，但云苗似豆，生田野间，米中往往有之。然豌豆、蚕豆皆有胡豆之名。陈氏所云，盖豌豆也。豌豆之粒小，故米中有之。《尔雅》：戎菽谓之荏菽。《管子》：山戎出荏菽，布之天下。并注云：即胡豆也。《唐

史》:毕豆出自西戎回鹘地面。张
揖《广雅》:毕豆、豌豆,留豆也。
《别录·序例》云:丸药如胡豆大
者,即青斑豆也。孙思邈《千金
方》云:青小豆一名胡豆,一名麻
累。《邺中记》云:石虎讳胡,改胡
豆为国豆。此数说,皆指豌豆也。
盖古昔呼豌豆为胡豆,今则蜀人
专呼蚕豆为胡豆,而豌豆名胡豆,
人不知矣。又乡人亦呼豌豆大者
为淮豆,盖回鹘音相近也。

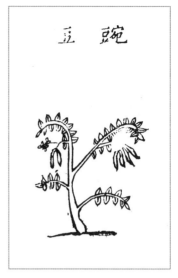

豌豆

【集解】〔时珍曰〕豌豆种
出西胡,今北土甚多。八九月下
种,苗生柔弱如蔓,有须。叶似蒺藜叶,两两对生,嫩时可食。三
四月开小花如蛾形,淡紫色。结荚长寸许,子圆如药丸,亦似甘
草子。出胡地者大如杏仁。煮、炒皆佳,磨粉面甚白细腻。百谷
之中,最为先登。又有野豌豆,粒小不堪,惟苗可茹,名翘摇,见
《菜部》。

【气味】甘,平,无毒。〔思邈曰〕甘、咸,温、平、涩。〔瑞
曰〕多食发气病。

【主治】消渴,淡煮食之,良(藏器)。治寒热热
中,除吐逆,止泄痢澼下,利小便、腹胀满(思邈)。调
营卫,益中平气。煮食,下乳汁。可作酱用(瑞)。煮
饮,杀鬼毒心病,解乳石毒发。研末,涂痈肿痘疮。
作澡豆,去黑䵟,令人面光泽(时珍)。

【发明】〔时珍曰〕豌豆属土,故其所主病多系脾胃。元时饮膳,每用此豆捣去皮,同羊肉治食,云补中益气。今为日用之物,而唐、宋《本草》见遗,可谓缺典矣。《千金》《外台》洗面澡豆方,盛用毕豆面,亦取其白腻耳。

【附方】新三。

四圣丹治小儿痘中有疔,或紫黑而大,或黑坏而臭,或中有黑线,此症十死八九,惟牛都御史得秘传此方点之最妙。用豌豆四十九粒烧存性,头发灰三分,真珠十四粒炒研为末,以油燕脂同杵成膏。先以簪挑疗破,咂去恶血,以少许点之,即时变红活色。

服石毒发胡豆半升捣研,以水八合绞汁饮之,即愈(《外台》)。

霍乱吐利豌豆三合,香菜三两,为末,水三盏,煎一盏,分二服(《圣惠》)。

蚕豆《食物》

【释名】胡豆(《纲目》)。〔时珍曰〕豆荚状如老蚕,故名。王祯《农书》谓其蚕时始熟故名,亦通。吴瑞《本草》以此为豌豆,误矣。此豆种亦自西胡来,虽与豌豆同名、同时种,而形性迥别。《太平御览》云:张骞使外国,得胡豆种归。指此也。今蜀人呼此为胡豆,而豌豆不复名胡豆矣。

【集解】〔时珍曰〕蚕豆南土种之,蜀中尤多。八月下种,冬生嫩苗可茹。方茎中空。叶状如匙头,本圆末尖,面绿背白,柔厚,一枝三叶。二月开花如蛾状,紫白色,又如豇豆花。结角连缀如大豆,颇似蚕形。蜀人收其子以备荒歉。

【气味】甘、微辛,平,无毒。

【主治】快胃,和脏腑(汪颖)。

【发明】〔时珍曰〕蚕豆《本草》失载。万表《积善堂方》

言：一女子误吞针入腹，诸医不能治。一人教令煮蚕豆同韭菜食之，针自大便同出。此亦可验其性之利脏腑也。

苗

〔气味〕苦、微甘，温。

〔主治〕酒醉不省，油盐炒熟，煮汤灌之，效（颖）。

豇豆《纲目》，江、绛二音

【释名】䜺䜺（音绛双。〔《玉篇》〕）。〔时珍曰〕此豆红色居多，荚必双生，故有豇、䜺䜺之名。《广雅》指为胡豆，误矣。

【集解】〔时珍曰〕豇豆处处三四月种之。一种蔓长丈余，一种蔓短。其叶俱本大末尖，嫩时可茹。其花有红、白二色。荚有白、红、紫、赤、斑驳数色，长者至二尺，嫩时充菜，老则收子。此豆可菜、可果、可谷，备用最多，乃豆中之上品，而《本草》失

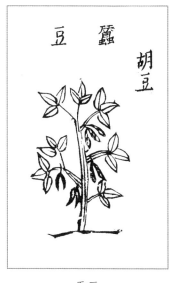

蚕豆

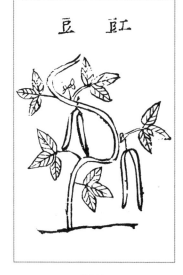

豇豆

收,何哉?

【气味】甘、咸,平,无毒。

【主治】理中益气,补肾健胃,和五脏,调营卫,生精髓,止消渴、吐逆泄痢,小便数,解鼠莽毒(时珍)。

【发明】〔时珍曰〕豇豆开花结荚,必两两并垂,有习坎之义。豆子微曲,如人肾形,所谓豆为肾谷者,宜以此当之。昔卢廉夫教人补肾气,每日空心煮豇豆,入少盐食之,盖得此理。与诸疾无禁,但水肿忌补肾,不宜多食耳。又《袖珍方》云:中鼠莽毒者,以豇豆煮汁饮即解。欲试者,先刈鼠莽苗,以汁泼之,便根烂不生。此则物理然也。

藊豆 音扁。〇《别录·中品》

【释名】沿篱豆(俗)、蛾眉豆(《《纲目》》)。〔时珍曰〕藊本作扁,荚形扁也。沿篱,蔓延也。蛾眉,象豆脊白路之形也。

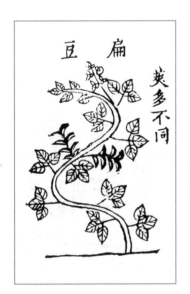

藊豆

【集解】〔弘景曰〕藊豆人家种之于篱垣,其荚蒸食甚美。〔颂曰〕蔓延而上,大叶细花,花有紫、白二色,荚生花下。其实有黑、白二种,白者温而黑者小冷,入药用白者。黑者名鹊豆,盖以其黑间有白道,如鹊羽也。〔时珍曰〕扁豆二月下种,蔓生延缠。叶大如杯,团而有尖。其花状如小蛾,有翅尾形。其荚凡十余样,或长或团,或如龙爪、虎爪,或如猪耳、刀镰，种种不同，皆累累成枝。白露后实更繁衍，嫩时可充蔬食茶料，老则收子煮食。子有黑、白、赤、斑四色。一种荚硬不堪食。惟豆子粗圆而色白者可入药，《本草》不分别，亦缺文也。

白扁豆

〔修治〕〔时珍曰〕凡用取硬壳扁豆子，连皮炒熟，入药。亦有水浸去皮及生用者，从本方。

〔气味〕甘，微温，无毒。〔诜曰〕微寒，患冷人勿食。〔弘景曰〕患寒热者不可食。

〔主治〕和中，下气（《别录》）。补五脏，主呕逆。久服头不白（孟诜）。疗霍乱吐利不止，研末和醋服之（同上）。行风气，治女子带下，解酒毒、河豚鱼毒（苏颂）。解一切草木毒，生嚼及煮汁饮，取效（甄权）。止泄痢，消暑，暖脾胃，除湿热，止消渴（时珍）。

〔发明〕〔时珍曰〕硬壳白扁豆，其子充实，白而微黄，其气腥香，其性温平，得乎中和，脾之谷也。入太阴气分，通利三焦，能化清降浊，故专治中宫之病，消暑除湿而解毒也。其软壳及黑鹊色者，其性微凉，但可供食，亦调脾胃。

〔附方〕新九。

霍乱吐利扁豆、香薷各一升，水六升，煮二升，分服（《千金》）。

霍乱转筋白扁豆为末，醋和服（《普济方》）。

消渴饮水金豆丸：用白扁豆浸去皮，为末，以天花粉汁同蜜和丸梧子大，金箔为衣。每服二三十丸，天花粉汁下，日二服。忌炙煿酒色。次服滋肾药（《仁存堂方》）。

赤白带下白扁豆炒为末，用米饮，每服二钱。

毒药堕胎女人服草药堕胎腹痛者。生白扁豆去皮，为末，米饮服方寸匕，浓煎汁饮亦可。凡服药胎气已伤未堕者，或口噤手强,自汗头低,似乎中风,九死一生。医多不识,作风治,必死无疑。

中砒霜毒白扁豆生研,水绞汁饮(并《永类方》)。

六畜肉毒白扁豆烧存性研,冷水服之,良(《事林广记》)。

诸鸟肉毒生扁豆末,冷水服之(同上)。

恶疮痂痒作痛。以扁豆捣封,痂落即愈(《肘后》)。

花

〔主治〕女子赤白带下,干末,米饮服之(苏颂)。焙研服,治崩带。作馄饨食,治泄痢。擂水饮,解中一切药毒垂死。功同扁豆(时珍)。

〔附方〕新二。

血崩不止白扁豆花焙干,为末。每服二钱,空心炒米煮饮,入盐少许,调下即效(《奇效良方》)。

一切泄痢白扁豆花正开者,择净勿洗,以滚汤瀹过,和小猪脊胭肉一条,葱一根,胡椒七粒,酱汁拌匀,就以瀹豆花汁和面,包作小馄饨,炙熟食之(《必用食治方》)。

叶

〔主治〕霍乱吐下不止(《别录》)。吐利后转筋,生捣一把,入少酢绞汁服,立瘥。醋炙研服,治瘕疾(孟诜)。杵傅蛇咬(大明)。

藤

〔主治〕霍乱,同芦箨、人参、仓米等分,煎服(时珍)。

刀豆《纲目》

【释名】挟剑豆(《《杂俎》》)。〔时珍曰〕以荚形命名也。

案段成式《酉阳杂俎》云：乐浪有挟剑豆，荚生横斜，如人挟剑。即此豆也。

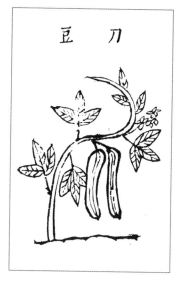

豆　刀

刀豆

【集解】〔颖曰〕刀豆长尺许，可入酱用。〔时珍曰〕刀豆人多种之。三月下种，蔓生引一二丈，叶如豇豆叶而稍长大，五、六、七月开紫花如蛾形。结荚，长者近尺，微似皂荚，扁而剑脊，三棱宛然。嫩时煮食、酱食、蜜煎皆佳。老则收子，子大如拇指头，淡红色。同猪肉、鸡肉煮食，尤美。

【气味】甘，平，无毒。

【主治】温中下气，利肠胃，止呃逆，益肾补元（时珍）。

【发明】〔时珍曰〕刀豆《本草》失载，惟近时小书载其暖而补元阳也。又有人病后呃逆不止，声闻邻家。或令取刀豆子烧存性，白汤调服二钱即止。此亦取其下气归元，而逆自止也。

黎豆《拾遗》

〔校正〕自《草部》移入此。

【释名】狸豆（《纲目》）、虎豆（『郭璞』）。〔藏器曰〕豆子作狸首文，故名。〔时珍曰〕黎亦黑色也。此豆荚老则黑色，有毛露筋，如虎、狸指爪，其子亦有点，如虎、狸之斑，煮之汁黑，故有诸名。

【集解】〔藏器曰〕黎豆生江南，蔓如葛，子如皂荚子，作狸

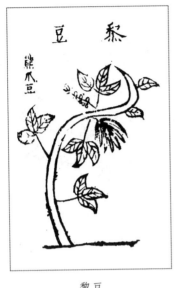

黎豆

首文。人炒食之,别无功用。陶氏注蚺蛇胆云如黎豆者,即此也。《尔雅》云:诸虑一名虎涉。又注蘲根云:苗如豆。《尔雅》:摄,虎蘲。郭璞注云:江东呼蘲为藤,似葛而粗大。缠蔓林树,荚有毛刺。一名豆搜,今虎豆也,千岁蘲是矣。〔时珍曰〕《尔雅》虎蘲,即狸豆也。古人谓藤为蘲,后人讹蘲为狸矣。《尔雅》山蘲、虎蘲,原是二种。陈氏合而为一,谓诸虑一名虎涉,又以为千岁蘲,并误矣。千岁蘲见《草部》。狸豆野生,山

人亦有种之者。三月下种生蔓。其叶如豇豆叶,但文理偏斜。六七月开花成簇,紫色,状如扁豆花。一枝结荚十余,长三四寸,大如拇指,有白茸毛。老则黑而露筋,宛如干熊指爪之状。其子大如刀豆子,淡紫色,有斑点如狸文。煮去黑汁,同猪、鸡肉再煮食,味乃佳。

【气味】甘、微苦,温,有小毒。多食令人闷。

【主治】温中,益气(时珍)。

卷终

第二十五卷　谷部

目录

酱《别录》

榆仁酱《食疗》

芜荑酱《食疗》

醋《别录》

酒《别录》 附诸酒方

烧酒《纲目》

葡萄酒《纲目》

糟《纲目》

米秕《食物》

舂杵头细糠《别录》

右附方旧八十,新一百。

第二十五卷　谷部

谷之四造酿类二十九种

大豆豉《别录·中品》

【释名】〔时珍曰〕按刘熙《释名》云：豉，嗜也。调和五味，可甘嗜也。许慎《说文》谓豉为配盐幽菽者，乃咸豉也。

【集解】〔弘景曰〕豉出襄阳、钱塘者香美而浓，入药取中心者佳。〔藏器曰〕蒲州豉味咸，作法与诸豉不同，其味烈。陕州有豉汁，经年不败，入药并不如今之豉心，为其无盐故也。〔诜曰〕陕府豉汁，甚胜常豉。其法以大豆为黄蒸，每一斗，加盐四升，椒四两，春三日、夏二日、冬五日即成。半熟加生姜五两，既洁净且精也。〔时珍曰〕豉，诸大豆皆可为之，以黑豆者入药。有淡豉、咸豉，治病多用淡豉汁及咸者，当随方法。其豉心乃合豉时取其中心者，非剥皮取心也。此说见《外台秘要》。造淡豉法：用黑大豆二三斗，六月内淘净，水浸一宿沥干，蒸熟取出摊席上，候微温蒿覆。每三日一看，候黄衣上遍，不可太过。取晒簸净，以水拌干湿得所，以汁出指间为准。安瓮中，筑实，桑叶盖厚三寸，密封泥，于日中晒七日，取出，曝一时，又以水拌入瓮。如此七次，再蒸过，摊去火气，瓮收筑封即成矣。造咸豉法：用大豆一斗，水浸三日，淘蒸摊罨，候上黄取出簸净，水淘漉干。每四斤，入盐一斤，姜丝半斤，椒、橘、苏、茴、杏仁拌匀，入瓮。上面水浸过一寸，以叶盖封口，晒一月乃成也。造豉汁法：十月至正月，用好豉三斗,清麻油熬令烟断,以一升拌豉蒸过,摊冷晒干,拌再蒸,凡三遍。以白盐一斗捣和,以汤淋汁三四斗,入净釜。下椒、姜、葱、橘丝同煎,三分减一,贮于不津器中,香美绝胜也。有麸豉、瓜豉、酱豉诸品皆可为之,但充食品,不入药用也。

淡豉

〔气味〕苦,寒,无毒。〔思邈曰〕苦、甘,寒,涩。得醯良。〔杲曰〕阴中之阴也。

〔主治〕伤寒头痛寒热,瘴气恶毒,烦躁满闷,虚劳喘吸,两脚疼冷。杀六畜胎子诸毒(《别录》)。治时疾热病发汗。熬末,能止盗汗,除烦躁。生捣为丸服,治寒热风,胸中生疮。煮服,治血痢腹痛。研涂阴茎生疮(《药性》)。治疟疾骨蒸,中毒药蛊气,犬咬(大明)。下气调中,治伤寒温毒发癍呕逆(时珍。○《千金》治温毒黑膏用之)。

蒲州豉

〔气味〕咸,寒,无毒。

〔主治〕解烦热热毒,寒热虚劳,调中发汗,通关节,杀腥气,伤寒鼻塞。陕州豉汁:亦除烦热(藏器)。

【发明】〔弘景曰〕豉,食中常用。春夏天气不和,蒸炒以酒渍服之至佳。依康伯法,先以醋、酒溲蒸曝燥,麻油和,再蒸曝之,凡三过,末椒、姜治和进食,大胜今时油豉也。患脚人,常将渍酒饮之,以滓傅脚,皆瘥。〔颂曰〕古今方书用豉治病最多,江南人善作豉,凡得时气,即先用葱豉汤服之取汗,往往便瘥也。〔时珍曰〕陶说康伯豉法,见《博物志》,云原出外国,中国谓之康伯,乃传此法之姓名耳。其豉调中下气最妙。黑豆性平,作豉则温。既经蒸罯,故能升能散。得葱则发汗,得盐则能吐,得酒则治风,得薤则治痢,得蒜则止血,炒熟则又能止汗,亦麻黄根节之义也。

【附方】旧三十一,新一十八。

伤寒发汗〔颂曰〕葛洪《肘后方》云:伤寒有数种,庸人卒不能分别者,今取一药兼疗之。凡初觉头痛身热,脉洪,一二日,便以葱豉汤治之。用葱白一虎口,豉一升,绵裹,水三升,煮一升,顿服。不汗更作,加葛根三两;再不汗,加麻黄三两。○《肘后》又法:用葱汤煮米粥,入盐豉食之,取汗。○又法:用豉一升,小男溺三升,煎一升,分服取汗。

伤寒不解伤寒汗出不解,已三四日,胸中闷恶者。用豉一升,盐一合,水四升,煮一升半,分服取吐,此秘法也(梅师方)。

辟除温疫豉和白术浸酒,常服之(梅师)。

伤寒懊㤵吐下后心中懊㤵,大下后身热不去,心中痛者,并用栀子豉汤吐之。肥栀子十四枚,水二盏,煮一盏,入豉半两,同煮至七分,去滓服。得吐,止后服(《伤寒论》)。

伤寒余毒伤寒后毒气攻手足,及身体虚肿。用豉五合微炒,以酒一升半,同煎五七沸,任性饮之(《简要济众》)。

伤寒目翳烧豉二七枚,研末吹之(《肘后》)。

伤寒暴痢〔《药性论》曰〕以豉一升,薤白一握,水三升,煮薤熟,纳豉更煮,色黑去豉,分为二服。

血痢不止用豉、大蒜等分。杵丸梧子大。每服三十丸,盐汤下(王氏《博济》)。

血痢如刺〔《药性论》曰〕以豉一升,水渍相淹,煎两沸,绞汁顿服。不瘥再作。

赤白重下葛氏:用豆豉熬小焦,捣服一合,日三。或炒焦,以水浸汁服,亦验。○《外台》:用豉心炒为末一升,分四服,酒下，入口即断也。

脏毒下血乌犀散：用淡豉十文，大蒜二枚煨。同捣丸梧子大。煎香菜汤服二十丸，日二服，安乃止，永绝根本，无所忌。○庐州彭大祥云：此药甚妙，但大蒜九蒸乃佳，仍以冷齑水送下。昔朱元成言其侄及陆子楫提刑皆服此，数十年之疾，更不复作也（《究原方》）。

小便血条淡豆豉一撮。煎汤空腹饮。或入酒服（危氏《得效方》）。

疟疾寒热煮豉汤饮数升，得大吐即愈（《肘后方》）。

小儿寒热恶气中人。以湿豉研丸鸡子大，以摩腮上及手足心六七遍，又摩心、脐上，旋旋咒之了，破豉丸看有细毛，弃道中，即便瘥也（《食医心镜》）。

盗汗不止〔诜曰〕以豉一升微炒香，清酒三升渍三日，取汁冷暖任服。不瘥更作，三两剂即止。

齁喘痰积凡天雨便发，坐卧不得，饮食不进，乃肺窍久积冷痰，遇阴气触动则发也。用此一服即愈，服至七八次，即出恶痰数升，药性亦随而出，即断根矣。用江西淡豆豉一两，蒸捣如泥，入砒霜末一钱，枯白矾三钱，丸绿豆大。每用冷茶、冷水送下七丸，甚者九丸，小儿五丸，即高枕仰卧。忌食热物等（《皆效方》）。

风毒膝挛骨节痛。用豉心五升，九蒸九暴，以酒一斗浸经宿，空心随性温饮（《食医心镜》）。

手足不随豉三升，水九升，煮三升，分三服。又法：豉一升微熬，囊贮渍三升酒中三宿。温服，常令微醉为佳（《肘后》）。

头风疼痛豉汤洗头，避风取瘥（孙真人方）。

卒不得语煮豉汁，加入美酒服之（《肘后》）。

喉痹不语煮豉汁一升，服，覆取汗，仍着桂末于舌下，渐咽之（《千金》）。

咽生瘜肉盐豉和捣涂之。先刺破出血乃用，神效（《圣济总录》）。

口舌生疮胸膈疼痛者。用焦豉末，含一宿即瘥（《圣惠方》）。

舌上血出如针孔者。豉三升，水三升，煮沸。服一升，日三服（葛氏方）。

堕胎血下烦满。用豉一升，水三升，煮三沸，调鹿角末服方寸匕（《子母秘录》方）。

妊娠动胎豉汁服妙（华佗方也。同上）。

妇人难产乃儿枕破与败血裹其子也，以胜金散逐其败血，即顺矣。用盐豉一两，以旧青布裹了，烧赤乳细，入麝香一钱，为末。取秤锤烧红淬酒，调服一大盏（郭稽中方）。

小儿胎毒淡豉煎浓汁，与三五口，其毒自下。又能助脾气，消乳食（《圣惠》）。

小儿呗乳用咸豉七个去皮，腻粉一钱，同研，丸黍米大。每服三五丸，藿香汤下（《全幼心鉴》）。

小儿丹毒作疮出水。豉炒烟尽为末，油调傅之（姚和众方）。

小儿头疮以黄泥裹豉，煨熟取研，以纯菜油调傅之（《胜金》）。

发背痈肿已溃未溃。用香豉三升，入少水捣成泥，照肿处大小作饼，厚三分。疮有孔，勿覆孔上。铺豉饼，以艾列于上灸之。但使温温，勿令破肉。如热痛，即急易之，患当减。快得安稳，一日二次灸之。如先有孔，以汁出为妙（《千金方》）。

一切恶疮熬豉为末傅之，不过三四次（出杨氏《产乳》）。

阴茎生疮痛烂者。以豉一分，蚯蚓湿泥二分，水研和涂上，干即易之。禁热食、酒、蒜、芥菜（《药性论》）。

蠼螋尿疮杵豉傅之良（《千金》）。

虫刺螫人豉心嚼敷，少顷见豉中有毛即瘥。不见再傅，昼夜勿绝，见毛为度（《外台》）。

蹉跌破伤筋骨。用豉三升，水三升，渍浓汁饮之，止心闷（《千金》）。

殴伤瘀聚腹中闷满。豉一升，水三升，煮三沸，分服。不瘥再作（《千金》）。

解蜀椒毒豉汁饮之（《千金方》）。

中牛马毒豉汁和人乳频服之，效（《卫生易简》）。

小虾蟆毒小虾蟆有毒，食之令人小便秘涩，脐下闷痛，有至死者。以生豉一合，投新汲水半碗，浸浓汁，顿饮之，即愈（《茅亭客话》）。

中酒成病豉、葱白各半升，水二升，煮一升，顿服（《千金方》）。

服药过剂闷乱者。豉汁饮之（《千金》）。

杂物眯目不出。用豉三七枚，浸水洗目，视之即出（《总录》方）。

刺在肉中嚼豉涂之（《千金方》）。

小儿病淋方见蒸饼发明下。

肿从脚起豉汁饮之，以滓傅之（《肘后方》）。

豆黄《食疗》

〔校正〕原附大豆下，今分出。

【释名】〔时珍曰〕造法：用黑豆一斗蒸熟，铺席上，以蒿覆之,如盦酱法,待上黄,取出晒干,捣末收用。

【气味】甘,温,无毒。〔诜曰〕忌猪肉。

【主治】湿痹膝痛,五脏不足气,胃气结积,壮气力,润肌肤,益颜色,填骨髓,补虚损,能食,肥健人。以炼猪脂和丸,每服百丸,神验秘方也。肥人勿服(诜。○出《延年秘录》方)。生嚼涂阴痒汗出(时珍)。

【附方】新二。

脾弱不食饵此当食。大豆黄二升,大麻子三升熬香,为末。每服一合,饮下,日四五服任意(《千金方》)。

打击青肿大豆黄为末,水和涂之(《外台秘要》)。

豆腐《日用》

【集解】〔时珍曰〕豆腐之法,始于汉淮南王刘安。凡黑豆、黄豆及白豆、泥豆、豌豆、绿豆之类,皆可为之。造法:水浸硙碎,滤去滓,煎成,以盐卤汁或山矾叶或酸浆、醋淀就釜收之。又有入缸内,以石膏末收者。大抵得咸、苦、酸、辛之物,皆可收敛尔。其面上凝结者,揭取晾干,名豆腐皮,入馔甚佳也。

【气味】甘、咸,寒,有小毒。〔源曰〕性平。〔颂曰〕寒而动气。〔瑞曰〕发肾气、疮疥、头风,杏仁可解。〔时珍曰〕按《延寿书》云:有人好食豆腐中毒,医不能治。作腐家言:莱菔入汤中则腐不成。遂以莱菔汤下药而愈。大抵暑月恐有人汗,尤宜慎之。

【主治】宽中益气,和脾胃,消胀满,下大肠浊气(甯源)。清热散血(时珍)。

【附方】新四。

休息久痢白豆腐,醋煎食之,即愈(《普济方》)。

赤眼肿痛有数种,皆肝热血凝也。用消风热药服之。夜用盐收豆腐片贴之,酸浆者勿用(《证治要诀》)。

杖疮青肿豆腐切片贴之,频易。一法:以烧酒煮贴之,色红即易,不红乃已(《拔萃方》)。

烧酒醉死心头热者。用热豆腐细切片,遍身贴之,贴冷即换之,苏省乃止。

陈廪米《别录·下品》

【释名】陈仓米(古名)、老米(俗名)、火米(《纲目》)。〔时珍曰〕有屋曰廪,无屋曰仓,皆官积也。方曰仓,圆曰囷,皆私积也。老亦陈也。火米有三:有火蒸治成者,有火烧治成者,又有畲田火米,与此不同。

【集解】〔弘景曰〕陈廪米即粳米久入仓陈赤者。以廪军人,故曰廪尔。方中多用之。人以作醋,胜于新粳米也。〔藏器曰〕廪米,吴人以粟为良,汉地以粳为善。亦犹吴纟厷郑缟,贵远贱近之意。确论其功,粟当居前。〔宗奭曰〕诸家注说不言是粳是粟,然二米陈者性皆冷,煎煮亦无膏腻,频食令人自利,与《经》说稍戾。〔时珍曰〕廪米北人多用粟,南人多用粳及籼,并水浸蒸晒为之,亦有火烧过治成者。入仓陈久,皆气过色变,故古人谓之红粟红腐,陈陈相因也。

【气味】咸、酸,温,无毒。〔藏器曰〕廪米热食即热,冷食即冷,假以火气也,体自温平。同马肉飡,发痼疾。〔时珍曰〕廪米年久,其性多凉,但炒食则温尔,岂有热食即热者乎?

【主治】下气,除烦渴,调胃止泄(《别录》)。补五脏,涩肠胃(《日华》)。暖脾,去惫气,宜作汤食(士良)。炊饭食,止痢,补中益气,坚筋骨,通血脉,起阳道。以饭和酢捣封毒肿恶疮,立瘥。北人以饭置瓮中,水浸令酸,食之,暖五脏六腑之气。研取汁服,去卒心痛(孟诜)。宽中消食。多食易饥(甯源)。调肠胃,利小便,止渴除热(时珍)。

【发明】〔时珍曰〕陈仓米煮汁不浑,初时气味俱尽,故冲淡可以养胃。古人多以煮汁煎药,亦取其调肠胃、利小便、去湿热之功也。《千金方》治洞注下利,炒此米研末饮服者,亦取此义。《日华子》谓其涩肠胃,寇氏谓其冷利,皆非中论。

【附方】新五。

霍乱大渴能杀人。以黄仓米三升,水一斗,煮汁澄清饮,良(《永类钤方》)。

反胃膈气不下食者。太仓散:用仓米或白米,日西时以水微拌湿,自想日气如在米中。次日晒干,袋盛挂风处。每以一撮,水煎,和汁饮之,即时便下。○又方:陈仓米炊饭焙研。每五两入沉香末半两,和匀。每米饮服二三钱(《普济方》)。

诸般积聚太仓丸:治脾胃饥饱不时生病,及诸般积聚,百物所伤。陈仓米四两,以巴豆二十一粒去皮同炒,至米香豆黑,勿令米焦,择去豆不用,入去白橘皮四两,为末,糊丸梧子大。每姜汤服五丸,日二服(《百一选方》)。

暑月吐泻陈仓米二升,麦芽四两,黄连四两切,同蒸熟焙研为末,水丸梧子大。每服百丸,白汤送下。

饭《拾遗》

【释名】(缺)

【集解】〔时珍曰〕饭食,诸谷皆可为之,各随米性,详见本条。然有入药诸饭,不可类从者,应当别出。大抵皆取粳、籼、粟米者尔。

新炊饭

〔主治〕人尿床，以热饭一盏，倾尿床处，拌与食之，勿令病者知。又乘热傅肿毒，良（时珍）。

寒食饭馊饭也。

〔主治〕灭瘢痕及杂疮，研末傅之（藏器）。烧灰酒服，治食本米饮成积，黄瘦腹痛者，甚效（孙思邈）。伤寒食复，用此饭烧研，米饮服二三钱，效（时珍）。

祀灶饭

〔主治〕卒噎，取一粒食之，即下。烧研，搽鼻中疮（时珍）。

盆边零饭

〔主治〕鼻中生疮，烧研傅之（时珍）。

齿中残饭

〔主治〕蝎咬毒痛，傅之即止（时珍）。

飧饭飧音孙，即水饭也。

〔主治〕热食，解渴除烦（时珍）。

荷叶烧饭

〔主治〕厚脾胃，通三焦，资助生发之气（时珍）。

〔发明〕〔李杲曰〕易水张洁古枳术丸，用荷叶裹烧饭为丸。盖荷之为物，色青中空，象乎震卦风木。在人为足少阳胆同手少阳三焦，为生化万物之根蒂。用此物以成其化，胃气何由不上升乎？更以烧饭和药，与白术协力，滋养谷气，令胃厚不致再伤，其利广矣大矣。〔时珍曰〕按韩悉《医通》云：东南人不识北方炊饭无甑，类呼为烧，如烧菜之意，遂讹以荷叶包饭入灰火烧煨，虽丹溪亦未之辩。但以新荷叶煮汤，入粳米造饭，气味亦全也。凡粳米造饭，用荷叶汤者宽中，芥叶汤者豁痰，紫苏汤者行气解肌,薄荷汤者去热,淡竹叶汤者辟暑,皆可类推也。

青精干石𩚳饭 宋《图经》

【释名】乌饭(〖《拾遗》〗)。〔颂曰〕按陶隐居《登真隐诀》载:太极真人青精干石𩚳饭法。𩚳音信。𩚳之为言飧也,谓以酒、蜜、药草辈溲而曝之也。亦作饎。凡内外诸书并无此字,惟施于此饭之名耳。陈藏器《本草》名乌饭。

【集解】〔颂曰〕《登真隐诀》载南烛草木名状,注见《木部》本条下。其作饭法:以生白粳米一斛五斗舂治,淅取一斛二斗。用南烛木叶五斤,燥者三斤亦可,杂茎皮煮取汁,极令清冷,以溲米,米释炊之。从四月至八月末,用新生叶,色皆深;九月至三月,用宿叶,色皆浅,可随时进退其斤两。又采软枝茎皮,于石臼中捣碎。假令四五月中作,可用十许斤熟舂,以斛二斗汤浸染得一斛也。比来只以水渍一二宿,不必用汤,漉而炊之,初米正作绿色,蒸过便如绀色。若色不好,亦可淘去,更以新汁渍之。洒濩皆用此汁,惟令饭作正青色乃止。高格曝干,当三蒸曝,每蒸辄以叶汁溲令浥浥。每日可服二升,勿复血食。填胃补髓,消灭三虫。《上元宝经》云:子服草木之王,气与神通;子食青烛之津,命不复殒。此之谓也。今茅山道士亦作此饭,或以寄远。重蒸过食之,甚香甘也。〔藏器曰〕乌饭法:取南烛茎叶捣碎,渍汁浸粳米,九浸九蒸九曝,米粒紧小,黑如瑿珠,袋盛,可以适远方也。〔时珍曰〕此饭乃仙家服食之法,而今之释家多于四月八日造之,以供佛耳。造者又入柿叶、白杨叶数十枝以助色,或又加生铁一块者,止知取其上色,不知乃服食家所忌也。

【气味】甘,平,无毒。

【主治】日进一合,不饥,益颜色,坚筋骨,能行

（藏器）。益肠胃，补髓，灭三虫，久服变白却老（苏颂。
○出《太极真人法》）。

粥 《拾遗》

【释名】糜（〖《释名》〗）。〔时珍曰〕粥字象米在釜中相
属之形。《释名》云：煮米为糜，使糜烂也。粥浊于糜，育育然也。
厚曰饘，薄曰酏。

小麦粥

〔主治〕止消渴烦热（时珍）。

寒食粥用杏仁和诸花作之。

〔主治〕咳嗽，下热气，调中（藏器）。

糯米○秫米○黍米粥

〔气味〕甘，温，无毒。

〔主治〕益气，治脾胃虚寒，泄痢吐逆，小儿痘疮
白色（时珍）。

粳米○籼米○粟米○粱米粥

〔气味〕甘，温、平，无毒。

〔主治〕利小便，止烦渴，养脾胃（时珍）。

【发明】〔时珍曰〕按罗天益《宝鉴》云：粳、粟米粥，气薄
味淡，阳中之阴也。所以淡渗下行，能利小便。韩𢘅《医通》云：
一人病淋，素不服药。予令专啖粟米粥，绝去他味。旬余减，月
余痊。此五谷治病之理也。又张耒《粥记》云：每晨起，食粥一
大碗。空腹胃虚，谷气便作，所补不细。又极柔腻，与肠胃相得，
最为饮食之良。妙齐和尚说：山中僧，每将旦一粥，甚系利害。
如不食，则终日觉脏腑燥涸。盖粥能畅胃气，生津液也。大抵养
生求安乐，亦无深远难知之事，不过寝食之间尔。故作此劝人每

日食粥，勿大笑也。又苏轼帖云：夜饥甚。吴子野劝食白粥，云能推陈致新，利膈益胃。粥既快美，粥后一觉，妙不可言也。此皆著粥之有益如此。诸谷作粥，详见本条。古方有用药物、粳、粟、粱米作粥，治病甚多。今略取其可常食者，集于下方，以备参考云。

赤小豆粥利小便，消水肿脚气，辟邪疠。

绿豆粥解热毒，止烦渴。

御米粥治反胃，利大肠。

薏苡仁粥除湿热，利肠胃。

莲子粉粥健脾胃，止泄痢。

芡实粉粥固精气，明耳目。

菱实粉粥益肠胃，解内热。

栗子粥补肾气，益腰脚。

薯蓣粥补肾精，固肠胃。

芋粥宽肠胃，令人不饥。

百合粉粥润肺调中。

萝卜粥消食利膈。

胡萝卜粥宽中下气。

马齿苋粥治痹消肿。

油菜粥调中下气。

菾菜粥健胃益脾。

菠薐菜粥和中润燥。

荠菜粥明目利肝。

芹菜粥去伏热，利大小肠。

芥菜粥豁痰辟恶。

葵菜粥润燥宽肠。

韭菜粥温中暖下。

葱豉粥发汗解肌。

茯苓粉粥清上实下。

松子仁粥润心肺，调大肠。

酸枣仁粥治烦热，益胆气。

枸杞子粥补精血，益肾气。

薤白粥治老人冷利。

生姜粥温中辟恶。

花椒粥辟瘴御寒。

茴香粥和胃治疝。

胡椒粥、茱萸粥、辣米粥并治心腹疼痛。

麻子粥、胡麻粥、郁李仁粥并润肠治痹。

苏子粥下气利膈。

竹叶汤粥止渴清心。

猪肾粥、羊肾粥、鹿肾粥并补肾虚诸疾。

羊肝粥、鸡肝粥并补肝虚，明目。

羊汁粥、鸡汁粥并治劳损。

鸭汁粥、鲤鱼汁粥并消水肿。

牛乳粥补虚羸。

酥蜜粥养心肺。

鹿角胶入粥食，助元阳，治诸虚。

炒面入粥食，止白痢。

烧盐入粥食，止血痢。

麨尺沼切。○《拾遗》

〔校正〕原附粟下，今分出。

【释名】糗（去九切。〖《释名》〗）。○〔时珍曰〕麨以炒成，其臭香。故糗从臭，麨从炒省也。刘熙《释名》云：糗，龋也。饭而磨之，使龋碎也。

【集解】〔恭曰〕麨，蒸米、麦熬过，磨作之。〔藏器曰〕河东人以麦为之，北人以粟为之，东人以粳米为之，炒干饭磨成也。粗者为干糗粮。

米麦麨

【气味】甘、苦，微寒，无毒。〔藏器曰〕酸，寒。

【主治】寒中，除热渴，消石气（苏恭）。和水服，解烦热，止泄，实大肠（藏器）。炒米汤：止烦渴（时珍）。

糕《纲目》

【释名】粢（〖《方言》〗）。〔时珍曰〕糕以黍、糯合粳米粉蒸成，状如凝膏也。单糯粉作者曰粢。米粉合豆末、糖、蜜蒸成者曰饵。《释名》云：粢，慈软也。饵，而也，相粘而也。扬雄《方言》云：饵谓之糕，或谓之粢，或谓之𫗦（音令），或谓之馂（音涫）。然亦微有分别，不可不知之也。

【气味】甘，温，无毒。〔时珍曰〕粳米糕易消导。粢糕最难克化，损脾成积，小儿尤宜禁之。

【主治】粳糕：养脾胃，厚肠，益气和中。粢糕：益气暖中，缩小便，坚大便，效（时珍）。

【发明】〔时珍曰〕晚粳米糕，可代蒸饼，丸脾胃药，取其易化也。糯米粢，可代糯糊，丸丹药，取其相粘也。九日登高米糕，亦可入药。按《圣惠方》治山瘴疟有糕角饮：九月九日取米糕角阴干半两，寒食饭二百粒，豉一百粒，独蒜一枚，恒山一两，以水二盏，浸一夜，五更煎至一盏，顿服，当下利为度。

【附方】新一。

老人泄泻干糕一两,姜汤泡化,代饭(《简便方》)。

粽《纲目》

【释名】角黍(《《风土记》》)。〔时珍曰〕糭俗作粽。古人以菰芦叶裹黍米煮成,尖角,如棕榈叶心之形,故曰粽,曰角黍。近世多用糯米矣。今俗五月五日以为节物相馈送。或言为祭屈原,作此投江,以饲蛟龙也。

【气味】甘,温,无毒。

【主治】五月五日取粽尖,和截疟药,良(时珍)。

寒具《纲目》

【释名】捻头(钱乙)、环饼(《要术》)、馓(《《说文》》)。〔时珍曰〕寒具冬春可留数月,及寒食禁烟用之,故名寒具。捻头,捻其头也。环饼,象环钏形也。馓,易消散也。服虔《通俗文》谓之馈,张揖《广雅》谓之粞糫,《楚辞》谓之粔籹,《杂字解诂》谓之膏环。

【集解】〔时珍曰〕《钱乙方》中有捻头散,葛洪《肘后》有捻头汤,医书不载。按郑玄注《周礼》云:寒具,米食也。贾思勰《要术》云:环饼一名寒具,以水搜,入牛羊脂和作之,入口即碎。林洪《清供》云:寒具,捻头也。以糯粉和面,麻油煎成,以糖食之。可留月余,宜禁烟用。观此,则寒具即今馓子也。以糯粉和面,入少盐,牵索纽捻成环钏之形,油煎食之。苏东坡《寒具》诗云:"纤手搓成玉数寻,碧油煎出嫩黄深。夜来春睡无轻重,压扁佳人缠臂金。"

【气味】甘、咸,温,无毒。

【主治】利大小便，润肠，温中益气（时珍）。

【附方】新二。

钱氏捻头散治小儿小便不通。用延胡索、苦楝子等分，为末。每服半钱或一钱，以捻头汤食前调下。如无捻头，滴油数点代之（钱氏《小儿方》）。

血痢不止地榆晒研为末。每服二钱，掺在羊血上，炙热食之，以捻头煎汤送下。或以地榆煮汁，熬如饴状，一服三合，捻头汤化下。

蒸饼《纲目》

【释名】〔时珍曰〕按刘熙《释名》云：饼者，并也，溲面使合并也。有蒸饼、汤饼、胡饼、索饼、酥饼之属，皆随形命名也。

【集解】〔时珍曰〕小麦面修治食品甚多，惟蒸饼其来最古，是酵糟发成单面所造，丸药所须，且能治疾，而《本草》不载，亦一缺也。惟腊月及寒食日蒸之，至皮裂，去皮悬之风干。临时以水浸胀，擂烂滤过，和脾胃及三焦药，甚易消化。且面已过性，不助湿热。其以果菜、油腻诸物为馅者，不堪入药。

【气味】甘，平，无毒。

【主治】消食，养脾胃，温中化滞，益气和血，止汗，利三焦，通水道（时珍）。

【发明】〔时珍曰〕按《爱竹谈薮》云：宋宁宗为郡王时，病淋，日夜凡三百起。国医罔措，或举孙琳治之。琳用蒸饼、大蒜、淡豆豉三物捣丸，令以温水下三十丸。曰：今日进三服，病当减三之一，明日亦然，三日病除。已而果然。赐以千缗。或问其说。琳曰：小儿何缘有淋，只是水道不利，三物皆能通利故尔。若琳者，其可与语医矣。

【附方】新六。

积年下血寒食蒸饼、乌龙尾各一两,皂角七挺去皮酥炙,为末,蜜丸。米饮每服二十丸(《圣惠方》)。

下痢赤白治营卫气虚,风邪袭入肠胃之间,便痢赤白,脐腹疞痛,里急后重,烦渴胀满,不进饮食。用干蒸饼蜜拌炒二两,御米壳蜜炒四两,为末,炼蜜丸芡子大。每服一丸,水一盏,煎化热服(《传信适用妙方》)。

崩中下血陈年蒸饼,烧存性,米饮服二钱。

盗汗自汗每夜卧时,带饥吃蒸饼一枚,不过数日即止(《医林集要》)。

一切折伤寒食蒸饼为末。每服二钱,酒下,甚验(《肘后方》)。

汤火伤灼馒头饼烧存性,研末,油调涂傅之(《肘后方》)。

女曲《唐本草》

〔校正〕原附小麦下,今分出。

【释名】䴷子(音桓。〔苏恭〕)、黄子(《纲目》)。〔时珍曰〕此乃女人以完麦罨成黄子,故有诸名。

【集解】〔恭曰〕女曲,完小麦为饭,和成罨之,待上黄衣,取晒。

【气味】甘,温,无毒。

【主治】消食下气,止泄痢,下胎,破冷血(苏恭)。

黄蒸《唐本草》

〔校正〕原附小麦下,今分出。

【释名】黄衣(苏恭)、麦黄(《纲目》)。〔时珍曰〕此乃以米、麦粉和罨,待其薰蒸成黄,故有诸名。

　　【集解】〔恭曰〕黄蒸,磨小麦粉拌水和成饼,麻叶裹,待上黄衣,取晒。〔藏器曰〕黄蒸与麹子不殊。北人以小麦,南人以粳米,六七月作之,生绿尘者佳。〔时珍曰〕女曲蒸麦饭罨成,黄蒸磨米、麦粉罨成,稍有不同也。

　　【气味】(缺)

　　【主治】并同女曲(苏恭)。温补,能消诸生物(藏器)。温中下气,消食除烦(《日华》)。治食黄、黄汗(时珍)。

　　【附方】新一。

　　痫黄疸疾或黄汗染衣,涕唾皆黄。用好黄蒸二升,每夜以水二升,浸微暖,于铜器中,平旦绞汁半升饮之,极效(《必效方》)。

曲宋《嘉祐》

　　【释名】酒母(《《说文》》)。〔时珍曰〕曲以米、麦包罨而成,故字从麦、从米、从包省文,会意也。酒非曲不生,故曰酒母。《书》云:若作酒醴,尔惟曲蘖。是矣。刘熙《释名》云:曲,朽也,郁使生衣败朽也。

　　【集解】〔藏器曰〕曲,六月作者良。入药须陈久者,炒香用。〔时珍曰〕曲有麦、面、米造者不一,皆酒醋所须,俱能消导,功不甚远。造大小麦曲法:用大麦米或小麦连皮,井水淘净,晒干。六月六日磨碎,以淘麦水和作块,楮叶包扎,悬风处,七十日可用矣。造面曲法:三伏时,用白面五斤,绿豆五升,以蓼汁煮烂。辣蓼末五两,杏仁泥十两,和踏成饼,楮叶裹悬风处,候生黄收之。造白曲法:用面五斤,糯米粉一斗,水拌微湿,筛过踏饼,楮叶包挂风处,五十日成矣。又米曲法:用糯米粉一斗,自然蓼汁和作圆丸,楮叶包挂风处,七七日晒收。此数种曲皆可入药。其各地有入诸药草及毒药者,皆有毒,惟可造酒,不可入药也。

小麦曲

〔气味〕甘,温,无毒。〔震亨曰〕麸皮曲:凉,入大肠经。

〔主治〕消谷止痢(《别录》)。平胃气,消食痔,治小儿食痫(苏恭)。调中下气,开胃,疗脏腑中风寒(藏器)。主霍乱、心膈气、痰逆,除烦,破癥结(孟诜)。补虚,去冷气,除肠胃中塞,不下食,令人有颜色(吴瑞)。落胎,并下鬼胎(《日华》)。止河鱼之腹疾(梁简文帝《劝医文》)。

大麦曲

〔气味〕同前。

〔主治〕消食和中,下生胎,破血。取五升,以水一斗煮三沸,分五服,其子如糜,令母肥盛(时珍)。

面曲、米曲

〔气味〕同前。

〔主治〕消食积、酒积、糯米积,研末酒服立愈。余功同小麦曲(时珍。○出《千金》)。

【附方】旧五,新四。

米谷食积炒曲末,白汤调服二钱,日三服。

三焦滞气陈曲炒、莱菔子炒等分。每用三钱,水煎,入麝香少许服(《普济》)。

小腹坚大如盘,胸满,食不能消化。用曲末,汤服方寸匕,日三(《千金》)。

水痢百起六月六日曲炒黄、马蔺子等分,为末,米饮服方寸匕。无马蔺子,用牛骨灰代之(《普济方》)。

赤白痢下水谷不消。以曲熬粟米粥,服方寸匕,日四五服(《肘后方》)。

酒毒便血曲一块,湿纸包煨,为末。空心米饮服二钱,神效。

伤寒食复曲一饼,煮汁饮之,良(《类要》方)。

胎动不安或上抢心,下血者。生曲饼研末,水和绞汁,服三升(《肘后》)。

狐刺尿疮曲末和独头蒜,杵如麦粒,纳疮孔中,虫出愈(《古今录验》)。

神曲《药性论》

【**释名**】(缺)

【**集解**】〔时珍曰〕昔人用曲,多是造酒之曲。后医乃造神曲,专以供药,力更胜之。盖取诸神聚会之日造之,故得神名。贾思勰《齐民要术》虽有造神曲古法,繁琐不便。近时造法,更简易也。叶氏《水云录》云:五月五日,或六月六日,或三伏日,用白面百斤,青蒿自然汁三升,赤小豆末、杏仁泥各三升,苍耳自然汁、野蓼自然汁各三升,以配白虎、青龙、朱雀、玄武、勾陈、螣蛇六神,用汁和面、豆、杏仁作饼,麻叶或楮叶包罯,如造酱黄法,待生黄衣,晒收之。

【**气味**】甘、辛,温,无毒。〔元素曰〕阳中之阳也,入足阳明经。凡用须火炒黄,以助土气。陈久者良。

【**主治**】化水谷宿食,癥结积滞,健脾暖胃(《药性》)。养胃气,治赤白痢(元素)。消食下气,除痰逆霍乱,泄痢胀满诸疾,其功与曲同。闪挫腰痛者,煅过淬酒温服有效。妇人产后欲回乳者，炒研，酒服二钱，日二即止，甚验（时珍）。

【发明】〔时珍曰〕按倪维德《启微集》云：神曲治目病，生用能发其生气，熟用能敛其暴气也。

【附方】旧一，新六。

胃虚不克神曲半斤，麦芽五升，杏仁一升，各炒为末，炼蜜丸弹子大。每食后嚼化一丸（《普济方》）。

壮脾进食疗痞满暑泄。曲术丸：用神曲炒、苍术泔制炒等分为末，糊丸梧子大。每米饮服五十丸。冷者加干姜或吴茱萸（《肘后百一方》）。

健胃思食消食丸：治脾胃俱虚，不能消化水谷，胸膈痞闷，腹胁膨胀，连年累月，食减嗜卧，口苦无味。神曲六两，麦糵炒三两，干姜炮四两，乌梅肉焙四两，为末，蜜丸梧子大。每米饮服五十丸，日三服（《和剂局方》）。

虚寒反胃方同上。

暴泄不止神曲炒二两，茱萸汤泡炒半两，为末，醋糊丸梧子大。每服五十丸，米饮下（《百一选方》）。

产后运绝神曲炒为末，水服方寸匕（《千金方》）。

食积心痛陈神曲一块烧红，淬酒二大碗服之（《摘玄方》）。

红曲丹溪《补遗》

【集解】〔时珍曰〕红曲《本草》不载，法出近世，亦奇术也。其法：白粳米一石五斗，水淘浸一宿，作饭。分作十五处，入曲母三斤，搓揉令匀，并作一处，以帛密覆。热即去帛摊开，觉温急堆起，又密覆。次日日中又作三堆，过一时分作五堆，再一时合作一堆，又过一时分作十五堆，稍温又作一堆，如此数次。第三日,用大桶盛新汲水,以竹箩盛曲作五六分,蘸湿完又作一堆,如前法作一次。第四日,如前又蘸。若曲半沉半浮,再依前法作一次,又蘸。若尽浮则成矣,取出日干收之。其米过心者谓之生黄,入酒及鲊醢中,鲜红可爱。未过心者不甚佳。入药以陈久者良。

【气味】甘,温,无毒。〔瑞曰〕酿酒则辛热,有小毒,发肠风痔瘘、脚气、哮喘痰嗽诸疾。

【主治】消食活血,健脾燥胃,治赤白痢下水谷（震亨）。酿酒,破血行药势,杀山岚瘴气,治打扑伤损（吴瑞）。治女人血气痛,及产后恶血不尽,擂酒饮之,良（时珍）。

【发明】〔时珍曰〕人之水谷入于胃,受中焦湿热熏蒸,游溢精气,日化为红,散布脏腑经络,是为营血,此造化自然之微妙也。造红曲者,以白米饭受湿热郁蒸变而为红,即成真色,久亦不渝,此乃人窥造化之巧者也。故红曲有治脾胃营血之功,得同气相求之理。

【附方】新四。

湿热泄痢丹溪青六丸:用六一散,加炒红曲五钱,为末,蒸饼和丸梧子大。每服五七十丸,白汤下,日三服（《丹溪心法》）。

小儿吐逆频并,不进乳食,手足心热。用红曲年久者三钱半,白术麸炒一钱半,甘草炙一钱,为末。每服半钱,煎枣子、米汤下（《经济》）。

小儿头疮因伤湿入水成毒,浓汁不止。用红曲嚼罨之,甚效（《百一选方》）。

心腹作痛赤曲、香附、乳香等分为末,酒服（《摘玄方》）。

蘖米《别录·中品》

【释名】〔弘景曰〕此是以米作蘖，非别米名也。〔恭曰〕蘖犹孽也，生不以理之名也。皆当以可生之物生之，取其蘖中之米入药。按《食经》用稻蘖，稻即穬谷之总名。陶谓以米作蘖，非矣。米岂能更生乎？

【集解】〔宗奭曰〕蘖米，粟蘖也。〔时珍曰〕《别录》止云蘖米，不云粟作也。苏恭言凡谷皆可生者，是矣。有粟、黍、谷、麦、豆诸蘖，皆水浸胀，候生芽曝干去须，取其中米，炒研面用。其功皆主消导。今并集于左方。《日华子》谓蘖米为作醋黄子者，亦误矣。

粟蘖一名粟芽。

〔气味〕苦，温，无毒。〔宗奭曰〕今谷神散中用之，性温于麦蘖。

〔主治〕寒中，下气，除热（《别录》）。除烦，消宿食，开胃（《日华》）。为末和脂傅面，令皮肤悦泽（陶弘景）。

稻蘖一名谷芽。

〔气味〕甘，温，无毒。

〔主治〕快脾开胃，下气和中，消食化积（时珍）。

〔附方〕新一。

启脾进食谷神丸：用谷蘖四两为末，入姜汁、盐少许，和作饼，焙干，入炙甘草、砂仁、白术麸炒各一两，为末。白汤点服之，或丸服（澹寮方）。

穬麦蘖一名麦芽。

〔气味〕咸，温，无毒。

〔主治〕消食和中（《别录》）。破冷气，去心腹胀满（《药性》）。开胃，止霍乱，除烦闷，消痰饮，破癥结，能催生落胎（《日华》）。补脾胃虚，宽肠下气，腹鸣者用之（元素）。消化一切米、面、诸果食积（时珍）。

〔发明〕〔好古曰〕麦芽、神曲二药，胃气虚人宜服之，以代戊己腐熟水谷。豆蔻、缩砂、乌梅、木瓜、芍药、五味子为之使。〔时珍曰〕麦蘖、谷芽、粟蘖，皆能消导米、面、诸果食积。观造饧者用之，可以类推矣。但有积者能消化，无积而久服，则消人元气也，不可不知。若久服者，须同白术诸药兼用，则无害也矣。

〔附方〕旧三，新五。

快膈进食麦蘖四两，神曲二两，白术、橘皮各一两，为末，蒸饼丸梧子大。每人参汤下三五十丸，效。

谷劳嗜卧饱食便卧，得谷劳病，令人四肢烦重，嘿嘿欲卧，食毕辄甚。用大麦蘖一升，椒一两并炒，干姜三两，捣末。每服方寸匕，白汤下，日三（《肘后》）。

腹中虚冷食辄不消，羸瘦弱乏，因生百疾。大麦蘖五升，小麦面半斤，豉五合，杏仁二升，皆熬黄香，捣筛糊丸弹子大。每服一丸，白汤下（《肘后方》）。

产后腹胀不通，转气急，坐卧不安。以麦蘖一合，为末。和酒服，良久通转，神验。此乃供奉辅太初传与崔郎中方也（李绛《兵部手集》方）。

产后青肿乃血水积也。干漆、大麦蘖等分，为末。新瓦中铺漆一层，蘖一层，重重令满，盐泥固济，煅赤研末。热酒调服二钱。产后诸疾并宜（《妇人经验方》）。

产后秘塞五七日不通，不宜妄服药丸。宜用大麦芽炒黄为末，每服三钱，沸汤调下，与粥间服（《妇人良方》）。

妊娠去胎《外台》：治妊娠欲去胎。麦蘖一升，蜜一升，服之即下。○《小品》：用大麦芽一升，水三升，煮二升，分三服，神效。

产后回乳产妇无子食乳，乳不消，令人发热恶寒。用大麦蘖二两，炒为末。每服五钱，白汤下，甚良（《丹溪纂要》方）。

饴糖《别录·上品》

【释名】饧（音徐盈切。〔《方言》〕）。○〔时珍曰〕按刘熙《释名》云：糖之清者曰饴，形怡怡然也。稠者曰饧，强硬如钖也。如饧而浊者曰䬺。《方言》谓之𩛬𩜋（音长皇）。《楚辞》云"粔籹蜜饵有𩛬𩜋"，是也。〔嘉谟曰〕因色紫类琥珀，方中谓之胶饴，干枯者名饧。

【集解】〔弘景曰〕方家用饴，乃云胶饴，是湿糖如厚蜜者。其凝强及牵白者饧糖，不入药用。〔韩保昇曰〕饴，即软糖也。北人谓之饧。糯米、粳米、秫粟米、蜀秫米、大麻子、枳椇子、黄精、白术并堪熬造。惟以糯米作者入药，粟米者次之，余但可食耳。〔时珍曰〕饴饧用麦蘖或谷芽同诸米熬煎而成，古人寒食多食饧，故医方亦收用之。

【气味】甘，大温，无毒。入太阴经。〔宗奭曰〕多食动脾风。〔震亨曰〕饴糖属土而成于火，大发湿中之热。寇氏谓其动脾风，言末而遗本矣。〔时珍曰〕凡中满吐逆、秘结牙疳、赤目疳病者，切宜忌之，生痰动火最甚。甘属土，肾病毋多食甘，甘伤肾，骨痛而齿落，皆指此类也。

【主治】补虚乏，止渴去血（《别录》）。补虚冷，益气力，止肠鸣咽痛，治唾血，消痰润肺止嗽（思邈）。健脾胃，补中，治吐血。打损瘀血者，熬焦酒服，能下恶血。又伤寒大毒嗽,于蔓菁、薤汁中煮一沸,顿服之,良（孟诜）。脾弱不思食人少用,能和胃气。亦用和药（寇宗奭）。解附子、草乌头毒（时珍）。

【发明】〔弘景曰〕古方建中汤多用之。糖与酒皆用米蘖,而糖居上品,酒居中品。是糖以和润为优,酒以醺乱为劣也。〔成无己曰〕脾欲缓,急食甘以缓之。胶饴之甘以缓中也。〔好古曰〕饴乃脾经气分药也。甘能补脾之不足。〔时珍曰〕《集异记》云:邢曹进,河朔健将也。为飞矢中目,拔矢而镞留于中,钳之不动,痛困俟死。忽梦胡僧令以米汁注之必愈。广询于人,无悟者。一日一僧丐食,肖所梦者。叩之。僧云:但以寒食饧点之。如法用之,应手清凉,顿减酸楚。至夜疮痒,用力一钳而出。旬日而瘥。

【附方】旧二,新九。

老人烦渴寒食大麦一升,水七升,煎五升,入赤饧二合,渴即饮之（《奉亲书》）。

蛟龙癥病凡人正二月食芹菜,误食蛟龙精者,为蛟龙病,发则似痫,面色青黄。每服寒食饧五合,日三服。吐出蛟龙,有两头可验。吐蛔者勿用（《金匮要略》）。

鱼脐疔疮寒食饧涂之,良。干者烧灰（《千金方》）。

瘭疽毒疮腊月饴糖,昼夜浸之,数日则愈（《千金方》）。

误吞稻芒白饧频食（《简便方》）。

鱼骨鲠咽不能出。用饴糖丸鸡子黄大吞之。不下再吞（《肘后方》）。

误吞钱钗及竹木。取饴糖一斤,渐渐食尽,便出（《外台》）。

箭镞不出见发明。

服药过剂闷乱者。饴糖食之（《千金》）。

草乌头毒及天雄、附子毒。并食饴糖即解（《总录》）。

手足瘑疮炒腊月糖，薄之（《千金方》）。

火烧成疮白糖烧灰，粉之即燥，易瘥（《小品方》）。

酱《别录·下品》

【释名】〔时珍曰〕按刘熙《释名》云：酱者，将也。能制食物之毒，如将之平暴恶也。

【集解】〔时珍曰〕面酱有大麦、小麦、甜酱、麸酱之属，豆酱有大豆、小豆、豌豆及豆油之属。豆油法：用大豆三斗，水煮糜，以面二十四斤，拌罨成黄。每十斤，入盐八斤，井水四十斤，搅晒成油收取之。大豆酱法：用豆炒磨成粉，一斗入面三斗和匀，切片罨黄，晒之。每十斤入盐五斤，井水淹过，晒成收之。小豆酱法：用豆磨净，和面罨黄，次年再磨。每十斤入盐五斤，以腊水淹过，晒成收之。豌豆酱法：用豆水浸，蒸软晒干去皮。每一斗入小麦一斗，磨面和切，蒸过盦黄，晒干。每十斤入盐五斤，水二十斤，晒成收之。麸酱法：用小麦麸蒸熟罨黄，晒干磨碎。每十斤入盐三斤，熟汤二十斤，晒成收之。甜面酱：用小麦面和剂，切片蒸熟，盦黄晒簸。每十斤入盐三斤，熟水二十斤，晒成收之。小麦面酱：用生面水和，布包踏饼，罨黄晒松。每十斤入盐五斤，水二十斤，晒成收之。大麦酱用黑豆一斗炒熟，水浸半日，同煮烂，以大麦面二十斤拌匀，筛下面，用煮豆汁和剂，切片蒸熟，罨黄晒捣。每一斗入盐二斤，井水八斤，晒成黑甜而汁清。又有麻滓酱：用麻枯饼捣蒸，以面和匀罨黄如常，用盐水晒成，色味甘美也。

【气味】咸，冷利，无毒。〔时珍曰〕面酱：咸。豆酱、甜酱、豆油、大麦酱、麸酱：皆咸、甘。〔诜曰〕多食发小儿无辜，生痰动气。妊娠合雀肉食之,令儿面黑。〔颂曰〕麦酱和鲤鱼食,生口疮。

【主治】除热,止烦满,杀百药及热汤火毒(《别录》)。杀一切鱼、肉、菜蔬、蕈毒,并治蛇、虫、蜂、虿等毒(《日华》)。酱汁灌入下部,治大便不通。灌耳中,治飞蛾、虫、蚁入耳。涂猘犬咬及汤、火伤灼未成疮者,有效。又中砒毒,调水服即解(出时珍方)。

【发明】〔弘景曰〕酱多以豆作,纯麦者少。入药当以豆酱,陈久者弥好也。又有鱼酱、肉酱,皆呼为醢,不入药用。〔诜曰〕小麦酱杀药力,不如豆酱。又有獐、鹿、兔、雉及鳢鱼酱,皆不可久食也。〔宗奭曰〕圣人不得酱不食,意欲五味和,五脏悦而受之,此亦安乐之一端也。〔时珍曰〕不得酱不食,亦兼取其杀饮食百药之毒也。

【附方】旧六。

手指掣痛酱清和蜜,温热浸之,愈乃止(《千金》)。

疬疡风驳酱清和石硫黄细末,日日揩之(《外台秘要》)。

妊娠下血豆酱二升,去汁取豆,炒研。酒服方寸匕,日三(《古今录验》)。

妊娠尿血豆酱一大盏熬干,生地黄二两,为末。每服一钱,米饮下(《普济方》)。

浸淫疮癣酱瓣和人尿,涂之(《千金翼》)。

解轻粉毒服轻粉口破者。以三年陈酱化水,频漱之(《濒湖集简方》)。

榆仁酱《食疗》

〔校正〕原附酱下,今分出。

【集解】〔时珍曰〕造法：取榆仁水浸一伏时，袋盛，揉洗去涎，以蓼汁拌晒，如此七次，同发过面曲，如造酱法下盐晒之。每一升，曲四斤，盐一斤，水五斤。崔寔《月令》谓之酱㿻，是也。音牟偷。

【气味】辛美，温，无毒。

【主治】利大小便、心腹恶气，杀诸虫。不宜多食（孟诜）。

芜荑酱《食疗》

〔校正〕原附酱下，今分出。

【集解】〔时珍曰〕造法与榆仁酱同。

【气味】辛美微臭，温，无毒。多食落发。

【主治】杀三虫，功力强于榆仁酱（孟诜）。

【发明】〔张从正曰〕北人亦多食乳酪酥脯甘美之物，皆生虫之萌也。而不生虫者，盖食中多胡荽、芜荑、卤汁，杀九虫之物也。

醋《别录·下品》

【释名】酢（音醋。《说文》）、醯（音兮。《说文》）、苦酒（《伤寒论》）。〔弘景曰〕醋酒为用，无所不入，愈久愈良，亦谓之醯。以有苦味，俗呼苦酒。丹家又加余物，谓为华池左味。〔时珍曰〕刘熙《释名》云：醋，措也。能措置食毒也。古方多用酢字也。

【集解】〔恭曰〕醋有数种：有米醋、麦醋、曲醋、糠醋、糟醋、饧醋、桃醋，葡萄、大枣、蘡薁等诸杂果醋，会意者亦极酸烈。惟米醋二三年者入药。余止可啖，不可入药也。〔诜曰〕北人多为糟醋，江外人多为米醋，小麦醋不及。糟醋为多妨忌也。大麦醋良。〔藏器曰〕苏言葡萄、大枣诸果堪作醋，缘渠是荆楚人，土地俭啬，果败则以酿酒也。糟醋犹不入药，况于果乎？〔时珍曰〕米醋：三伏时用仓米一斗，淘净蒸饭，摊冷盦黄，晒簸，水淋净。别以仓米二斗蒸饭，和匀入瓮，以水淹过，密封暖处，三七日成矣。糯米醋：秋社日，用糯米一斗淘蒸，用六月六日造成小麦大曲和匀，用水二斗，入瓮封酿，三七日成矣。粟米醋：用陈粟米一斗，淘浸七日，再蒸淘熟，入瓮密封，日夕搅之，七日成矣。小麦醋：用小麦水浸三日，蒸熟盦黄，入瓮水淹，七七日成矣。大麦醋：用大麦米一斗，水浸蒸饭，盦黄晒干，水淋过，再以麦饭二斗和匀，入水封闭，三七日成矣。饧醋：用饧一斤，水三升煎化，入白曲末二两，瓶封晒成。其余糟、糠等醋，皆不入药，不能尽纪也。

米醋

【气味】酸、苦，温，无毒。〔诜曰〕大麦醋：微寒。余醋并同。〔弘景曰〕多食损人肌脏。〔藏器曰〕多食损筋骨，亦损胃。不益男子，损人颜色。醋发诸药，不可同食。〔时珍曰〕酸属木，脾病毋多食酸。酸伤脾，肉胝而唇揭。○服茯苓、丹参人，不可食醋。《镜源》曰：米醋煮制四黄、丹砂、胆矾、常山诸药也。

【主治】消痈肿，散水气，杀邪毒（《别录》）。理诸药，消毒（扁鹊）。治产后血运，除癥块坚积，消食，杀恶毒，破结气、心中酸水痰饮（藏器）。下气除烦，治妇人心痛血气，并产后及伤损金疮出血昏运，杀一切鱼、肉、菜毒（《日华》）。醋磨青木香，止卒心痛、血气痛。浸黄檗含之，治口疮。调大黄末，涂肿毒。煎生大黄服，治疟癖甚良（孟诜）。散瘀血，治黄疸、黄汗。

〔好古曰〕张仲景治黄汗,有黄芪芍药桂枝苦酒汤;治黄疸,有麻黄醇酒汤,用苦酒、清酒(方见《金匮要略》)。

【发明】〔宗奭曰〕米醋比诸醋最酽,入药多用之,谷气全也,故胜糟醋。产妇房中,常以火炭沃醋气为佳,酸益血也。以磨雄黄,涂蜂虿毒,亦取其收而不散之义。今人食酸则齿软,谓其水生木,水气弱,木气强,故如是。造靴皮者,须得醋而纹皱,故知其性收敛,不负酸收之意。〔时珍曰〕按孙光宪《北梦琐言》云:一婢抱儿落炭火上烧灼,以醋泥傅之,旋愈无痕。又一少年,眼中常见一镜。赵卿谓之曰:来晨以鱼鲙奉候。及期延至,从容久之。少年饥甚,见台上一瓯芥醋,旋旋啜之,遂觉胸中豁然,眼花不见。卿云:君吃鱼鲙太多,鱼畏芥醋,故权诳而愈其疾也。观此二事,可证《别录》治痈肿、杀邪毒之验也。大抵醋治诸疮肿积块,心腹疼痛,痰水血病,杀鱼、肉、菜及诸虫毒气,无非取其酸收之义,而又有散瘀解毒之功。李鹏飞云:醋能少饮,辟寒胜酒。王戫自幼不食醋,年逾八十,犹能传神也。

【附方】旧二十,新十三。

身体卒肿醋和蚯蚓屎傅之(《千金》)。

白虎风毒以三年酽醋五升,煎五沸,切葱白三升,煎一沸漉出,以布染乘热裹之,痛止乃已(《外台秘要》)。

霍乱吐利盐、醋煎服甚良(《如宜方》)。

霍乱烦胀未得吐下。以好苦酒三升饮之(《千金方》)。

足上转筋以故绵浸醋中,甑蒸热裹之,冷即易,勿停,取瘥止(《外台》)。

出汗不滴瘦却腰脚,并耳聋者。米醋浸荆三棱,夏四日,冬六日,为末。醋汤调下二钱,即瘥(《经验后方》)。

腋下胡臭三年酽酢,和石灰傅之(《外台》)。

疠疡风病醋和硫黄末傅之（《外台秘要》）。

痈疽不溃苦酒和雀屎如小豆大，傅疮头上，即穿也（《肘后方》）。

舌肿不消以酢和釜底墨，厚傅舌之上下，脱则更傅，须臾即消（《千金方》）。

木舌肿强糖醋时时含漱（《普济方》）。

牙齿疼痛大醋一升，煮枸杞白皮一升，取半升，含漱即瘥（《肘后方》）。

鼻中出血酢和胡粉半枣许服。○又法：用醋和土，涂阴囊，干即易之（《千金方》）。

塞耳治聋以醇酢微火炙附子，削尖塞之（《千金方》）。

面皯雀卵苦酒渍术，常常拭之（《肘后方》）。

中砒石毒饮酽醋，得吐即愈。不可饮水（《广记》）。

服硫发痈酢和豉，研膏傅之，燥则易（《千金方》）。

食鸡子毒饮醋少许即消（《广记》）。

浑身虱出方见《石部》食盐。

毒蜂伤螫清醋急饮一二碗，令毒气不散，然后用药（《济急方》）。

蝎刺螫人酢磨附子汁傅之（《食医心镜》）。

蜈蚣咬毒醋磨生铁傅之（《箧中方》）。

蜘蛛咬毒同上方。

蠼螋尿疮以醋和胡粉傅之（《千金方》）。

诸虫入耳凡百节、蚰蜒、蚁入耳，以苦酒注入，起行即出（钱相公《箧中方》）。

汤火伤灼即以酸醋淋洗，并以醋泥涂之甚妙，亦无瘢痕也。

狼烟入口以醋少许饮之（《秘方》）。

足上冻疮以醋洗足,研藕傅之。

胎死不下月未足者。大豆煮醋服三升,立便分解。未下再服(《子母秘录》)。

胞衣不下腹满则杀人。以水入醋少许,噀面,神效(《圣惠方》)。

鬼击卒死吹醋少许入鼻中(《千金》)。

乳痈坚硬以罐盛醋,烧热石投之二次,温渍之。冷则更烧石投之,不过三次即愈(《千金》)。

疗肿初起用面围住,以针乱刺疮上,铜器煎醋沸,倾入围中,令容一盏。冷即易,三度根即出也。

酒《别录·中品》

〔校正〕《拾遗》糟笋酒、社酒,今并为一。

【释名】〔时珍曰〕按许氏《说文》云:酒,就也。所以就人之善恶也。一说:酒字篆文,象酒在卤中之状。《饮膳》标题云:酒之清者曰酿,浊者曰盎;厚曰醇,薄曰醨;重酿曰酎,一宿曰醴;美曰醑,未榨曰醅;红曰醍,绿曰醽,白曰醝。

【集解】〔恭曰〕酒有秫、黍、粳、糯、粟、曲、蜜、葡萄等色。凡作酒醴须曲,而葡萄、蜜等酒独不用曲。诸酒醇醨不同,惟米酒入药用。〔藏器曰〕凡好酒欲熟时,皆能候风潮而转,此是合阴阳也。〔诜曰〕酒有紫酒、姜酒、桑椹酒、葱豉酒、葡萄酒、蜜酒,及地黄、牛膝、虎骨、牛蒡、大豆、枸杞、通草、仙灵脾、狗肉汁等,皆可和酿作酒,俱各有方。〔宗奭曰〕《战国策》云:帝女仪狄造酒,进之于禹。《说文》云:少康造酒,即杜康也。然《本草》已著酒名,《素问》亦有酒浆,则酒自黄帝始,非仪狄矣。古方用酒,有醇酒、春酒、白酒、清酒、美酒、糟下酒、粳酒、秫黍酒、葡萄酒、地黄酒、蜜酒、有灰酒、新熟无灰酒、社坛余胙酒。今人所用,有糯酒、煮酒、小豆曲酒、香药曲酒、鹿头酒、羔儿等酒。江浙、湖南北又以糯粉入众药,和为曲,曰饼子酒。至于官务中,亦有四夷酒,中国不可取以为法。今医家所用,正宜斟酌。但饮家惟取其味,不顾入药何如尔,然久之未见不作疾者。盖此物损益兼行,可不慎欤?汉赐丞相上尊酒,糯为上,稷为中,粟为下。今入药佐使,专用糯米,以清水白面曲所造为正。古人造曲未见入诸药,所以功力和厚,皆胜余酒。今人又以蘖造者,盖止是醴,非酒也。《书》云:"若作酒醴,尔惟曲蘖。"酒则用曲,醴则用蘖,气味甚相辽,治疗岂不殊也?〔颖曰〕入药用东阳酒最佳,其酒自古擅名。《事林广记》所载酿法,其曲亦用药。今则绝无,惟用麸面、蓼汁拌造,假其辛辣之力,蓼亦解毒,清香远达,色复金黄,饮之至醉,不头痛,不口干,不作泻。其水秤之重于他水,邻邑所造俱不然,皆水土之美也。处州金盆露,水和姜汁造曲,以浮饭造酿,醇美可尚,而色香劣于东阳,以其水不及也。江西麻姑酒,以泉得名,而曲有群药。金陵瓶酒,曲米无嫌,而水有碱,且用灰,味太甘,多能聚痰。山东秋露白,色纯味烈。苏州小瓶酒,曲有葱及红豆、川乌之类,饮之头痛口渴。淮南绿豆酒,曲有绿豆,能解毒,然亦有灰不美。〔时珍曰〕东阳酒即金华酒,古兰陵也,李太白诗所谓"兰陵美酒郁金香"即此,常饮入药俱良。山西襄陵酒、蓟州薏苡酒皆清烈,但曲中亦有药物。黄酒有灰。秦、蜀有咂嘛酒,用稻、麦、黍、秫、药曲,小罂封酿而成,以筒吸饮。谷气既杂,酒不清美,并不可入药。

米酒

〔气味〕苦、甘、辛,大热,有毒。〔诜曰〕久饮伤神损寿,软筋骨,动气痢。醉卧当风,则成癜风。醉浴冷水成痛痹。

服丹砂人饮之，头痛吐热。〔士良曰〕凡服丹砂、北庭、石亭脂、钟乳、诸礜石、生姜，并不可长用酒下，能引石药气入四肢，滞血化为痈疽。〔藏器曰〕凡酒，忌诸甜物。酒浆照人无影，不可饮。祭酒自耗，不可饮。酒合乳饮，令人气结。同牛肉食，令人生虫。酒后卧黍穰，食猪肉，患大风。〔时珍曰〕酒后食芥及辣物，缓人筋骨。酒后饮茶，伤肾脏，腰脚重坠，膀胱冷痛，兼患痰饮水肿、消渴挛痛之疾。一切毒药，因酒得者难治。又酒得咸而解者，水制火也，酒性上而咸润下也。又畏枳椇、葛花、赤豆花、绿豆粉者，寒胜热也。

〔主治〕行药势，杀百邪恶毒气（《别录》）。通血脉，厚肠胃，润皮肤，散湿气，消忧发怒，宣言畅意（藏器）。养脾气，扶肝，除风下气（孟诜）。解马肉、桐油毒，丹石发动诸病，热饮之甚良（时珍）。

糟底酒三年腊糟下取之。开胃下食，暖水脏，温肠胃，消宿食，御风寒，杀一切蔬菜毒（《日华》）。止呕哕，摩风瘙、腰膝疼痛（孙思邈）。

老酒腊月酿造者，可经数十年不坏。和血养气，暖胃辟寒，发痰动火（时珍）。

春酒清明酿造者亦可经久。常服令人肥白（孟诜）。蠼螋尿疮，饮之至醉，须臾虫出如米也（李绛《兵部手集》）。

社坛余胙酒（《拾遗》）治小儿语迟，纳口中佳。又以喷屋四角，辟蚊子（藏器）。饮之治聋。〔时珍曰〕按《海录碎事》云：俗传社酒治聋，故李涛有"社翁今日没心情，为寄治聋酒一瓶"之句。

糟笋节中酒
〔气味〕咸，平，无毒。

〔主治〕饮之，主哕气呕逆，或加小儿乳及牛乳同服。又摩痱疡风（藏器）。

东阳酒

〔气味〕甘、辛，无毒。

〔主治〕用制诸药良。

【发明】〔弘景曰〕大寒凝海，惟酒不冰，明其性热，独冠群物。药家多用以行其势，人饮多则体弊神昏，是其有毒故也。《博物志》云：王肃、张衡、马均三人，冒雾晨行。一人饮酒，一人饱食，一人空腹。空腹者死，饱食者病，饮酒者健。此酒势辟恶，胜于作食之效也。〔好古曰〕酒能行诸经不止，与附子相同。味之辛者能散，苦者能下，甘者居中而缓。用为导引，可以通行一身之表，至极高之分。味淡者则利小便而速下也。古人惟以麦造曲酿黍，已为辛热有毒。今之酝者加以乌头、巴豆、砒霜、姜、桂、石灰、灶灰之类大毒大热之药，以增其气味。岂不伤冲和，损精神，涸荣卫，竭天癸，而夭夫人寿耶？〔震亨曰〕《本草》止言酒热而有毒，不言其湿中发热，近于相火，醉后振寒战栗可见矣。又性喜升，气必随之，痰郁于上，溺涩于下，恣饮寒凉，其热内郁，肺气大伤。其始也病浅，或呕吐，或自汗，或疮疥，或鼻齇，或泄利，或心脾痛，尚可散而去之。其久也病深，或消渴，或内疽，或肺痿，或鼓胀，或失明，或哮喘，或劳瘵，或癫痫，或痔漏，为难名之病，非具眼未易处也。夫醇酒性大热，饮者适口，不自觉也。理宜冷饮，有三益焉。过于肺，入于胃，然后微温。肺先得温中之寒，可以补气。次得寒中之温，可以养胃。冷酒行迟，传化以渐，人不得恣饮也。今则不然，图取快喉舌焉尔。〔颖曰〕人知戒早饮，而不知夜饮更甚。既醉既饱，睡而就枕，热拥伤心伤目。夜气收敛，酒以发之，乱其清明，劳其脾胃，停湿生疮，动火助欲，因而致病者多矣。朱子云：以醉为节可也。〔机曰〕按扁鹊云：过饮腐肠烂胃，溃髓蒸筋，伤神损寿。昔有客访周顗，出美酒二石。顗饮一石二斗，客饮八斗。次明，顗无所苦，客已胁穿而死矣。岂非犯扁鹊之戒乎？〔时珍曰〕酒，天之美禄也。面曲之酒，少饮则和血行气，壮神御寒，消愁遣兴；痛饮则伤神耗血，损胃亡精，生痰动火。邵尧夫诗云："美酒饮教微醉后。"此得饮酒之妙，所谓醉中趣、壶中天者也。若夫沉湎无度，醉以为常者，轻则致疾败行，甚则丧邦亡家而陨躯命，其害可胜言哉？此大禹所以疏仪狄，周公所以著《酒诰》，为世范戒也。

【附方】旧十一，新六。

惊怖卒死温酒灌之即醒。

鬼击诸病卒然着人，如刀刺状，胸胁腹内切痛，不可抑按，或吐血、鼻血、下血，一名鬼排。以醇酒吹两鼻内，良（《肘后》）。

马气入疮或马汗、马毛入疮，皆致肿痛烦热，入腹则杀人。多饮醇酒，至醉即愈，妙（《肘后方》）。

虎伤人疮但饮酒，常令大醉，当吐毛出（梅师）。

蛇咬成疮暖酒淋洗疮上，日三次（《广利方》）。

蜘蛛疮毒同上方。

毒蜂螫人方同上。

咽伤声破酒一合，酥一匕，干姜末二匕，和服，日二次（《十便良方》）。

卅年耳聋酒三升，渍牡荆子一升，七日去滓，任性饮之（《千金方》）。

天行余毒手足肿痛欲断。作坑深三尺，烧热灌酒，着屐踞坑上，以衣壅之，勿令泄气（《类要》方）。

下部痔䘌掘地作小坑，烧赤，以酒沃之，纳吴茱萸在内坐之。不过三度良（《外台》）。

产后血闷清酒一升，和生地黄汁煎服（梅师）。

身面疣目盗酸酒醇，洗而咒之曰：疣疣，不知羞。酸酒醇，洗你头。急急如律令。咒七遍，自愈（《外台》）。

断酒不饮酒七升，朱砂半两，瓶浸紧封，安猪圈内，任猪摇动，七日取出，顿饮〇又方：正月一日酒五升，淋碓头杵下，取饮之（《千金方》）。

丈夫脚冷不随，不能行者。用淳酒三斗，水三斗，入瓮中，灰火温之，渍脚至膝。常着灰火，勿令冷，三日止（《千金方》）。

海水伤裂凡人为海水咸物所伤，及风吹裂，痛不可忍。用蜜半斤，水酒三十斤，防风、当归、羌活、荆芥各二两，为末。煎汤浴之。一夕即愈（《使琉球录》）。

【附诸酒方】〔时珍曰〕《本草》及诸书，并有治病酿酒诸方。今辑其简要者，以备参考。药品多者，不能尽录。

愈疟酒治诸疟疾，频频温饮之。四月八日，水一石，曲一斤为末，俱酘水中。待酴煎之，一石取七斗。待冷，入曲四斤。一宿，上生白沫起，炊秫一石次酘，三日酒成（贾思勰《齐民要术》）。

屠苏酒陈延之《小品方》云：此华佗方也。元旦饮之，辟疫疠一切不正之气。造法：用赤术、桂心七钱五分，防风一两，菝葜五钱，蜀椒、桔梗、大黄五钱七分，乌头二钱五分，赤小豆十四枚，以三角绛囊盛之，除夜悬井底，元旦取出置酒中，煎数沸。举家东向，从少至长，次第饮之。药滓还投井中，岁饮此水，一世无病。〇〔时珍曰〕苏魃，鬼名。此药屠割鬼爽，故名。或云，草庵名也。

逡巡酒补虚益气，去一切风痹湿气。久服益寿耐老，好颜色。造法：三月三日收桃花三两三钱，五月五日收马蔺花五两五钱,六月六日收脂麻花六两六钱,九月九日收黄甘菊花九两九钱,阴干。十二月八日取腊水三斗。待春分,取桃仁四十九枚好者,去皮尖,白面十斤正,同前花和作曲,纸包四十九日。用时白水一瓶,曲一丸,面一块,封良久成矣。如淡,再加一丸。

五加皮酒去一切风湿痿痹,壮筋骨,填精髓。用五加皮洗刮去骨煎汁,和曲、米酿成,饮之。或切碎袋盛,浸酒煮饮。或加当归、牛膝、地榆诸药。

白杨皮酒治风毒脚气,腹中痰癖如石。以白杨皮切片,浸酒起饮。

女贞皮酒治风虚,补腰膝。女贞皮切片,浸酒煮饮之。

仙灵脾酒治偏风不遂,强筋坚骨。仙灵脾一斤,袋盛,浸无灰酒二斗,密封三日,饮之(《圣惠方》)。

薏苡仁酒去风湿,强筋骨,健脾胃。用绝好薏苡仁粉,同曲、米酿酒,或袋盛煮酒饮。

天门冬酒润五脏,和血脉。久服除五劳七伤,癫痫恶疾。常令酒气相接,勿令大醉,忌生冷。十日当出风疹毒气,三十日乃已,五十日不知风吹也。冬月用天门冬去心煮汁,同曲、米酿成。初熟微酸,久乃味佳(《千金》)。

百灵藤酒治诸风。百灵藤十斤,水一石,煎汁三斗,入糯米三斗,神曲九两,如常酿成。三五日,更炊一斗糯饭候冷投之,即熟。澄清日饮,以汗出为效(《圣惠方》)。

白石英酒治风湿周痹,肢节中痛,及肾虚耳聋。用白石英、磁石煅醋淬七次各五两,绢袋盛,浸酒一升中,五六日,温饮。酒少更添之(《圣济总录》)。

地黄酒补虚弱,壮筋骨,通血脉,治腹痛,变白发。用生肥地黄绞汁,同曲、米封密器中。春夏三七日,秋冬五七日启之,中有绿汁,真精英也,宜先饮之,乃滤汁藏贮。加牛膝汁效更速,亦有加群药者。

牛膝酒 壮筋骨,治痿痹,补虚损,除久疟。用牛膝煎汁,和曲、米酿酒。或切碎,袋盛浸酒,煮饮。

当归酒 和血脉,坚筋骨,止诸痛,调经水。当归煎汁,或酿或浸,并如上法。

菖蒲酒 治三十六风,一十二痹,通血脉,治骨痿,久服耳目聪明。石菖蒲煎汁,或酿或浸,并如上法。

枸杞酒 补虚弱,益精气,去冷风,壮阳道,止目泪,健腰脚。用甘州枸杞子煮烂捣汁,和曲、米酿酒。或以子同生地黄袋盛,浸酒煮饮。

人参酒 补中益气,通治诸虚。用人参末,同曲、米酿酒。或袋盛浸酒煮饮。

薯蓣酒 治诸风眩运,益精髓,壮脾胃。用薯蓣粉,同曲、米酿酒。或同山茱萸、五味子、人参诸药,浸酒煮饮。

茯苓酒 治头风虚眩,暖腰膝,主五劳七伤。用茯苓粉同曲、米酿酒,饮之。

菊花酒 治头风,明耳目,去痿痹,消百病。用甘菊花煎汁,同曲、米酿酒。或加地黄、当归、枸杞诸药亦佳。

黄精酒 壮筋骨,益精髓,变白发,治百病。用黄精、苍术各四斤,枸杞根、柏叶各五斤,天门冬三斤,煮汁一石,同曲十斤,糯米一石,如常酿酒饮。

桑椹酒 补五脏,明耳目。治水肿,不下则满,下之则虚,入腹则十无一活。用桑椹捣汁煎过,同曲、米如常酿酒饮。

术酒 治一切风湿筋骨诸病,驻颜色,耐寒暑。用术三十斤,去皮捣,以东流水三石,渍三十日,取汁,露一夜,浸曲、米酿成饮。

蜜酒〔孙真人曰〕治风疹风癣。用沙蜜一斤,糯饭一升,面曲五两,熟水五升,同入瓶内,封七日成酒。寻常以蜜入酒代之,亦良。

蓼酒久服聪明耳目,脾胃健壮。以蓼煎汁,和曲、米酿酒饮。

姜酒〔诜曰〕治偏风,中恶痉忤,心腹冷痛。以姜浸酒,暖服一碗即止。○一法:用姜汁和曲,造酒如常,服之佳。

葱豉酒〔诜曰〕解烦热,补虚劳,治伤寒头痛寒热,及冷痢肠痛,解肌发汗。并以葱根、豆豉浸酒煮饮。

茴香酒治卒肾气痛,偏坠牵引,及心腹痛。茴香浸酒煮饮之。舶茴尤妙。

缩砂酒消食和中,下气,止心腹痛。砂仁炒研,袋盛浸酒,煮饮。

莎根酒治心中客热,膀胱胁下气郁,常忧不乐。以莎根一斤切,熬香,袋盛浸酒。日夜服之,常令酒气相续。

茵陈酒治风疾,筋骨挛急。用茵陈蒿炙黄一斤,秫米一石,曲三斤,如常酿酒饮。

青蒿酒治虚劳久疟。青蒿捣汁,煎过,如常酿酒饮。

百部酒治一切久近咳嗽。百部根切炒,袋盛浸酒,频频饮之。

海藻酒治瘿气。海藻一斤,洗净浸酒,日夜细饮。

黄药酒治诸瘿气。万州黄药切片,袋盛浸酒,煮饮。

仙茅酒治精气虚寒,阳痿膝弱,腰痛痹缓,诸虚之病。用仙茅九蒸九晒,浸酒饮。

通草酒续五脏气,通十二经脉,利三焦。通草子煎汁,同曲、米酿酒饮。

南藤酒 治风虚,逐冷气,除痹痛,强腰脚。石南藤煎汁,同曲、米酿酒饮。

松液酒 治一切风痹脚气。于大松下掘坑,置瓮承取其津液,一斤酿糯米五斗,取酒饮之。

松节酒 治冷风虚弱,筋骨挛痛,脚气缓痹。松节煮汁,同曲、米酿酒饮。松叶煎汁亦可。

柏叶酒 治风痹历节作痛。东向侧柏叶煮汁,同曲、米酿酒饮。

椒柏酒 元旦饮之,辟一切疫疠不正之气。除夕以椒三七粒,东向侧柏叶七枝,浸酒一瓶饮。

竹叶酒 治诸风热病,清心畅意。淡竹叶煎汁,如常酿酒饮。

槐枝酒 治大麻痿痹。槐枝煮汁,如常酿酒饮。

枳茹酒 治中风身直,口僻眼急。用枳壳刮茹,浸酒饮之。

牛蒡酒 治诸风毒,利腰脚。用牛蒡根切片,浸酒饮之。

巨胜酒 治风虚痹弱,腰膝疼痛。用巨胜子二升炒香,薏苡仁二升,生地黄半斤,袋盛浸酒饮。

麻仁酒 治骨髓风毒痛,不能动者。取大麻子中仁炒香,袋盛浸酒饮之。

桃皮酒 治水肿,利小便。桃皮煎汁,同秫米酿酒饮。

红曲酒 治腹中及产后瘀血。红曲浸酒煮饮。

神曲酒 治闪肭腰痛。神曲烧赤,淬酒饮之。

柘根酒 治耳聋。方具柘根下。

磁石酒 治肾虚耳聋。用磁石、木通、菖蒲等分,袋盛酒浸日饮。

蚕沙酒治风缓顽痹，诸节不随，腹内宿痛。用原蚕沙炒黄，袋盛浸酒饮。

花蛇酒治诸风，顽痹瘫缓，挛急疼痛，恶疮疥癞。用白花蛇肉一条，袋盛，同曲置于缸底，糯饭盖之，三七日，取酒饮。又有群药煮酒方甚多。

乌蛇酒治疗、酿法同上。

蚺蛇酒治诸风痛痹，杀虫辟瘴，治癞风疥癣恶疮。用蚺蛇肉一斤，羌活一两，袋盛，同曲置于缸底，糯饭盖之，酿成酒饮。亦可浸酒。详见本条。○〔颖曰〕广西蛇酒：坛上安蛇数寸，其曲则采山中草药，不能无毒也。

蝮蛇酒治恶疮诸瘘，恶风顽痹癫疾。取活蝮蛇一条，同醇酒一斗，封埋马溺处，周年取出，蛇已消化。每服数杯，当身体习习而愈也。

紫酒治卒风，口偏不语，及角弓反张，烦乱欲死，及鼓胀不消。以鸡屎白一升炒焦，投酒中待紫色，去滓频饮。

豆淋酒破血去风，治男子中风口喝，阴毒腹痛，及小便尿血，妇人产后一切中风诸病。用黑豆炒焦，以酒淋之，温饮。

霹雳酒治疝气偏坠，妇人崩中下血，胎产不下。以铁器烧赤，浸酒饮之。

龟肉酒治十年咳嗽。酿法详见龟条。

虎骨酒治臂胫疼痛，历节风，肾虚，膀胱寒痛。虎胫骨一具，炙黄捶碎，同曲、米如常酿酒饮。亦可浸酒。详见虎条。

麋骨酒治阴虚肾弱，久服令人肥白。麋骨煮汁，同曲、米如常酿酒饮之。

鹿头酒治虚劳不足，消渴，夜梦鬼物，补益精气。鹿头煮烂捣泥，连汁和曲、米酿酒饮。少入葱、椒。

鹿茸酒治阳虚痿弱，小便频数，劳损诸虚。用鹿茸、山药浸酒服。详见鹿茸下。

戊戌酒〔诜曰〕大补元阳。〔颖曰〕其性大热，阴虚人及无冷病人不宜饮之。用黄狗肉一只煮糜，连汁和曲、米酿酒饮之。

羊羔酒大补元气，健脾胃，益腰肾。宣和化成殿真方：用米一石，如常浸浆，嫩肥羊肉七斤，曲十四两，杏仁一斤，同煮烂，连汁拌末，入木香一两同酿，勿犯水，十日熟，极甘滑。○一法：羊肉五斤蒸烂，酒浸一宿，入消梨七个，同捣取汁，和曲、米酿酒饮之。

腽肭脐酒助阳气，益精髓，破癥结冷气，大补益人。腽肭脐酒浸擂烂，同曲、米如常酿酒饮之。

烧酒《纲目》

【释名】 火酒（《纲目》）、阿刺吉酒（《饮膳正要》）。

【集解】〔时珍曰〕烧酒非古法也。自元时始创其法，用浓酒和糟入甑，蒸令气上，用器承取滴露。凡酸坏之酒，皆可蒸烧。近时惟以糯米或粳米或黍或秫或大麦蒸熟，和曲酿瓮中七日，以甑蒸取。其清如水，味极浓烈，盖酒露也。〔颖曰〕暹罗酒以烧酒复烧二次，入珍宝异香。其坛每个以檀香十数斤烧烟薰令如漆，然后入酒蜡封，埋土中二三年，绝去烧气，取出用之。曾有人携至舶，能饮三四杯即醉，价直数倍也。有积病，饮一二杯即愈，且杀蛊。予亲见二人饮此，打下活虫长二寸许，谓之鱼蛊云。

【气味】 辛、甘，大热，有大毒。〔时珍曰〕过饮败胃伤胆，丧心损寿，甚则黑肠腐胃而死。与姜、蒜同食，令人生痔。○盐、冷水、绿豆粉解其毒。

【主治】 消冷积寒气、燥湿痰，开郁结，止水泄，治霍乱疟疾噎膈，心腹冷痛，阴毒欲死，杀虫辟瘴，利小便，坚大便，洗赤目肿痛，有效（时珍）。

【发明】〔时珍曰〕烧酒，纯阳毒物也。面有细花者为真。与火同性，得火即燃，同乎焰消。北人四时饮之，南人止暑月饮之。其味辛甘，升扬发散；其气燥热，胜湿祛寒。故能开怫郁而消沉积，通膈噎而散痰饮，治泄疟而止冷痛也。辛先入肺，和水饮之，则抑使下行，通调水道，而小便长白。热能燥金耗血，大肠受刑，故令大便燥结，与姜、蒜同饮即生痔也。若夫暑月饮之，汗出而膈快身凉；赤目洗之，泪出而肿消赤散，此乃从治之方焉。过饮不节，杀人顷刻。近之市沽，又加以砒石、草乌、辣灰、香药，助而引之，是假盗以方矣。善摄生者宜戒之。按刘克用《病机赋》云：有人病赤目，以烧酒入盐饮之，而痛止肿消。盖烧酒性走，引盐通行经络，使郁结开而邪热散，此亦反治劫剂也。

【附方】新七。

冷气心痛烧酒入飞盐饮，即止。

阴毒腹痛烧酒温饮，汗出即止。

呕逆不止真火酒一杯，新汲井水一杯，和服甚妙（濒湖）。

寒湿泄泻小便清者。以头烧酒饮之，即止。

耳中有核如枣核大，痛不可动者。以火酒滴入，仰之半时，即可钳出（李楼《奇方》）。

风虫牙痛烧酒浸花椒，频频漱之。

寒痰咳嗽烧酒四两，猪脂、蜜、香油、茶末各四两，同浸酒内，煮成一处。每日挑食，以茶下之，取效。

葡萄酒《纲目》

【集解】〔诜曰〕葡萄可酿酒，藤汁亦佳。〔时珍曰〕葡萄酒有二样:酿成者味佳,有如烧酒法者有大毒。酿者,取汁同曲,如常酿糯米饭法。无汁,用干葡萄末亦可。魏文帝所谓葡萄酿酒,甘于曲米,醉而易醒者也。烧者,取葡萄数十斤,同大曲酿酢,取入甑蒸之,以器承其滴露,红色可爱。古者西域造之,唐时破高昌,始得其法。按《梁四公记》云:高昌献蒲桃干冻酒。杰公曰:蒲桃皮薄者味美,皮厚者味苦。八风谷冻成之酒,终年不坏。叶子奇《草木子》云:元朝于冀宁等路造蒲桃酒,八月至太行山辨其真伪。真者下水即流,伪者得水即冰冻矣。久藏者,中有一块,虽极寒,其余皆冰,独此不冰,乃酒之精液也,饮之令人透脡而死。酒至二三年,亦有大毒。《饮膳正要》云:酒有数等,出哈喇火者最烈,西番者次之,平阳、太原者又次之。或云:葡萄久贮,亦自成酒,芳甘酷烈,此真葡萄酒也。

酿酒

〔气味〕甘、辛,热,微毒。〔时珍曰〕有热疾、齿疾、疮疹人,不可饮之。

〔主治〕暖腰肾,驻颜色,耐寒(时珍)。

烧酒

〔气味〕辛、甘,大热,有大毒。〔时珍曰〕大热大毒,甚于烧酒。北人习而不觉,南人切不可轻生饮之。

〔主治〕益气调中,耐饥强志(《正要》)。消痰破癖(汪颖)。

糟《纲目》

【释名】粕(《纲目》)。

【集解】〔时珍曰〕糯、秫、黍、麦,皆可蒸酿酒、醋,熬煎饧、饴,化成糟粕。酒糟须用腊月及清明、重阳造者,沥干,入少盐收之。藏物不败,揉物能软。若榨干者,无味矣。醋糟用三伏造者良。

酒糟

〔气味〕甘、辛,无毒。

〔主治〕温中消食,除冷气,杀腥,去草、菜毒,润皮肤,调脏腑(藏器)。罨扑损瘀血,浸水洗冻疮,捣傅蛇咬、蜂叮毒(《日华》)。

〔发明〕〔时珍曰〕酒糟有曲蘖之性,能活血行经止痛,故治伤损有功。按许叔微《本事方》云:治踠折,伤筋骨,痛不可忍者。用生地黄一斤,藏瓜姜糟一斤,生姜四两,都炒热,布裹罨伤处,冷即易之。曾有人伤折,医令捕一生龟,将杀用之。夜梦龟传此方,用之而愈也。又《类编》所载,只用藏瓜姜糟一物,入赤小豆末和匀,罨于断伤处,以杉片或白桐片夹之,云不过三日即痊可也。

〔附方〕新四。

手足皲裂 红糟、腊猪脂、姜汁、盐等分,研烂,炒热擦之,裂内甚痛,少顷即合,再擦数次即安(《袖珍方》)。

鹤膝风病 酒醋糟四两,肥皂一个(去子),芒硝一两,五味子一两,砂糖一两,姜汁半瓯。研匀,日日涂之。加入烧酒尤妙也。

暴发红肿 痛不可忍者。腊糟糟之(谈野翁《试验方》)。

杖疮青肿 用湿绵纸铺伤处,以烧过酒糟捣烂,厚铺纸上。良久,痛处如蚁行,热气上升即散(《简便方》)。

大麦醋糟

〔气味〕酸,微寒,无毒。

〔主治〕气滞风壅,手臂脚膝痛,炒热布裹熨之,三两换当愈（孟诜）。

　　干饧糟

　　〔气味〕甘，温，无毒。

　　〔主治〕反胃吐食，暖脾胃，化饮食，益气缓中（时珍）。

　　〔发明〕〔时珍曰〕饧以蘖成，暖而消导，故其糟能化滞缓中，养脾止吐也。按继洪《澹寮方》云：甘露汤：治反胃呕吐不止，服此利胸膈，养脾胃，进饮食。用干饧糟六两，生姜四两，二味同捣作饼，或焙或晒，入炙甘草末二两，盐少许，点汤服之。常熟一富人病反胃，往京口甘露寺设水陆，泊舟岸下。梦一僧持汤一杯与之，饮罢，便觉胸快。次早入寺，供汤者乃梦中所见僧，常以此汤待宾，故易名曰甘露汤。予在临汀疗一小吏旋愈，切勿忽之。

　　〔附方〕新一。

　　脾胃虚弱平胃散（等分）末一斤，入干糖糟（炒）二斤半，生姜一斤半，红枣三百个（煮，取肉焙干），通为末。逐日点汤服（《摘玄》）。

米秕《食物》

　　【释名】米皮糠（《纲目》）。〔时珍曰〕秕，亦纰薄之义也。

　　【集解】〔颖曰〕米秕，即精米上细糠也。昔陈平食糠核而肥也。〔时珍曰〕糠，诸粟谷之壳也。其近米之细者为米秕，味极甜。俭年人多以豆屑或草木花实可食者，和剂蒸煮，以救饥云。

　　【气味】甘，平，无毒。

【主治】通肠开胃，下气，磨积块。作糗食不饥，充滑肤体，可以颐养（汪颖）。

春杵头细糠《别录·中品》

〔校正〕〔禹锡曰〕自《草部》移入此。

【集解】〔时珍曰〕凡谷皆有糠，此当用粳、稻、粟、秫之糠也。北方多用杵，南方多用碓，入药并同。丹家言糠火炼物，力倍于常也。

【气味】辛、甘，热。〔震亨曰〕谷壳属金，糠之性则热也。

【主治】卒噎，刮取含之（《别录》）。○亦可煎汤呷之。烧研，水服方寸匕，令妇人易产（时珍。○出《子母秘录》）。

【发明】〔弘景曰〕治噎用此，亦是春捣义尔。天下事理，多相影响如此。

【附方】旧一，新一。

膈气噎塞饮食不下。用碓觜上细糠，蜜丸弹子大，时时含咽津液（《圣惠》）。

咽喉妨碍如有物吞吐不利。杵头糠、人参各一钱，石莲肉炒一钱，水煎服，日三次（《圣济总录》）。

第二十六卷　菜部

目录

　　李时珍曰:凡草木之可茹者谓之菜。韭、薤、葵、葱、藿,五菜也。《素问》云:五谷为养,五菜为充。所以辅佐谷气,疏通壅滞也。古者三农生九谷,场圃蓺草木,以备饥馑,菜固不止于五而已。我国初周定王图草木之可济生者四百余种,为《救荒本草》,厥有旨哉。夫阴之所生,本在五味;阴之五宫,伤在五味。谨和五味,脏腑以通,气血以流,骨正筋柔,腠理以密,可以长久。是以《内则》有训,食医有方,菜之于人,补非小也。但五气之良毒各不同,五味之所入有偏胜,民生日用而不知。乃搜可茹之草,凡一百五种为《菜部》。分为五类:曰薰辛,曰柔滑,曰蓏,曰水,曰芝栭。旧本《菜部》三品,共六十五种。今并入五种,移十三种入《草部》,六种入《果部》。自《草部》移入及并二十三种,自《谷部》移入一种,《果部》移入一种,外类《有名未用》移入三种。

《食疗本草》三种唐孟诜、张鼎

《食性本草》一种南唐陈士良

《蜀本草》二种蜀韩保昇

《日华本草》二种宋人大明

《开宝本草》六种宋马志

《嘉祐本草》九种宋掌禹锡

《图经本草》四种宋苏颂

《证类本草》一种宋唐慎微

《日用本草》三种元吴瑞

《食物本草》二种明汪颖

《食鉴本草》一种明宁源

《救荒本草》二种明周王

《本草纲目》一十七种明李时珍

〔附注〕

魏李当之《药录》　吴普《本草》

宋雷敩《炮炙》　　齐徐之才《药对》

唐甄权《药性》　　萧炳《四声》

唐李珣《海药》　　杨损之《删繁》

宋寇宗奭《衍义》　金张元素《珍珠囊》

元李杲《法象》　　王好古《汤液》

元朱震亨《补遗》　明汪机《会编》

明陈嘉谟《蒙筌》

菜之一荤辛类三十二种

韭《别录》

山韭《千金》　孝文韭附

葱《别录》

茖葱《千金》

胡葱《开宝》

薤《别录》（即藠子）　蓼荞附

蒜《别录》

山蒜《拾遗》

葫《别录》（即大蒜）

五辛菜《拾遗》

芸薹《唐本草》（即油菜）

菘《别录》（即白菜）

芥《别录》

白芥《开宝》

芜菁《别录》（即蔓菁）

莱菔《唐本草》（即萝卜）

生姜《别录》

干姜《本经》　天竺干姜附

同蒿《嘉祐》

邪蒿《嘉祐》

胡荽《嘉祐》

胡萝卜《纲目》

水靳《本经》（即芹菜）

堇《唐本草》（即旱芹）

紫堇《图经》

马蕲《唐本草》

蘹香《唐本草》（即茴香）

莳萝《开宝》　蜀胡烂、数低、池德勒、马思荅吉附

罗勒《嘉祐》（即兰香）

白花菜《食物》

蕈菜《纲目》

草豉《拾遗》

　右附方旧一百五十，新二百九十二。

第二十六卷　菜部

菜之一荤辛类三十二种

韭《别录·中品》

【释名】草钟乳（《拾遗》）、起阳草（侯氏《药谱》）。○〔颂曰〕案许慎《说文》：韭字象叶出地上形。一种而久生，故谓之韭。一岁三四割，其根不伤，至冬壅培之，先春复生，信乎久生者也。〔藏器曰〕俗谓韭是草钟乳，言其温补也。〔时珍曰〕韭之茎名韭白，根名韭黄，花名韭菁。《礼记》谓韭为丰本，言其美在根也。薤之美在白，韭之美在黄，黄乃未出土者。

【集解】〔时珍曰〕韭丛生丰本，长叶青翠。可以根分，可以子种。其性内生，不得外长。叶高三寸便剪，剪忌日中。一岁不过五剪，收子者只可一剪。八月开花成丛，收取腌藏供馔，谓之长生韭，言剪而复生，久而不乏也。九月收子，其子黑色而扁，须风处阴干，勿令浥郁。北人至冬移根于土窖中，培以马屎，暖则即长，高可尺许，不见风日，其叶黄嫩，

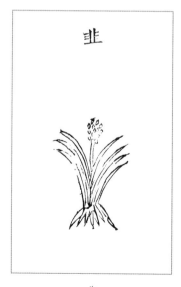

韭

谓之韭黄,豪贵皆珍之。韭之为菜,可生可熟,可菹可久,乃菜中最有益者也。罗愿《尔雅翼》云:物久必变,故老韭为苋。〔颂曰〕郑玄言:政道得则阴物变为阳,故葱变为韭,可验葱冷而韭温也。

【气味】辛、微酸,温,涩,无毒。〔时珍曰〕生:辛、涩;熟:甘、酸。〔大明曰〕热。〔宗奭曰〕春食则香,夏食则臭,多食则能昏神暗目,酒后尤忌。〔诜曰〕热病后十日食之,即发困。五月多食,乏气力。冬月多食,动宿饮,吐水。不可与蜜及牛肉同食。

【主治】归心,安五脏,除胃中热,利病人,可久食(《别录》)。〔时珍曰〕案《千金方》作可久食,不利病人。叶:煮鲫鱼鲊食,断卒下痢。根:入生发膏用(弘景)。根、叶:煮食,温中下气,补虚益阳,调和脏腑,令人能食,止泄血脓,腹中冷痛。生捣汁服,主胸痹骨痛不可触者,又解药毒,疗狂狗咬人数发者,亦涂诸蛇虺、蝎虿、恶虫毒(藏器)。煮食,充肺气,除心腹痼冷痃癖。捣汁服,治肥白人中风失音(《日华》)。煮食,归肾壮阳,止泄精,暖腰膝(甯源)。炸熟,以盐、醋空心吃十顿,治胸膈噎气。捣汁服,治胸痹刺痛如锥,即吐出胸中恶血甚验。又灌初生小儿,吐去恶水恶血,永无诸病(诜)。主吐血唾血,衄血尿血,妇人经脉逆行,打扑伤损及膈噎病。捣汁澄清,和童尿饮之,能消散胃脘瘀血,甚效(震亨)。饮生汁,主上气喘息欲绝,解肉脯毒。煮汁饮,止消渴盗汗。熏产妇血运,洗肠痔脱肛(时珍)。

【发明】〔弘景曰〕此菜殊辛臭,虽煮食之,便出犹熏灼,不如葱、薤熟即无气,最是养生所忌。〔颂曰〕菜中此物最温而益人,宜常食之。昔人正月节食五辛以辟疠气,谓韭、薤、葱、蒜、姜也。〔宗奭曰〕韭黄未出粪土，最不益人，食之滞气，盖含抑郁未申之气故也。孔子曰"不时不食"，正谓此辈。花食之亦动风。〔思邈曰〕韭味酸，肝病宜食之，大益人心。〔时珍曰〕韭，叶热根温，功用相同。生则辛而散血，熟则甘而补中。入足厥阴经，乃肝之菜也。《素问》言心病宜食韭，《食鉴本草》言归肾，文虽异而理则相贯。盖心乃肝之子，肾乃肝之母，母能令子实，虚则补其母也。道家目为五荤之一，谓其能昏人神而动虚阳也。有一贫叟病噎膈，食入即吐，胸中刺痛。或令取韭汁，入盐、梅、卤汁少许，细呷，得入渐加，忽吐稠涎数升而愈。此亦仲景治胸痹用薤白，皆取其辛温能散胃脘痰饮恶血之义也。〔震亨曰〕心痛有食热物及怒郁，致死血留于胃口作痛者，宜用韭汁、桔梗加入药中，开提气血。有肾气上攻以致心痛者，宜用韭汁和五苓散为丸，空心茴香汤下。盖韭性急，能散胃口血滞也。又反胃宜用韭汁二杯，入姜汁、牛乳各一杯，细细温服。盖韭汁消血，姜汁下气消痰和胃，牛乳能解热润燥补虚也。一人腊月饮刮剁酒三杯，自后食必屈曲下膈，硬涩微痛，右脉甚涩，关脉沉。此污血在胃脘之口，气因郁而成痰，隘塞食道也。遂以韭汁半盏，细细冷呷，尽半斤而愈。

【附方】 旧十一，新廿一。

胸痹急痛〔诜曰〕胸痹痛如锥刺，不得俯仰，白汗出，或痛彻背上，不治或至死。可取生韭或根五斤，洗捣汁，服之（《食疗本草》）。

阴阳易病男子阴肿，小腹绞痛，头重眼花，宜猳鼠屎汤煮之。用猳鼠屎十四枚，韭根一大把，水二盏，煮七分，去滓再煎二沸，温服，得汗愈。未汗再服（《南阳活人书》）。

伤寒劳复方同上。

卒然中恶搗韭汁，灌鼻中，便苏（《食医心镜》）。

卧忽不寤勿以火照之，但痛啮拇指甲际而唾其面则活。取韭搗汁吹入鼻中。冬月则用韭根（《肘后方》）。

风忤邪恶韭根一把，乌梅十四个，吴茱萸炒半升，水一斗煮之。仍以病人栉内入，煮三沸。栉浮者生，沉者死。煮至三升，分三服（《金匮要略》）。

喘息欲绝韭汁饮一升，效（《肘后》）。

夜出盗汗韭根四十九根。水二升，煮一升，顿服（《千金方》）

消渴引饮韭苗日用三五两，或炒或作羹，勿入盐，入酱无妨。吃至十斤即住，极效。过清明勿吃。有人病此，引饮无度，得此方而愈（秦宪副方）。

喉肿难食韭一把，搗熬傅之。冷即易（《千金方》）。

水谷痢疾韭叶作羹、粥、炸、炒，任食之，良（《食医心镜》）。

脱肛不收生韭一斤切，以酥拌炒熟，绵裹作二包，更互熨之，以入为度（《圣惠》）。

痔疮作痛用盆盛沸汤，以器盖之，留一孔。用洗净韭菜一把，泡汤中。乘热坐孔上，先熏后洗，数次自然脱体也（《袖珍方》）。

小儿胎毒初生时，以韭汁少许灌之，即吐出恶水恶血，永无诸疾（《四声本草》）。

小儿腹胀韭根搗汁，和猪肪煎服一合。间日一服，取愈（《秘录》）。

小儿患黄韭根搗汁，日滴鼻中，取黄水取效（同上）。

痘疮不发韭根煎汤服之（《海上方》）。

产后呕水产后因怒哭伤肝，呕青绿水。用韭叶一斤取汁,入姜汁少许,和饮,遂愈(《摘玄方》)。

产后血运韭菜切,安瓶中,沃以热醋,令气入鼻中,即省(《丹溪心法》)。

赤白带下韭根捣汁,和童尿露一夜,空心温服取效(《海上仙方》)。

鼻衄不止韭根、葱根同捣枣大,塞入鼻中,频易,两三度即止(《千金方》)。

五般疮癣韭根炒存性,捣末,以猪脂和涂之。数度愈(《经验方》)。

金疮出血韭汁和风化石灰日干。每用为末傅之效(《濒湖集简方》)。

刺伤中水肿痛。煮韭热拓之(《千金》)。

漆疮作痒韭叶杵傅(《斗门方》)。

猘狗咬伤七日辄一发。三七日不发,乃脱也。急于无风处,以冷水洗净,即服韭汁一碗。隔七日又一碗,四十九日共服七碗。须百日忌食酸、咸,一年忌食鱼腥,终身忌食狗肉,方得保安。否则十有九死。徐本斋云:此法出《肘后方》。有风犬一日咬三人,止一人用此得活,亲见有效(《简便》)。

百虫入耳韭汁灌之即出(《千金方》)。

聤耳出汁韭汁日滴三次(《圣惠方》)。

牙齿虫䘌韭菜连根洗捣,同人家地板上泥和,傅痛处腮上,以纸盖住。一时取下,有细虫在泥上,可除根。○又方:韭根十个,川椒二十粒,香油少许,以水桶上泥同捣,傅病牙颊上。良久有虫出,数次即愈也。

解肉脯毒凡肉密器盖过夜者为郁肉,屋漏沾着者为漏脯,皆有毒。捣韭汁饮之(张文仲《备急方》)。

食物中毒生韭汁服数升良（《千金》）。

韭子

〔修治〕〔大明曰〕入药拣净，蒸熟暴干，簸去黑皮，炒黄用。

〔气味〕辛、甘，温，无毒。〔时珍曰〕阳也。伏石钟乳、乳香。

〔主治〕梦中泄精，溺白（《别录》）。暖腰膝，治鬼交，甚效（《日华》）。补肝及命门，治小便频数、遗尿，女人白淫、白带（时珍）。

〔发明〕〔颂曰〕韭子得龙骨、桑螵蛸，主漏精补中。葛洪、孙思邈诸方多用之。〔弘景曰〕韭子入棘刺诸丸，主漏精。〔时珍曰〕棘刺丸方见《外台秘要》，治诸劳泄，小便数，药多不录。案《梅师方》：治遗精。用韭子五合，白龙骨一两，为末，空心酒服方寸匕。《千金方》：治梦遗，小便数。用韭子二两，桑螵蛸一两，微炒研末，每旦酒服二钱。《三因方》：治下元虚冷，小便不禁，或成白浊，有家韭子丸。盖韭乃肝之菜，入足厥阴经。肾主闭藏，肝主疏泄。《素问》曰：足厥阴病则遗尿。思想无穷，入房太甚，发为筋痿，及为白淫。男随溲而下，女子绵绵而下。韭子之治遗精漏泄、小便频数、女人带下者，能入厥阴，补下焦肝及命门之不足。命门者藏精之府，故同治云。

〔附方〕旧三，新四。

梦遗溺白〔藏器曰〕韭子，每日空心生吞一二十粒，盐汤下。○《圣惠》：治虚劳伤肾，梦中泄精。用韭子二两，微炒为末。食前温酒服二钱匕。

虚劳溺精用新韭子二升，十月霜后采之，好酒八合渍一宿。以晴明日，童子向南捣一万杵。平旦温酒服方寸匕，日再服之（《外台秘要》）。

梦泄遗尿韭子二升,稻米三升,水一斗七升,煮粥取汁六升,分三服(《千金方》)。

玉茎强中玉茎强硬不痿,精流不住,时时如针刺,捏之则脆碎,病名强中,乃肾满漏疾也。用韭子、破故纸各一两,为末。每服三钱,水一盏,煎服。日三即住(《经验方》)。

腰脚无力韭子一升拣净,蒸两炊久,暴干,簸去黑皮,炒黄捣粉。安息香二大两,水煮一二百沸,慢火炒赤色,和捣为丸梧子大。如干,入少蜜。每日空腹酒下三十丸。以饭三五匙压之,大佳(崔元亮《海上方》)。

女人带下及男子肾虚冷,梦遗。用韭子七升,醋煮千沸,焙研末,炼蜜丸梧子大。每服三十丸,空心温酒下(《千金方》)。

烟熏虫牙用瓦片煅红,安韭子数粒,清油数点,待烟起,以筒吸引至痛处。良久以温水漱,吐有小虫出为效。未尽再熏(《救急易方》)。

山韭《千金》

【**释名**】藿(音育。《《尔雅》》)、韱(音纤。《《说文》》)。并未详。

【**集解**】〔颂曰〕藿,山韭也。山中往往有之,而人多不识。形性亦与家韭相类,但根白,叶如灯心苗耳。《韩诗》云"六月食郁及藿",谓此也。〔时珍曰〕案《尔雅》云:"藿,山韭也。"许慎《说文》云:"韱,山韭也。"金幼孜《北征录》云:"北边云台戍地,多野韭、沙葱,人皆采而食之。"即此也。苏氏以《诗》之郁即此,未知是否?又吕忱《字林》云:薤(音严),水韭也。野生水涯,叶如韭而细长,可食。观此,则知野韭又有山、水二种,气味或不相远也。

【气味】咸,寒,涩,无毒。

【主治】宜肾,主大小便数,去烦热,治毛发（《千金》）。

【发明】〔时珍曰〕萑,肾之菜也,肾病宜食之。诸家本草不载,而孙思邈《千金方》收之。他书萑字多讹作藋字,藋乃豆叶也。陈直《奉亲养老书》有萑菜羹,即此也。其方治老人脾胃气弱,饮食不强。用萑菜四两,鲫鱼肉五两,煮羹,下五味并少面食。每三五日一作之。云极补益。

【附录】孝文韭（《拾遗》）〔藏器曰〕辛,温,无毒。主腹内冷胀满,泄痢肠澼,温中补虚,令人能行。生塞北山谷,状如韭,人多食之,云是后魏孝文帝所种。又有诸葛韭,孔明所种,此韭更长,彼人食之。〔时珍曰〕此亦山韭也,但因人命名耳。

葱《别录·中品》

【释名】芤（《纲目》）、菜伯（同）、和事草（同）、鹿胎（《同》）。〔时珍曰〕葱从悤。外直中空,有悤通之象也。芤者,草中有孔也,故字从孔,芤脉象之。葱初生曰葱针,叶曰葱青,衣曰葱袍,茎曰葱白,叶中涕曰葱苒。诸物皆宜,故云菜伯、和事。

【集解】〔恭曰〕葱有数种,山葱曰茖葱,疗病似胡葱。其人间食葱有二种:一种冻葱,经冬不死,分茎栽莳而无子;一种汉葱,冬即叶枯。食用入药,冻葱最善,气味亦佳也。〔保昇曰〕葱凡四种:冬葱即冻葱也,夏衰冬盛,茎叶俱软美,山南、江左有之;汉葱茎实硬而味薄,冬即叶枯;胡葱茎叶粗短,根若金灯;茖葱生于山谷,不入药用。〔颂曰〕入药用山葱、胡葱,食品用冬葱、汉葱。又有一种楼葱,亦冬葱类,江南人呼为龙角葱,淮楚间多种之,其皮赤,每茎上出歧如八角,故云。〔瑞曰〕龙角即龙爪葱,又名羊角葱。茎上生根,移下莳之。〔时珍曰〕冬葱即慈葱,或名太官葱。谓其茎柔细而香,可以经冬,太官上供宜之,故有数名。汉葱一名木葱,其茎粗硬,故有木名。冬葱无子。汉葱春末开花成丛,青白色。其子味辛色黑,有皱纹,作三瓣状。收取阴干,勿令浥郁,可种可栽。

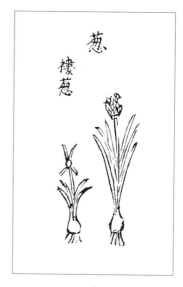

葱

葱茎白

〔气味〕辛,平。叶:温。根须:平。并无毒。〔弘景曰〕葱有寒热,白冷青热,伤寒汤中不得用青也。〔宗奭曰〕葱主发散,多食昏人神。〔诜曰〕葱宜冬月食。不可过多,损须发,发人虚气上冲,五脏闭绝,为其开骨节出汗之故也。〔思邈曰〕正月食生葱,令人面上起游风。生葱同蜜食,作下利。烧葱同蜜食,壅气杀人。〔张仲景曰〕生葱合枣食,令人病;合犬、雉肉食,多令人病血。〔时珍曰〕服地黄、常山人,忌食葱。

〔主治〕作汤,治伤寒寒热,中风面目浮肿,能出汗(《本经》)。伤寒骨肉碎痛,喉痹不通,安胎,归目益目睛,除肝中邪气,安中利五脏,杀百药毒。根:治伤寒头痛(《别录》)。主天行时疾,头痛热狂,霍乱转筋,及奔豚气、脚气,心腹痛,目眩,止心迷闷(大明)。通关节,止衄血,利大小便(孟诜)。治阳明下痢、下血(李杲)。达表和里,止血(甯源)。除风湿,身痛麻痹,虫积心痛,止大人阳脱,阴毒腹痛,小儿盘肠内钓,妇人妊娠溺血,通乳汁,散乳痈,利耳鸣,涂猘犬伤,制蚯蚓毒〔时珍〕。杀一切鱼、肉毒〔士良〕。

〔发明〕〔元素曰〕葱茎白,味辛而甘平,气厚味薄,升也,阳也。入手太阴、足阳明经,专主发散,以通上下阳气。故《活人书》治伤寒头痛如破,用连须葱白汤主之。张仲景治少阴病,下利清谷,里寒外热,厥逆脉微者,白通汤主之,内用葱白。若面色赤者,四逆汤加葱白。腹中痛者,去葱白。成无己解之云:肾恶燥,急食辛以润之。葱白辛温以通阳气也。〔时珍曰〕葱乃释家五荤之一。生辛散,熟甘温,外实中空,肺之菜也,肺病宜食之。肺主气,外应皮毛,其合阳明。故所治之症多属太阴、阳明,皆取其发散通气之功,通气故能解毒及理血病。气者血之帅也,气通则血活矣。金疮磕损,折伤血出,疼痛不止者,王璆《百一选方》用葱白、沙糖等分研封之。云痛立止,更无痕瘢也。葱叶亦可用。又葱管吹盐入玉茎内,治小便不通及转脬危急者,极有捷效。余常用治数人得验。

〔附方〕旧十二,新卅二。

感冒风寒初起。即用葱白一握,淡豆豉半合,泡汤服之,取汗(《濒湖集简方》)。

伤寒头痛如破者。连须葱白半斤,生姜二两,水煮温服(《活人书》)。

时疾头痛发热者。以连根葱白二十根,和米煮粥,入醋少许,热食取汗即解(《济生秘览》)。

数种伤寒初起一二日,不能分别者。用上法取汗。

伤寒劳复因交接者,腹痛卵肿。用葱白捣烂,苦酒一盏,和服之(《千金方》)。

风湿身痛生葱擂烂,入香油数点,水煎,调川芎䓖、郁金末一钱服,取吐(《丹溪心法》)。

妊娠伤寒赤斑变为黑斑,尿血者。以葱白一把,水三升,煮热服汁,食葱令尽,取汗(《伤寒类要》)。

六月孕动困笃难救者。葱白一大握,水三升,煎一升,去滓顿服(杨氏《产乳》)。

胎动下血腰痛抢心。杨氏《产乳方》:用葱白煮浓汁饮之。未死即安,已死即出。未效再服。一方:加川芎。一方:用银器同米煮粥及羹食(梅师方)。

卒中恶死或先病,或平居寝卧,奄忽而死,皆是中恶。《肘后方》:急取葱心黄刺入鼻孔中,男左女右,入七八寸,鼻、目血出即苏。○又法:用葱刺入耳中五寸,以鼻中血出即活也。如无血出,即不可治矣。相传此扁鹊秘方也(崔氏《纂要》)。

小儿卒死无故者。取葱白纳入下部,及两鼻孔中,气通或嚏即活(陈氏《经验方》)。

小儿盘肠内钓腹痛。用葱汤洗儿腹,仍以炒葱捣贴脐上。良久,尿出痛止(汤氏《婴孩宝书》)。

阴毒腹痛厥逆唇青卵缩,六脉欲绝者。用葱一束,去根及青,留白二寸,烘热安脐上,以熨斗火熨之,葱坏则易。良久热气透入,手足温有汗即瘥,乃服四逆汤。若熨而手足不温,不可治(朱肱《南阳活人书》)。

脱阳危症凡人大吐大泄之后,四肢厥冷,不省人事,或与女子交后,小腹肾痛,外肾搐缩,冷汗出厥逆,须臾不救。先以葱白炒热熨脐,后以葱白三七茎擂烂,用酒煮灌之,阳气即回。此华佗救卒病方也。

卒心急痛牙关紧闭欲绝。以老葱白五茎去皮须,捣膏,以匙送入咽中,灌以麻油四两,但得下咽即苏。少顷,虫积皆化黄水而下,永不再发。累得救人(《瑞竹堂方》)。

霍乱烦躁坐卧不安。葱白二十茎,大枣二十枚,水三升,煎二升,分服(梅师方)。

蛔虫心痛用葱茎白二寸,铅粉二钱,捣丸服之,即止。葱能通气,粉能杀虫也(杨氏《经验方》)。

腹皮麻痹不仁者。多煮葱白食之,即自愈(危氏方)。

小便闭胀不治杀人。葱白三斤,剉炒帕盛,二个更互熨小腹,气透即通也(许学士《本事方》)。

大小便闭捣葱白和酢,封小腹上。仍灸七壮(《外台秘要》)。

大肠虚闭匀气散:用连须葱一根,姜一块,盐一捻,淡豉三七粒,捣作饼,烘掩脐中,扎定。良久,气通即通。不通再作(杨氏《直指方》)。

小儿虚闭葱白三根煎汤,调生蜜、阿胶末服。仍以葱头染蜜,插入肛门,少顷即通(《全幼心鉴》)。

急淋阴肿泥葱半斤,煨热杵烂,贴脐上(《外台》)。

小便淋涩或有血者。以赤根楼葱近根截一寸许,安脐中,以艾灸七壮(《经验方》)。

小儿不尿乃胎热也。用大葱白切四片,用乳汁半盏,同煎片时,分作四服即通。不饮乳者,服之即饮乳。若脐四旁有青黑色及口撮者,不可救也(《全幼心鉴》)。

肿毒尿闭因肿毒未溃,小便不通。用葱切,入麻油煎至黑色,去葱取油,时涂肿处,即通(《普济》)。

水癍病肿葱根白皮煮汁,服一盏,当下水出。病已困者,取根捣烂,坐之取气,水自下(《圣济录》)。

阴囊肿痛葱白、乳香捣涂,即时痛止肿消。又方:用煨葱入盐,杵如泥,涂之。

小便溺血葱白一握,郁金一两,水一升,煎二合,温服。

一日三次（《普济方》）。

肠痔有血葱白三斤，煮汤熏洗立效（《外台》）。

赤白下痢葱白一握细切，和米煮粥，日日食之（《食医心镜》）。

便毒初起葱白炒热，布包熨数次，乃用傅药，即消。○《永类方》：用葱根和蜜捣傅，以纸密护之。外服通气药，即愈。

痈疽肿硬乌金散：治痈疽肿硬无头，不变色者。米粉四两，葱白一两，同炒黑，研末，醋调贴。一伏时又换，以消为度（《外科精义》）。

一切肿毒葱汁渍之，日四五度。

乳痈初起葱汁一升，顿服即散（并《千金》）。

疔疮恶肿刺破，以老葱、生蜜杵贴。两时疔出，以醋汤洗之，神效（《圣济录》）。

小儿秃疮冷泔洗净，以羊角葱捣泥，入蜜和涂之，神效（杨氏）。

刺疮金疮百治不效。葱煎浓汁渍之，甚良。

金疮瘀血在腹者。大葱白二十枚，麻子三升，杵碎，水九升，煮一升半，顿服。当吐出脓血而愈。未尽再服（并《千金方》）。

血壅怪病人遍身忽然肉出如锥，既痒且痛，不能饮食，名血壅。不速治，必溃脓血。以赤皮葱烧灰淋洗，饮豉汤数盏自安（夏子益《怪病奇方》）。

解金银毒葱白煮汁饮之（《外台秘要》）。

脑破骨折蜜和葱白捣匀，厚封立效（《肘后方》）。

自缢垂死葱心刺耳，鼻中有血出，即苏（《肘后方》）。

叶

〔主治〕煨研，傅金疮水入皲肿。盐研，傅蛇、虫伤及中射工、溪毒（《日华》）。主水病足肿（苏颂）。利五脏，益目精，发黄疸（思邈）。

〔发明〕〔颂曰〕煨葱治打扑损，见刘禹锡《传信方》，云得于崔给事。取葱新折者，煻火煨热剥皮，其间有涕，便将罨损处。仍多煨，续续易热者。崔云：顷在泽潞，与李抱真作判官。李相方以球杖按球子。其军将以杖相格，因伤李相拇指并爪甲劈裂。遽索金创药裹之，强索酒饮，而面色愈青，忍痛不止。有军吏言此方，遂用之。三易面色却赤，斯须云已不痛。凡十数度，用热葱并涕缠裹其指，遂毕席笑语。〔时珍曰〕按张氏《经验方》云：金创折伤血出，用葱白连叶煨热，或锅烙炒热，捣烂傅之，冷即再易。石城尉戴尧臣，试马损大指，血出淋漓。余用此方，再易而痛止。翌日洗面，不见痕迹。宋推官、鲍县尹皆得此方，每有杀伤气未绝者，亟令用此，活人甚众。又凡人头目重闷疼痛，时珍每用葱叶插入鼻内二三寸并耳内，气通即便清爽也。

〔附方〕旧三，新二。

水病足肿 葱茎叶煮汤渍之，日三五次妙（韦宙《独行方》）。

小便不通 葱白连叶捣烂，入蜜，合外肾上，即通（《永类钤方》）。

疮伤风水 肿疼。取葱青叶和干姜、黄檗等分，煮汤浸洗，立愈（《食疗》）。

蜘蛛咬疮 遍身生疮。青葱叶一茎去尖，入蚯蚓一条在内，待化成水，取点咬处即愈（李绛《兵部手集》）。

代指毒痛 取萎黄葱叶煮汁，热渍之（《千金方》）。

汁

〔气味〕辛，温，滑，无毒。

〔主治〕溺血，饮之。解藜芦及桂毒（《别录》）。散瘀血,止衄止痛,治头痛耳聋,消痔漏,解众药毒(时珍)。能消桂为水,化五石,仙方所用(弘景)。

〔发明〕〔时珍曰〕葱汁即葱涕,功同葱白。古方多用葱涎丸药,亦取其通散上焦风气也。《胜金方》:取汁入酒少许滴鼻中,治衄血不止,云即觉血从脑散下也。又唐瑶《经验方》以葱汁和蜜少许服之,亦佳。云邻媪用此甚效,老仆试之亦验。二物同食害人,何以能治此疾?恐人脾胃不同,非甚急不可轻试也。〔慎微曰〕《三洞要录》云:葱者,菜之伯也,能消金、锡、玉、石。神仙消金玉浆法:于冬至日,以壶卢盛葱汁及根茎,埋庭中。次年夏至发出,尽化为水。以法渍金、玉、银青石各三分,自消矣。暴干如饴,食之可休粮,亦曰金浆也。

〔附方〕旧四,新一。

衄血不止方见上。

金疮出血不止。取葱炙热,接汁涂之即止(梅师方)。

火焰丹毒从头起者。生葱汁涂之。

痔瘘作痛葱涎、白蜜和涂之,先以木鳖子煎汤熏洗,其冷如冰即效。一人苦此,早间用之,午刻即安也(唐仲举方)。

解钩吻毒面青口噤欲死。以葱涕唉之,即解(《千金》)。

须

〔主治〕通气(孟诜)。疗饱食房劳,血渗入大肠,便血肠澼成痔,日干,研末,每服二钱,温酒下(时珍)。

〔附方〕旧一。

喉中肿塞气不通者。葱须阴干为末,每用二钱,入蒲州胆矾末一钱,和匀。每用一字,吹之(杜壬方)。

花

〔主治〕心脾痛如锥刀刺,腹胀。用一升,同吴茱萸一升,水一大升八合,煎七合,去滓,分三服,立效(颂。○出崔元亮方)。

实

〔气味〕辛,大温,无毒。

〔主治〕明目,补中气不足(《本经》)。温中益精(《日华》)。宜肺,归头(思邈)。

〔附方〕旧一。

眼暗补中 葱子半斤为末,每取一匙,水二升,煎汤一升半,去滓,入米煮粥食之。亦可为末,蜜丸梧子大,食后米汤服一二十丸,日三服(《食医心镜》)。

茖葱 音格。○《千金》

【释名】山葱(《尔雅》)。

【集解】〔保昇曰〕茖葱生山谷,不入药用。〔颂曰〕《尔雅》云:茖,山葱也。郭注云:茖葱生山中,细茎大叶。食之香美于常葱,宜入药用。〔时珍曰〕茖葱,野葱也,山原平地皆有之。生沙地者名沙葱,生水泽者名水葱,野人皆食之。开白花,结子如小葱头。世俗不察胡葱即蒜葱,误指此为胡葱,详见胡葱下。保昇言不入药用,苏颂言入药宜用山葱、胡葱。今考孙思邈《千金·食性》,自有茖葱功用,而诸本失收,今采补之。

【气味】辛,微温,无毒。〔时珍曰〕佛家以茖葱为五荤之一。见蒜下。

【主治】除瘴气恶毒。久食,强志益胆气(思邈)。主诸恶䘌、狐尿刺毒,山溪中沙虱、射工等毒。煮汁浸,或捣傅,大效。亦兼小蒜、茱萸辈,不独用也(苏恭)。

子

〔气味〕同葱。

〔主治〕泄精（思邈）。

胡葱 宋《开宝》

【释名】 蒜葱（《纲目》）、回回葱（《正要》）。〔时珍曰〕按:《孙真人食忌》作葫葱,因其根似葫蒜故也。俗称蒜葱,正合此义。元人《饮膳正要》作回回葱,似言其来自胡地,故曰胡葱耳。

【集解】〔志曰〕胡葱生蜀郡山谷。状似大蒜而小,形圆皮赤,梢长而锐。五月、六月采。〔保昇曰〕葱凡四种:冬葱夏枯;汉葱冬枯;胡葱茎叶粗短,根若金灯;茖葱生于山谷。〔颂曰〕胡葱类食葱,而根茎皆细白。或云:茎叶微短如金灯。或云:似大蒜而小,形圆皮赤,梢长而锐。〔时珍曰〕胡葱即蒜葱也,马志、韩保昇所说是矣,非野葱也。野葱名茖葱,似葱而小。胡葱乃人种莳,八月下种,五月收取,叶似葱而根似蒜,其味如薤,不甚臭。江西有水晶葱,蒜根葱叶,盖其类也。李鹏飞《延寿书》言胡葱即蒚子,盖因相似而误尔。今俗皆以野葱为胡葱,因不识蒜葱,故指茖葱为之,谬矣。

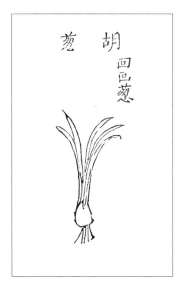

胡葱

【修治】〔敩曰〕凡采得依纹擘碎,用绿梅子相对拌蒸一伏时,去梅子,砂盆中研如膏,瓦器晒干用。

【气味】辛,温,无毒。〔时珍曰〕生则辛平,熟则甘温。〔诜曰〕亦是薰物。久食,伤神损性,令人多忘,损目明,绝血脉,发痼疾。患胡臭、䘌齿人,食之转甚。〔思邈曰〕四月勿食胡葱,令人气喘多惊。

【主治】温中下气,消谷能食,杀虫,利五脏不足气(孟诜)。疗肿毒(保昇)。

【发明】〔时珍曰〕方术煮溪涧白石为粮,及煮牛、马、驴骨令软,皆用胡葱,则亦软坚之物也。陶弘景言葱能化五石,消桂为水,则是诸葱皆能软石。故今人采苓葱煮石,谓之胡葱也。

【附方】新一。

身面浮肿小便不利,喘急。用胡葱十茎,赤小豆三合,消石一两,以水五升,煮葱、豆至熟,候水干,入消石,同擂成膏。每空心温酒服半匙(《圣惠方》)。

子

〔主治〕中诸肉毒,吐血不止,萎黄悴者,以一升,水煮,冷服半升,日一夜一,血定乃止(孟诜)。

薤音械。○《别录·中品》

【释名】藠子(音叫,或作莜者非。〖《纲目》〗)、莜子(音钓。〖《图经》〗)、火葱(《纲目》)、菜芝(《别录》)、鸿荟(音会。〖《尔雅》〗)。〔时珍曰〕薤本文作韰,韭类也。故字从韭,从叡(音概),谐声也。今人因其根白,呼为藠子,江南人讹为莜子。其叶类葱而根如蒜,收种宜火熏,故俗人称为火葱。罗愿云:物莫美于芝,故薤为菜芝。苏颂复附莜子于蒜条,误矣。

【集解】〔《别录》曰〕薤生鲁山平泽。〔恭曰〕薤是韭类。

叶似韭而阔，多白而无实。有赤、白二种：白者补而美，赤者苦而无味。〔颂曰〕薤处处有之。春秋分莳，至冬叶枯。《尔雅》云：䪥，山薤也。生山中，茎叶与家薤相类，而根差长，叶差大，仅若鹿葱，体性亦与家薤同。今人少用。〔宗奭曰〕薤叶如金灯叶，差狭而更光。故古人言薤露者，以其光滑难伫之义。〔时珍曰〕薤八月栽根，正月分莳，宜肥壤。数枝一本，则茂而根大。叶状似韭。韭叶中实而扁，有剑脊。薤叶中空，

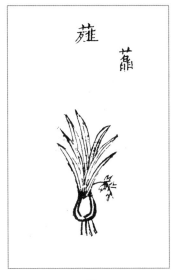

薤

似细葱叶而有棱，气亦如葱。二月开细花，紫白色。根如小蒜，一本数颗，相依而生。五月叶青则掘之，否则肉不满也。其根煮食、芼酒、糟藏、醋浸皆宜。故《内则》云：切葱、薤实诸醯以柔之。白乐天诗云"酥暖薤白酒"，谓以酥炒薤白投酒中也。一种水晶葱，葱叶蒜根，与薤相似，不臭，亦其类也。按王祯《农书》云：野薤俗名天薤。生麦原中，叶似薤而小，味益辛，亦可供食，但不多有。即《尔雅》山薤是也。

薤白

【气味】辛、苦，温，滑，无毒。〔好古曰〕入手阳明经。〔颂曰〕薤宜去青留白，白冷而青热也。〔诜曰〕发热病，不宜多食。三四月勿食生者。〔大明曰〕生食引涕唾。不可与牛肉同食，令人作癥瘕。

【主治】金疮疮败。轻身，不饥耐老（《本经》）。归

骨，除寒热，去水气，温中散结气。作羹食，利病人。诸疮中风寒水气肿痛，捣涂之（《别录》）。煮食，耐寒，调中补不足，止久痢冷泻，肥健人（《日华》）。治泄痢下重，能泄下焦阳明气滞（李杲）。〔好古曰〕下重者，气滞也。四逆散加此以泄气滞。治少阴病厥逆泄痢，及胸痹刺痛，下气散血，安胎（时珍）。心病宜食之。利产妇（思邈）。治女人带下赤白，作羹食之。骨哽在咽不去者，食之即下（孟诜）。补虚解毒（苏颂）。白者补益，赤者疗金疮及风，生肌肉（苏恭）。与蜜同捣，涂汤火伤，甚速（宗奭）。温补，助阳道（时珍）。

【发明】〔弘景曰〕薤性温补，仙方及服食家皆须之，偏入诸膏用。不可生啖，荤辛为忌。〔诜曰〕薤，白色者最好，虽有辛，不荤五脏。学道人长服之，可通神安魂魄，益气续筋力。〔颂曰〕白薤之白，性冷而补。又曰：薤子，煮与蓐妇饮，易产。亦主脚气。〔时珍曰〕薤味辛气温。诸家言其温补，而苏颂《图经》独谓其冷补。按杜甫《薤》诗云："束比青刍色，圆齐玉箸头。衰年关膈冷，味暖并无忧。"亦言其温补，与经文相合。则冷补之说，盖不然也。又按王祯云：薤生则气辛，熟则甘美。种之不蠹，食之有益。故学道人资之，老人宜之。然道家以薤为五荤之一，而诸氏言其不荤何耶？薛用弱《齐谐记》云：安陆郭坦兄，得天行病后，遂能大餐，每日食至一斛。五年，家贫行乞。一日大饥，至一园，食薤一畦，大蒜一畦。便闷极卧地，吐一物如笼，渐渐缩小。有人撮饭于上，即消成水，而病寻瘳也。按：此亦薤散结、蒜消癥之验也。〔宗奭曰〕薤叶光滑，露亦难仁。《千金》治肺气喘急方中用之，亦取其滑泄之义。

【附方】旧十五，新八。

胸痹刺痛张仲景栝楼薤白汤:治胸痹,痛彻心背,喘息咳唾短气,喉中燥痒,寸脉沉迟,关脉弦数,不治杀人。用栝楼实一枚,薤白半升,白酒七升,煮二升,分二服。○《千金》:治胸痹,半夏薤白汤:用薤白四两,半夏一合,枳实半两,生姜一两,栝楼实半枚,哎咀,以白截浆三升,煮一升,温服,日三。○《肘后》:治胸痹,瘥而复发。薤根五升,捣汁饮之,立瘥。○截音在,酢浆也。

卒中恶死卒死,或先病,或平居寝卧奄忽而死,皆是中恶。以薤汁灌入鼻中,便省(《肘后》)。

霍乱干呕不止者。取薤一虎口,以水三升,煮取一半,顿服。不过三作即已(韦宙《独行方》)。

奔豚气痛薤白捣汁饮之(《肘后方》)。

赤痢不止薤同黄檗煮汁服之(陈藏器)。

赤白痢下薤白一握,同米煮粥,日食之(《食医心镜》)。

小儿疳痢薤白生捣如泥,以粳米粉和蜜作饼,炙熟与食。不过三两服(杨氏《产乳》)。

产后诸痢多煮薤白食,仍以羊肾脂同炒食之(范汪方)。

妊娠胎动腹内冷痛。薤白一升,当归四两。水五升,煮二升,分三服(《古今录验》)。

郁肉脯毒杵薤汁,服二三升良(葛洪方)。

疮犯恶露甚者杀人。薤白捣烂,以帛裹煨极热,去帛傅之,冷即易换。亦可捣作饼,以艾灸之,热气入疮,水出即瘥也(梅师方)。

手指赤色随月生死。以生薤一把,苦酒煮熟,捣烂涂之,愈乃止(《肘后方》)。

疥疮痛痒煮薤叶,捣烂涂之(同上)。

灸疮肿痛薤白一升，猪脂一斤。切，以苦酒浸一宿，微火煎三上三下，去滓涂之（梅师方）。

手足瘑疮生薤一把，以热醋投入，以封疮上取效（《千金》）。

毒蛇螫伤薤白捣傅（徐王方）。

虎犬咬伤薤白捣汁一升饮之，并涂之。日三服，瘥乃止（葛洪方）。

诸鱼骨哽薤白嚼柔，以绳系中，吞到哽处，引之即出（同上）。

误吞钗镮取薤白曝萎，煮熟切，食一大束，钗即随出（葛洪方）。

目中风翳作痛。取薤白截断，安膜上令遍。痛作复为之（范汪方）。

咽喉肿痛薤根醋捣傅肿处。冷即易之（《圣济》）。

【附录】蓼荞（《拾遗》）〔藏器曰〕味辛，温，无毒。主霍乱腹冷胀满，冷气攻击，腹满不调，产后血攻胸膈刺痛，煮服之。生平泽，其苗如葱、韭。〔时珍曰〕此亦山薤之类，方名不同耳。

蒜《别录·下品》

【释名】小蒜（《别录》）、**茆蒜**（音卯。〖《古今注》〗）、**荤菜**（〖《说文》〗）。〔时珍曰〕蒜字从祘（音蒜），谐声也。又象蒜根之形。中国初惟有此，后因汉人得葫蒜于西域，遂呼此为小蒜以别之。故崔豹《古今注》云：蒜，茆蒜也，俗谓之小蒜。胡国有蒜，十子一株，名曰胡蒜，俗谓之大蒜是矣。蒜乃五荤之一，故许氏《说文》谓之荤菜。五荤即五辛，谓其辛臭昏神伐性也。练形家以小蒜、大蒜、韭、芸薹、胡荽为五荤，道家以韭、薤、蒜、芸薹、胡荽为五荤，佛家以大蒜、小蒜、兴渠、慈葱、茖葱为五荤。兴渠，即阿魏也。虽各不同，然皆辛熏之物，生食增恚，熟食发淫，有损性灵,故绝之也。

【集解】〔《别录》曰〕蒜,小蒜也。五月五日采之。〔弘景曰〕小蒜生叶时,可煮和食。至五月叶枯,取根名乱子,正尔啖之,亦甚熏臭。〔保昇曰〕小蒜野生,处处有之。小者一名乱(音乱),一名蒿(音力)。苗、叶、根、子皆似葫,而细数倍也。《尔雅》云:蒿,山蒜也。《说文》云:蒜,荤菜也。菜之美者,云梦之荤菜。生山中者,名蒿。〔颂曰〕《本草》谓大蒜为葫,小蒜为蒜,而《说文》所谓荤

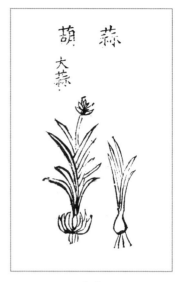

葫蒜

菜者,乃大蒜也,蒿即小蒜也。书传载物之别名不同如此,用药不可不审。〔宗奭曰〕小蒜即蒿也。苗如葱针,根白,大者如乌芋子。兼根煮食,谓之宅蒜。〔时珍曰〕家蒜有二种:根茎俱小而瓣少,辣甚者,蒜也,小蒜也;根茎俱大而瓣多,辛而带甘者,葫也,大蒜也。按孙炎《尔雅正义》云:帝登蒿山,遭莸芋毒,将死,得蒜啮食乃解,遂收植之,能杀腥膻虫鱼之毒。又孙愐《唐韵》云:张骞使西域,始得大蒜种归。据此则小蒜之种,自蒿移栽,从古已有。故《尔雅》以蒿为山蒜,所以别家蒜也。大蒜之种,自胡地移来,至汉始有。故《别录》以葫为大蒜,所以见中国之蒜小也。又王祯《农书》云:一种泽蒜,最易滋蔓,随劚随合。熟时采子,漫散种之。吴人调鼎多用此根作菹,更胜葱、韭也。按此正《别录》所谓小蒜是也。其始自野泽移来,故有泽名,而寇氏误作宅字矣。诸家皆以野生山蒜、泽蒜解家莳之小蒜,皆失于详考。

小蒜虽出于蒚,既经人力栽培,则性气不能不移。故不得不辨。

蒜小蒜根也。

〔气味〕辛,温,有小毒。〔弘景曰〕味辛性热。损人,不可长食。〔思邈曰〕无毒。三月勿久食,伤人志性。《黄帝书》云:同生鱼食,令人夺气,阴核疼。〔瑞曰〕脚气风病人,及时病后,忌食之。

〔主治〕归脾肾,主霍乱,腹中不安,消谷,理胃温中,除邪痹毒气(《别录》)。主溪毒(弘景)。下气,治蛊毒,傅蛇、虫、沙虱疮(《日华》)。〔恭曰〕此蒜与胡葱相得。主恶虿毒、山溪中沙虱、水毒,大效。山人、俚、獠时用之。涂丁肿甚良(孟诜)。

叶

〔主治〕心烦痛,解诸毒,小儿丹疹(思邈)。

【发明】〔颂曰〕古方多用小蒜治中冷霍乱,煮汁饮之。南齐褚澄治李道念鸡瘕,便瘥。〔宗奭曰〕华佗用蒜齑,即此蒜也。〔时珍曰〕按李延寿《南史》云:李道念病已五年。吴郡太守褚澄诊之。曰:非冷非热,当是食白瀹鸡子过多也。取蒜一升煮食,吐出一物涎裹,视之乃鸡雏,翅足俱全。澄曰:未尽也。更吐之,凡十二枚而愈。或以“蒜”字作“苏”字者,误矣。范晔《后汉书》云:华佗见一人病噎,食不得下,令取饼店家蒜齑大酢二升饮之,立吐一蛇。病者悬蛇于车,造佗家,见壁北悬蛇数十,乃知其奇。又夏子益《奇疾方》云:人头面上有光,他人手近之如火炽者,此中蛊也。用蒜汁半两,和酒服之,当吐出如蛇状。观三书所载,则蒜乃吐蛊要药,而后人鲜有知者。

【附方】旧七,新七。

时气温病初得头痛,壮热脉大。即以小蒜一升,杵汁三合,顿服。不过再作便愈(《肘后方》)。

霍乱胀满不得吐下，名干霍乱。小蒜一升，水三升，煮一升，顿服（《肘后方》）。

霍乱转筋入腹杀人。以小蒜、盐各一两，捣傅脐中，灸七壮，立止（《圣济录》）。

积年心痛不可忍，不拘十年、五年者，随手见效。浓醋煮小蒜食饱，勿着盐。曾用之有效，再不发也（《兵部手集》）。

水毒中人一名中溪，一名中湿，一名水病，似射工而无物。初得恶寒，头目微疼，旦醒暮剧，手足逆冷。三日则生虫，食人下部，肛中有疮，不痒不痛。过六七日虫食五脏，注下不禁。以小蒜三升，煮微热（大热即无力）以浴身。若身发赤斑文者，毋以他病治之也（《肘后方》）。

射工中人成疮者。取蒜切片，贴疮上，灸七壮（《千金》）。

止截疟疾小蒜不拘多少，研泥，入黄丹少许，丸如芡子大。每服一丸，面东新汲水下，至妙（唐慎微）。

阴肿如刺汗出者。小蒜一升，韭根一升，杨柳根二斤，酒三升，煎沸乘热熏之（《永类方》）。

恶核肿结小蒜、吴茱萸等分，捣傅即散（《肘后》）。

丹毒五色无常，及发足踝者。杵蒜厚傅，频易（葛氏）。

小儿白秃头上团团白色。以蒜切口揩之（《子母秘录》）。

蛇蝎螫人小蒜捣汁服，以滓傅之（《肘后》）。

蜈蚣咬疮嚼小蒜涂之，良（《肘后方》）。

蚰蜒入耳小蒜洗净，捣汁滴之。未出再滴（李绛《兵部手集》）。

山蒜《拾遗》

【释名】藠（音历。《尔雅》）、泽蒜（《拾遗》）。

【集解】〔颂曰〕江南一种山蒜，似大蒜而臭。〔藏器曰〕泽蒜根如小蒜，叶如韭。又生石间者名石蒜，与蒜无异。〔时珍曰〕山蒜、泽蒜、石蒜，同一物也，但分生于山、泽、石间不同耳。人间栽莳小蒜，始自三种移成，故犹有泽蒜之称。《尔雅》云：蒚，山蒜也。今京口有蒜山，产蒜是也。处处有之，不独江南。又吕忱《字林》云：蒝，水中蒜也。则蒜不但产于山，而又产于水也。别有山慈姑、水仙花、老鸦蒜、石蒜之类，根叶皆似蒜而不可食，其花亦异。并见《草部》。

【气味】辛，温，无毒。

【主治】山蒜：治积块，及妇人血瘕，用苦醋磨服多效（苏颂）。泽蒜、石蒜：并温补下气，滑水源（藏器）。

葫 《别录·下品》

【释名】大蒜（弘景）、荤菜（《《尔雅翼》》）。〔弘景曰〕今人谓葫为大蒜，蒜为小蒜，以其气类相似也。〔时珍曰〕按孙愐《唐韵》云：张骞使西域，始得大蒜、胡荽。则小蒜乃中土旧有，而大蒜出胡地，故有胡名。二蒜皆属五荤，故通可称荤。详见蒜下。

【集解】〔《别录》曰〕葫，大蒜也。五月五日采，独子者入药尤佳。〔保昇曰〕葫出梁州者，大径二寸，最美少辛；泾阳者，皮赤甚辣。〔颂曰〕今处处园圃种之。每颗六七瓣，初种一瓣，当年便成独子葫，至明年则复其本矣。其花中有实，亦作葫瓣状而极小，亦可种之。〔时珍曰〕大、小二蒜皆八月种。春食苗，夏初食薹，五月食根，秋月收种。北人不可一日无者也。

【气味】辛，温，有毒。久食损人目。〔弘景曰〕性最熏臭，不可食。俗人作虀以啖鲙肉，损性伐命，莫此之甚。惟可生食,不中煮也。〔恭曰〕此物煮羹臛为馔中之俊,而陶云不中煮,当是未经试耳。〔藏器曰〕初食不利目,多食却明。久食令人血清,使毛发白。〔时珍曰〕久食伤肝损眼。故嵇康《养生论》云:荤辛害目,此为甚耳。今北人嗜蒜宿炕,故盲聱最多。陈氏乃云多食明目,与《别录》相左,何耶?〔震亨曰〕大蒜属火,性热喜散,快膈,善化肉,暑月人多食之。伤气之祸,积久自见,养生者忌之。化肉之功,不足论也。〔瑞曰〕多食伤肺、伤脾、伤肝胆,生痰助火昏神。〔思邈曰〕四月、八月食葫,伤神,令人喘悸,胁肋气急,口味多爽。多食生葫行房,伤肝气,令人面无色。生葫合青鱼鲊食,令人腹内生疮,肠中肿,又成疝瘕,发黄疾。合蜜食,杀人。凡服一切补药,不可食之。

【主治】归五脏,散痈肿蛋疮,除风邪,杀毒气(《别录》)。下气,消谷,化肉(苏恭)。去水恶瘴气,除风湿,破冷气,烂痃癖,伏邪恶,宣通温补,疗疮癣,杀鬼去痛(藏器)。健脾胃,治肾气,止霍乱转筋腹痛,除邪祟,解温疫,去蛊毒,疗劳疟冷风,傅风损冷痛,恶疮、蛇虫、溪毒、沙虱,并捣贴之。熟醋浸,经年者良(《日华》)。温水捣烂服,治中暑不醒。捣贴足心,止鼻衄不止。和豆豉丸服,治暴下血,通水道(宗奭)。捣汁饮,治吐血心痛。煮汁饮,治角弓反张。同鲫鱼丸,治膈气。同蛤粉丸,治水肿。同黄丹丸,治痢疟、孕痢。同乳香丸,治腹痛。捣膏敷脐,能达下焦,消水,利大小便。贴足心,能引热下行,治泄泻暴痢及干湿霍乱,止衄血。纳肛中,能通幽门,治关格不通(时珍)。

【发明】〔宗奭曰〕葫气极荤,置臭肉中反能掩臭。凡中暑毒人,烂嚼三两瓣,温水送之,下咽即知,但禁饮冷水。又鼻衄不止者,捣贴足心,衄止即拭去。〔时珍曰〕葫蒜入太阴、阳明,其气薰烈,能通五脏,达诸窍,去寒湿,辟邪恶,消痈肿,化癥积肉食,此其功也。故王祯称之云:味久不变,可以资生,可以致远,化臭腐为神奇,调鼎俎,代醯酱。携之旅涂,则炎风瘴雨不能加,食馕腊毒不能害。夏月食之解暑气。北方食肉面尤不可无。乃食经之上品,日用之多助者也。盖不知其辛能散气,热能助火,伤肺损目,昏神伐性之害,荏苒受之而不悟也。尝有一妇,衄血一昼夜不止,诸治不效。时珍令以蒜傅足心,即时血止,真奇方也。又叶石林《避暑录话》云:一仆暑月驰马,忽仆地欲绝。同舍王相教用大蒜及道上热土各一握研烂,以新汲水一盏和取汁,抉齿灌之,少顷即苏。相传徐州市门,忽有版书此方,咸以为神仙救人云。〔藏器曰〕昔有患痃癖者,梦人教每日食大蒜三颗。初服遂至瞑眩吐逆,下部如火。后有人教取数片,合皮截却两头吞之,名曰内灸,果获大效也。〔颂曰〕《经》言葫散痈肿。按李绛《兵部手集》方云:毒疮肿毒,号叫卧眠不得,人不能别者。取独头蒜两颗捣烂,麻油和,厚傅疮上,干即易之。屡用救人,无不神效。卢坦侍郎肩上疮作,连心痛闷,用此便瘥。又李仆射患脑痈久不瘥,卢与此方亦瘥。又葛洪《肘后方》云:凡背肿,取独颗蒜横截一分,安肿头上,炷艾如梧子大,灸蒜百壮,不觉渐消,多灸为善。勿令大热,若觉痛即擎起蒜。蒜焦更换新者,勿令损皮肉。洪尝苦小腹下患一大肿,灸之亦瘥。数用灸人,无不应效。又江宁府紫极宫刻石记其事云:但是发背及痈疽恶疮肿核初起有异,皆可灸之,不计壮数。惟要痛者灸至不痛,不痛者灸至痛极而止。疣赘之类灸之,亦便成痂自脱,其效如神。乃知方书无空言者。但人不能以意详审,则不得尽应耳。〔时珍曰〕按李迅《论蒜钱灸法》云：治疽之法，着灸胜于用药。缘热毒中鬲，上下不通。必得毒气发泄，然后解散。凡初发一日之内，便用大独头蒜切如小钱厚，贴顶上灸之。三壮一易，大概以百壮为率。一使疮不开大，二使内肉不坏，三疮口易合，一举而三得之。但头及项以上，切不可用此，恐引气上，更生大祸也。又史源记蒜灸之功云：母氏背胛作痒，有赤晕半寸，白粒如黍。灸二七壮，其赤随消。信宿，有赤流下长二寸。举家归咎于灸。外医用膏护之，日增一晕，二十二日，横斜约六七寸，痛楚不胜。或言一尼病此，得灸而愈。予奔问之。尼云：剧时昏不知人，但闻范奉议坐守灸八百余壮方苏，约艾一筛。予亟归，以炷如银杏大，灸十数，殊不觉；乃灸四旁赤处，皆痛。每一壮烬则赤随缩入，三十余壮，赤晕收退。盖灸迟则初发处肉已坏，故不痛，直待灸到好肉方痛也。至夜则火燎满背，疮高阜而热，夜得安寝矣。至晓如覆一瓯，高三四寸，上有百数小窍，色正黑，调理而安。盖高阜者，毒外出也。小窍多，毒不聚也。色正黑，皮肉坏也。非艾火出其毒于坏肉之里，则内逼五脏而危矣。庸医敷贴凉冷消散之说，何可信哉？

【附方】旧十六，新三十一。

背疮灸法凡觉背上肿硬疼痛，用湿纸贴寻疮头。用大蒜十颗，淡豉半合，乳香一钱，细研。随疮头大小，用竹片作圈围定，填药于内，二分厚，着艾灸之。痛灸至痒，痒灸至痛，以百壮为率。与蒜钱灸法同功（《外科精要》）。

疔肿恶毒用门白灰一撮罗细，以独蒜或新蒜薹染灰擦疮口，候疮自然出少汁，再擦，少顷即消散也。虽发背痈肿，亦可擦之。

五色丹毒无常色，及发足踝者。捣蒜厚傅，干即易之

（《肘后方》）。

关格胀满大小便不通。独头蒜烧熟去皮，绵裹纳下部，气立通也（《外台秘要》）。

干湿霍乱转筋。用大蒜捣涂足心，立愈（《永类钤方》）。

水气肿满大蒜、田螺、车前子等分，熬膏。摊贴脐中，水从便漩而下，数日即愈。象山民人患水肿，一卜者传此，用之有效（仇远《稗史》）。

山岚瘴气生、熟大蒜各七片，共食之。少顷腹鸣，或吐血，或大便泄，即愈（《摄生众妙方》）。

疟疾寒热《肘后》：用独头蒜炭上烧之，酒服方寸匕。○《简便》：用桃仁半片，放内关穴上，将独蒜捣烂罨之，缚住（男左女右），即止。邻妪用此治人屡效。○《普济方》：端午日，取独头蒜煨熟，入矾红等分，捣丸芡子大，每白汤嚼下一丸。

寒疟冷痢端午日，以独头蒜十个，黄丹二钱，捣丸梧子大。每服九丸，长流水下，甚妙（《普济方》）。

泄泻暴痢大蒜捣贴两足心亦可贴脐中（《千金方》）。

下痢禁口及小儿泄痢。方并同上。

肠毒下血蒜连丸：用独蒜煨捣，和黄连末为丸，日日米汤服之（《济生方》）。

暴下血病用葫五七枚，去皮研膏，入豆豉捣，丸梧子大。每米饮下五六十丸，无不愈者（寇宗奭《本草衍义》）。

鼻血不止服药不应。用蒜一枚，去皮，研如泥，作钱大饼子，厚一豆许。左鼻血出，贴左足心；右鼻血出，贴右足心；两鼻俱出，俱贴之，立瘥（《简要济众方》）。

血逆心痛生蒜捣汁，服二升即愈（《千金》）。

鬼疰腹痛不可忍者。独头蒜一枚，香墨如枣大，捣和酱汁一合,顿服(《永类钤方》)。

心腹冷痛法醋浸至二三年蒜,食至数颗,其效如神(李时珍《濒湖集简方》)。

夜啼腹痛面青,冷证也。用大蒜一枚煨研,日干,乳香五分,捣丸芥子大。每服七丸,乳汁下(危氏《得效方》)。

寒湿气痛端午日收独蒜,同辰粉捣,涂之(唐瑶《经验方》)。

鬼毒风气独头蒜一枚,和雄黄、杏仁研为丸,空腹饮下三丸。静坐少时,当下毛出即安(孟诜《食疗本草》)。

狗咽气塞喘息不通,须臾欲绝。用独头蒜一枚,削去两头,塞鼻中。左患塞右,右患塞左。候口中脓血出,立效(《圣济》)。

喉痹肿痛大蒜塞耳、鼻中,日二易之(《肘后方》)。

鱼骨哽咽独头蒜塞鼻中,自出(《十便良方》)。

牙齿疼痛独头蒜煨,乘热切熨痛处,转易之。亦主虫痛(《外台秘要》)。

眉毛动摇目不能交睫,唤之不应,但能饮食。用蒜三两杵汁,调酒饮,即愈(夏子益《奇疾方》)。

脑泻鼻渊大蒜切片贴足心,取效止(《摘玄方》)。

头风苦痛《易简方》:用大蒜研汁嗜鼻中。○《圣济录》:用大蒜七个去皮,先烧红地,以蒜逐个于地上磨成膏子。却以僵蚕一两,去头足,安蒜上,碗覆一夜,勿令透气。只取蚕研末,嗜入鼻内,口中含水,甚效。

小儿惊风《总录》:方同上。

小儿脐风独头蒜切片,安脐上,以艾灸之。口中有蒜气,即止(黎居士《简易方论》)。

小儿气淋宋宁宗为郡王时病淋,日夜凡三百起。国医罔措。或举孙琳治之。琳用大蒜、淡豆豉、蒸饼三物捣丸,令以温水下三十丸。曰：今日进三服，病当减三之一，明日亦然，三日病除。已而果然，赐以千缗。或问其说。琳曰：小儿何缘有淋？只是水道不利，三物皆能通利故也（爱竹翁《谈薮》）。

产后中风角弓反张，不语。用大蒜三十瓣，以水三升，煮一升，灌之即苏（张杰《子母秘录》）。

金疮中风角弓反张。取蒜一升去心，无灰酒四升煮极烂，并滓服之。须臾得汗即瘥（《外台秘要》）。

妇人阴肿作痒。蒜汤洗之，效乃止（《永类钤方》）。

阴汗作痒大蒜、淡豉。捣丸梧子大，朱砂为衣，每空腹灯心汤下三十丸。

小便淋沥或有或无。用大蒜一个，纸包煨熟，露一夜，空心新水送下（《朱氏集验方》）。

小儿白秃团团然。切蒜日日揩之（《秘录》）。

闭口椒毒气闭欲绝者。煮蒜食之（张仲景方）。

射工溪毒独头蒜切三分厚，贴上灸之，令蒜气射入即瘥（梅师方）。

蜈蝎螫伤独头蒜摩之，即止（梅师）。

蛇虺螫伤孟诜曰：即时嚼蒜封之，六七易。仍以蒜一升去皮，以乳二升煮熟，空心顿服。明日又进。外以去皮蒜一升捣细，小便一升煮三四沸，浸损处。○梅师：用独头蒜、酸草捣绞傅咬处。

脚肚转筋大蒜擦足心令热，即安。仍以冷水食一瓣（《摄生方》）。

食蟹中毒干蒜煮汁饮之（《集验方》）。

蛇瘕面光发热，如火炙人。饮蒜汁一碗，吐出如蛇状，即安（危氏方）。

五辛菜《拾遗》

【集解】〔时珍曰〕五辛菜，乃元旦立春，以葱、蒜、韭、蓼、蒿、芥辛嫩之菜，杂和食之，取迎新之义，谓之五辛盘，杜甫诗所谓"春日春盘细生菜"是矣。

【气味】辛，温，无毒。〔藏器曰〕热病后食，多损目。

【主治】岁朝食之，助发五脏气。常食，温中去恶气，消食下气（藏器）。

芸薹《唐本草》

【释名】寒菜（胡居士方）、胡菜（同上）、薹菜（《埤雅》）、薹芥（《沛志》）、油菜（《纲目》）。○〔时珍曰〕此菜易起薹，须采其薹食，则分枝必多，故名芸薹，而淮人谓之薹芥，即今油菜，为其子可榨油也。羌、陇、氐、胡，其地苦寒，冬月多种此菜，能历霜雪，种自胡来，故服虔《通俗文》谓之胡菜，而胡洽居士《百病方》谓之寒菜，皆取此义也。或云塞外有地名云台戍，始种此菜，故名，亦通。

【集解】〔恭曰〕《别录》云：芸薹乃人间所啖菜也。〔宗奭曰〕芸薹不甚香，经冬根不死，辟蠹，于诸菜中亦不甚佳。〔时珍曰〕芸薹方药多用，诸家注亦不明，今人不识为何菜？珍访考之，乃今油菜

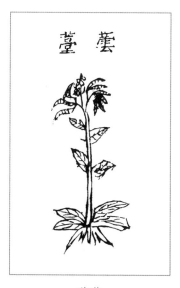

芸薹

也。九月、十月下种,生叶形色微似白菜。冬、春采薹心为茹,三月则老不可食。开小黄花,四瓣,如芥花。结荚收子,亦如芥子,灰赤色。炒过榨油黄色,燃灯甚明,食之不及麻油。近人因有油利,种者亦广云。

茎叶

〔气味〕辛,温,无毒。〔大明曰〕凉。〔《别录》曰〕春月食之,能发膝痼疾。〔诜曰〕先患腰脚者,不可多食,食之加剧。又损阳气,发疮及口齿病。胡臭人不可食。又能生腹中诸虫。道家特忌,以为五荤之一。

〔主治〕风游丹肿,乳痈(《唐本草》)。破癥瘕结血(《开宝》)。治产后血风及瘀血(《日华》)。煮食,治腰脚痹。捣叶,傅女人吹奶(藏器)。治瘭疽、豌豆疮,散血消肿。伏蓬砂(时珍)。

〔发明〕〔藏器曰〕芸薹破血,故产妇宜食之。〔马志曰〕今俗方言病人得吃芸薹,是宜血病也。〔思邈曰〕贞观七年三月,予在内江县饮多,至夜觉四体骨肉疼痛。至晓头痛,额角有丹如弹丸,肿痛。至午通肿,目不能开。经日几毙。予思《本草》芸薹治风游丹肿,遂取叶捣傅,随手即消,其验如神也。亦可捣汁服之。

〔附方〕新八。

赤火丹毒方见上。

天火热疮初起似痱,渐如水泡,似火烧疮,赤色,急速能杀人。芸薹叶捣汁,调大黄、芒硝、生铁衣等分,涂之(《近效方》)。

风热肿毒芸薹苗叶根、蔓菁根各三两,为末,以鸡子清和贴之,即消。无蔓菁,即以商陆根代之,甚效也(《近效方》)。

手足瘭疽此疽喜着手足肩背,累累如赤豆,剥之汁出。用芸薹叶煮汁服一升,并食干熟菜数顿,少与盐、酱。冬月用子研水服（《千金方》）。

异疽似痈而小有异，脓如小豆汁，今日去，明日满。用芸薹捣熟，湿布袋盛，于热灰中煨熟，更互熨之，不过三二度。无叶用干者（《千金》）。

豌豆斑疮芸薹叶煎汤洗之（《外台秘要》）。

血痢腹痛日夜不止。以芸薹叶捣汁二合，入蜜一合，温服（《圣惠方》）。

肠风下血。

子

〔气味〕辛，温，无毒。

〔主治〕梦中泄精，与鬼交（思邈）。取油傅头，令发长黑（藏器）。行滞血，破冷气，消肿散结，治产难、产后心腹诸疾，赤丹热肿，金疮血痔（时珍）。

〔发明〕〔时珍曰〕芸薹菜子、叶同功。其味辛气温，能温能散。其用长于行血滞，破结气。故古方消肿散结，治产后一切心腹气血痛，诸游风丹毒热肿疮痔诸药咸用之。经水行后，加入四物汤服之，云能断产。又治小儿惊风，贴其顶囟，则引气上出也。《妇人方·治产难歌》云："黄金花结粟米实，细研酒下十五粒。灵丹功效妙如神，难产之时能救急。"

〔附方〕新十二。

芸薹散治产后恶露不下，血结冲心刺痛。将来才遇冒寒踏冷，其血必往来心腹间，刺痛不可忍，谓之血母。并治产后心腹诸疾。产后三日，不可无此。用芸薹子炒、当归、桂心、赤芍药等分。每酒服二钱，赶下恶物（杨氏《产乳》）。

产后血运芸薹子、生地黄等分，为末。每服三钱，姜七片，酒、水各半盏，童便半盏，煎七分，温服即苏（温隐居《海上仙方》）。

补血破气追气丸：治妇人血刺，小腹痛不可忍。亦可常服，补血虚、破气块甚效。用芸薹子微炒、桂心各一两，高良姜半两，为末，醋糊丸梧子大，每淡醋汤下五丸（沈存中《灵苑方》）。

肠风脏毒下血。芸薹子生用，甘草炙，为末。每服二钱，水煎服之（《圣惠方》）。

头风作痛芸薹子一分，大黄三分，为末，嗜鼻。

风热牙痛芸薹子、白芥子、角茴香等分，为末。嗜鼻，左嗜右，右嗜左（《圣惠方》）。

小儿天钓芸薹子、生乌头去皮、尖，各二钱，为末。每用一钱，水调涂顶上。名涂顶散（《圣济总录》）。

风疮不愈陈菜子油，同穿山甲末熬成膏，涂之即愈（《摄生众妙方》）。

热疖肿毒芸薹子、狗头骨等分，为末，醋和傅之（《千金方》）。

伤损接骨芸薹子一两，小黄米炒二合，龙骨少许，为末，醋调成膏，摊纸上贴之（《乾坤秘韫》）。

汤火伤灼菜子油调蚯蚓屎，搽之（杨起《简便单方》）。

蜈蚣螫伤菜子油倾地上，擦地上油掺之即好。勿令四眼人见（陆氏《积德堂方》）。

菘《别录·上品》

【释名】白菜（《《正要》》）。〔时珍曰〕按陆佃《埤雅》云：菘性凌冬晚凋，四时常见，有松之操，故曰菘。今俗谓之白菜，其色青白也。

【集解】〔弘景曰〕菘有数种，犹是一类，止论其美与不美，菜中最为常食。〔宗奭曰〕菘叶如芜菁，绿色差淡，其味微苦，叶嫩稍阔。〔颂曰〕扬州一种菘，叶圆而大，或若箑，啖之无渣，绝胜他土者,疑即牛肚菘也。〔时珍曰〕菘即今人呼为白菜者,有二种:一种茎圆厚微青,一种茎扁薄而白。其叶皆淡青白色。燕、赵、辽阳、扬州所种者,最肥大而厚,一本有重十余斤者。南方之菘畦内过冬,北方者多入窖内。燕京圃人又以马粪入窖壅培,不见风日,长出苗叶皆嫩黄色,脆美无滓,谓之黄芽菜,豪贵以为嘉品,盖亦仿韭黄之法也。菘子如芸薹子而色灰黑,八月以后种之。二月开黄花,如芥花,四瓣。三月结角,亦如芥。其菜作菹食尤良,不宜蒸晒。

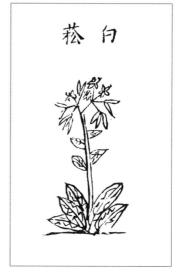

白菘

【正误】〔恭曰〕菘有三种:牛肚菘叶最大厚,味甘;紫菘叶薄细,味少苦;白菘似蔓菁也。菘菜不生北土。有人将子北种,初一年即半为芜菁,二年菘种都绝;将芜菁子南种,亦二年都变。土地所宜如此。〔颂曰〕菘,今南北皆有之。与蔓菁相类,梗长叶不光者为芜菁,梗短叶阔厚而肥腴者为菘。旧说北土无菘,今京洛种菘都类南种,但肥厚差不及尔。〔机曰〕蔓菁、菘菜恐是一种。但在南土,叶高而大者为菘,秋冬有之;在北土,叶短而小者为蔓菁,春夏有之。○〔时珍曰〕白菘即白菜也。牛肚菘,即最肥大者。紫菘即芦菔也,开紫花,故曰紫菘。苏恭谓白菘似蔓菁者,误矣。根叶俱不同,而白菘根坚小,不可食。又言南北变种者,盖指蔓菁、紫菘而言。紫菘根似蔓菁而叶不同,种类亦别。又言北土无菘者,自唐以前或然,近则白菘、紫菘南北通有。惟南土不种蔓菁,种之亦易生也。苏颂漫为两可之言,汪机妄起臆断之辨,俱属谬误,今悉正之。

茎叶

〔气味〕甘,温,无毒。〔大明曰〕凉,微毒。多食发皮肤风瘙痒。〔诜曰〕发风冷内虚人不可食,有热人食亦不发病,性冷可知。《本草》言性温,未解其意。〔弘景曰〕性和利人,多食似小冷。张仲景言药中有甘草,食菘即令病不除也。〔颂曰〕有小毒不可食多,多则以生姜解之。〔瑞曰〕夏至前食,发气动疾。有足疾者忌之。〔时珍曰〕气虚胃冷人多食,恶心吐沫,气壮人则相宜。

〔主治〕通利肠胃,除胸中烦,解酒渴(《别录》)。消食下气,治瘴气,止热气嗽。冬汁尤佳(萧炳)。和中,利大小便(甯源)。

〔附方〕旧一,新二。

小儿赤游行于上下,至心即死。菘菜捣傅之,即止(张杰《子母秘录》)。

漆毒生疮白菘菜捣烂涂之。

飞丝入目白菜揉烂帕包,滴汁三二点入目,即出(《普济方》)。

〔气味〕甘,平,无毒。

〔主治〕作油,涂头长发,涂刀剑不锈(音秀。○弘景)。

〔附方〕旧一。

酒醉不醒菘菜子二合细研,井华水一盏调,为二服(《圣惠方》)。

芥《别录·上品》

【释名】〔时珍曰〕按王安石《字说》云：芥者，界也。发汗散气，界我者也。王祯《农书》云：其气味辛烈，菜中之介然者，食之有刚介之象，故字从介。

【集解】〔弘景曰〕芥似菘而有毛，味辣，可生食及作菹。其子可以藏冬瓜。又有莨（音郎），作菹甚辣。〔恭曰〕芥有三种：叶大子粗者，叶可食，子入药用；叶小子细者，叶不堪食，子但作齑；又有白芥子，粗大白色，如白粱米，甚辛美，从西戎来。〔颂曰〕芥处处有之。有青芥，似菘，有毛，味极辣。紫芥，茎叶纯紫可爱，作齑最美。有白芥，见本条。其余南芥、旋芥、花芥、石芥之类，皆菜茹之美者，不能悉录。大抵南土多芥。相传岭南无芜菁，有人携种至彼种之，皆变作芥，地气使然耳。〔时珍曰〕芥有数种：青芥，又名刺芥，似白菘，有柔毛。有大芥，亦名皱叶芥，大叶皱纹，色尤深绿，味更辛辣。二芥宜入药用。有马芥，叶如青芥。有花芥，叶多缺刻，如萝卜英。有紫芥，茎叶皆紫如苏。有石芥，低小。皆以八九月下种。冬月食者，俗呼腊菜；春月食者，俗呼春菜；四月食者，谓之夏芥。芥心嫩薹，谓之芥蓝，瀹食脆美。其花三月开，黄色四出。结荚一二寸。子大如苏子，而色紫味辛，研末泡过为芥酱，以侑肉食，辛香可爱。《岭

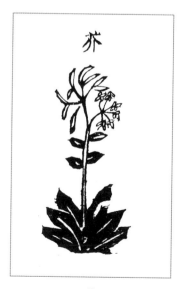

芥

南异物志》云：南土芥高五六尺，子大如鸡子。此又芥之异者也。

茎叶

〔气味〕辛，温，无毒。〔诜曰〕煮食动气与风，生食发丹石，不可多食。大叶者良，细叶有毛者害人。〔甯源曰〕有疮疡、痔疾、便血者忌之。〔思邈曰〕同兔肉食，成恶邪病。同鲫鱼食，发水肿。

〔主治〕归鼻，除肾经邪气，利九窍，明耳目，安中。久食温中（《别录》）。止咳嗽上气，除冷气（《日华》）。主咳逆下气，去头面风（孟诜）。通肺豁痰，利膈开胃（时珍）。

〔发明〕〔时珍曰〕芥性辛热而散，故能通肺开胃，利气豁痰。久食则积温成热，辛散太盛，耗人真元，肝木受病，昏人眼目，发人疮痔，而《别录》谓其能明耳目者，盖知暂时之快，而不知积久之害也。《素问》云：辛走气，气病无多食辛。多食辛则筋急而爪枯。此类是矣。陆佃云：望梅生津，食芥堕泪，五液之自外至也。慕而涎垂，愧而汗出，五液之自内生也。

〔附方〕新四。

牙龈肿烂出臭水者。芥菜秆烧存性，研末，频傅之，即愈。

飞丝入目青菜汁点之如神（《摘玄方》）。

漆疮搔痒芥菜煎汤，洗之（《千金方》）。

痔疮肿痛芥叶捣饼，频坐之（谈野翁《经效方》）。

子

〔气味〕辛，热，无毒。〔时珍曰〕多食昏目动火，泄气伤精。

〔主治〕归鼻，去一切邪恶疰气，喉痹（弘景）。疰气发无常处，及射工毒，丸服之，或捣末醋和涂之，随手有验（苏恭）。治风毒肿及麻痹，醋研傅之。扑损瘀血，腰痛肾冷，和生姜研涂贴之。又治心痛，酒调服之（《日华》）。研末作酱食，香美，通利五脏（孟诜）。研末水调，涂顶囟，止衄血（吴瑞）。温中散寒，豁痰利窍，治胃寒吐食，肺寒咳嗽，风冷气痛，口噤唇紧，消散痈肿瘀血（时珍）。

〔发明〕〔时珍曰〕芥子功与菜同。其味辛，其气散，故能利九窍，通经络，治口噤、耳聋、鼻衄之证，消瘀血、痈肿、痛痹之邪。其性热而温中，故又能利气豁痰，治嗽止吐，主心腹诸痛。白芥子辛烈更甚，治病尤良。见后本条。

〔附方〕旧五，新十八。

感寒无汗水调芥子末填脐内，以热物隔衣熨之，取汗出妙（杨起《简便单方》）。

身体麻木芥菜子末，醋调涂之（《济生秘览》）。

中风口噤舌本缩者。用芥菜子一升研，入醋二升，煎一升，傅颔颊下，效（《圣惠方》）。

小儿唇紧用马芥子捣汁曝浓，揩破，频涂之（崔氏《纂要方》）。

喉痹肿痛芥子末，水和傅喉下，干即易之。〇又用辣芥子研末，醋调取汁，点入喉内。待喉内鸣，却用陈麻骨烧烟吸入，立愈（并《圣惠方》）。

耳卒聋闭芥子末，人乳汁和，以绵裹塞之（《外台秘要》）。

雀目不见真紫芥菜子，炒黑为末，用羊肝一具，分作八服。每用芥末三钱，捻肝上，笋箨裹定，煮熟冷食，以汁送下（《圣济总录》）。

目中翳膜芥子一粒，轻手挼入眼中。少顷，以井华水、鸡子清洗之（《总录》）。

眉毛不生芥菜子、半夏等分，为末，生姜自然汁调搽，数次即生（《孙氏集效方》）。

鬼疰劳气芥子三升研末，绢袋盛，入三斗酒中七日，温服，一日三次（《广济方》）。

热痰烦运方见白芥。

霍乱吐泻芥子捣细，水和傅脐上（《圣济总录》）。

反胃吐食芥子末，酒服方寸匕，日三服（《千金方》）。

上气呕吐芥子末，蜜丸梧子大，井华水寅时下七丸，申时再服（《千金方》）。

脐下绞痛方同上。

腰脊胀痛芥子末调酒，贴之立效（《摘玄方》）。

走注风毒作痛。用小芥子末，和鸡子白涂之（《圣惠》）。

一切痈肿猪胆汁和芥子末贴之，日三上。猪脂亦可（《千金翼》）。

痈肿热毒家芥子末同柏叶捣涂，无不愈者，大验。得山芥更妙（《千金翼》）。

热毒瘰疬小芥子末，醋和贴之。看消即止，恐损肉（《肘后》）。

五种瘘疾芥子末，以水、蜜和傅，干即易之（《广济方》）。

射工中人有疮。用芥子末和苦酒厚涂之。半日痛即止（《千金方》）。

妇人经闭不行，至一年者，脐腹痛，腰腿沉重，寒热往来。用芥子二两，为末。每服二钱，热酒食前服（《仁存方》）。

阴证伤寒腹痛厥逆。芥菜子研末，水调贴脐上（《生生编》）。

白芥 宋《开宝》附

【释名】胡芥（《蜀本草》）、蜀芥（《《纲目》》）。〔时珍曰〕其种来自胡戎而盛于蜀，故名。

【集解】〔恭曰〕白芥子粗大白色，如白粱米，甚辛美，从戎中来。〔藏器曰〕白芥生太原、河东。叶如芥而白，为茹食之甚美。〔保昇曰〕胡芥近道亦有之，叶大子白且粗，入药及啖最佳，而人间未多用之。〔时珍曰〕白芥处处可种，但人知莳之者少尔。以八九月下种，冬生可食。至春深茎高二三尺，其叶花而有丫，如花芥叶，青白色。茎易起而中空，性脆，最畏狂风大雪，须谨护之，乃免折损。三月开黄花，香郁。结角如芥角，其子大如粱米，黄白色。又有一种茎大

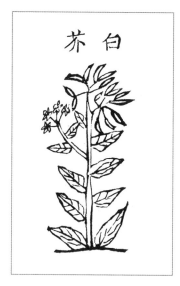

白芥

而中实者尤高，其子亦大。此菜虽是芥类，迥然别种也，然入药胜于芥子。

茎叶

〔气味〕辛，温，无毒。〔时珍曰〕《肘后方》言热病人不可食胡芥，为其性暖也。

〔主治〕冷气（藏器）。安五脏，功与芥同（《日华》）。

子

〔气味〕辛，温，无毒。

〔主治〕发汗，主胸膈痰冷，上气，面目黄赤（藏器）。又醋研，傅射工毒（《别录》）。御恶气遁尸飞尸，及暴风毒肿流四肢疼痛（弘景）。烧烟及服，辟邪魅（《日华》）。〔藏器曰〕入镇宅方用。咳嗽，胸胁支满，上气多唾者，每用温酒吞下七粒（思邈）。利气豁痰，除寒暖中，散肿止痛，治喘嗽反胃，痹木脚气，筋骨腰节诸痛（时珍）。

〔发明〕〔震亨曰〕痰在胁下及皮里膜外，非白芥子莫能达。古方控涎丹用白芥子，正此义也。〔时珍曰〕白芥子辛能入肺，温能发散，故有利气豁痰、温中开胃、散痛消肿辟恶之功。按韩悉《医通》云：凡老人苦于痰气喘嗽，胸满懒食，不可妄投燥利之药，反耗真气。悉因人求治其亲，静中处三子养亲汤治之，随试随效。盖白芥子白色主痰，下气宽中。紫苏子紫色主气，定喘止嗽。萝卜子白种者主食，开痞降气。各微炒研破，看所主为君。每剂不过三四钱，用生绢袋盛入，煮汤饮之。勿煎太过，则味苦辣。若大便素实者，入蜜一匙。冬月加姜一片尤良。南陵末斋子有辞赞之。

〔附方〕旧一，新八。

反胃上气白芥子末，酒服一二钱（《普济方》）。

热痰烦运白芥子、黑芥子、大戟、甘遂、芒硝、朱砂等分为末，糊丸梧子大。每服二十丸，姜汤下。名白芥丸（《普济方》）。

冷痰痞满黑芥子、白芥子、大戟、甘遂、胡椒、桂心等分为末，糊丸梧子大。每服十丸，姜汤下。名黑芥丸（《普济方》）。

腹冷气起白芥子一升。微炒研末，汤浸蒸饼丸小豆大。每姜汤吞十丸，甚妙（《续传信方》）。

脚气作痛方见白芷。

小儿乳癖白芥子研末,水调摊膏贴之,以平为期(《本草权度》)。

防痘入目白芥子末,水调涂足心,引毒归下,令疮疹不入目(《全幼心鉴》)。

肿毒初起白芥子末,醋调涂之(《濒湖集简方》)。

胸胁痰饮白芥子五钱,白术一两,为末,枣肉和捣,丸梧子大,每白汤服五十丸(《摘玄方》)。

芜菁 《别录·上品》

【释名】蔓菁(《唐本》)、九英菘(《食疗》)、诸葛菜(《《嘉话录》》)。〔藏器曰〕芜菁北人名蔓菁。今并汾、河朔间烧食其根,呼为芜根,犹是芜菁之号。芜菁,南北之通称也。塞北、河西种者,名九英蔓菁,亦曰九英菘。根叶长大而味不美,人以为军粮。〔禹锡曰〕《尔雅》云:须,薞芜。《诗·谷风》云:采葑采菲。毛苌注云:葑,须也。孙炎云:须,一名葑苁。《礼·坊记》注云:葑,蔓菁也。陈、宋之间谓之葑。陆玑云:葑,芜菁也。幽州人谓之芥。郭璞云:薞芜似羊蹄,叶细,味酢可食。扬雄《方言》云:蘴、荛,蔓菁也。陈、楚谓之蘴,齐、鲁谓之荛,关西谓之芜菁,赵、魏之部谓之大芥。然则葑也,须也,芜菁也,蔓菁也,薞芜也,荛也,芥也,七者一物也。〔时珍曰〕按孙愐云:蘴,蔓菁苗也。其说甚通。掌禹锡以薞芜释蔓菁,陈藏器谓薞芜是酸模,当以陈说为优。详见《草部》酸模下。《刘禹锡嘉话录》云:诸葛亮所止令兵士独种蔓菁者,取其才出甲,可生啖,一也;叶舒可煮食,二也;久居则随以滋长,三也;弃不令惜,四也;回则易寻而采,五也;冬有根可食,六也。比诸蔬其利甚博。至今蜀人呼为诸葛菜,江陵亦然。又朱辅《溪蛮丛笑》云:苗、僚、瑶、佬地方产马王菜,味涩多刺,即诸葛菜也。相传马殷所遗,故名。又蒙古人呼其根为沙吉木儿。

【集解】〔弘景曰〕《别录》芜菁、芦菔同条。芦菔是今温菘,其根可食,叶不中啖。芜菁根细于温菘而叶似菘,好食,西川惟种此。其子与温菘甚相似,而俗方无用,惟服食家炼饵之,而不言芦菔子,恐不用也。俗人蒸其根及作菹食,但小薰臭尔。〔恭曰〕芜菁,北人名蔓菁,根、叶及子皆是菘类,与芦菔全别,体用亦殊。陶言芜菁似芦菔,芦菔叶不堪食,是江表不产二物,理丧其真也。菘子黑色,蔓菁子紫赤色,大小相似。芦菔子黄赤色,而大数倍,且不圆也。〔大明曰〕蔓菁比芦菔梗短而细,叶大,连地上生,厚阔短肥,其色红。〔颂曰〕芜菁南北皆有,北土尤多。四时常有,春食苗,夏食心,亦谓之薹子,秋食茎,冬食根。河朔多种,以备饥岁。菜中之最有益者惟此尔。其子夏秋熟时采之。

〔宗奭曰〕蔓青夏月则枯。当此之时,蔬圃复种,谓之鸡毛菜。食心,正在春时。诸菜之中,有益无损,于世有功。采撷之余,收子为油,然灯甚明,西人食之。河东、太原所出,其根极大,他处不及也。又出西番吐谷浑地。〔玑曰〕叶是蔓菁,根是芦菔。〔时珍曰〕《别录》以芜菁、芦菔同条,遂致诸说猜度。或以二物为一种,或谓二物全别,或谓在南为莱菔,在北为蔓菁,殊无定见。今按二物根、叶、花、子都别,非一类也。

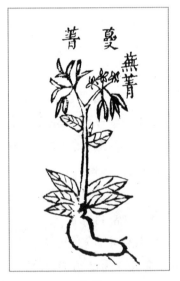

芜菁

蔓菁是芥属,根长而白,其味辛苦而短,茎粗叶大而厚阔;夏初起薹,开黄花,四出如芥,结角亦如芥,其子均圆,似芥子而紫赤色。芦菔是菘属,根圆,亦有长者,有红白二色;其味辛甘而永;叶不甚大而糙,亦有花叶者;夏初起薹,开淡紫花;结角如虫状,腹大尾尖;子似胡卢巴,不均不圆,黄赤色。如此分之,自明白矣。其蔓菁六月种者,根大而叶蠹;八月种者,叶美而根小;惟七月初种者,根叶俱良。拟卖者纯种九英,九英根大而味短,削净为菹甚佳。今燕京人以瓶腌藏,谓之闭瓮菜。

根叶

〔气味〕苦,温,无毒。〔时珍曰〕辛、甘、苦。〔宗奭曰〕多食动气。

〔主治〕利五脏,轻身益气,可长食之(《别录》)。常食通中,令人肥健(苏颂)。消食,下气治嗽,止消渴,去心腹冷痛,及热毒风肿,乳痈妒乳寒热(孟诜)。

〔发明〕〔诜曰〕九英菘出河西,叶大根亦粗长。和羊肉食甚美,常食都不见发病。冬日作菹煮羹食,消宿食,下气治嗽。诸家商略其性冷,而《本草》云温,恐误也。

〔附方〕旧八,新四。

预禳时疾 立春后遇庚子日,温蔓菁汁,合家大小并服之,不限多少,一年可免时疾(《神仙教子法》)。

鼻中衄血 诸葛菜,生捣汁饮(《十便良方》)。

大醉不堪 连日病困者。蔓菁菜入少米煮熟,去滓,冷饮之良(《肘后方》)。

饮酒辟气 干蔓菁根二七枚,蒸三遍,碾末。酒后水服二钱,即无酒气也(《千金》)。

一切肿毒 《孙真人食忌》:生蔓菁根一握,入盐花少许,同捣封之,日三易之。〇《肘后方》:用蔓菁叶不中水者,烧灰和腊猪脂封之。

丁肿有根用大针刺作孔,削蔓菁根如针大,染铁生衣刺入孔中。再以蔓菁根、铁生衣等分,捣涂于上。有脓出即易,须臾根出立瘥。忌油腻、生冷、五辛、粘滑、陈臭(《肘后》)。

乳痈寒热蔓菁根并叶,去土,不用水洗,以盐和捣涂之。热即换,不过三五次即瘥。冬月只用根。此方已救十数人。须避风(李绛《兵部手集》)。

女子妒乳生蔓菁根捣,和盐、醋、浆水煮汁洗之,五六度良。又捣和鸡子白封之亦妙(《食疗》)。

阴肿如斗生蔓菁根捣封之,治人所不能治者(《集疗方》)。

豌豆斑疮蔓菁根捣汁,挑疮破涂之。三食顷,根出矣(《肘后方》)。

犬咬伤疮重发者。用蔓菁根捣汁服之,佳(《肘后》)。

小儿头秃芜菁叶烧灰,和脂傅之(《千金》)。

飞丝入眼蔓菁菜揉烂帕包,滴汁三两点,即出也(《普济方》)。

子

〔气味〕苦、辛,平,无毒。

〔主治〕明目(《别录》)。疗黄疸,利小便。水煮汁服,主癥瘕积聚。少少饮汁,治霍乱心腹胀。末服之,主目暗。为油入面膏,去黑黚皱文(苏恭)。和油傅蜘蛛咬(藏器)。压油涂头,能变蒜发(孟诜)。入丸药服,令人肥健,尤宜妇人(萧炳)。

〔发明〕〔藏器曰〕《仙经》言:蔓菁子,九蒸九曝,捣末长服,可断谷长生。蜘蛛咬者,恐毒入内,捣末酒服,亦以油和傅之。蔓菁园中无蜘蛛，是其相畏也。〔时珍曰〕蔓菁子可升可降，能汗能吐，能下能利小便，又能明目解毒，其功甚伟，而世罕知用之何哉？夏初采子，炒过榨油，同麻油炼熟一色无异，西人多食之。点灯甚明，但烟亦损目。北魏祖珽囚地窖中，因芜菁子油灯伤明，即此也。

〔附方〕旧四，新十八。

明目益气 芜菁子一升，水九升，煮汁尽，日干。如此三度，研细。水服方寸匕，日三。亦可研水和米煮粥食（《外台秘要》）。

常服明目 使人洞视、充肥。用芜菁子三升，以苦酒三升，煮熟日干，研筛末。以井华水服方寸匕，日三，无所忌。《抱朴子》云：服尽一斗，能夜视有所见物（《千金方》）。

青盲眼障 但瞳子不坏者，十得九愈。用蔓菁子六升，蒸之气遍，合甑取下，以釜中热汤淋之，乃曝干，还淋，如是三遍，即收杵为末。食上清酒服方寸匕，日再服（崔元亮《海上方》）。**虚劳目暗** 方同上法（《普济方》）。

补肝明目 芜菁子淘过一斤，黄精二斤同和，九蒸九晒为末。每空心米饮服二钱，日再服。○又方：蔓菁子二升，决明子一升和匀，以酒五升煮干，曝为末。每服二钱，温水调下，日二（并《圣惠》）。

风邪攻目 视物不明，肝气虚者。用蔓菁子四两，入瓷瓶中烧黑，无声取出，入蛇蜕二两，又烧成灰，为末。每服半钱，食后酒下，日三服（《圣济总录》）。

服食辟谷 芜菁子熟时采之，水煮三过，令苦味尽，曝捣为末。每服二钱，温水下，日三次。久可辟谷（苏颂《图经本草》）。

黄汗染衣 涕唾皆黄。用蔓菁子捣末，平旦以井华水服一匙，日再服。加至两匙，以知为度。每夜以帛浸小便，逐日看之，渐白则瘥，不过服五升已来也（《外台秘要》）。

黄疸如金睛黄，小便赤。用生蔓菁子末，熟水服方寸匕，日三服（孙真人《食忌》）。

急黄黄疸及内黄，腹结不通。用蔓菁子捣末，水绞汁服。当得嚏，鼻中出黄水，及下利则愈。以子压油，每服一盏更佳（陈藏器《本草拾遗》）。

热黄便结用芜菁子捣末，水和绞汁服。少顷当泻一切恶物，沙、石、草、发并出（孟诜《食疗本草》）。

二便关格胀闷欲绝。蔓菁子油一合，空腹服之即通。通后汗出勿怪（《圣惠方》）。

心腹作胀蔓菁子一大合，拣净捣烂，水一升和研，滤汁一盏，顿服。少顷自利，或自吐，或得汗，即愈（《外台秘要》）。

霍乱胀痛芜菁子，水煮汁，饮之（《濒湖集简方》）。

妊娠溺涩芜菁子末，水服方寸匕，日二服（《子母秘录》）。

风疹入腹身体强，舌干硬。用蔓菁子三两，为末。每温酒服一钱（《圣惠方》）。

瘭疽发热疽着手、足、肩、背，累累如米起，色白，刮之汁出，复发热。用芜菁子熟捣帛裹，展转其上，日夜勿止（《肘后方》）。

骨疽不愈愈而复发，骨从孔中出者。芜菁子捣傅之，用帛裹定，日一易之（《千金方》）。

小儿头秃蔓菁子末，和酢傅之。一日三上（《千金方》）。

眉毛脱落蔓菁子四两炒研，醋和涂之（《圣惠》）。

面䵟痣点蔓菁子研末，入面脂中，夜夜涂之。亦去面皱（《圣惠方》）。

花

〔气味〕辛,平,无毒。

〔主治〕虚劳眼暗。久服长生,可夜读书。三月三日采花,阴干为末,每服二钱,空心井华水下(慎微)。

莱菔 音来北。○《唐本草》

【释名】芦萉(〖《尔雅》〗)。郭璞云:芦音罗。萉音北,与菔同)、萝卜(音罗北。〖《尔雅注疏》〗)、雹突(《尔雅注》)、紫花菘(同上)、温菘(同上)、土酥(〖《农书》〗)。〔保昇曰〕莱菔俗名萝卜。按《尔雅》云:突,芦萉。孙炎注云:紫花菘也,俗呼温菘。似芜菁,大根。俗名雹突,一名芦萉是矣。〔颂曰〕紫花菘、温菘,皆南人所呼。吴人呼楚菘。广南人呼秦菘。〔时珍曰〕按孙愐《广韵》言:鲁人名菈蓬(音拉答)。秦人名萝卜。王祯《农书》言:北人萝卜,一种四名:春曰破地锥,夏曰夏生,秋曰萝卜,冬曰土酥,谓其洁白如酥也。珍按:菘乃菜名,因其耐冬如松、柏也。莱菔乃根名,上古谓之芦萉,中古转为莱菔,后世讹为萝卜,南人呼为萝菔,菔与雹同,见晋灼《汉书注》中。陆佃乃言莱菔能制面毒,是来麰之所服,以菔音服,盖亦就文起义耳。王氏《博济方》称干萝卜为仙人骨,亦方土谬名也。

【集解】〔弘景曰〕芦菔是今温菘,其根可食。俗人蒸其根及作菹食,但小薰臭尔。叶不中啖。又有突,根细而过辛,不宜服之。〔恭曰〕莱菔即芦菔也。嫩叶为生菜食,大叶可熟啖。陶氏言不中食,理丧其真也。江北、河北、秦、晋最多,登、莱亦好。〔颂曰〕莱菔南北通有,北土尤多。有大小二种:大者肉坚,宜蒸食;小者白而脆,宜生啖。河朔极有大者,而江南、安州、洪

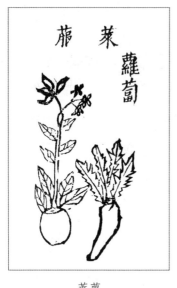

莱菔

州、信阳者甚大，重至五六斤，或近一秤，亦一时种莳之力也。〔瑞曰〕夏月复种者，名夏萝卜。形小而长者，名蔓菁萝卜。〔时珍曰〕莱菔今天下通有之。昔人以芜菁、莱菔二物混注，已见蔓菁条下。圃人种莱菔，六月下种，秋采苗，冬掘根。春末抽高薹，开小花紫碧色。夏初结角。其子大如大麻子，圆长不等，黄赤色。五月亦可再种。其叶有大者如芜菁，细者如花芥，皆有细柔毛。其根有红、白二色，其状有长、圆二类。大抵生沙壤者脆而甘，生瘠地者坚而辣。根、叶皆可生可熟，可菹可酱，可豉可醋，可糖可腊，可饭，乃蔬中之最有利益者，而古人不深详之，岂因其贱而忽之耶？抑未谙其利耶？

【气味】根辛、甘，叶辛、苦，温，无毒。〔诜曰〕性冷。〔思邈曰〕平。不可与地黄同食，令人发白，为其涩营卫也。〔时珍曰〕多食莱菔动气，惟生姜能制其毒。又伏硇砂。

【主治】散服及炮煮服食，大下气，消谷和中，去痰癖，肥健人；生捣汁服，止消渴，试大有验（《唐本》）。利关节，理颜色，练五脏恶气，制面毒，行风气，去邪热气（萧炳）。利五脏，轻身，令人白净肌细（孟诜）。消痰止咳，治肺痿吐血，温中补不足。同羊肉、银鱼煮食，治劳瘦咳嗽（《日华》）。同猪肉食，益人。生捣服，治禁口痢（汪颖）。捣汁服，治吐血衄血（吴瑞）。

宽胸膈，利大小便。生食，止渴宽中；煮食，化痰消
导（甯源）。杀鱼腥气，治豆腐积（汪机）。主吞酸，化
积滞，解酒毒，散瘀血，甚效。末服，治五淋。丸服，
治白浊。煎汤，洗脚气。饮汁，治下痢及失音，并烟
熏欲死。生捣，涂打扑、汤火伤（时珍）。

【发明】〔颂曰〕莱菔功同芜菁，然力猛更出其右。断下方
亦用其根，烧熟入药。尤能制面毒。昔有婆罗门僧东来，见食麦
面者，惊云：此大热，何以食之？又见食中有芦菔，乃云：赖有此
以解其性。自此相传，食面必啖芦菔。〔炳曰〕捣烂制面，作馎饦
食之最佳，饱食亦不发热。酥煎食之，下气。凡人饮食过度，生
嚼咽之便消。〔慎微曰〕按杨亿《谈苑》云：江东居民言种芋三十
亩，计省米三十斛；种萝卜三十亩，计益米三十斛。则知萝卜果
能消食也。〔宗奭曰〕服地黄、何首乌人食莱菔，则令人髭发白。
世皆以为此物味辛、下气速也。然生姜、芥子更辛，何止能散而
已。盖莱菔辛而又甘，故能散缓，而又下气速也。所以散气用生
姜，下气用莱菔。〔震亨曰〕莱菔根属土，有金与水。寇氏言其下
气速。人往往煮食过多，停滞成溢饮，岂非甘多而辛少乎？〔时
珍曰〕莱菔根、叶同功，生食升气，熟食降气。苏、寇二氏止言其
下气速，孙真人言久食涩营卫，亦不知其生则噫气，熟则泄气，升
降之不同也。大抵入太阴、阳明、少阳气分，故所主皆肺、脾、肠、
胃、三焦之病。李九华云：莱菔多食渗人血。则其白人髭发，盖
亦由此，非独因其下气、涩营卫也。按《洞微志》云：齐州有人病
狂，云梦中见红裳女子引入宫殿中，小姑令歌，每日遂歌云："五
灵楼阁晓玲珑，天府由来是此中。惆怅闷怀言不尽，一丸萝卜火
吾宫。"有一道士云：此犯大麦毒也。少女心神，小姑脾神。《医
经》言萝卜制面毒，故曰火吾宫。火者，毁也。遂以药并萝卜治

之果愈。又按张杲《医说》云：饶民李七病鼻衄甚危，医以萝卜自然汁和无灰酒饮之即止。盖血随气运，气滞故血妄行，萝卜下气而酒导之故也。又云：有人好食豆腐中毒，医治不效。忽见卖豆腐人言其妻误以萝卜汤入锅中，遂致不成。其人心悟，乃以萝卜汤饮之而瘥。物理之妙如此。又《延寿书》载李师逃难入石窟中，贼以烟熏之垂死，摸得萝卜菜一束，嚼汁咽下即苏。此法备急，不可不知。

【附方】旧二，新二十一。

食物作酸萝卜生嚼数片，或生菜嚼之亦佳，绝妙。干者、熟者、盐腌者，及人胃冷者，皆不效（《濒湖集简方》）。

反胃噎疾萝卜蜜煎浸，细细嚼咽良（《普济方》）。

消渴饮水独胜散：用出了子萝卜三枚，净洗切片，日干为末。每服二钱，煎猪肉汤澄清调下，日三服，渐增至三钱。生者捣汁亦可，或以汁煮粥食之（《图经本草》）。

肺痿咳血萝卜和羊肉或鲫鱼，煮熟频食（《普济方》）。

鼻衄不止萝卜捣汁半盏，入酒少许热服，并以汁注鼻中皆良。或以酒煎沸，入萝卜再煎，饮之（《卫生易简方》）。

下痢禁口萝卜捣汁一小盏，蜜一盏。水一盏，同煎。早一服，午一服。日晡米饮吞阿胶丸百粒。如无萝卜，以子擂汁亦可。一方：加枯矾七分，同煎。一方：只用萝卜菜煎汤，日日饮之。〇《普济方》：用萝卜片，不拘新旧，染蜜噙之，咽汁。味淡再换。觉思食，以肉煮粥与食，不可过多。

痢后肠痛方同上。

大肠便血大萝卜皮烧存性，荷叶烧存性，蒲黄生用，等分为末。每服一钱，米饮下（《普济》）。

肠风下血蜜炙萝卜，任意食之。昔一妇人服此有效（《百一选方》）。

酒疾下血连旬不止。用大萝卜二十枚，留青叶寸余，以井水入罐中，煮十分烂，入淡醋，空心任食（《寿亲养老》方）。

大肠脱肛生莱菔捣，实脐中束之。觉有疮，即除（《摘玄方》）。

小便白浊生萝卜剜空留盖，入吴茱萸填满，盖定签住，糯米饭上蒸熟，取去茱萸，以萝卜焙研末，糊丸梧子大。每服五十丸，盐汤下，日三服（《普济》）。

沙石诸淋疼不可忍。用萝卜切片，蜜浸少时，炙干数次，不可过焦。细嚼盐汤下，日三服。名瞑眩膏（《普济》）。

遍身浮肿出了子萝卜、浮麦等分。浸汤饮之（《圣济总录》）。

脚气走痛萝卜煎汤洗之。仍以萝卜晒干为末，铺袜内（《圣济总录》）。

偏正头痛生萝卜汁一蚬壳，仰卧，随左右注鼻中，神效。王荆公病头痛，有道人传此方，移时遂愈也。以此治人，不可胜数（《如宜方》）。

失音不语萝卜生捣汁，入姜汁同服（《普济方》）。

喉痹肿痛萝卜汁和皂荚浆服，取吐（同上）。

满口烂疮萝卜自然汁，频漱去涎妙（《濒湖集简方》）。

烟熏欲死方见发明下。

汤火伤灼生萝卜捣涂之。子亦可（《圣济总录》）。

花火伤肌方同上。

打扑血聚皮不破者。用萝卜或叶捣封之（邵氏方）。

子

〔气味〕辛、甘，平，无毒。

〔主治〕研汁服，吐风痰。同醋研，消肿毒（《日华》）。下气定喘治痰，消食除胀，利大小便，止气痛，下痢后重，发疮疹（时珍）。

〔发明〕〔震亨曰〕莱菔子治痰，有推墙倒壁之功。〔时珍曰〕莱菔子之功，长于利气。生能升，熟能降。升则吐风痰，散风寒，发疮疹；降则定痰喘咳嗽，调下痢后重，止内痛，皆是利气之效。予曾用，果有殊绩。

〔附方〕旧二，新十四。

上气痰嗽喘促唾脓血。以莱菔子一合，研细煎汤，食上服之（《食医心镜》）。

肺痰咳嗽莱菔子半升淘净焙干，炒黄为末，以糖和丸芡子大。绵裹含之，咽汁甚妙（《胜金方》）。

齁喘痰促遇厚味即发者。萝卜子淘净，蒸熟晒研，姜汁浸蒸饼丸绿豆大。每服三十丸，以口津咽下，日三服。名清金丸（《医学集成》）。

痰气喘息萝卜子炒，皂荚烧存性，等分为末，姜汁和，炼蜜丸梧子大。每服五七十丸，白汤下（《简便单方》）。

久嗽痰喘萝卜子炒，杏仁去皮尖炒，等分，蒸饼丸麻子大。每服三五丸，时时津咽（《医学集成》）。

高年气喘萝卜子炒，研末，蜜丸梧子大。每服五十丸，白汤下（《济生秘览》）。

宣吐风痰《胜金方》：用萝卜子末，温水调服三钱。良久吐出涎沫。如是摊缓风者，以此吐后用紧疏药，疏后服和气散取瘥。○丹溪吐法：用萝卜子半升擂细，浆水一碗滤取汁，入香油及蜜些须，温服。后以桐油浸过晒干鹅翎探吐。

中风口禁萝卜子、牙皂荚各二钱，以水煎服，取吐（丹溪方）。

小儿风寒 萝卜子生研末一钱,温葱酒服之,取微汗大效(《卫生易简方》)。

风秘气秘 萝卜子炒一合擂水,和皂荚末二钱服,立通(《寿域神方》)。

气胀气蛊 莱菔子研,以水滤汁,浸缩砂一两一夜,炒干又浸又炒,凡七次,为末。每米饮服一钱,如神(《朱氏集验方》)。

小儿盘肠气痛。用萝卜子炒黄研末,乳香汤服半钱(杨仁斋《直指方》)。

年久头风 莱菔子、生姜等分,捣取汁,入麝香少许,搐入鼻中,立止(《普济方》)。

牙齿疼痛 萝卜子十四粒生研,以人乳和之。左疼点右鼻,右疼点左鼻。

疮疹不出 萝卜子生研末,米饮服二钱,良(《卫生易简方》)。

花

〔主治〕用糟下酒藏,食之甚美,明目(土良)。

生姜《别录·中品》

〔校正〕原附干姜下,今分出。今自《草部》移入此。

【释名】〔时珍曰〕按许慎《说文》:姜作薑,云御湿之菜也。王安石《字说》云:姜能强御百邪,故谓之姜。初生嫩者,其尖微紫,名紫姜,或作子姜;宿根谓之母姜也。

【集解】〔《别录》曰〕生姜,干姜生犍为川谷及荆州、扬州。九月采之。〔颂曰〕处处有之,以汉、温、池州者为良。苗高二三尺。叶似箭竹叶而长,两两相对。苗青根黄。无花实。秋时采根。〔时珍曰〕姜宜原隰沙地。四月取母姜种之。五月生苗

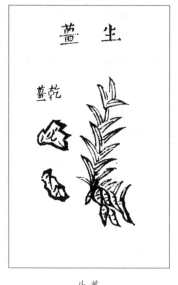

生姜

如初生嫩芦，而叶稍阔似竹叶，对生，叶亦辛香。秋社前后新芽顿长，如列指状，采食无筋，谓之子姜。秋分后者次之，霜后则老矣。性恶湿洳而畏日，故秋热则无姜。《吕氏春秋》云：和之美者，有杨朴之姜。杨朴地名，在西蜀。《春秋运斗枢》云：璇星散而为姜。

【气味】辛，微温，无毒。〔藏器曰〕生姜温，要热则去皮，要冷则留皮。〔元素曰〕辛而甘温，气味俱厚，浮而升，阳也。○〔之才曰〕秦椒为之使。杀半夏、莨菪毒。恶黄芩、黄连、天鼠粪。〔弘景曰〕久服少志少智，伤心气。今人啖辛辣物，惟此最常。故《论语》云：每食不撤姜。言可常食，但不可多尔。有病者是所宜矣。〔恭曰〕《本经》言姜久服通神明，主痰气，即可常啖。陶氏谬为此说，检无所据。〔思邈曰〕八九月多食姜，至春多患眼，损寿减筋力。孕妇食之，令儿盈指。〔呆曰〕古人言：秋不食姜，令人泻气。盖夏月火旺，宜汗散之，故食姜不禁。辛走气泻肺，故秋月则禁之。《晦庵语录》亦有秋姜夭人天年之语。〔时珍曰〕食姜久，积热患目，珍屡试有准。凡病痔人多食兼酒，立发甚速。痈疮人多食，则生恶肉。此皆昔人所未言者也。《相感志》云：糟姜瓶内入蝉蜕，虽老姜无筋，亦物性有所伏耶？

【主治】久服去臭气，通神明（《本经》）。归五脏，除风邪寒热，伤寒头痛鼻塞，咳逆上气，止呕吐，去痰下气（《别录》）。去水气满，疗咳嗽时疾。和半夏，主心下急痛。又汁和杏仁作煎，下一切结气实，心胸拥隔冷热气，神效。捣汁和蜜服，治中热呕逆不能下食（甄权）。散烦闷，开胃气。汁作煎服，下一切结实，冲胸膈恶气，神验（孟诜）。破血调中，去冷气。汁，解药毒（藏器）。除壮热，治痰喘胀满，冷痢腹痛，转筋心满，去胸中臭气、狐臭，杀腹内长虫（张鼎）。益脾胃，散风寒（元素）。解菌蕈诸物毒（吴瑞）。生用发散，熟用和中。解食野禽中毒成喉痹。浸汁，点赤眼。捣汁和黄明胶熬，贴风湿痛甚妙（时珍）。

干生姜

〔主治〕治嗽温中，治胀满，霍乱不止，腹痛，冷痢，血闭。病人虚而冷，宜加之（甄权）。姜屑，和酒服，治偏风（孟诜）。肺经气分之药，能益肺（好古）。

【发明】〔成无己曰〕姜、枣味辛、甘，专行脾之津液而和营卫。药中用之，不独专于发散也。〔杲曰〕生姜之用有四：制半夏、厚朴之毒，一也；发散风寒，二也；与枣同用，辛温益脾胃元气，温中去湿，三也；与芍药同用，温经散寒，四也。孙真人云：姜为呕家圣药，盖辛以散之。呕乃气逆不散，此药行阳而散气也。或问：生姜辛温入肺，何以云入胃口？曰：俗以心下为胃口者，非矣。咽门之下，受有形之物，乃胃之系，便是胃口，与肺系同行，故能入肺而开胃口也。曰：人云夜间勿食生姜，令人闭气，何也？曰：生姜辛温主开发。夜则气本收敛，反开发之，则违天道矣。若有病人，则不然也。生姜屑，比之干姜则不热，比之生姜则不湿。以干生姜代干姜者，以其不僭故也。俗言上床萝卜下床姜。姜能开胃，萝卜消食也。〔时珍曰〕姜辛而不荤，去邪辟恶，生啖熟食，醋、酱、糟、盐、蜜煎调和，无不宜之。可蔬可和，可果可药,其利博矣。凡早行山行,宜含一块,不犯雾露清湿之气,及山岚不正之邪。案方广《心法附余》云:凡中风、中暑、中气、中毒、中恶、干霍乱、一切卒暴之病,用姜汁与童尿服,立可解散。盖姜能开痰下气,童尿降火也。〔颂曰〕崔元亮《集验方》载:敕赐姜茶治痢方:以生姜切细,和好茶一两碗,任意呷之,便瘥。若是热痢,留姜皮;冷痢,去皮,大妙。〔杨士瀛曰〕姜能助阳,茶能助阴,二物皆消散恶气,调和阴阳,且解湿热及酒食暑气之毒,不问赤、白通宜用之。苏东坡治文潞公有效。

【附方】旧二十,新三十。

痰澼卒风生姜二两,附子生用一两,水五升,煮取二升,分再服。忌猪肉、冷水(《千金》)。

胃虚风热不能食。用姜汁半杯,生地黄汁少许,蜜一匙,水三合,和服之(《食疗本草》)。

疟疾寒热脾胃聚痰,发为寒热。生姜四两,捣自然汁一酒杯,露一夜。于发日五更面北立,饮即止。未止再服(《易简》)。

寒热痰嗽初起者。烧姜一块,含咽之(《本草衍义》)。

咳嗽不止生姜五两,饧半升。微火煎熟,食尽愈。段侍御用之有效(孟诜《必效方》)。

久患咳噫生姜汁半合,蜜一匙,煎熟,温呷三服愈(《外台秘要》)。

小儿咳嗽生姜四两,煎汤浴之(《千金方》)。

暴逆气上嚼姜两三片,屡效(寇氏《衍义》)。

干呕厥逆频嚼生姜,呕家圣药也(《千金》)。

呕吐不止生姜一两,醋浆七合。银器中煎取四合,连滓呷之。又杀腹内长虫(《食医心镜》)。

心痞呕哕心下痞坚。生姜八两,水三升,煮一升。半夏五合洗，水五升，煮一升。二味同煮一升半，分再服（《千金》）。

反胃羸弱《兵部手集》：用母姜二斤。捣汁作粥食。○《传信适用方》用生姜切片，麻油煎过为末，软柿蘸末嚼咽。

霍乱欲死生姜五两，牛儿屎一升。水四升，煎二升，分再服，即止（梅师方）。

霍乱转筋入腹欲死。生姜三两捣，酒一升，煮三两沸服。仍以姜捣贴痛处（《外台秘要》）。

霍乱腹胀不得吐下。用生姜一斤，水七升，煮二升，分三服（《肘后方》）。

腹中胀满不能服药。绵裹煨姜，内下部。冷即易之（梅师）。

胸胁满痛凡心胸胁下有邪气结实，硬痛胀满者。生姜一斤，捣渣留汁，慢炒待润，以绢包于患处，款款熨之。冷再以汁炒再熨，良久豁然宽快也（陶华《伤寒槌法》）。

大便不通生姜削如小指，长二寸，涂盐内下部，立通（《外台》）。

冷痢不止生姜煨研为末，共干姜末等分，以醋和面作馄饨，先以水煮，又以清饮煮过，停冷，吞二七枚，以粥送下，日一度（《食疗》）。

消渴饮水干生姜末一两，以鲫鱼胆汁和丸梧子大。每服七丸，米饮下（《圣惠》）。

湿热发黄生姜时时周身擦之，其黄自退也。一方：加茵陈蒿，尤妙（《伤寒槌法》）。

暴赤眼肿〔宗奭曰〕用古铜钱刮姜取汁，于钱唇点之，泪出。今日点，明日愈，勿疑。○一治暴风客热，目赤睛痛肿者。腊月取生姜捣绞汁，阴干取粉，入铜青末等分。每以少许沸汤泡,澄清温洗,泪出妙。

舌上生胎诸病舌胎,以布染井水抹,后用姜片时时擦之,自去(陶华方)。

满口烂疮生姜自然汁,频频漱吐。亦可为末擦之,甚效。

牙齿疼痛老生姜瓦焙,入枯矾末同擦之。有人日夜呻吟,用之即愈(《普济方》)。

喉痹毒气生姜二斤捣汁,蜜五合,煎匀。每服一合,日五服(《千金》)。

食鸠中毒、食竹鸡毒、食鹧鸪毒方并见《禽部》本条。

中莨菪毒、中诸药毒、猘犬伤人并饮生姜汁即解(《小品》)。

虎伤人疮内服生姜汁。外以汁洗之,用白矾末傅上(《秘览》)。

蝮蛇螫人姜末傅之,干即易(《千金》)。

蜘蛛咬人炮姜切片贴之,良(《千金》)。

刀斧金疮生姜嚼傅,勿动。次日即生肉,甚妙(《扶寿方》)。

闪拗手足生姜、葱白捣烂,和面炒热,盦之。

跌扑伤损姜汁和酒调生面贴之。

百虫入耳姜汁少许滴之。

腋下狐臭姜汁频涂,绝根(《经验方》)。

赤白癜风生姜频擦之,良(《易简》)。

两耳冻疮生姜自然汁熬膏涂(《暇日记》)。

发背初起生姜一块,炭火炙一层,刮一层,为末,以猪胆汁调涂(《海上方》)。

疔疮肿毒方见白芷下。

诸疮痔漏久不结痂。用生姜连皮切大片,涂白矾末,炙焦研细,贴之勿动,良(《普济》)。

产后血滞冲心不下。生姜五两,水八升,煮三升,分三服(杨氏《产乳》)。

产后肉线一妇产后用力,垂出肉线长三四尺,触之痛引心腹欲绝。一道人令买老姜连皮三斤捣烂,入麻油二斤拌匀炒干。先以熟绢五尺,折作方结。令人轻轻盛起肉线,使之屈曲作三团,纳入产户。乃以绢袋盛姜,就近熏之,冷则更换。熏一日夜缩入大半,二日尽入也。云此乃魏夫人秘传怪病方也。但不可使线断,断则不可治之矣。

脉溢怪症有人毛窍节次血出不止,皮胀如鼓,须臾目、鼻、口被气胀合,此名脉溢。生姜自然汁和水各半盏服,即安(夏子益《奇疾方》)。

姜皮

〔气味〕辛,凉,无毒。

〔主治〕消浮肿腹胀痞满,和脾胃,去翳(时珍)。

〔附方〕旧一。

拔白换黑刮老生姜皮一大升,于久用油腻锅内,不须洗刷,固济勿令通气。令精细人守之,文武火煎之,不得火急,自旦至夕即成矣,研为末。拔白后,先以小物点麻子大入孔中。或先点须下,然后拔之,以指捻入。三日后当生黑者,神效。李卿用之有验(苏颂《图经本草》)。

叶

〔气味〕辛,温,无毒。

〔主治〕食鲙成癥,捣汁饮,即消(张机)。

〔附方〕新一。

打伤瘀血姜叶一升,当归三两,为末。温酒服方寸匕,日三（范汪《东阳方》）。

干姜《本经·中品》

〔校正〕自《草部》移附此。

【释名】白姜（见下）。

【集解】〔弘景曰〕干姜今惟出临海、章安，数村解作之。蜀汉姜旧美，荆州有好姜，而并不能作干者。凡作干姜法：水淹三日，去皮置流水中六日，更刮去皮，然后晒干，置瓷缸中酿三日，乃成。〔颂曰〕造法：采根于长流水洗过，日晒为干姜。以汉、温、池州者为良。陶说乃汉州干姜法也。〔时珍曰〕干姜以母姜造之。今江西、襄、均皆造，以白净结实者为良，故人呼为白姜，又曰均姜。凡入药并宜炮用。

【气味】辛，温，无毒。〔𥙊曰〕苦、辛。〔好古曰〕大热。〔恭曰〕久服令人目暗。余同生姜。〔时珍曰〕《太清外术》言：孕妇不可食干姜，令胎内消。盖其性热而辛散故也。

【主治】胸满咳逆上气，温中止血，出汗，逐风湿痹，肠澼下痢。生者尤良（《本经》）。寒冷腹痛，中恶霍乱胀满，风邪诸毒，皮肤间结气，止唾血（《别录》）。治腰肾中疼冷、冷气，破血去风，通四肢关节，开五脏六腑，宣诸络脉，去风毒冷痹，夜多小便（甄权）。消痰下气，治转筋吐泻，腹脏冷，反胃干呕，瘀血扑损，止鼻洪，解冷热毒，开胃，消宿食（大明）。主心下寒痞，目睛久赤（好古）。

【发明】〔元素曰〕干姜气薄味厚，半沉半浮，可升可降，阳中之阴也。又曰：大辛大热，阳中之阳。其用有四：通心助阳，一也；去脏腑沉寒痼冷，二也；发诸经之寒气，三也；治感寒腹痛，四也。肾中无阳,脉气欲绝,黑附子为引,水煎服之,名姜附汤。亦治中焦寒邪,寒淫所胜,以辛散之也。又能补下焦,故四逆汤用之。干姜本辛,炮之稍苦,故止而不移,所以能治里寒,非若附子行而不止也。理中汤用之者,以其回阳也。〔李杲曰〕干姜生辛炮苦,阳也。生则逐寒邪而发表,炮则除胃冷而守中。多用则耗散元气,辛以散之,是壮火食气故也,须以生甘草缓之。辛热以散里寒,同五味子用以温肺,同人参用以温胃也。〔好古曰〕干姜,心、脾二经气分药也,故补心气不足。或言:干姜辛热而言补脾。今理中汤用之,言泄不言补,何也?盖辛热燥湿,泄脾中寒湿邪气,非泄正气也。又云:服干姜以治中者,必僭上,不可不知。〔震亨曰〕干姜入肺中利肺气,入肾中燥下湿,入肝经引血药生血,同补阴药亦能引血药入气分生血,故血虚发热、产后大热者用之。止唾血、痢血,须炒黑用之。有血脱色白而夭不泽脉濡者,此大寒也。宜干姜之辛温以益血,甘热以温经。〔时珍曰〕干姜能引血药入血分,气药入气分,又能去恶养新,有阳生阴长之意,故血虚者用之;而人吐血、衄血、下血,有阴无阳者,亦宜用之。乃热因热用,从治之法也。

【附方】旧十六,新十二。

脾胃虚冷不下食,积久羸弱成瘵者。用温州白干姜,浆水煮透,取出焙干捣末,陈廪米煮粥饮丸梧子大。每服三五十丸,白汤下。其效如神(苏颂《图经》)。

脾胃虚弱饮食减少,易伤难化,无力肌瘦。用干姜频研四两,以白饧切块,水浴过,入铁铫溶化,和丸梧子大。每空心米饮下三十丸(《十便方》)。

头运吐逆胃冷生痰也。用川干姜炮二钱半,甘草炒一钱二分,水一钟半,煎减半服。累用有效(《传信适用方》)。

心脾冷痛暖胃消痰。二姜丸：用干姜、高良姜等分，炮研末，糊丸梧子大。每食后，猪皮汤下三十丸（《和剂局方》）。

心气卒痛干姜末，米饮服一钱（《外台秘要》）。

阴阳易病伤寒后，妇人得病虽瘥，未满百日，不可与男合。为病拘急，手足拳，腹痛欲死，丈夫名阴易，妇人名阳易，速宜汗之即愈。满四日，不可治也。用干姜四两，为末。每用半两，白汤调服。覆衣被出汗后，手足伸即愈（《伤寒类要》方）。

中寒水泻干姜炮研末，粥饮服二钱，即效（《千金方》）。

寒痢青色干姜切大豆大。每米饮服六七枚，日三夜一。累用得效（《肘后方》）。

血痢不止干姜烧黑存性，放冷为末。每服一钱，米饮下，神妙（姚氏《集验》）。

脾寒疟疾《外台》：用干姜、高良姜等分，为末。每服一钱，水一盏，煎至七分服。〇王氏《博济方》：干姜炒黑为末，临发时以温酒服三钱匕。

冷气咳嗽结胀者。干姜末，热酒调服半钱。或饧糖丸噙（姚僧垣方）。

咳嗽上气用合州干姜（炮），皂荚（炮，去皮子及蛀者），桂心（紫色者，去皮），并捣筛等分。炼白蜜和捣一二千杵，丸梧子大。每饮服三丸，嗽发即服，日三五服。禁食葱、面、油腻。其效如神。禹锡在淮南与李亚同幕府，李每治人而不出方，或诮其吝。李曰：凡人患嗽，多进冷药。若见此方用药热燥，必不肯服，故但出药即多效也。试之信然（刘禹锡《传信方》）。

虚劳不眠干姜为末，汤服三钱，取微汗出（《千金方》）。

吐血不止干姜为末，童子小便调服一钱良。

鼻衄不止干姜削尖煨，塞鼻中即止（《广利方》）。

齆鼻不通干姜末,蜜调塞鼻中(《千金方》)。

冷泪目昏干姜粉一字炮,汤点洗之(《圣济录》)。

赤眼涩痛白姜末,水调贴足心,甚妙(《普济方》)。

目忽不见令人嚼母姜,以舌日舐六七次,以明为度(《圣济录》)。

目中卒痛干姜削圆滑,内眦中,有汁出拭之。味尽更易(《千金》)。

牙痛不止川姜炮、川椒等分为末。掺之(《御药院方》)。

斑豆厥逆斑豆服凉药多,手足厥冷,脉微。用干姜炮二钱半,粉甘草炙一钱半。水二钟,煎一钟服(庞安常《伤寒论》)。

痈疽初起干姜一两,炒紫研末,醋调傅四围,留头,自愈。此乃东昌申一斋奇方也(《诸症辨疑》)。

瘰疬不敛干姜为末,姜汁打糊和作剂,以黄丹为衣。每日随疮大小,入药在内,追脓尽,生肉口合为度。如不合,以葱白汁调大黄末擦之,即愈(《救急方》)。

虎狼伤人干姜末傅之(《肘后》)。

猘犬伤人干姜末,水服二匕(生姜汁服亦良),并以姜炙热熨之。

蛇蝎螫人干姜、雄黄等分为末,袋盛佩之,蛇闻药气逆避人。遇螫即以傅之,便定(《广利方》)。

【附录】天竺干姜(《拾遗》)〔藏器曰〕味辛,温,无毒。主冷气寒中,宿食不消,腹胀下痢,腰背痛,疬癖气块,恶血积聚。生婆罗门国,一名胡干姜,状似姜,小黄色也。

同蒿 宋《嘉祐》

【释名】蓬蒿(《正要》)。〔时珍曰〕形气同乎蓬蒿,故名。

【集解】〔机曰〕《本草》不著形状，后人莫识。〔时珍曰〕茼蒿八九月下种，冬春采食肥茎。花、叶微似白蒿，其味辛甘，作蒿气。四月起薹，高二尺余。开深黄色花，状如单瓣菊花。一花结子近百成球，如地菘及苦荬子，最易繁茂。此菜自古已有，孙思邈载在《千金方·菜类》，至宋嘉祐中始补入《本草》，今人常食者。而汪机乃不能识，辄敢擅自修纂，诚可笑嘅。

【气味】甘、辛，平，无毒。〔禹锡曰〕多食动风气，薰人心，令人气满。

【主治】安心气，养脾胃，消痰饮。利肠胃（思邈）。

邪蒿 宋《嘉祐》

【释名】〔时珍曰〕此蒿叶纹皆邪，故名。

【集解】〔藏器曰〕邪蒿根、茎似青蒿而细软。〔时珍曰〕三

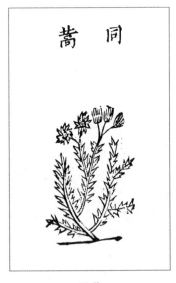

同蒿

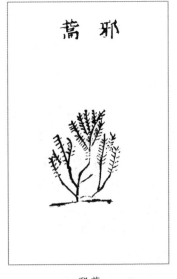

邪蒿

四月生苗，叶似青蒿，而色浅不臭。根、叶皆可茹。

【气味】辛，温、平，无毒。〔诜曰〕生食微动风，作羹食良。不与胡荽同食，令人汗臭气。

【主治】胸膈中臭烂恶邪气，利肠胃，通血脉，续不足气（孟诜）。煮熟和酱、醋食，治五脏恶邪气厌谷者，治脾胃肠澼，大渴热中，暴疾恶疮（《食医心镜》）。

胡荽宋《嘉祐》

【释名】香荽（《拾遗》）、胡菜（《外台》）、蒝荽（《唐小说》）。〔时珍曰〕荽，许氏《说文》作葰，云姜属，可以香口也。其茎柔叶细而根多须，绥绥然也。张骞使西域始得种归，故名胡荽。今俗呼为蒝荽，蒝乃茎叶布散之貌。俗作芫花之芫，非矣。〔藏器曰〕石勒讳胡，故并、汾人呼胡荽为香荽。

【集解】〔时珍曰〕胡荽处处种之。八月下种，晦日尤良。初生柔茎圆叶，叶有花歧，根软而白。冬春采之，香美可食，亦可作菹。道家五荤之一。立夏后开细花成簇，如芹菜花，淡紫色。五月收子，子如大麻子，亦辛香。按贾思勰《齐民要术》云：六七月布种者，可竟冬食。春月接子沃水生芽种者，小小供食而已。王祯《农书》云：胡荽于蔬菜中，子、叶皆可用，生、熟俱可食，甚有益于世者。宜肥地种之。

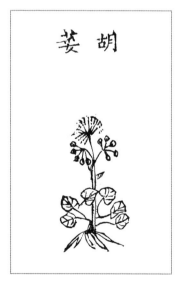

胡荽

【正误】〔李鹏飞曰〕胡荽,荞子也。〔吴瑞曰〕胡荽俗呼蒝子,根、苗如蒜。〔时珍曰〕荞子即蒝子,乃蕺也。李、吴二氏并作胡荽,误矣。

根叶

〔气味〕辛,温,微毒。〔诜曰〕平、微寒,无毒。可和生菜食。此是荤菜,损人精神。华佗云:胡臭、口臭、蜃齿及脚气、金疮人,皆不可食,病更加甚。〔藏器曰〕久食令人多忘。根,发痼疾。不可同邪蒿食,令人汗臭难瘥。〔时珍曰〕凡服一切补药及药中有白术、牡丹者,不可食此。伏石钟乳。

〔主治〕消谷,治五脏,补不足,利大小肠,通小腹气,拔四肢热,止头痛,疗沙疹、豌豆疮不出,作酒喷之,立出。通心窍(《嘉祐》)。补筋脉,令人能食。治肠风,用热饼裹食,甚良(孟诜)。合诸菜食,气香,令人口爽,辟飞尸、鬼疰、蛊毒(吴瑞)。辟鱼、肉毒(甯源)。

〔发明〕〔时珍曰〕胡荽辛温香窜,内通心脾,外达四肢,能辟一切不正之气。故痘疮出不爽快者,能发之。诸疮皆属心火,营血内摄于脾,心脾之气,得芳香则运行,得臭恶则壅滞故尔。按杨士瀛《直指方》云:痘疹不快,宜用胡荽酒喷之,以辟恶气。床帐上下左右皆宜挂之,以御汗气、胡臭、天癸、淫佚之气。一应秽恶,所不可无。若儿虚弱,及天时阴寒,用此最妙。如儿壮实,及春夏晴暖,阳气发越之时,加以酒曲助虐,以火益火,胃中热炽,毒血聚畜,则变成黑陷矣,不可不慎。

〔附方〕旧五,新四。

疹痘不快用胡荽二两切,以酒二大盏煎沸沃之,以物盖定,勿令泄气。候冷去滓,微微含喷,从项背至足令遍。勿喷头面(《经验后方》)。

热气结滞经年数发者。胡荽半斤，五月五日采，阴干，水七升，煮取一升半，去滓分服。未瘥更服。春夏叶、秋冬根茎并可用（《必效方》）。

孩子赤丹胡荽汁涂之（谭氏方）。

面上黑子蒝荽煎汤，日日洗之（《小说》）。

产后无乳干胡荽煎汤饮之效（《经验方》）。

小便不通胡荽二两，葵根一握。水二升，煎一升，入滑石末一两，分三四服（《圣济总录》）。

肛门脱出胡荽切一升，烧烟熏之，即入（《子母秘录》）。

解中蛊毒胡荽根捣汁半升，和酒服，立下神验（《必效方》）。

蛇虺螫伤胡荽苗、合口椒等分，捣涂之（《千金方》）。

子

〔气味〕辛、酸，平，无毒。炒用。

〔主治〕消谷能食（思邈）。蛊毒五痔，及食肉中毒，吐下血，煮汁冷服。又以油煎，涂小儿秃疮（藏器）。发痘疹，杀鱼腥（时珍）。

〔附方〕旧三，新四。

食诸肉毒吐下血不止，痿黄者。胡荽子一升煮令发裂，取汁冷服半升，日、夜各一服，即止（《食疗本草》）。

肠风下血胡荽子和生菜，以热饼裹食之（同上）。

痢及泻血胡荽子一合，炒捣末。每服二钱，赤痢砂糖水下，白痢姜汤下，泻血白汤下，日二（《普济方》）。

五痔作痛胡荽子炒，为末。每服二钱，空心温酒下。数服见效（《海上仙方》）。

痔漏脱肛胡荽子一升，粟糠一升，乳香少许，以小口瓶烧烟熏之（《儒门事亲》）。

肠头挺出秋冬捣胡荽子,醋煮熨之,甚效(孟诜《食疗本草》)。

牙齿疼痛胡菜子(即胡荽子)五升,以水五升,煮取一升,含漱(《外台秘要》)。

胡萝卜《纲目》

【释名】〔时珍曰〕元时始自胡地来,气味微似萝卜,故名。

【集解】〔时珍曰〕胡萝卜今北土、山东多莳之,淮、楚亦有种者。八月下种,生苗如邪蒿,肥茎有白毛,辛臭如蒿,不可食。冬月掘根,生、熟皆可啖,兼果、蔬之用。根有黄、赤二种,微带蒿气,长五六寸,大者盈握,状似鲜掘地黄及羊蹄根。三四月茎高二三尺,开碎白花,攒簇如伞状,似蛇床花。子亦如蛇床子,稍长而有毛,褐色,又如莳萝子,亦可调和食料。按周定王《救荒本草》云:野胡萝卜苗、叶、花、实,皆同家胡萝卜,但根细小,味甘,生食、蒸食皆宜。花、子皆大于蛇床。又金幼孜《北征录》云:交河北有沙萝卜,根长二尺许,大者径寸,下支生小者如箸。其色黄白,气味辛而微苦,亦似萝卜气。此皆胡萝卜之类也。

根

〔气味〕甘、辛,微温,无毒。

〔主治〕下气补中,利胸膈肠胃,安五脏,令人健

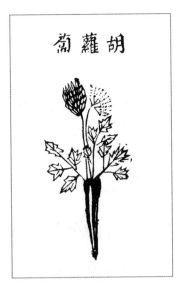

胡萝卜

食,有益无损（时珍）。

子

〔主治〕久痢（时珍）。

水靳 音芹。○《本经·下品》

【释名】芹菜（《别录》）、水英（《本经》）、楚葵（《《尔雅》》）。〔弘景曰〕靳字,俗作芹字。论其主治,合在上品,未解何意乃在下品? 二月、三月作英时,可作菹及熟瀹食。故名水英。〔时珍曰〕靳当作蕲,从艹,靳谐声也。后省作芹,从斤,亦谐声也。其性冷滑如葵,故《尔雅》谓之楚葵。《吕氏春秋》:菜之美者,有云梦之芹。云梦,楚地也。楚有蕲州、蕲县,俱音淇。罗愿《尔雅翼》云:地多产芹,故字从芹。蕲亦音芹。徐锴注《说文》（蕲字,从艹,靳）:诸书无靳字,惟《说文》别出莁字（音银）,疑相承误出也。据此,则蕲字亦当从靳,作蕲字也。

【集解】〔《别录》曰〕水靳生南海池泽。〔恭曰〕水靳即芹菜也。有两种:荻芹白色取根,赤芹取茎、叶。并堪作菹及生菜。〔保昇曰〕芹生水中,叶似芎䒷,其花白色而无实,根亦白色。〔诜曰〕水芹生黑滑地,食之不如高田者宜人,置酒酱中香美。高田者名白芹。余田者皆有虫子在叶间,视之不见,食之令人为患。〔弘景曰〕又有渣芹,可为生菜,亦可生

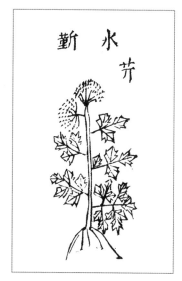

水靳

啖。〔时珍曰〕芹有水芹、旱芹。水芹生江湖陂泽之涯；旱芹生平地，有赤、白二种。二月生苗，其叶对节而生，似芎䓖。其茎有节棱而中空，其气芬芳。五月开细白花，如蛇床花。楚人采以济饥，其利不小。《诗》云："觱沸槛泉，言采其芹。"杜甫诗云："饭煮青泥坊底芹。"又云："香芹碧涧羹。"皆美芹之功。而《列子》言"乡豪尝芹，蜇口惨腹"，盖未得食芹之法耳。

茎

〔气味〕甘，平，无毒。〔思邈曰〕苦、酸，冷，涩，无毒。〔诜曰〕和醋食，损齿。鳖瘕不可食。〔李鹏飞曰〕赤芹害人，不可食。

〔主治〕女子赤沃，止血养精，保血脉，益气，令人肥健嗜食（《本经》）。去伏热，杀石药毒，捣汁服（孟诜）。饮汁，去小儿暴热，大人酒后热，鼻塞身热，去头中风热，利口齿，利大小肠（藏器）。治烦渴，崩中带下，五种黄病（大明）。

〔发明〕〔张仲景曰〕春秋二时，龙带精入芹菜中。人误食之为病，面青手青，腹满如妊，痛不可忍，作蛟龙病。宜服硬饧三二升，日三度。吐出如蜥蜴便瘥。〔时珍曰〕芹菜生水涯。蛟龙虽云变化莫测，其精那得入此？大抵是蜥蜴、虺蛇之类，春夏之交，遗精于此故尔。且蛇喜嗜芹，尤为可证。别有马芹见后。

〔附方〕旧一，新二。

小儿吐泻芹菜切细，煮汁饮之，不拘多少（《子母秘录》）。

小便淋痛水芹菜白根者，去叶捣汁，井水和服（《圣惠方》）。

小便出血水芹捣汁，日服六七合（《圣惠方》）。

花

〔气味〕苦，寒，无毒。

〔主治〕脉溢（苏恭）。

菫 音勤。○《唐本草》

【释名】苦菫（《尔雅》）、菫葵（《唐本》）、旱芹（《纲目》）。〔禹锡曰〕《尔雅》云：啮，苦菫也。郭璞云：即菫葵。《本草》言味甘，而此云苦菫，古人语倒，犹甘草谓之大苦也。〔时珍曰〕其性滑如葵，故得葵名。

【集解】〔恭曰〕菫菜野生，非人所种。叶似蕺菜，花紫色。〔禹锡曰〕《说文》云：菫，根如荠，叶如细柳，子如米，蒸汋食之，甘滑。《内则》云：菫、荁、枌、榆。是矣。〔时珍曰〕此旱芹也。其性滑利。故洪舜俞赋云：烈有椒、桂，滑有菫、榆。一种黄花者，有毒杀人，即毛芹也。见《草部》毛茛。又乌头苗亦名菫，有毒。各见本条下。

菜

【气味】甘，寒，无毒。

【主治】捣汁，洗马毒疮，并服之。又涂蛇蝎毒及痈肿（《唐本》）。久食，除心下烦热，主寒热鼠瘘，瘰疬生疮，结核聚气，下瘀血，止霍乱。又生捣汁半升服，能杀鬼毒，即吐出（孟诜）。

【发明】〔诜曰〕菫叶止霍乱，与香茙同功。香茙即香薷也。

【附方】旧二，新一。

结核气　菫菜日干为末，油煎成膏。摩之，日三五度，便瘥（孟诜《食疗》）。

湿热气　旱芹菜日干为末，糊丸梧子大。每服四十丸，空心温酒下。大杀百虫毒（《寿域神方》）。

蛇咬疮　生杵菫汁涂之（《万毕术》）。

紫堇音芹。○宋《图经》

【释名】赤芹（《纲目》）、蜀芹（《图经》）、楚葵（同上）、苔菜（同上）、水卜菜（〖同上〗）。〔时珍曰〕堇、蕲、芹、菦,四字一义也。详下。

【集解】〔颂曰〕紫堇生江南吴兴郡。淮南名楚葵,宜春郡名蜀芹,豫章郡名苔菜,晋陵郡名水卜菜也。〔时珍曰〕苏颂之说,出于唐玄宗《天宝单方》中,不具紫堇形状。今按轩辕述《宝藏论》云:赤芹即紫芹也,生水滨。叶形如赤芍药,青色,长三寸许,叶上黄斑,味苦涩。其汁可以煮雌、制汞、伏朱砂、擒三黄,号为起贫草。又《土宿真君本草》云:赤芹生阴崖陂泽近水石间,状类赤芍药。其叶深绿而背甚赤,茎叶似荞麦,花红可爱,结实亦如秕荞麦。其根似蜘蛛,嚼之极酸苦涩。江淮人三四月采苗,

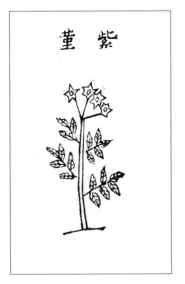

紫堇

当蔬食之。南方颇少,太行、王屋诸山最多也。

苗

〔气味〕酸,平,微毒。

花

〔气味〕酸,微温,无毒。

〔主治〕大人、小儿脱肛（苏颂）。

〔附方〕旧一。

脱肛 凡大人、小儿脱肛,每天冷及吃冷食,即暴痢不止,肛则下脱,久疗不瘥者。春间收紫堇花二斤,曝干为散,加磁毛末七

两,相和研细。涂肛上纳入,即使人嚏冷水于面上,即吸入肠中。每日一涂药嚏面,不过六七度即瘥矣。又以热酒半升,和散一方寸匕,空腹服之,日再服。渐加至二方寸匕,以瘥为度。若五岁以下小儿,即以半杏子许,和酒服之。忌生冷、陈仓米等物(《天宝单方》)。

马蕲 音芹。○《唐本草》

【释名】牛蕲(《尔雅》)、胡芹(《通志》)、野茴香(《纲目》)。〔时珍曰〕凡物大者多以马名,此草似芹而大故也。俗称野茴香,以其气味子形微似也。《金光明经》三十二品香药,谓之叶婆你。

【集解】〔恭曰〕马蕲生水泽旁。苗似鬼针、荠菜等,嫩时可食。花青白色。子黄黑色,似防风子,调食味用之,香似橘皮而无苦味。〔保昇曰〕花若芹花,子如防风子而扁大。《尔雅》云:茭,牛蕲也。孙炎释云:似芹而叶细锐,可食菜也。一名茭,一名马蕲,子入药用。〔时珍曰〕马蕲与芹同类而异种,处处卑湿地有之。三四月生苗,一本丛出如蒿,白毛蒙茸,嫩时可茹。叶似水芹而微小,似芎䓖叶而色深。五六月开碎花,攒簇如蛇床及莳萝花,青白色。结实亦似莳萝子,但色黑而重尔。其根白色,长者尺许,气亦香而坚硬,不可食。苏恭所谓鬼

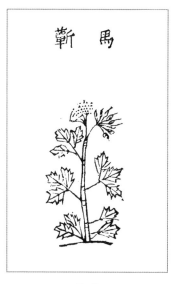

马蕲

针,即鬼钗草也。方茎椏叶,子似钗脚,着人衣如针。与此稍异。

苗

〔气味〕甘、辛,温,无毒。

〔主治〕益脾胃,利胸膈,去冷气,作茹食（时珍）。

子

〔气味〕甘、辛,温,无毒。

〔主治〕心腹胀满,开胃下气消食,调味用之（《唐本》）。炒研醋服,治卒心痛,令人得睡（孟诜）。温中暖脾,治反胃（时珍）。

〔附方〕新一。

慢脾惊风 马芹子、丁香、白僵蚕等分,为末。每服一钱,炙橘皮煎汤下。名醒脾散（《普济方》）。

蘹香《唐本草》

〔校正〕自《草部》移入此。

【释名】茴香（《《图经》》）、八月珠（侯氏《药谱》）。〔颂曰〕蘹香,北人呼为茴香,声相近也。〔思邈曰〕煮臭肉,下少许,即无臭气,臭酱入末亦香,故曰回香。〔时珍曰〕俚俗多怀之衿衽咀嚼,恐蘹香之名,或以此也。

【集解】〔颂曰〕今交、广诸番及近郡皆有之。入药多用番舶者,或云不及近处者有力。三月生叶似老胡荽,极疏细,作丛。至五月茎粗,高三四尺。七月生花,头如伞盖,黄色。结实如麦而小,青色。北人呼为土茴香。八九月采实阴干。今近道人家园圃种之甚多。川人多煮食其茎叶。〔宗奭曰〕云似老胡荽者误矣,胡荽叶如蛇床。蘹香虽有叶之名,但散如丝发,特异诸草也。〔时珍曰〕茴香宿根,深冬生苗作丛,肥茎丝叶。五六月开花,如蛇床花而色黄。结子大如麦粒,轻而有细棱,俗呼为大茴香,今惟以宁夏出者第一。其他处小者,谓之小茴香。自番舶来者,实大如柏实,裂成八瓣,一瓣一核,大如豆,黄褐色,有仁,味更甜,俗呼舶茴香,又曰八角茴香,广西左右江峒中亦有之,形色与中国茴香迥别,但气味同尔。北人得之,咀嚼荐酒。

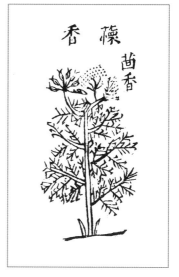

蘹香

子

〔气味〕辛,平,无毒。〔思邈曰〕苦、辛,微寒,涩。〔权曰〕苦、辛。得酒良。炒黄用。〔好古曰〕阳也,浮也。入手、足少阴、太阳经。

〔主治〕诸瘘、霍乱及蛇伤(《唐本》)。膀胱胃间冷气及育肠气,调中,止痛、呕吐(马志)。治干湿脚气,肾劳癫疝阴疼,开胃下食(大明)。补命门不足(李杲)。暖丹田(吴绶)。

〔发明〕〔诜曰〕茴香国人重之,云有助阳道,未得其方法也。〔好古曰〕茴香本治膀胱药,以其先丙,故曰小肠也,能润丙燥;以其先戊,故从丙至壬,又手、足少阴二药,以开上下经之通道,所以壬与丙交也。〔时珍曰〕小茴香性平,理气开胃,夏月祛蝇辟臭,食料宜之。大茴香性热,多食伤目发疮,食料不宜过用。古方有去铃丸:用茴香二两,连皮生姜四两,同入垳器内腌一伏时,慢火炒之,入盐一两,为末,糊丸梧子大。每服三五十丸,空心盐酒下。此方本治脾胃虚弱病。茴香得盐则引入肾经,发出邪气。肾不受邪,病自不生也。亦治小肠疝气有效。

〔附方〕旧四,新十六。

开胃进食茴香二两,生姜四两,同捣匀,入净器内,湿纸盖一宿。次以银、石器中,文武火炒黄焦为末,酒糊丸梧子大。每服十丸至二十五丸,温酒下(《经验后方》)。

瘴疟发热连背项者。茴香子捣汁服之(孙真人方)。

大小便闭鼓胀气促。八角茴香七个,大麻仁半两,为末。生葱白三七根,同研煎汤,调五苓散末服之,日一服(《普济》)。

小便频数茴香不以多少,淘净,入盐少许,炒研为末,炙糯米糕蘸食之。

伤寒脱阳小便不通。用茴香末,以生姜自然汁调傅腹上。外用茴香末,入益元散服之(《摘玄方》)。

肾消饮水小便如膏油。用茴香炒,苦楝子炒,等分为末。每食前酒服二钱(《保命集》)。

肾邪冷气力弱者。用大茴香六两,分作三分;用生附子一个去皮,分作三分。第一度:用附子一分,茴香一分,同炒黄,出火毒一夜,去附子,研茴香为末,空心盐酒下一钱。第二度:用二味各一分,同炒存性,出火毒,以附子去一半,留一半,同茴香为末,如前服。第三度:各一分,同炒存性,出火毒,全研为末,如前服之(《朱氏集验方》)。

肾虚腰痛茴香炒研,以猪腰子批开,掺末入内,湿纸裹煨熟。空心食之,盐酒送下(戴原礼《要诀》)。

腰痛如刺《简便方》:用八角茴香炒研,每服二钱,食前盐汤下。外以糯米一二升,炒热袋盛,拴于痛处。○《活人心统》思仙散:用八角茴香、杜仲各炒研三钱,木香一钱,水一钟,酒半钟,煎服。

腰重刺胀八角茴香炒为末,食前酒服二钱(《直指方》)。

疝气入肾茴香炒作二包,更换熨之(《简便方》)。

小肠气坠《直指》:用八角茴香、小茴香各三钱,乳香少许,水服取汗。〇《孙氏集效方》:治小肠疝气,痛不可忍。用大茴香、荔枝核炒黑各等分。研末。每服一钱,温酒调下。〇《濒湖集简方》:用大茴香一两,花椒五钱。炒研。每酒服一钱。

膀胱疝痛《本事方》:用舶茴香、杏仁各一两,葱白焙干五钱,为末。每酒服二钱,嚼胡桃送下。〇《集要》:治疝气膀胱小肠痛。用茴香盐炒,晚蚕沙盐炒,等分为末,炼蜜丸弹子大。每服一丸,温酒嚼下。

疝气偏坠大茴香末一两,小茴香末一两,用牙猪尿胞一个,连尿入二末于内系定,罐内以酒煮烂,连胞捣,丸如梧子大。每服五十丸,白汤下。仙方也(邓才《笔峰杂兴》)。

胁下刺痛小茴香一两炒,枳壳五钱麸炒,为末。每服二钱,盐酒调服,神效(《袖珍方》)。

辟除口臭茴香煮羹及生食,并得(昝殷《食医心镜》)。

蛇咬久溃小茴香捣末,傅之(《千金》)。

茎叶

〔气味〕与子同。

〔主治〕煮食,治卒恶心,腹中不安(甄权)。治小肠气,卒肾气冲胁,如刀刺痛,喘息不得。生捣汁一合,投热酒一合,和服(孟诜)。

〔发明〕〔颂曰〕《范汪方》:疗恶毒痈肿,或连阴卵髀间疼痛挛急,牵入小腹不可忍,一宿即杀人者。用茴香苗叶,捣汁一升服之,日三四服。其滓以贴肿上。冬月用根。此是外国神方,永嘉以来用之,起死回生神验。

莳萝 宋《开宝》

〔校正〕自《草部》移入此。

【释名】慈谋勒(《开宝》)、小茴香(《纲目》)。〔时珍曰〕莳萝、慈谋勒,皆番言也。

【集解】〔藏器曰〕莳萝生佛誓国,实如马芹子,辛香。〔珣曰〕按《广州记》云:生波斯国。马芹子色黑而重,莳萝子色褐而轻,以此为别。善滋食味,多食无损。且不可与阿魏同食,夺其味也。〔颂曰〕今岭南及近道皆有之。三月、四月生苗,花实大类蛇床而簇生,辛香,六七月采实。今人多用和五味,不闻入药用。〔时珍曰〕其子簇生,状如蛇床子而短,微黑,气辛臭,不及茴香。〔嘉谟曰〕俗呼莳萝椒。内有黑子,但皮薄色褐不红耳。

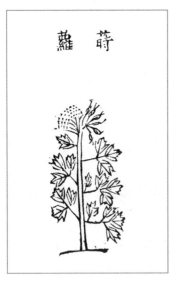

莳萝

苗

〔气味〕辛,温,无毒。

〔主治〕下气利膈(时珍)。

子

〔气味〕辛,温,无毒。

〔主治〕小儿气胀,霍乱呕逆,腹冷不下食,两肋痞满(藏器)。健脾,开胃气,温肠,杀鱼肉毒,补水脏,治肾气,壮筋骨(《日华》)。主膈气,消食,滋食味(李珣)。

〔附方〕新二。

闪挫腰痛 莳萝作末,酒服

二钱匕（《永类钤方》）。

牙齿疼痛 舶上莳萝、芸薹子、白芥子等分。研末。口中含水，随左右嗜鼻，神效（《圣惠方》）。

【附录】蜀胡烂（《拾遗》）〔藏器曰〕子：味辛，平，无毒。主冷气心腹胀满，补肾，除妇人血气，下痢，杀牙齿虫。生安南，似薇香子，可和食。**数低**（《拾遗》）〔藏器曰〕子：味甘，温，无毒。主冷风冷气，下宿食不消，胀满。生西番、北土，兼似薇香，胡人以作羹食之。**池德勒**（《拾遗》）〔藏器曰〕根：辛，温，无毒。破冷气，消食。生西国，草根也，胡人食之。**马思荅吉**〔时珍曰〕味苦，温，无毒。去邪恶气，温中利膈，顺气止痛，生津解渴，令人口香。元时饮膳用之，云极香料也，不知何状？故附之。

罗勒 宋《嘉祐》附

【释名】兰香（《嘉祐》）、**香菜**（《纲目》）、**翳子草**（《纲目》）。〔禹锡曰〕北人避石勒讳，呼罗勒为兰香。〔时珍曰〕按《邺中记》云：石虎讳言勒，改罗勒为香菜。今俗人呼为翳子草，以其子治翳也。

【集解】〔禹锡曰〕罗勒处处有之。有三种：一种似紫苏叶；一种叶大，二十步内即闻香；一种堪作生菜。冬月用干者。子可安入目中去翳，少顷湿胀，与物俱出也。〔时珍曰〕香菜，须三月枣叶

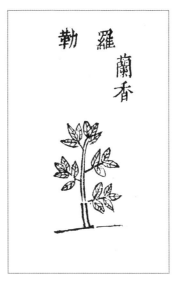

罗勒

生时种之乃生,否则不生。常以鱼腥水、米泔水、泥沟水浇之,则香而茂。不宜粪水。瞿仙《神隐书》言:园旁水侧宜广种之,饥年亦可济用。其子大如虿,褐色而不光,七月收之。○〔弘景曰〕术家取羊角、马蹄烧作灰,撒湿地遍踏之,即生罗勒。俗呼为西王母菜,食之益人。

【气味】辛,温,微毒。〔禹锡曰〕不可多食,壅关节,涩营卫,令人血脉不行,又动风,发脚气。

【主治】调中消食,去恶气,消水气,宜生食。疗齿根烂疮,为灰用之甚良。患呃呕者,取汁服半合,冬月用干者煮汁。其根烧灰,傅小儿黄烂疮(禹锡)。主辟飞尸、鬼疰、蛊毒(吴瑞)。

【发明】〔时珍曰〕按罗天益云:兰香味辛气温,能和血润燥,而掌禹锡言:多食涩营卫,血脉不行,何耶? 又东垣李氏治牙疼口臭,神功丸中用兰香,云无则以藿香代之,此但取其去恶气而已。故《饮膳正要》云:与诸菜同食,味辛香能辟腥气,皆此意也。

【附方】新二。

鼻疳赤烂兰香叶烧灰二钱,铜青五分,轻粉二字,为末,日傅三次(钱乙《小儿方》)。

反胃咳噎生姜四两捣烂,入兰香叶一两,椒末一钱,盐和面四两,裹作烧饼,煨熟,空心吃,不过两三度效。反胃,入甘蔗汁和之(《普济方》)。

子

〔主治〕目翳及尘物入目,以三五颗安目中,少顷当湿胀,与物俱出。又主风赤眵泪(《嘉祐》)。

〔发明〕〔时珍曰〕按《普济方》云:昔庐州知录彭大辨在

临安,暴得赤眼后生翳。一医用兰香子洗晒,每纳一粒入眦内,闭目少顷,连膜而出也。一方:为末点之。时珍常取子试之水中,亦胀大。盖此子得湿即胀,故能染惹眵泪浮膜尔。然目中不可着一尘,而此子可纳三五颗亦不妨碍,盖一异也。

〔附方〕新二。

目昏浮翳兰香子每用七个,睡时水煎服之,久久有效也(《海上名方》)。

走马牙疳小儿食肥甘,肾受虚热,口作臭息,次第齿黑,名曰崩砂;渐至龈烂,名曰溃槽;又或血出,名曰宣露;重则齿落,名曰腐根。用兰香子末、轻粉各一钱,密陀僧醋淬研末半两,和匀。每以少许傅齿及龈上,立效。内服甘露饮(《活幼口议》)。

白花菜《食物》

【释名】羊角菜(《《纲目》》)。

【集解】〔时珍曰〕白花菜三月种之。柔茎延蔓,一枝五叶,叶大如拇指。秋间开小白花,长蕊。结小角,长二三寸。其子黑色而细,状如初眠蚕沙,不光泽。菜气膻臭,惟宜盐菹食之。〔颖曰〕一种黄花者,名黄花菜,形状相同,但花黄也。

【气味】苦,辛,微毒。〔颖曰〕多食,动风气,滞脏腑,令人胃中闷满,伤脾。

【主治】下气(汪颖)。煎水洗痔,捣烂敷风湿痹痛,擂酒饮止疟(时珍)。

蔊菜音罕。○《纲目》

〔校正〕并入《草部》(《拾遗》)蔊菜。

【释名】蔊菜(音罩。《《拾遗》》)、辣米菜(《《纲目》》)。

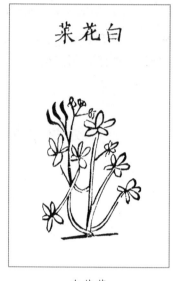

白花菜

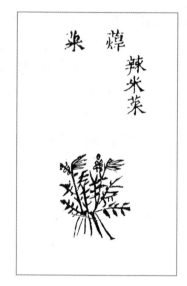

蒳菜

〔时珍曰〕蒳味辛辣,如火焊人,故名。亦作蒳。陈藏器《本草》有蓫菜,云辛菜也,南人食之。不著形状。今考《唐韵》《玉篇》并无蓫字,止有蒳字,云辛菜也。则蓫乃蒳字之讹尔。

【集解】〔时珍曰〕蒳菜生南地,田园间小草也。冬月布地丛生,长二三寸,柔梗细叶。三月开细花,黄色。结细角长一二分,角内有细子。野人连根、叶拔而食之,味极辛辣,呼为辣米菜。沙地生者尤伶仃。故洪舜俞《老圃赋》云:蒳有拂士之风。林洪《山家清供》云:朱文公饮后,辄以蒳茎供蔬品。盖旴江、建阳、严陵人皆喜食之也。

【气味】辛,温,无毒。〔李鹏飞曰〕蒳菜细切,以生蜜洗伴或略汋食之,爽口消食。多食,发痼疾,生热。

【主治】去冷气,腹内久寒,饮食不消,令人能食(藏器)。利胸膈,豁冷痰,心腹痛(时珍)。

草豉《拾遗》

〔校正〕自《草部》移入此。

【集解】〔藏器曰〕生巴西诸国。草似韭状，豉出花中，彼人食之。

【气味】辛，平，无毒。

【主治】恶气，调中，益五脏，开胃，令人能食（藏器）。

《本草纲目》第二十六卷终

第二十七卷　菜部

目录

生瓜菜《图经》

落葵《别录》（即藤菜）

蕺《别录》（即鱼腥草）

蕨《拾遗》

水蕨《纲目》

薇《拾遗》

翘摇《拾遗》（即小巢菜）

鹿藿《本经》（即野绿豆）

灰藋《嘉祐》

藜《纲目》

秦荻藜《唐本草》

醍醐菜《证类》　茅膏菜、鸡侯菜、孟娘菜、优殿附

芋《别录》　野芋附

土芋《拾遗》（即土卵）

薯蓣《本经》（即山药）

零余子《拾遗》

甘薯《纲目》

百合《本经》

山丹《日华》（即红花菜）

草石蚕《拾遗》（即甘露子）

竹笋《蜀本草》

酸笋《纲目》

　　右附方旧三十四，新一百一十。

第二十七卷　菜部

菜之二柔滑类四十一种

菠薐宋《嘉祐》

【释名】菠菜（《纲目》）、波斯草（《纲目》）、赤根菜（《《纲目》》）。〔慎微曰〕按《刘禹锡嘉话录》云：菠薐种出自西国。有僧将其子来，云本是颇陵国之种。语讹为波棱耳。〔时珍曰〕按《唐会要》云：太宗时尼波罗国献波棱菜，类红蓝，实如蒺藜，火熟之能益食味。即此也。方士隐名为波斯草云。

【集解】〔时珍曰〕波棱八月、九月种者，可备冬食；正月、二月种者，可备春蔬。其茎柔脆中空。其叶绿腻柔厚，直出一尖，旁出两尖，似鼓子花叶之状而长大。其根长数寸，大如桔梗而色赤，味更甘美。四月起薹尺许。有雄雌。就茎开碎红花，丛簇不显。雌者结实，有刺，状如蒺藜子。种时须研开，易浸胀。必过月朔乃生，亦一异也。

菜及根

【气味】甘，冷，滑，无毒。〔士良曰〕微毒。多食令人脚弱，发腰痛，动冷气。先患腹冷者，必破腹。不与鳝鱼同食，发霍乱。取汁炼霜，制砒、汞，伏雌黄、硫黄。

【主治】利五脏，通肠胃热，解酒毒。服丹石人食之佳（孟诜）。通血脉，开胸膈，下气调中，止渴润燥。根尤良（时珍）。

【发明】〔诜曰〕北人食肉、面,食之即平;南人食鱼、鳖、水米,食之即冷。故多食冷大小肠也。〔时珍曰〕按张从正《儒门事亲》云:凡人久病,大便涩滞不通,及痔漏之人,宜常食菠薐、葵菜之类,滑以养窍,自然通利。

【附方】新一。

消渴引饮日至一石者。菠薐根、鸡内金等分,为末。米饮服一钱,日三(《经验方》)。

蕹菜 蕹,去声。○宋《嘉祐》

【释名】〔时珍曰〕蕹与壅同。此菜惟以壅成,故谓之壅。

【集解】〔藏器曰〕蕹菜岭南种之。蔓生,开白花,堪茹。〔时珍曰〕蕹菜今金陵及江夏人多莳之。性宜湿地,畏霜雪。九月藏入土窖中,三四月取出,壅以粪土,即节节生芽,一本可成

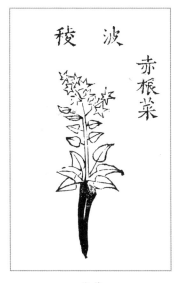

菠薐

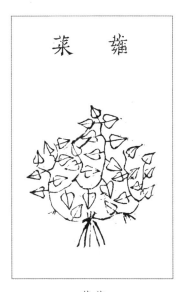

蕹菜

一畦也。干柔如蔓而中空,叶似菠薐及鬈头形。味短,须同猪肉煮,令肉色紫乃佳。段公路《北户录》言其叶如柳者,误矣。按嵇含《草木状》云:蕹菜叶如落葵而小。南人编苇为筏,作小孔,浮水上。种子于水中,则如萍根浮水面。及长成茎叶,皆出于苇筏孔中,随水上下,南方之奇蔬也。则此菜,水、陆皆可生之也。

【气味】甘,平,无毒。

【主治】解胡蔓草毒(即野葛毒),煮食之。亦生捣服(藏器)。捣汁和酒服,治产难(时珍。○出《唐瑶方》)。

【发明】〔藏器曰〕南人先食蕹菜,后食野葛,二物相伏,自然无苦。取汁滴野葛苗,当时萎死,相杀如此。张华《博物志》云:魏武帝啖野葛至一尺。应是先食此菜也。

菾菜菾,音甜。○《别录·中品》

〔校正〕并入《嘉祐》莙荙菜。

【释名】莙荙菜(〖《嘉祐》〗)。〔时珍曰〕菾菜,即莙荙也。菾与甜通,因其味也。莙荙之义未详。

【集解】〔弘景曰〕菾菜,即今以作鲊蒸者。〔恭曰〕菾菜叶似升麻苗,南人蒸炮食之,大香美。〔保昇曰〕苗高三四尺,茎若蓊蘸,有细棱,夏盛冬枯。其茎烧灰淋汁洗衣,白如玉色。〔士良曰〕叶似紫菊而大,花白。〔时珍曰〕菾菜正二月下种,宿根亦自生。其叶青白色,似白菾菜叶而短,茎亦相类,但差小耳。生、熟皆可食,微作土气。四月开细白花。结实状如茱萸棣而轻虚,土黄色,内有细子。根白色。

【气味】甘、苦,大寒,滑,无毒。〔禹锡曰〕平,微毒。冷气人不可多食,动气。先患腹冷人食之,必破腹。

【主治】时行壮热,解风热毒,捣汁饮之便瘥(《别

录》)。夏月以菜作粥食,解
热,止热毒痢。捣烂,傅灸
疮,止痛易瘥（苏恭）。捣汁
服,主冷热痢。又止血生
肌,及诸禽兽伤,傅之立愈
（藏器）。煎汤饮,开胃,通
心膈,宜妇人（大明）。补中
下气,理脾气,去头风,利
五脏（《嘉祐》）。

根

〔气味〕甘,平,无毒。

〔主治〕通经脉,下气,
开胸膈（《正要》）。

子

〔主治〕煮半生,捣汁服,治小儿热（孟诜）。醋浸
揩面,去粉滓,润泽有光（藏器）。

〔附方〕新一。

痔瘘下血莙荙子、芸薹子、荆芥子、芫荽子、莴苣子、蔓菁
子、萝卜子、葱子等分,以大鲫鱼一个去鳞、肠,装药在内,缝合,
入银、石器内,上下用火炼熟,放冷为末。每服二钱,米饮下,日
二服。

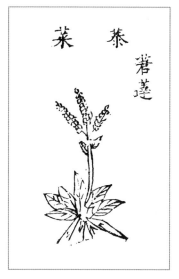

莙荙菜

东风菜 宋《开宝》

【释名】冬风（《纲目》）。〔志曰〕此菜先春而生,故有
东风之号。一作冬风,言得冬气也。

【集解】〔志曰〕东风菜生岭南平泽。茎高二三尺,叶似杏

叶而长,极厚软,上有细毛,煮食甚美。〔时珍曰〕按裴渊《广州记》云:东风菜,花、叶似落妊娠,茎紫。宜肥肉作羹食,香气似马兰,味如酪。

【气味】甘,寒,无毒。

【主治】风毒壅热,头痛目眩,肝热眼赤,堪入羹臛食(《开宝》)。

荠《别录·上品》

【释名】护生草(《纲目》)。〔时珍曰〕荠生济济,故谓之荠。释家取其茎作挑灯杖,可辟蚁、蛾,谓之护生草,云能护众生也。

【集解】〔普曰〕荠生野中。〔弘景曰〕荠类甚多,此是今人所食者。叶作菹、羹亦佳。《诗》云"谁谓荼苦,其甘如荠"是也。

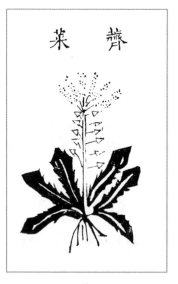

荠

〔时珍曰〕荠有大、小数种。小荠叶花茎扁,味美。其最细小者,名沙荠也。大荠科、叶皆大,而味不及。其茎硬有毛者,名菥蓂,味不甚佳。并以冬至后生苗,二三月起茎五六寸。开细白花,整整如一。结荚如小萍,而有三角。荚内细子,如葶苈子。其子名蒫(音嵯),四月收之。师旷云:岁欲甘,甘草先生,荠是也。菥蓂、葶苈皆是荠类。葶苈见《草部》隰草类。

【气味】甘,温,无毒。

【主治】利肝和中（《别录》）。利五脏。根：治目痛（大明）。明目益胃（时珍）。根、叶：烧灰，治赤白痢极效（甄权）。

【附方】旧一，新二。

暴赤眼痛胀碜涩。荠菜根杵汁滴之（《圣惠》）。

眼生翳膜荠菜和根、茎、叶洗净，焙干为细末。每夜卧时先洗眼，挑末米许，安两大眦头。涩痛忍之，久久膜自落也（《圣济总录》）。

肿满腹大四肢枯瘦，尿涩。用甜葶苈炒、荠菜根等分，为末，炼蜜丸弹子大。每服一丸，陈皮汤下。只二三丸，小便清；十余丸，腹如故（《三因》）。

荠实〔普曰〕五月五日采，阴干。〔士良曰〕亦名菥蓂子。四月八日收之，良。〔周王曰〕饥岁采子，水调成块，煮粥、作饼甚粘滑。

〔气味〕甘，平，无毒。〔权曰〕患气人食之，动冷疾。〔诜曰〕不与面同食，令人背闷。服丹石人不可食。

〔主治〕明目，目痛（《别录》）。青盲不见物，补五脏不足（甄权）。治腹胀（吴普）。去风毒邪气，治壅去翳，解热毒。久服，视物鲜明（士良）。

花

〔主治〕布席下，辟虫。又辟蚊、蛾（士良）。阴干研末，枣汤日服二钱，治久痢（大明）。

菥蓂音锡觅。○《本经·上品》

〔校正〕自《草部》移入此。

【释名】大荠（《别录》）、大蕺（《本经》）、马辛（《《本经》〕）。〔时珍曰〕诸名不可解。《吴普本草》又云：一名析目，一名荣目，一名马驹。

【集解】〔《别录》曰〕蒺藜生咸阳川泽及道旁。四月、五月采，暴干。〔弘景曰〕今处处有之。是大荠子也。方用甚希少。〔保升曰〕似荠叶而细，俗呼为老荠。〔恭曰〕《尔雅》云：蒺藜，大荠也。注云：似荠，俗呼为老荠。然其味甘而不辛也。〔藏器曰〕《本经》蒺藜一名大荠。苏氏引《尔雅》为注。案：大荠即葶苈，非蒺藜也。蒺藜大而扁，葶苈细而圆，二物殊别也。〔颂曰〕《尔雅》：葶苈谓之蕈（音典），子、叶皆似芥，一名狗荠。蒺藜即大荠。大抵二物皆荠类，故人多不能细分，乃尔致疑也。古今眼目方多用之。〔时珍曰〕荠与蒺藜一物也，但分大、小二种耳。小者为荠，大者为蒺藜，蒺藜有毛。故其子功用相同，而陈士良之《本草》，亦谓荠实一名蒺藜也。葶苈与蒺藜同类，但蒺藜味甘花白，葶苈味苦花黄为异耳。或言蒺藜即甜葶苈，亦通。

苗

〔气味〕甘，平，无毒。

〔主治〕和中益气，利肝明目（时珍）。

蒺藜子

〔气味〕辛，微温，无毒。〔恭曰〕甘而不辛。〔普曰〕神农、雷公：辛。李当之：小温。○〔之才曰〕得蔓荆实、细辛良。恶干姜、苦参。一云：苦参为之使。

〔主治〕明目，目痛泪出，除痹，补五脏，益精光。久服轻身不老（《本经》）。疗心腹腰痛（《别录》）。治肝家积聚，眼目赤肿（甄权）。

〔附方〕旧一，新一。

眼目热痛泪出不止。蒺藜子捣筛为末。卧时铜箸点少许入目,当有热泪及恶物出,甚佳。

眼中弩肉方同上,夜夜点之(崔元亮《海上方》)。

繁缕《别录·下品》

【释名】薂缕(《尔雅》)、蔜(音敖。〖《尔雅》〗)、蔜缕(郭璞)、滋草(《千金》)、鹅肠菜(〖《饮食须知》〗)。〔时珍曰〕此草茎蔓甚繁,中有一缕,故名。俗呼鹅儿肠菜,象形也。易于滋长,故曰滋草。《古乐府》云:为乐当及时,何能待来滋。滋乃草名,即此也。

【集解】〔《别录》曰〕繁缕五月五日日中采,干用。〔恭曰〕此即是鸡肠也。多生湿地坑渠之侧。流俗通谓鸡肠,雅士总名繁缕。〔诜曰〕繁缕即藤也。又恐白软草是。〔保昇曰〕叶青花白,采苗入药。〔颂曰〕即鸡肠也。南中多有之,生于田野间。近汙下湿地亦或有之。叶似荇菜而小。夏秋间生小白黄花。其茎梗作蔓,断之有丝缕。又细而中空,似鸡肠,因得此名。《本草》繁缕、鸡肠作两条,苏恭以为一物。谨案郭璞注《尔雅》云:薂缕一名鸡肠草,实一物也。今南北所生,或肥瘠不同,故人疑为二物。而葛洪《肘后方》治卒淋云:用鸡肠及繁缕。如此又似是二物。其用大概主血,故人宜食之。〔时珍曰〕繁缕即鹅肠,非鸡肠也。下湿地极多。正月生苗,叶大如指头。

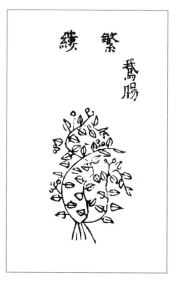

繁缕

细茎引蔓,断之中空,有一缕如丝。作蔬甘脆。三月以后渐老。开细瓣白花。结小实大如稗粒,中有细子如葶苈子。吴瑞《本草》谓黄花者为繁缕,白花者为鸡肠,亦不然。二物盖相似。但鹅肠味甘,茎空有缕,花白色;鸡肠味微苦,咀之涎滑,茎中无缕,色微紫,花亦紫色,以此为别。

【气味】酸,平,无毒。〔权曰〕苦。〔时珍曰〕甘,微咸。〔诜曰〕温。〔思邈曰〕黄帝云:合鳝鮓食,发消渴,令人多忘。

【主治】积年恶疮、痔不愈(《别录》)。破血,下乳汁,产妇宜食之。产后腹有块痛,以酒炒绞汁温服。又暴干为末,醋糊和丸,空腹服五十丸,取下恶血(藏器)。

【发明】〔弘景曰〕此菜五月五日采,暴干,烧作屑,疗杂疮有效。亦杂百草服之,不止此一种也。〔诜曰〕治恶疮有神效之功,捣汁涂之。作菜食,益人。须五月五日者乃验。〔又曰〕能去恶血。不可久食,恐血尽也。

【附方】旧一,新三。

食治乌髭繁缕为齑,久久食之,能乌髭发(《圣惠方》)。

小便卒淋繁缕草满两手,水煮,常常饮之(范汪《东阳方》)。

产妇有块作痛。繁缕方见上。

丈夫阴疮茎及头溃烂,痛不可忍,久不瘥者。以五月五日繁缕烧焦五分,入新出蚯蚓屎二分,入少水,和研作饼,贴之。干即易。禁酒、面、五辛及热食等物。甚效(扁鹊方)。

鸡肠草《别录·下品》

〔校正〕原在《草部》,《唐本》移入此。

【集解】〔弘景曰〕人家园庭亦有此草。小儿取捋汁以拌蜘蛛网,至粘,可掇蝉。〔恭曰〕此即繁缕也,剩出此条。〔时珍曰〕鸡肠生下湿地。二月生苗,叶似鹅肠而色微深。茎带紫,中不空,无缕。四月有小茎开五出小紫花。结小实,中有细子。其苗作蔬,不如鹅肠。故《别录》列繁缕于《菜部》,而列此于《草部》,以此故也。苏恭不识,疑为一物,误矣。生嚼涎滑,故可掇蝉。鹅肠生嚼无涎,亦自可辨。郑樵《通志》谓鸡肠似蓼而小,其味小辛,非繁缕者,得之。又石胡荽亦名鸡肠草,与此不同。

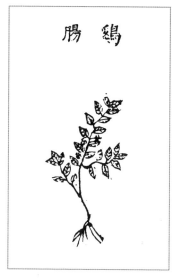

鸡肠草

【气味】微辛、苦,平,无毒。〔权曰〕苦。〔之才曰〕微寒。

【主治】毒肿,止小便利（《别录》）。疗蟨蝼溺疮（弘景）。主遗溺,洗手足伤水烂（甄权）。五月五日作灰和盐,疗一切疮及风丹遍身痒痛;亦可捣封,日五六易之。作菜食,益人,去脂膏毒气。又烧傅痔瘘。取汁和蜜服,疗小儿赤白痢,甚良（孟诜）。研末或烧灰,揩齿,去宣露（苏颂）。

【附方】旧二,新七。

止小便利鸡肠草一斤,于豆豉汁中煮,和米作羹及粥,频食之（《食医心镜》）。

小儿下痢赤白。鸡肠草捣汁一合,和蜜服,甚良（孟诜

《食疗》）。

气淋胀痛鸡肠草三两，石韦去毛一两。每用三钱，水一盏，煎服（《圣济总录》）。

风热牙痛浮肿发歇，元脏气虚，小儿疳蚀。鸡肠草、旱莲草、细辛等分，为末。每日擦三次。名祛痛散（《普济方》）。

发背欲死鸡肠草捣傅之（《肘后方》）。

反花恶疮鸡肠草研汁拂之。或为末，猪脂调搽，极效（《医林正宗》）。

一切头疮鸡肠草烧灰，和盐傅之（孟诜《食疗》）。

漆疮瘙痒鸡肠草捣涂之（《肘后方》）。

射工中人成疮者。以鸡肠草捣涂之，经日即愈（《卢氏方》）。

苜蓿《别录·上品》

【释名】木粟（《纲目》）、光风草（《纲目》）。〔时珍曰〕苜蓿，郭璞作牧宿。谓其宿根自生，可饲牧牛马也。又罗愿《尔雅翼》作木粟，言其米可炊饭也。葛洪《西京杂记》云：乐游苑多苜蓿。风在其间，常萧萧然。日照其花有光采。故名怀风，又名光风。茂陵人谓之连枝草。《金光明经》谓之塞鼻力迦。

【集解】〔弘景曰〕长安中乃有苜蓿园。北人甚重之。江南不甚食之，以无味故也。外国复有苜蓿草，以疗目，非此类也。〔诜曰〕彼处人采其根作土黄芪也。〔宗奭曰〕陕西甚多，用饲牛马，嫩时人兼食之。有宿根，刈讫复生。〔时珍曰〕《杂记》言：苜蓿原出大宛，汉使张骞带归中国。然今处处田野有之（陕、陇人亦有种者），年年自生。刈苗作蔬，一年可三刈。二月生苗，一科数十茎，茎颇似灰藋。一枝三叶，叶似决明叶，而小如指顶，绿色碧艳。入夏及秋，开细黄花。结小荚圆扁，旋转有刺，数荚累累，老则黑色。内有米如穄米,可为饭,亦可酿酒。罗愿以此为鹤顶草,误矣。鹤顶,乃红心灰藋也。

【气味】苦,平,涩,无毒。〔宗奭曰〕微甘、淡。〔诜曰〕凉。少食好。多食令冷气入筋中,即瘦人。〔李鹏飞曰〕同蜜食,令人下利。

【主治】安中利人,可久食(《别录》)。利五脏,轻身健人,洗去脾胃间邪热气,通小肠诸恶热毒,煮和酱食,亦可作羹(孟诜)。利大小肠(宗奭)。干食益人(苏颂)。

根

〔气味〕寒,无毒。

〔主治〕热病烦满,目黄赤,小便黄,酒疸,捣取汁服一升,令人吐利即愈(苏恭)。捣汁煎饮,治沙石淋痛(时珍)。

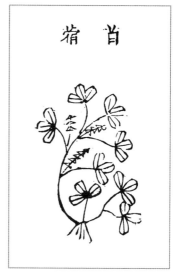

苜蓿

苋《本经·上品》

【释名】〔时珍曰〕按陆佃《埤雅》云:苋之茎叶,皆高大而易见,故其字从见,指事也。

【集解】〔《别录》曰〕苋实一名莫实,细苋亦同。生淮阳川泽及田中。叶如蓝。十一月采。〔李当之曰〕苋实即苋菜也。〔弘景曰〕苋实当是白苋。所以云细苋亦同,叶如蓝也。细苋即是糠

苋,食之乃胜,而并冷利。被霜乃熟,故云十一月采。又有赤苋,
茎纯紫,不堪食。马苋别一种,布地生,实至微细,俗呼马齿苋,
恐非苋实也。〔恭曰〕赤苋,一名蒉(音匮)。《经》言苋实一名莫
实,疑莫字误矣。〔保昇曰〕苋凡六种:赤苋、白苋、人苋、紫苋、
五色苋、马苋也。惟人、白二苋,实可入药用。赤苋味辛,别有功
用。〔颂曰〕人苋、白苋俱大寒,亦谓之糠苋,又谓之胡苋,或谓
之细苋,其实一也。但大者为白苋,小者为人苋耳。其子霜后方
熟,细而色黑。紫苋茎叶通紫,吴人用染爪者,诸苋中惟此无毒,
不寒。赤苋亦谓之花苋,茎叶深赤,根茎亦可糟藏,食之甚美,味
辛。五色苋今亦稀有。细苋俗谓之野苋,猪好食之,又名猪苋。
〔时珍曰〕苋并三月撒种。六月以后不堪食。老则抽茎如人长,
开细花成穗。穗中细子,扁而光黑,与青葙子、鸡冠子无别,九月
收之。细苋即野苋也,北人呼为糠苋,柔茎细叶,生即结子,味比

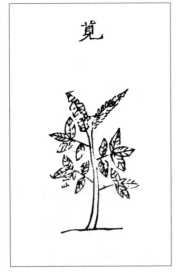

苋

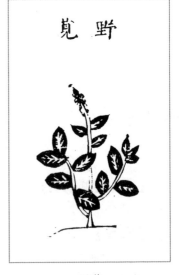

野苋

家苋更胜。俗呼青葙苗为鸡冠苋,亦可食。见《草部》。

菜

〔气味〕甘,冷利,无毒。〔恭曰〕赤苋:辛,寒。〔鼎曰〕苋动气,令人烦闷,冷中损腹。不可与鳖同食,生鳖癥。又取鳖肉如豆大,以苋菜封裹置土坑内,以土盖之,一宿尽变成小鳖也。〔机曰〕此说屡试不验。

〔主治〕白苋:补气除热,通九窍（孟诜）。赤苋:主赤痢,射工、沙虱（苏恭）。紫苋:杀虫毒,治气痢（藏器）。六苋:并利大小肠,治初痢,滑胎（时珍）。

〔发明〕〔弘景曰〕人苋、细苋并冷利。赤苋疗赤下而不堪食。方用苋菜甚稀,断谷方中时用之。〔颂曰〕赤苋微寒,故主血痢;紫苋不寒,比诸苋无毒,故主气痢。〔诜曰〕五月五日收苋菜,和马齿苋为细末,等分,与妊娠人常服,令易产也。〔震亨曰〕红苋入血分善走,故与马苋同服,能下胎。或煮食之,令人易产。

〔附方〕旧三,新四。

产后下痢赤白者。用紫苋菜一握切煮汁,入粳米三合,煮粥,食之立瘥也（《寿亲养老书》）。

小儿紧唇赤苋捣汁洗之,良（《圣惠》）。

漆疮搔痒苋菜煎汤洗之。

蜈蚣螫伤取灰苋叶擦之即止（谈野翁方）。

蜂虿螫伤野苋挼擦之。

诸蛇螫人紫苋捣汁饮一升,以滓涂之（《集验方》）。

射工中人状如伤寒,寒热,发疮偏在一处,有异于常者。取赤苋合茎、叶捣汁饮一升,日再服之（《集验方》）。

苋实

〔气味〕甘,寒,无毒。

〔主治〕青盲,明目除邪,利大小便,去寒热。久服益气力,不饥轻身(《本经》)。治白翳,杀蛔虫(《别录》)。益精(大明)。肝风客热,翳目黑花(时珍)。

〔发明〕〔时珍曰〕苋实与青葙子同类异种,故其治目之功亦仿佛也。

〔附方〕新一。

利大小便苋实为末半两,分二服,新汲水下(《圣惠》)。

根

〔主治〕阴下冷痛,入腹则肿满杀人,捣烂傅之(时珍)。

〔附方〕新一。

牙痛苋根晒干,烧存性为末,揩之。再以红灯笼草根煎汤漱之(《孙氏集效方》)。

马齿苋《蜀本草》

【释名】马苋(《别录》)、五行草(《图经》)、五方草(《纲目》)、长命菜(同上)、九头狮子草(同上)。〔时珍曰〕其叶比并如马齿,而性滑利似苋,故名。俗呼大叶者为独耳草,小叶者为鼠齿苋,又名九头狮子草。其性耐久难燥,故有长命之称。《宝藏论》及《八草灵变篇》并名马齿龙芽,又名五方草,亦五行之义。〔颂曰〕马齿苋虽名苋类,而苗、叶与苋都不相似。一名五行草,以其叶青、梗赤、花黄、根白、子黑也。〔藏器曰〕《别录》以马齿与苋同类。二物既殊,今从别品。

【集解】〔弘景曰〕马苋与苋别是一种,布地生,实至微细,俗呼马齿苋,亦可食,小酸。〔保昇曰〕此有二种:叶大者不堪用;叶小者节叶间有水银,每十斤有八两至十两已来。然至难燥,当以槐木捶碎,向日东作架晒之,三两日即干如隔年矣。入药须去茎,其茎无效。〔敩曰〕凡使勿用大叶者,不是马齿苋,亦无水银。〔时珍曰〕马齿苋,处处园野生之。柔茎布地,细叶对生。六七月开细花,结小尖实,实中细子如葶苈子状。人多采苗煮晒为蔬。方士采取,伏砒结汞,煮丹砂,伏硫黄,死雄制雌,别有法度。一种水马齿,生水中,形状相类,亦可汋食。见王西楼《野菜谱》。

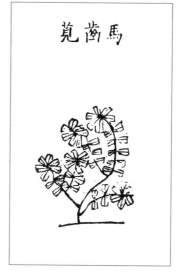

马齿苋

菜

〔气味〕酸,寒,无毒。〔恭曰〕辛,温。〔宗奭曰〕人多食之,然性寒滑。

〔主治〕诸肿瘘疣目,捣揩之。破痃癖,止消渴(藏器)。能肥肠,令人不思食。治女人赤白下(苏颂)。饮汁,治反胃诸淋,金疮流血,破血癖癥瘕,小儿尤良。用汁治紧唇面疱,解马汗、射工毒,涂之瘥(苏恭)。治白尸脚阴肿(保昇)。作膏,涂湿癣、白秃、杖疮。又主三十六种风。煮粥,止痢及疳痢,治腹痛(孟诜)。服之长年不白。治痈疮,杀诸虫。生捣汁服,当利下恶物,去白虫。和梳垢,封丁肿。又烧灰和陈醋滓,先灸后封之,即根出(《开宝》)。散血消肿,利肠滑胎,解毒通淋,治产后虚汗(时珍)。

〔发明〕〔时珍曰〕马齿苋所主诸病,皆只取其散血消肿之功也。〔颂曰〕多年恶疮，百方不瘥，或痛焮不已者。并捣烂马齿傅上，不过三两遍。此方出于武元衡相国。武在西川，自苦胫疮焮痒不可堪，百医无效。及到京，有厅吏上此方，用之便瘥也。李绛记其事于《兵部手集》。

〔附方〕旧十五，新二十三。

三十六风结疮。马齿苋一石。水二石，煮取汁，入蜜蜡三两，重煎成膏，涂之（《食疗》）。

诸气不调马齿苋煮粥，食之（《食医心镜》）。

禳解疫气六月六日，采马齿苋晒干。元旦煮熟，同盐、醋食之，可解疫疠气（唐瑶《经验方》）。

筋骨疼痛不拘风湿气、杨梅疮及女人月家病，先用此药止疼，然后调理。干马齿苋一斤（湿马齿苋二斤），五加皮半斤，苍术四两，舂碎，以水煎汤洗澡。急用葱、姜擂烂，冲热汤三碗，服之。暖处取汗，立时痛止也（《海上名方》）。

脚气浮肿心腹胀满，小便涩少。马齿草和少粳米，酱汁煮食之（《食医心镜》）。

男女疟疾马齿苋捣，扎手寸口，男左女右。

产后虚汗马齿苋研汁三合服。如无，以干者煮汁（《妇人良方》）。

产后血痢小便不通，脐腹痛。生马齿苋菜杵汁三合，煎沸入蜜一合，和服（《产宝》）。

小儿血痢方同上（《心镜》）。

肛门肿痛马齿苋叶、三叶酸草等分，煎汤熏洗，一日二次，有效（《濒湖方》）。

痔疮初起马齿苋不拘鲜干，煮熟急食之。以汤熏洗。一月内外，其孔闭，即愈矣（杨氏《经验方》）。

赤白带下 不问老、稚、孕妇悉可服。取马齿苋捣绞汁三大合，和鸡子白二枚。先温令热，乃下苋汁，微温顿饮之。不过再作即愈（崔云亮《海上方》）。

小便热淋 马齿苋汁服之（《圣惠方》）。

阴肿痛极 马齿苋捣傅之，良（《永类钤方》）。

中蛊欲死 马齿苋捣汁一升饮，并傅之。日四五次（《寿域》）。

腹中白虫 马齿苋水煮一碗，和盐、醋空腹食之。少顷白虫尽出也（孟诜《食疗》）。

紧唇面疱 马齿苋煎汤日洗之（《圣惠方》）。

目中瘜肉 淫肤、赤白膜。马齿苋一大握洗净，和芒硝末少许，绵裹安上。频易之（《龙木论》）。

风齿肿痛 马齿苋一把，嚼汁渍之。即日肿消（《本事方》）。

漏耳诸疮 治耳内外恶疮，及头疮、肥疮、瘑疮。黄马散：用黄檗半两，干马齿苋一两，为末。傅之（《圣惠》）。

项上瘰疬 《外台》：用马苋阴干烧研，腊猪脂和，以暖泔洗拭，傅之。〇《简便》：治瘰疬未破。马齿苋同靛花捣掺，日三次。

腋下胡臭 马齿苋杵，以蜜和作团，纸裹泥固半寸厚，日干，烧过研末。每以少许和蜜作饼，先以生布揩之，以药夹胁下，令极痛，久忍，然后以手巾勒两臂。日用一次，以瘥为度（《千金方》）。

小儿火丹 热如火，绕脐即损人。马苋捣涂，日二（《广利方》）。

小儿脐疮 久不瘥者。马齿菜烧研傅之（《千金》）。

豌豆癍疮 马齿苋烧研傅之，须臾根逐药出。不出更傅（《肘后》）。

丁疮肿毒 马齿菜二分，石灰三分，为末，鸡子白和，傅之。

反花恶疮 马齿苋一斤烧研，猪脂和傅（《圣惠》）。

蚛脚臁疮 干马齿苋研末，蜜调傅上。一宿其虫自出，神效（《海上方》）。

足趾甲疽 肿烂者。屋上马齿苋、昆仑青木香、印成盐，等分和匀，烧存性，入光明朱砂少许，傅之（《外台秘要》）。

疮久不瘥 积年者。马齿苋捣烂封之。取汁煎稠傅亦可（《千金》）。

马咬人疮 毒入心者。马齿苋煮，并汤食之（《圣惠》）。

射工溪毒 马齿苋捣汁一升服，以滓傅之，日四五次良（崔元亮《海上方》）。

毛虫螫人 赤痛不止。马齿苋捣熟封之，妙（《灵苑方》）。

蜂虿螫人 方同上（张文仲方）。

蜈蚣咬伤 马苋汁涂之（《肘后》）。

小儿白秃 马齿苋煎膏涂之。或烧灰，猪脂和涂（《圣惠方》）。

身面瘢痕 马齿苋汤日洗二次（《圣惠方》）。

杂物眯目 不出。用东墙上马齿苋烧灰研细，点少许于眦头，即出也（《圣惠方》）。

子

〔主治〕明目，《仙经》用之（《开宝》）。延年益寿（孟诜）。青盲白翳，除邪气，利大小肠，去寒热。以一升捣末，每以一匙用葱、豉煮粥食。或著米糁、五味作羹食（《心镜》）。

〔附方〕新一。

目中出泪 或出脓。用马齿苋子、人苋子各半两为末，绵裹铜器中蒸熟，熨大眦头脓水出处。每熨以五十度为率，久久自绝（《圣惠》）。

苦菜《本经·上品》

〔校正〕并入《嘉祐》苦苣、苦荬。

【释名】荼草（音途。《本经》）、苦苣（《嘉祐》）、苦荬（《纲目》）、游冬（《别录》）、褊苣（《日用》）、老鹳菜（《救荒》）、天香菜（《《纲目》》）。〔时珍曰〕苦荼以味名也。经历冬春，故曰游冬。许氏《说文》苣作蘆。吴人呼为苦荬，其义未详。《嘉祐本草》言岭南、吴人植苣供馔名苦苣，而又重出苦苣及苦荬条。今并并之。

【集解】〔《别录》曰〕苦菜生益州川谷、山陵、道旁。凌冬不死。三月三日采，阴干。〔《桐君药录》曰〕苦菜三月生，扶疏。六月花从叶出，茎直花黄。八月实黑，实落根复生，冬不枯。〔恭曰〕《尔雅》云：荼，苦菜也。《易通卦验玄图》云：苦菜生于寒秋，经冬历春，得夏乃成。一名游冬。叶似苦苣而细，断之有白汁，花黄似菊，所在有之。其说与桐君略同。苦蘵俗亦名苦菜，非此荼也。〔保昇曰〕春花夏实，至秋复生花而不实，经冬不凋。〔宗奭曰〕此《月令》四月小满节后苦菜秀者是也。四方皆有，在北道者则冬方凋，生南方者冬夏常青。叶如苦苣而狭，绿色差淡。折之白乳汁出，味苦。花似野菊，春夏秋皆旋开。〔时珍曰〕苦菜即苦荬也，家栽者呼为苦苣，实一物也。春初

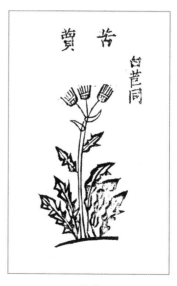

苦菜

生苗,有赤茎、白茎二种。其茎中空而脆,折之有白汁。胼叶似花萝卜菜叶而色绿带碧,上叶抱茎,梢叶似鹤嘴,每叶分叉,撺挺如穿叶状。开黄花,如初绽野菊。一花结子一丛,如同蒿子及鹤虱子,花罢则收敛,子上有白毛茸茸,随风飘扬,落处即生。〔士良曰〕蚕蛾出时不可折取,令蛾子青烂。蚕妇亦忌食之。然野苣若五六回拗后,味反甘滑,胜于家苦荬也。

【正误】〔弘景曰〕苦菜疑即茗也。茗一名荼,凌冬不凋,作饮能令人不眠。〔恭曰〕《诗》云"谁谓荼苦",即苦菜异名也。陶氏谓荼为茗,茗乃木类。按《尔雅·释草》云:荼,苦菜也。音途。《释木》云:槚,苦荼也。音迟遐切。二物全别,不得比例,陶说误矣。

菜

〔气味〕苦,寒,无毒。〔张机曰〕野苣不可共蜜食,令人作内痔。〔时珍曰〕脾胃虚寒人,不可食。

〔主治〕五脏邪气,厌(延叶反,伏也)谷胃痹。久服安心益气,聪察少卧,轻身耐老(《本经》)。肠澼渴热,中疾恶疮。久服耐饥寒,高气不老(《别录》)。调十二经脉,霍乱后胃气烦逆。久服强力,虽冷甚益人(《嘉祐》)。捣汁饮,除面目及舌下黄。其白汁,涂丁肿,拔根。滴痈上,立溃(藏器)。点瘊子,自落(《衍义》)。傅蛇咬(大明)。明目,主诸痢(汪机)。血淋痔瘘(时珍)。

〔发明〕〔宗奭曰〕苦苣捣汁傅丁疮,殊验。青苗阴干,以备冬月为末,水调傅之。〔时珍曰〕案《洞天保生录》云:夏三月宜食苦荬,能益心和血通气也。又陆文量《菽园杂记》云:凡病痔者,宜用苦苣菜,或鲜或干,煮至熟烂,连汤置器中,横安一板坐之,先熏后洗,冷即止。日洗数次,屡用有效。

〔附方〕新六。

血淋尿血苦荬菜一把,酒、水各半,煎服(《资生经》)。

血脉不调苦荬菜晒干,为末。每服二钱,温酒下(《卫生易简方》)。

喉痹肿痛野苦荬捣汁半盏,灯心以汤浸,捻汁半盏,和匀服(《普济方》)。

对口恶疮野苦荬擂汁一钟,入姜汁一匙,和酒服,以渣傅,一二次即愈(唐瑶《经验方》)。

中沙虱毒沙虱在水中,人澡浴则着人身,钻入皮里。初得皮上正赤,如小豆、黍、粟,摩之痛如刺,三日后寒热发疮毒,若入骨杀人,岭南多此。即以茅叶刮去,以苦菜汁涂之,佳(《肘后方》)。

壶蜂叮螫苦荬汁涂之,良(《摘玄方》)。

根

〔主治〕赤白痢及骨蒸,并煮服之(《嘉祐》)。治血淋,利小便(时珍)。

花、子

〔气味〕甘,平,无毒。

〔主治〕去中热,安心神(宗奭)。黄疸疾,连花、子研细二钱,水煎服,日二次,良(汪颖)。

白苣宋《嘉祐》

【释名】石苣(《纲目》)、生菜(《纲目》)。〔时珍曰〕白苣、苦苣、莴苣俱不可煮烹,皆宜生揉去汁,盐、醋拌食,通可曰生菜,而白苣稍美,故独得专称也。王氏《农书》谓之石苣。陆玑《诗疏》云:"青州谓之苣。"可生食,亦可蒸为茹。

【集解】〔藏器曰〕白苣似莴苣，叶有白毛。〔时珍曰〕处处有之。似莴苣而叶色白，折之有白汁。正二月下种。四月开黄花如苦荬，结子亦同。八月、十月可再种。故谚云：生菜不离园。按《事类合璧》云：苣有数种：色白者为白苣，色紫者为紫苣，味苦者为苦苣。

菜

【气味】苦，寒，无毒。〔炳曰〕平。患冷气人食之即腹冷，亦不至苦损人。产后不可食，令人寒中，小肠痛。〔思邈曰〕不可共酪食，生虫䘌。

【主治】补筋骨，利五脏，开胸膈拥气，通经脉，止脾气，令人齿白，聪明少睡，可煮食之（孟诜）。解热毒、酒毒，止消渴，利大小肠（甯源）。

【附方】旧一。

鱼脐疮 其头白似肿，痛不可忍。先以针刺破头及四畔，以白苣取汁滴孔中，良（《外台秘要》）。

莴苣《食疗》

【释名】莴菜（《《墨客挥犀》》）、千金菜（《《清异录》》）。〔时珍曰〕按彭乘《墨客挥犀》云：莴菜自呙国来，故名。

【集解】〔藏器曰〕莴苣有白者、紫者。紫者入烧炼药用。〔时珍曰〕莴苣正二月下种，最宜肥地。叶似白苣而尖，色稍青，折之有白汁粘手。四月抽薹，高三四尺。剥皮生食，味如胡瓜。糟食亦良。江东人盐晒压实，以备方物，谓之莴笋也。花、子并与白苣同。

菜

〔气味〕苦，冷，微毒。〔李鹏飞曰〕久食昏人目。患冷人不宜食。〔时珍曰〕按彭乘云：莴苣有毒，百虫不敢近。蛇虺触之，则目瞑不见物。人中其毒，以姜汁解之。○〔藏器曰〕紫莴苣有毒，入烧炼药用。〔《丹房镜源》曰〕莴苣用硫黄种，结砂子，制朱砂。又曰：紫色莴苣和土作器，火煅如铜也。

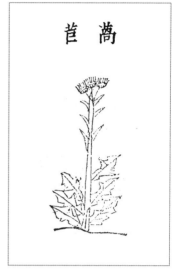

莴苣

〔主治〕利五脏，通经脉，开胸膈，功同白苣（藏器）。利气，坚筋骨，去口气，白齿牙，明眼目（甯源）。通乳汁，利小便，杀虫、蛇毒（时珍）。

〔附方〕旧一，新五。

乳汁不通莴苣菜煎酒服（《海上方》）。

小便不通莴苣菜捣傅脐上即通（《卫生易简方》）。

小便尿血同上方，甚效（杨氏方）。

沙虱水毒莴苣菜捣汁涂之，良（《肘后方》）。

蚰蜒入耳莴苣叶干者一分，雄黄一分，为末，糊丸枣核大。蘸生油塞耳中，引出（《圣惠方》）。

百虫入耳莴苣捣汁滴入，自出也（《圣济总录》）。

子入药炒用。

〔主治〕下乳汁，通小便，治阴肿、痔漏下血、伤损作痛（时珍）。

〔附方〕旧一，新五。

乳汁不行莴苣子三十枚,研细酒服。○又方:莴苣子一合,生甘草三钱,糯米、粳米各半合,煮粥频食之。

小便不通莴苣子捣饼,贴脐中,即通(《海上仙方》)。

肾黄如金莴苣子一合细研。水一盏,煎五分服(《外台秘要》)。

阴囊癀肿莴苣子一合捣末,水一盏,煎五沸,温服。

闪损腰痛趁痛丸:用白莴苣子炒三两,白粟米炒一撮,乳香、没药、乌梅肉各半两,为末,炼蜜丸弹子大。每嚼一丸,热酒下(《玉机微义》)。

髭发不生疖疮疤上不生髭发。先以竹刀刮损,以莴苣子拗猢狲姜末,频频擦之(《摘玄方》)。

水苦荬宋《图经》

〔校正〕自外类移入此。

【释名】谢婆菜(《图经》)、半边山(《《图经》》)。

【集解】〔颂曰〕水苦荬生宜州溪涧侧。叶似苦荬,厚而光泽。其根似白术而软。二、八、九月采其根食之。

根

【气味】微苦、辛,寒,无毒。

【主治】风热上壅,咽喉肿痛,及项上风疬,以酒磨服(苏颂)。

翻白草《救荒》

【释名】鸡腿根(《救荒》)、天藕(《野菜谱》)。〔时珍曰〕翻白以叶之形名,鸡腿、天藕以根之味名也。楚人谓之湖鸡腿,淮人谓之天藕。

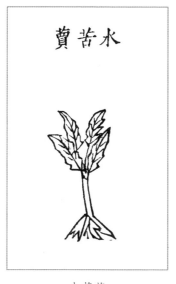

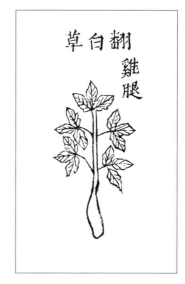

水苦荬　　　　　　　翻白草

【集解】〔周定王曰〕翻白草高七八寸。叶硬而厚,有锯齿,背白,似地榆而细长。开黄花。根如指大,长三寸许,皮赤肉白,两头尖峭。生食、煮熟皆宜。〔时珍曰〕鸡腿儿生近泽田地,高不盈尺。春生弱茎,一茎三叶,尖长而厚,有皱纹锯齿,面青背白。四月开小黄花。结子如胡荽子,中有细子。其根状如小白术头,剥去赤皮,其内白色如鸡肉,食之有粉。小儿生食之,荒年人掘以和饭食。

根

【气味】甘、微苦,平,无毒。

【主治】吐血下血崩中,疟疾痈疮(时珍)。

【附方】新七。

崩中下血用湖鸡腿根一两捣碎,酒二盏,煎一盏服(《濒湖集简方》)。

吐血不止翻白草,每用五七科咬咀,水二钟,煎一钟,空心服。

疟疾寒热翻白草根五七个,煎酒服之。

无名肿毒方同上。

疔毒初起不拘已成未成。用翻白草十科,酒煎服,出汗即愈。

浑身疥癫端午日午时采翻白草,每用一握,煎水洗之。

臁疮溃烂端午日午时采翻白草,洗收。每用一握,煎汤盆盛,围住熏洗,极效(刘松石《保寿堂方》)。

仙人杖草(《拾遗》)

〔校正〕自《木部》移入此。

【集解】〔藏器曰〕仙人杖生剑南平泽。叶似苦苣,丛生。陈子昂《观玉篇·序》云:予从补阙乔公北征,夏四月次于张掖。河洲草木无他异者,惟有仙人杖往往丛生。予家世代服食者,昔常饵之。因为乔公言其功,同族王仲烈甘心食之。人或谓乔公曰此白棘也。公乃讥予。因作《观玉篇》焉。〔颂曰〕仙人杖有三物同名:一种是菜类,一种是枯死竹笋之色黑者,枸杞一名仙人杖是也。此仙人杖乃作菜茹者,白棘木类,何因相似?或曰:乔公所谓白棘乃枸棘,是枸杞之有针者。《本经》枸棘无白棘之名,又其味苦,此菜味甘。乃知草木之类,多而难识,使人惑疑似之言,以真为伪,宜乎子昂论著之详也。〔时珍曰〕别有仙人草,生阶除间,高二三寸。又有仙人掌草,生于石壁上。皆与此名同物异,不可不审。并见石草类。

【气味】甘,小温,无毒。

【主治】作茹食,去痰癖,除风冷(大明)。久服长生,坚筋骨,令人不老(藏器)。

蒲公英《唐本草》

〔校正〕自《草部》移入此。

【释名】耩耨草（音构擩。《唐本》）、金簪草（《纲目》）、黄花地丁（《纲目》）。〔时珍曰〕名义未详。孙思邈《千金方》作凫公英，苏颂《图经》作仆公罂，《庚辛玉册》作鹁鸪英。俗呼蒲公丁，又呼黄花地丁。淮人谓之白鼓钉，蜀人谓之耳瘢草，关中谓之狗乳草。按《土宿本草》云：金簪草一名地丁，花如金簪头，独脚如丁，故以名之。

【集解】〔保昇曰〕蒲公英草生平泽田园中。茎、叶似苦苣，断之有白汁。堪生啖。花如单菊而大。四月、五月采之。〔颂曰〕处处有之。春初生苗，叶如苦苣，有细刺。中心抽一茎，茎端出一花，色黄如金钱。俗讹为仆公罂是也。〔宗奭曰〕即今地丁也。四时常有花，花罢飞絮，絮中有子，落处即生。所以庭院间皆有者，因风而来。〔时珍曰〕地丁江之南北颇多，他处亦有之，岭南绝无。小科布地，四散而生，茎、叶、花、絮并似苦苣，但小耳。嫩苗可食，《庚辛玉册》云：地丁叶似小莴苣，花似大旋葍，一茎耸上三四寸，断之有白汁。二月采花，三月采根。可制汞，伏三黄。有紫花者，名大丁草，出太行、王屋诸山。陈州亦有，名烧金草。能煅朱砂。一种相类而无花者，名

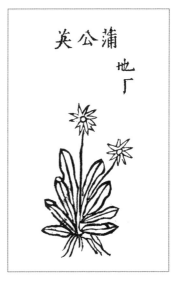

蒲公英

地胆草,亦可伏三黄、砒霜。

苗

【气味】甘,平,无毒。

【主治】妇人乳痈肿,水煮汁饮及封之,立消(恭)。解食毒,散滞气,化热毒,消恶肿、结核、丁肿(震亨)。掺牙,乌须发,壮筋骨(时珍)。白汁:涂恶刺、狐尿刺疮,即愈(颂)。

【发明】〔杲曰〕蒲公英苦寒,足少阴肾经君药也,本经必用之。〔震亨曰〕此草属土,开黄花,味甘。解食毒,散滞气,可入阳明、太阴经。化热毒,消肿核,有奇功。同忍冬藤煎汤。入少酒佐服,治乳痈,服罢欲睡,是其功也。睡觉微汗,病即安矣。〔颂曰〕治恶刺方,出孙思邈《千金方》。其《序》云:邈以贞观五年七月十五日夜,以左手中指背触着庭木,至晓遂患痛不可忍。经十日,痛日深,疮日高大,色如熟小豆色。常闻长者论有此方,遂用治之。手下则愈,痛亦除,疮亦即瘥,未十日而平复如故。杨炎《南行方》亦著其效云。〔时珍曰〕萨谦斋《瑞竹堂方》,有擦牙乌须发还少丹,甚言此草之功,盖取其能通肾也。故东垣李氏言其为少阴本经必用之药,而著本草者不知此义。

【附方】新五。

还少丹昔日越王曾遇异人得此方,极能固齿牙,壮筋骨,生肾水。凡年未及八十者,服之须发返黑,齿落更生。年少服之,至老不衰。得遇此者,宿有仙缘,当珍重之,不可轻泄。用蒲公英一斤,一名耩耨草,又名蒲公罂,生平泽中,三四月甚有之,秋后亦有放花者,连根带叶取一斤洗净,勿令见天日,晾干,入斗子。解盐一两,香附子五钱,二味为细末,入蒲公草内淹一宿,分为二十团,用皮纸三四层裹扎定,用六一泥(即蚯蚓粪)如法固济,入灶内焙干,乃以武火煅通红为度,冷定取出,去泥为末。早晚擦牙漱之,吐、咽任便,久久方效(《瑞竹堂方》)。

乳痈红肿蒲公英一两,忍冬藤二两。捣烂,水二钟,煎一钟,食前服。睡觉病即去矣(《积德堂方》)。

疳疮疔毒蒲公英捣烂覆之,即黄花地丁也。别更捣汁,和酒煎服,取汗(唐氏方)。

多年恶疮蒲公英捣烂贴(《救急方》)。

蛇螫肿痛方同上。

黄瓜菜《食物》

【释名】黄花菜(《《纲目》》)。〔时珍曰〕其花黄,其气如瓜,故名。

【集解】〔颖曰〕黄瓜菜野生田泽。形似油菜,但味少苦。取为羹茹,甚香美。〔时珍曰〕此菜二月生苗,田野遍有,小科如荠。三、四、五月开黄花,花与茎、叶并同地丁,但差小耳。一科数花,结细子,不似地丁之花成絮也。野人茹之,亦采以饲鹅儿。

【气味】甘、微苦,微寒,无毒。

【主治】通结气,利肠胃(汪颖)。

生瓜菜宋《图经》

【释名】其味作生瓜气,故以为名。

【集解】〔颂曰〕生瓜菜生资州平田阴畦间。春生苗,长三四寸,作丛生。叶青而圆,似白苋菜。夏开紫白花,结细实,黑色。

【气味】甘,微寒,无毒。

【主治】走注攻头面四肢,及阳毒伤寒,壮热头痛,

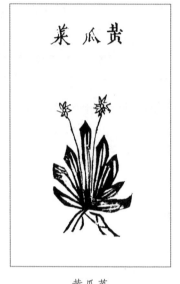

黄瓜菜

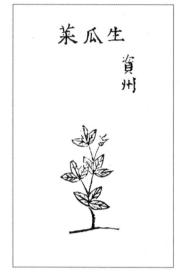

生瓜菜

心神烦躁,利胸膈,捣汁饮之。又生捣贴肿(苏颂)。

落葵《别录·下品》

【释名】蔠葵(《尔雅》)、藤葵(《食鉴》)、藤菜(《纲目》)、天葵(《别录》)、繁露(同)、御菜(俗)、燕脂菜(《《纲目》)。〔志曰〕落葵一名藤葵,俗呼为胡燕脂。〔时珍曰〕落葵叶冷滑如葵,故得葵名。释家呼为御菜,亦曰藤儿菜。《尔雅》云:蔠葵,繁露也。一名承露。其叶最能承露,其子垂垂亦如缀露,故得露名。而蔠、落二字相似,疑落字乃蔠字之讹也。案《考工记》云:大圭,终葵首也。注云:齐人谓椎曰终葵。圭首六寸为椎。然则此菜亦以其叶似椎头而名之乎?

【集解】〔弘景曰〕落葵又名承露。人家多种之。叶惟可餦鲊食,冷滑。其子紫色,女人以渍粉傅面为假色,少入药用。

〔保昇曰〕蔓生,叶圆厚如杏叶。子似五味子,生青熟黑。所在有之。〔时珍曰〕落葵三月种之,嫩苗可食。五月蔓延,其叶似杏叶而肥厚软滑,作蔬、和肉皆宜。八九月开细紫花,累累结实,大如五味子,熟则紫黑色。揉取汁,红如燕脂,女人饰面、点唇及染布物,谓之胡燕脂,亦曰染绛子,但久则色易变耳。

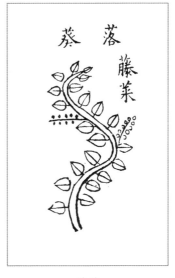

落葵

叶

〔气味〕酸,寒,滑,无毒。〔时珍曰〕甘、微酸,冷滑。脾冷人不可食。〔弘景曰〕曾为狗啮者,食之终身不瘥。

〔主治〕滑中,散热（《别录》）。利大小肠（时珍）。

子

〔主治〕悦泽人面（《别录》）。可作面脂（苏颂）。○〔诜曰〕取子蒸过,烈日中暴干,挼去皮,取仁细研,和白蜜涂面,鲜华立见。

蕺 音戢。○《别录·下品》

【释名】菹菜（恭）、鱼腥草（《《饮食须知》》）。〔时珍曰〕蕺字,段公路《北户录》作蕊,音戢。秦人谓之菹子。菹、蕺音相近也。其叶腥气,故俗呼为鱼腥草。

【集解】〔恭曰〕蕺菜生湿地山谷阴处,亦能蔓生。叶似荞麦而肥,茎紫赤色。山南、江左人好生食之。关中谓之菹菜。〔保

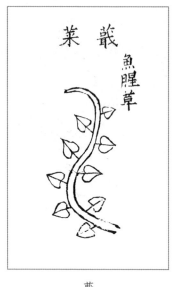

蕺

昇曰〕茎、叶俱紫,赤英,有臭气。〔时珍曰〕案赵叔文《医方》云:鱼腥草即紫蕺。叶似荇,其状三角,一边红,一边青。可以养猪。又有五蕺(即五毒草),花、叶相似,但根似狗脊。见《草部》。

叶

【气味】辛,微温,有小毒。〔《别录》曰〕多食,令人气喘。〔弘景曰〕俗传食蕺不利人脚,恐由闭气故也。今小儿食之,便觉脚痛。〔诜曰〕小儿食之,三岁不行。久食,发虚弱,损阳气,消精髓。〔思邈曰〕素有脚气人食之,一世不愈。

【主治】蚑蝮尿疮(《别录》)。淡竹筒内煨熟,捣傅恶疮、白秃(大明)。散热毒痈肿,疮痔脱肛,断痁疾,解硇毒(时珍)。

【附方】旧一,新六。

背疮热肿蕺菜捣汁涂之,留孔以泄热毒,冷即易之(《经验方》)。

痔疮肿痛鱼腥草一握,煎汤熏洗,仍以草挹痔即愈。一方:洗后以枯矾入片脑少许,傅之(《救急方》)。

疗毒作痛鱼腥草捣烂傅之。痛一二时,不可去草,痛后一二日即愈。徽人所传方也(陆氏《积德堂方》)。

小儿脱肛鱼腥草擂如泥,先以朴硝水洗过,用芭蕉叶托住药坐之,自入也(《永类方》)。

虫牙作痛鱼腥草、花椒、菜子油等分,捣匀,入泥少许,和作小丸如豆大。随牙左右塞耳内,两边轮换,不可一齐用,恐闭耳气。塞一日夜,取看有细虫为效(《简便方》)。

断截疟疾紫葳一握,捣烂绢包,周身摩擦,得睡有汗即愈。临发前一时作之(《救急易方》)。

恶蛇虫伤鱼腥草、皱面草、槐树叶、草决明,一处杵烂,傅之甚效(同上)。

蕨《拾遗》

【释名】鳖(《《尔雅》》)。〔时珍曰〕《尔雅》云:蕨,鳖也。菜名。陆佃《埤雅》云:蕨初生无叶,状如雀足之拳,又如人足之蹶,故谓之蕨。周秦曰蕨,齐鲁曰鳖,初生亦类鳖脚故也。其苗谓之蕨萁。

【集解】〔藏器曰〕蕨生山间。根如紫草。人采茹食之。〔时珍曰〕蕨处处山中有之。二三月生芽,拳曲状如小儿拳。长则展开如凤尾,高三四尺。其茎嫩时采取,以灰汤煮去涎滑,晒干作蔬,味甘滑,亦可醋食。其根紫色,皮内有白粉,捣烂再三洗澄。取粉作粔籹,荡皮作线食之,色淡紫,而甚滑美也。野人饥年掘取,治造不精,聊以救荒,味即不佳耳。《诗》云:"陟彼南山,言采其蕨。"陆玑谓其可以供祭,故采之。然

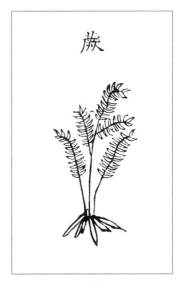

蕨

则蕨之为用，不独救荒而已。一种紫萁，似蕨有花而味苦，谓之迷蕨，初生亦可食，《尔雅》谓之月尔，《三苍》谓之紫蕨。郭璞云：花繁曰尔。紫蕨拳曲繁盛，故有月尔之名。

萁及根

【气味】 甘，寒，滑，无毒。〔诜曰〕久食，令人目暗、鼻塞、发落。又冷气人食之，多腹胀。小儿食之，脚弱不能行。〔思邈曰〕久食成瘕。

【主治】 去暴热，利水道，令人睡（藏器）。补五脏不足，气壅经络筋骨间，毒气（孟诜）。根烧灰油调，傅蛇、蝤伤（时珍）。○蝤音萧，虫名。

【发明】 〔藏器曰〕多食消阳气，故令人睡、弱人脚。四皓食芝而寿，夷齐食蕨而夭，固非良物。干宝《搜神记》云：郗鉴镇丹徒，二月出猎。有甲士折蕨一枝，食之，觉心中淡淡成疾。后吐一小蛇，悬屋前，渐干成蕨。遂明此物不可生食也。〔时珍曰〕蕨之无益，为其性冷而滑，能利水道，泄阳气，降而不升，耗人真元也。四皓采芝而心逸，夷齐采蕨而心忧，其寿其夭，于蕨何与焉？陈公之言，可谓迂哉。然饥人濒死，赖蕨延活，又不无济世之功。

【附方】 新一。

肠风热毒 蕨菜花，焙为末。每服二钱，米饮下（《圣惠》）。

水蕨 《纲目》

【集解】 〔时珍曰〕水蕨似蕨，生水中。《吕氏春秋》云：菜之美者，有云梦之荁。即此菜也。荁音岂。

【气味】 甘、苦，寒，无毒。

【主治】 腹中痞积，淡煮食，一二日即下恶物。忌杂食一月余乃佳（时珍。○《卫生方》）。

薇《拾遗》

〔**校正**〕自《草部》移入此。

【释名】 垂水（《尔雅》）、野豌豆（《纲目》）、大巢菜（《纲目》）。〔时珍曰〕案许慎《说文》云：薇，似藿。乃菜之微者也。王安石《字说》云：微贱所食，因谓之薇。故《诗》以采薇赋戍役。孙炎注《尔雅》云：薇草生水旁而枝叶垂于水，故名垂水也。巢菜见翘摇下。

【集解】〔藏器曰〕薇生水旁，叶似萍，蒸食利人。《三秦记》云：夷、齐食之三年，颜色不异。武王诫之，不食而死。〔李珣曰〕薇生海、池、泽中，水菜也。〔时珍曰〕薇生麦田中，原泽亦有，故《诗》云"山有蕨薇"，非水草也。即今野豌豆，蜀人谓之巢菜。蔓生，茎叶气味皆似豌豆，其藿作蔬、入羹皆宜。《诗》云："采薇采薇，薇亦柔止。"《礼记》云："芼豕以薇。"皆此物也。《诗疏》以为迷蕨，郑氏《通志》以为金樱芽，皆谬矣。项氏云：巢菜有大、小二种：大者即薇，乃野豌豆之不实者，小者即苏东坡所谓元修菜也。此说得之。

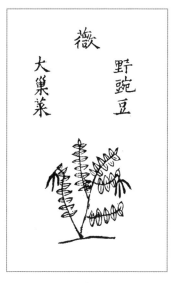

薇

【气味】 甘，寒，无毒。

【主治】 久食不饥，调中，利大小肠（藏器）。利水道，下浮肿，润大肠（珣）。

翘摇《拾遗》

【释名】摇车(《尔雅》)、野蚕豆(《纲目》)、小巢菜(《《纲目》》)。〔藏器曰〕翘摇,幽州人谓之翘饶。《尔雅》云"柱夫,摇车(俗呼翘摇车)"是矣。蔓生细叶,紫花可食。〔时珍曰〕翘摇言其茎叶柔婉,有翘然飘摇之状,故名。苏东坡云:菜之美者,蜀乡之巢。故人巢元修嗜之,因谓之元修菜。陆放翁诗序云:蜀蔬有两巢:大巢即豌豆之不实者;小巢生稻田中,吴地亦多,一名漂摇草,一名野蚕豆。以油炸之,缀以米糁,名草花,食之佳,作羹尤美。

【集解】〔藏器曰〕翘摇生平泽。蔓生如豋豆,紫花。〔时珍曰〕处处皆有。蜀人秋种春采,老时耕转壅田。故薛田诗云:"剩种豌巢沃晚田。"蔓似豋豆而细,叶似初生槐芽及蒺藜,而色青黄。欲花未萼之际,采而蒸食,点酒下盐,芼羹作馅,味如小豆藿。至三月开小花,紫白色。结角,子似豌豆而小。

【气味】辛,平,无毒。
〔诜曰〕煮食佳,生食令人吐水。

【主治】破血,止血生肌。捣汁服之,疗五种黄病,以瘥为度(藏器)。利五脏,明耳目,去热风,令人轻健,长食不厌,甚益人(孟诜)。止热疟,活血平胃(时珍)。

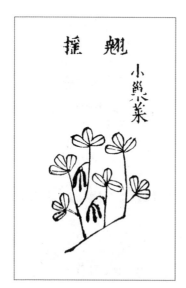

翘摇

【附方】新二。

活血明目漂摇豆为末，甘草汤服二钱，日二服（《卫生易简方》）。

热疟不止翘摇杵汁服之（《广利方》）。

鹿藿《本经·下品》

〔校正〕自《草部》移入此。

【释名】鹿豆（郭璞）、蔂豆（音劳，亦作䕥。〔《魏略》〕）、野绿豆（〔《野菜谱》〕）。〔时珍曰〕豆叶曰藿，鹿喜食之，故名。俗呼蔂豆，蔂、鹿音相近也。王磐《野菜谱》作野绿豆。《尔雅》云：薗（音卷），鹿藿也。其实莥（音纽）。即此。

【集解】〔《别录》曰〕鹿藿生汶山山谷。〔弘景曰〕方药不用，人亦无识者。但葛苗一名鹿藿。〔恭曰〕此草所在有之。苗似豌豆，而引蔓长粗。人采为菜，亦微有豆气，山人名为鹿豆也。〔保昇曰〕鹿豆可生啖。五月、六月采苗，日干之。郭璞注《尔雅》云：鹿豆叶似大豆，蔓延生，根黄而香。是矣。〔时珍曰〕鹿豆即野绿豆，又名蔂豆，多生麦地田野中。苗叶似绿豆而小，引蔓生，生、熟皆可食。三月开淡粉紫花，结小荚。其子大如椒子，黑色。可煮食，或磨面作饼蒸食。

【气味】苦，平，无毒。

【主治】蛊毒，女子腰腹

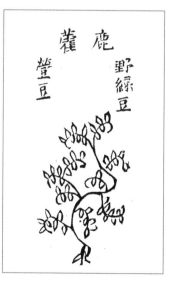

鹿藿

痛不乐,肠痛瘭疬,病疡气(《本经》)。止头痛(梁简文
《劝医文》)。

灰藋 音狄。○宋《嘉祐》

〔校正〕原自《草部》移入《谷部》,今复移入此。

【释名】灰涤菜(《纲目》)、金锁夭(《《炮炙论》》)。〔时
珍曰〕此菜茎叶上有细灰如沙,而枝叶翘趄,故名。梁简文帝
《劝医文》作灰涤菜,俗讹为灰条菜。《雷公炮炙论》谓之金锁夭。

【集解】〔藏器曰〕灰藋生于熟地。叶心有白粉,似藜。但
藜心赤茎大,堪为杖,入药不如白藋也。其子炊为饭,香滑。〔时
珍曰〕灰藋处处原野有之。四月生苗,茎有紫红线棱。叶尖有
刻,面青背白。茎心、嫩叶背面皆有白灰。为蔬亦佳。五月渐
老,高者数尺。七八月开细白花。结实簇簇如球,中有细子,蒸
暴取仁,可炊饭及磨粉食。《救荒
本草》云:结子成穗者味甘,散穗
者微苦,生墙下、树下者不可用。

【修治】〔敩曰〕灰藋即金
锁夭叶,扑蔓翠上,往往有金星,
堪用。若白青色者,是忌女茎,不
中用也。若使金锁夭,茎高二尺
五六寸为妙。若长若短,皆不中
使。凡用勿令犯水,去根日干,以
布拭去肉毛令尽,细剉,焙干用
之。〔时珍曰〕妓女茎即地肤子
苗,与灰藋茎相似而叶不同,亦可
为蔬。详见本条。

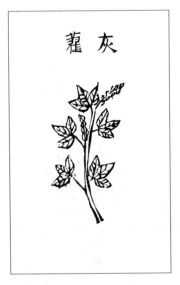

灰藋

茎叶

〔气味〕甘,平,无毒。

〔主治〕恶疮,虫、蚕、蜘蛛等咬,捣烂和油傅之。亦可煮食。作汤,浴疥癣风瘙。烧灰纳齿孔中,杀虫䘌。含漱,去甘疮。以灰淋汁,蚀瘜肉,除白癜风、黑子、面黚,着肉作疮(藏器)。

〔附方〕新一。

疔疮恶肿野灰藋菜叶烧灰,拨破疮皮,唾调少许点之,血出为度(《普济方》)。

子仁

〔气味〕甘,平,无毒。

〔主治〕炊饭磨面食,杀三虫(藏器)。

藜《纲目》

【释名】莱(《诗疏》)、红心灰藋(《玉册》)、鹤顶草(《土宿本草》)、胭脂菜(详下文)。

【集解】〔时珍曰〕藜处处有之。即灰藋之红心者,茎、叶稍大。河朔人名落藜,南人名胭脂菜,亦曰鹤顶草,皆因形色名也。嫩时亦可食,故昔人谓藜藿与膏粱不同。老则茎可为杖。《诗》云:"南山有台,北山有莱。"陆玑注云:莱即藜也。初生可食。谯、沛人以鸡苏为莱,《三苍》以茱萸为莱,皆名同物异也。《韵府》谓藜为落帚,亦误矣。《宝藏论》云:鹤顶龙芽,其顶如鹤,八九月和子收之,入外丹用。

叶

〔气味〕甘,平,微毒。〔时珍曰〕按《庚辛玉册》云:鹤顶,阴草也。捣汁煮粉霜,烧灰淋汁煎粉霜,伏矾石,结草砂,制硫,伏汞及雌黄、砒石。

〔主治〕杀虫（藏器）。煎汤,洗虫疮,漱齿䘌。捣烂,涂诸虫伤,去癜风（时珍）。

〔附方〕新一。

白癜风红灰藋五斤,茄子根、茎三斤,苍耳根、茎五斤,并晒干烧灰,以水一斗煎汤淋汁熬成膏,别以好乳香半两,铅霜一分,腻粉一分,炼成牛脂二两,和匀,每日涂三次（《圣惠方》）。

茎

〔主治〕烧灰,和荻灰、蒿灰等分,水和蒸,取汁煎膏。点疣赘、黑子,蚀恶肉（时珍）。

秦荻藜《唐本草》附

【释名】〔时珍曰〕按《山海经》云:秦山有草,名曰藜,如荻,可以为菹。此即秦荻藜也。盖亦藜类,其名亦由此得之。

【集解】〔恭曰〕秦荻藜生下湿地,所在有之。人所啖者。〔诜曰〕此物于生菜中最香美。

【气味】辛,温,无毒。

【主治】心腹冷胀,下气消食,和酱、醋食之（《唐本》）。破气甚良。又末之和酒服,疗卒心痛,悒悒,塞满气（孟诜）。

子

〔主治〕肿毒,捣末和醋封之,日三易（孟诜）。

醍醐菜《证类》

【集解】〔时珍曰〕唐慎微《证类本草》收此,而形状莫考。惟雷敩《炮炙论》云:形似牛皮蔓,掐之有乳汁出,香甜入顶。采得以苦竹刀细切,入砂盆中研如膏,用生绢接汁出,暖饮。然亦不云治何病也。

【气味】 甘,温,无毒。

【主治】 月水不利,捣叶绞汁,和酒煎服一盏（《千金》）。

【附方】 旧一。

伤中崩赤 醍醐杵汁,拌酒煎沸,空心服一盏（《千金方》）。

【附录】 茅膏菜（《拾遗》）〔藏器曰〕味甘,平,无毒。煮服,主赤白久痢。生茅中,高一尺,有毛如油腻,粘人手,子作角生。鸡侯菜〔又曰〕味辛,温,无毒。久食,温中益气。顾微《广州记》云:生岭南,似艾,二月生苗,宜鸡羹食之,故名。孟娘菜〔又曰〕味苦,小温,无毒。主妇人腹中血结羸瘦,男子阴囊湿痒,强阳道,令人健行不睡,补虚,去痔瘘、瘰疬、瘿瘤。生四明诸山,冬夏常有叶,似升麻,方茎。山人采茹之。优殿〔又曰〕味辛,温,无毒。温中,去恶气,消食。生安南,人种为茹。《南方草木状》云:合浦有优殿,人种之,以豆酱食之,芳香好味。

芋《别录·中品》

〔校正〕自《果部》移入此。

【释名】 土芝（《别录》）、蹲鸱（《史记》）。〔时珍曰〕按徐铉注《说文》云:芋犹吁也。大叶实根,骇吁人也。吁音芋,疑怪貌。又《史记》:卓氏云:岷山之下,沃野,下有蹲鸱,至死不饥。注云:芋也。盖芋魁之状,若鸱之蹲坐故也。芋魁,《东汉书》作芋渠。渠、魁义同。

【集解】 〔弘景曰〕芋,钱塘最多。生则有毒,味莶不可食。种芋三年,不采则成梠芋。又别有野芋,名老芋,形叶相似如一,根并杀人。〔恭曰〕芋有六种:青芋、紫芋、真芋、白芋、连禅芋、野

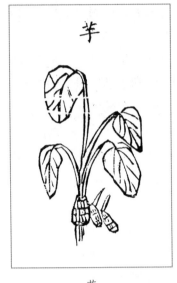

芋

芋也。其类虽多,苗并相似。茎高尺余,叶大如扇,似荷叶而长,根类薯蓣而圆。其青芋多子,细长而毒多,初煮须灰汁,更易水煮熟,乃堪食尔。白芋、真芋、连禅、紫芋,并毒少,正可煮啖之,兼肉作羹甚佳。蹲鸱之饶,盖谓此也。野芋大毒,不可啖之。关陕诸芋遍有,山南、江左惟有青、白、紫三芋而已。〔颂曰〕今处处有之,闽、蜀、淮、楚尤多植之。种类虽多,大抵性效相近。蜀川出者,形圆而大,状若蹲鸱,谓之芋魁。彼人种以当粮食而度饥年。江西、闽中出者,形长而大。其细者如卵,生于魁旁,食之尤美。凡食芋并须栽莳者。其野芋有大毒,不可食。〔宗奭曰〕江浙、二川者最大而长。京洛者差圆小,然味佳,他处不及也。当心出苗者为芋头,四边附之而生者为芋子,八九月已后掘食之。〔时珍曰〕芋属虽多,有水、旱二种:旱芋山地可种,水芋水田莳之。叶皆相似,但水芋味胜。茎亦可食。芋不开花,时或七八月间有开者,抽茎生花黄色,旁有一长萼护之,如半边莲花之状也。按郭义恭《广志》云:芋凡十四种:君子芋,魁大如斗;赤鹯芋,即连禅芋,魁大子少;百果芋,魁大子繁,亩收百斛;青边芋、旁巨芋、车毂芋三种,并魁大子少,叶长丈余;长味芋,味美,茎亦可食;鸡子芋,色黄;九面芋,大而不美;青芋、曹芋、象芋,皆不可食,惟茎可作菹;旱芋,九月熟;蔓芋,缘枝生,大者如二三升也。

芋子

〔气味〕辛,平,滑,有小毒。〔大明曰〕冷。〔弘景曰〕生则有毒,味莶不可食。性滑下石,服饵家所忌。〔恭曰〕多食动宿冷。〔宗奭曰〕多食难克化,滞气困脾。

〔主治〕宽肠胃,充肌肤,滑中(《别录》)。冷啖,疗烦热,止渴(苏恭)。令人肥白,开胃通肠闭。产妇食之,破血;饮汁,止血渴(藏器)。破宿血,去死肌。和鱼煮食,甚下气,调中补虚(大明)。

〔发明〕〔诜曰〕芋,白色者无味,紫色者破气。煮汁啖之,止渴。十月后晒干收之,冬月食不发病,他时月不可食。又和鲫鱼、鳢鱼作臛良。久食,令人虚劳无力。又煮汁洗腻衣,白如玉也。〔大明曰〕芋以姜同煮过,换水再煮,方可食之。

〔附方〕旧二,新二。

腹中癖气生芋子一斤压破,酒五斤渍二七日。空腹每饮一升,神良(韦宙《独行方》)。

身上浮风芋煮汁浴之。慎风半日(孟诜《食疗》)。

疮冒风邪肿痛。用白芋烧灰傅之。干即易(《千金方》)。

头上软疖用大芋捣傅之,即干(《简便方》)。

叶、茎

〔气味〕辛,冷,滑,无毒。

〔主治〕除烦止泻,疗妊妇心烦迷闷,胎动不安。又盐研,傅蛇虫咬,并痈肿毒痛,及署毒箭(大明)。梗:擦蜂螫尤良(宗奭)。汁:涂蜘蛛伤(时珍)。

〔发明〕〔慎微曰〕沈括《笔谈》云:处士刘易隐居王屋山,见一蜘蛛为蜂所螫,坠地,腹鼓欲裂,徐行入草,啮破芋梗,以疮就啮处磨之,良久腹消如故。自后用治蜂螫有验,由此。

〔附方〕新一。

黄水疮芋苗晒干,烧存性研搽(邵真人《经验方》)。

【附录】野芋〔弘景曰〕野芋形叶与芋相似,芋种三年不采成枵芋(音吕),并能杀人。误食之烦闷垂死者,惟以土浆及粪汁、大豆汁饮之,则活矣。〔藏器曰〕野芋生溪涧侧,非人所种者,根、叶相似。又有天荷,亦相似而大。〔时珍曰〕小者为野芋,大者为天荷,俗名海芋。详见《草部》毒草类。野芋根辛冷,有大毒。醋摩傅虫疮恶癣。其叶捣涂毒肿。初起无名者即消,亦治蜂、虿螫,涂之良。

土芋《拾遗》

〔校正〕自《草部》移入此。

【释名】土卵(《拾遗》)、黄独(《纲目》)、土豆(《《纲目》》)。

【集解】〔藏器曰〕土芋蔓生,叶如豆,其根圆如卵。鹪鹩食后弥吐,人不可食。又云:土卵蔓生,如芋,人以灰汁煮食之。〔恭曰〕土卵似小芋,肉白皮黄。梁、汉人名为黄独。可蒸食之。

根

【气味】甘、辛,寒,有小毒。

【主治】解诸药毒,生研水服,当吐出恶物便止。煮熟食之,甘美不饥,厚人肠胃,去热嗽(藏器)。

薯蓣《本经·上品》

〔校正〕自《草部》移入此。

【释名】藷藇(音诸预。《《山海经》》)、土藷(音除。《《别录》》)、山藷(《图经》)、山芋(《吴普》)、山药(《衍义》)、玉延(《《吴普》》)。〔吴普曰〕薯蓣一名藷薯,一名儿草,一名修

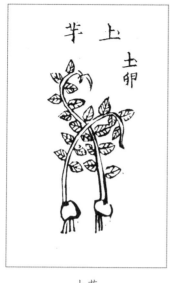

土芋

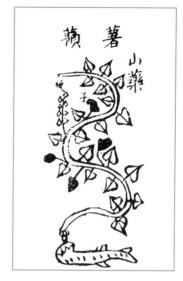

薯蓣

脆。齐、鲁名山芋，郑、越名土藷，秦、楚名玉延。〔颂曰〕江、闽人
单呼为藷（音若殊及韶），亦曰山藷。《山海经》云：景山北望少
泽，其草多藷藇（音同薯蓣）。则是一种，但字（或音殊，或音诸）
不一，或语有轻重，或相传之讹耳。〔宗奭曰〕薯蓣因唐代宗名
预，避讳改为薯药；又因宋英宗讳署，改为山药。尽失当日本名。
恐岁久以山药为别物，故详著之。

【集解】〔《别录》曰〕薯蓣生嵩高山谷。二月、八月采根
暴干。〔普曰〕亦生临朐钟山。始生赤茎细蔓。五月开白花。七
月结实青黄，八月熟落。其根内白外黄，类芋。〔弘景曰〕近道处
处有之，东山、南江皆多。掘取食之以充粮。南康间最大而美，
服食亦用之。〔恭曰〕此有两种：一者白而且佳，日干捣粉食大
美，且愈疾而补；一者青黑，味殊不美。蜀道者尤良。〔颂曰〕处
处有，以北都、四明者为佳。春生苗，蔓延篱援。茎紫，叶青，有

三尖,似白牵牛叶,更厚而光泽。夏开细白花,大类枣花。秋生实于叶间,状如铃。今人冬春采根,刮之白色者为上,青黑者不堪。近汴洛人种之极有息。春取宿根头,以黄沙和牛粪作畦种之。苗生以竹梢作援,高一二尺。夏月频溉之。当年可食,极肥美。南中一种生山中,根细如指,极紧实,刮磨入汤煮之,作块不散,味更珍美,云食之尤益人,过于家园种者。又江湖、闽中一种,根如姜、芋之类而皮紫。极有大者,一枚可重数斤。削去皮,煎、煮食俱美,但性冷于北地者耳。彼土人呼为藷。南北之产或有不同,故形类差别也。〔甄权曰〕按刘敬叔《异苑》云:薯蓣,野人谓之土藷。根既入药,又复可食。人植之者,随所种之物而像之也。〔时珍曰〕薯蓣入药,野生者为胜;若供馔,则家种者为良。四月生苗延蔓,紫茎绿叶。叶有三尖,似白牵牛叶而更光润。五六月开花成穗,淡红色。结荚成簇,荚凡三棱合成,坚而无仁。其子别结于一旁,状似雷丸,大小不一,皮色土黄而肉白,煮食甘滑,与其根同。王旻《山居录》云:曾得山芋子如荆棘子者,食之更愈于根。即此也。霜后收子留种,或春月采根截种,皆生。

【修治】〔颂曰〕采白根刮去黄皮,以水浸之,糁白矾末少许入水中,经宿净洗去涎,焙干用。〔宗奭曰〕入药贵生干之,故古方皆用干山药。盖生则性滑,不可入药;熟则滞气,只堪啖耳。其法:冬月以布裹手,用竹刀刮去皮,竹筛盛,置檐风处,不得见日,一夕干五分,候全干收之。或置焙笼中,微火烘干亦佳。〔敩曰〕凡使勿用平田生二三纪者,须要山中生经十纪者。皮赤,四面有须者妙。采得以铜刀刮去赤皮,洗去涎,蒸过暴干用。

根

【气味】甘,温、平,无毒。〔普曰〕神农:甘,小温。桐君、雷公:甘,凉,无毒。○〔之才曰〕紫芝为之使。恶甘遂。

【**主治**】伤中，补虚羸，除寒热邪气，补中，益气力，长肌肉，强阴。久服，耳目聪明，轻身不饥延年（《本经》）。主头面游风，头风眼眩，下气，止腰痛，治虚劳羸瘦，充五脏，除烦热（《别录》）。补五劳七伤，去冷风，镇心神，安魂魄，补心气不足，开达心孔，多记事（甄权）。强筋骨，主泄精健忘（大明）。益肾气，健脾胃，止泄痢，化痰涎，润皮毛（时珍）。生捣贴肿硬毒，能消散（震亨）。

【**发明**】〔权曰〕凡患人体虚羸者，宜加而用之。〔诜曰〕利丈夫，助阴力。熟煮和蜜，或为汤煎，或为粉，并佳。干之入药更妙。惟和面作馎饦则动气，为不能制面毒也。〔李杲曰〕山药入手太阴。张仲景八味丸用干山药，以其凉而能补也。亦治皮肤干燥，以此润之。〔时珍曰〕按吴绶云：山药入手、足太阴二经，补其不足，清其虚热。又按王履《溯洄集》云：山药虽入手太阴，然肺为肾之上源，源既有滋，流岂无益，此八味丸所以用其强阴也。又按曹毗《杜兰香传》云：食薯蓣可以辟雾露。

【**附方**】旧一，新十。

补益虚损益颜色，补下焦虚冷，小便频数，瘦损无力。用薯蓣于沙盆中研细，入铫中，以酥一大匙熬令香，旋添酒一盏煎搅令匀，空心饮之。每旦一服（《圣惠方》）。

心腹虚胀手足厥逆，或饮苦寒之剂多，未食先呕，不思饮食。山药半生半炒，为末。米饮服二钱，一日二服，大有功效。忌铁器、生冷（《普济方》）。

小便数多山药以矾水煮过、白茯苓等分，为末。每水饮服二钱（《儒门事亲》）。

下痢禁口山药半生半炒，为末。每服二钱，米饮下（《卫生易简方》)。

痰气喘急生山药捣烂半碗,入甘蔗汁半碗,和匀。顿热饮之,立止(《简便单方》)。

脾胃虚弱不思饮食。山芋、白术各一两,人参七钱半,为末,水糊丸小豆大,每米饮下四五十丸(《普济方》)。

湿热虚泄山药、苍术等分。饭丸。米饮服。大人小儿皆宜(《濒湖经验方》)。

肿毒初起带泥山药、蓖麻子、糯米等分,水浸研,傅之即散也(《普济方》)。

胯眼臀疡山药、沙糖同捣,涂上即消。先以面涂四围,乃上此(《简便单方》)。

项后结核或赤肿硬痛。以生山药一挺去皮,蓖麻子二个同研,贴之如神(《救急易方》)。

手足冻疮山药一截磨泥,傅之(《儒门事亲》)。

零余子《拾遗》

〔校正〕自《草部》移入此。

【集解】〔藏器曰〕零余子,大者如鸡子,小者如弹丸,在叶下生。晒干功用强于薯蓣。薯蓣有数种,此其一也。〔时珍曰〕此即山药藤上所结子也。长圆不一,皮黄肉白。煮熟去皮食之,胜于山药,美于芋子。霜后收之。坠落在地者,亦易生根。

【气味】甘,温,无毒。

【主治】补虚损,强腰脚,益肾,食之不饥(藏器)。

甘薯《纲目》

【集解】〔时珍曰〕按陈祈畅《异物志》云:甘薯出交广南

方。民家以二月种,十月收之。其根似芋,亦有巨魁。大者如鹅卵,小者如鸡、鸭卵。剥去紫皮,肌肉正白如脂肪。南人用当米谷、果食,蒸炙皆香美。初时甚甜,经久得风稍淡也。又按嵇含《草木状》云:甘薯、薯蓣之类,或云芋类也。根、叶亦如芋。根大如拳、瓯,蒸煮食之,味同薯蓣,性不甚冷。珠崖之不业耕者惟种此,蒸切晒收,以充粮糗,名薯粮。海中之人多寿,亦由不食五谷,而食甘薯故也。

【气味】甘,平,无毒。

【主治】补虚乏,益气力,健脾胃,强肾阴,功同薯蓣(时珍)。

百合《本经·中品》

〔校正〕自《草部》移入此。

【释名】䕉(音藩。《玉篇》)、强瞿(《别录》)、蒜脑薯(《侯氏《药谱》》)。〔《别录》曰〕一名摩罗,一名重箱,一名中逢花。〔吴普曰〕一名重迈,一名中庭。〔弘景曰〕百合,俗人呼为强仇,仇即瞿也,声之讹耳。〔时珍曰〕百合之根,以众瓣合成也。或云专治百合病故名,亦通。其根如大蒜,其味如山薯,故俗称蒜脑薯。顾野王《玉篇》亦云:䕉乃百合蒜也。此物花、叶、根皆四向,故曰强瞿。凡物旁生谓之瞿,义出《韩诗外传》。

【集解】〔《别录》曰〕百合生荆州山谷。二月、八月采根,阴干。〔弘景曰〕近道处处有之。根如葫蒜,数十斤相累。人亦蒸煮食之,乃云是蚯蚓相缠结变作之。亦堪服食。〔恭曰〕此有二种:一种叶大茎长,根粗花白者,宜入药;一种细叶,花红色。〔颂曰〕百合三月生苗,高二三尺。簳粗如箭,四面有叶如鸡距,又似柳叶,青色,近茎处微紫,茎端碧白。四五月开红白花,如石

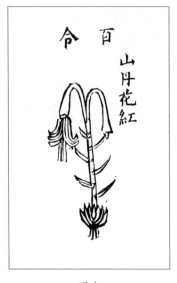

百合

榴嘴而大。根如葫蒜,重叠生二三十瓣。又一种花红黄,有黑斑点,细叶,叶间有黑子者,不堪入药。按徐锴《岁时广记》:二月种百合,法宜鸡粪。或云百合是蚯蚓化成,而反好鸡粪,理不可知也。〔时珍曰〕百合一茎直上,四向生叶。叶似短竹叶,不似柳叶。五六月茎端开大白花,长五寸,六出,红蕊四垂向下,色亦不红。红者叶似柳,乃山丹也。百合结实略似马兜铃,其内子亦似之。其瓣种之,如种蒜法。山中者,宿根年年自生。未必尽是蚯蚓化成也。蚯蚓多处,不闻尽有百合,其说恐亦浪传耳。

【正误】〔宗奭曰〕百合茎高三尺许。叶如大柳叶,四向攒枝而上。其颠即开淡黄白花,四垂向下覆长蕊,花心有檀色。每一枝颠,须五六花。子紫色,圆如梧子,生于枝叶间。每叶一子,不在花中,亦一异也。根即百合,白色,其形如松子壳,四向攒生,中间出苗。○〔时珍曰〕寇氏所说,乃卷丹,非百合也,苏颂所传不堪入药者,今正其误。叶短而阔,微似竹叶,白花四垂者,百合也。叶长而狭,尖如柳叶,红花,不四垂者,山丹也。茎叶似山丹而高,红花带黄而四垂,上有黑斑点,其子先结在枝叶间者,卷丹也。卷丹以四月结子,秋时开花,根似百合。其山丹四月开花,根小少瓣。盖一类三种也。吴瑞《本草》言:白花者名百合,红花者名强仇,不知何所据也?

根

〔气味〕甘,平,无毒。〔权曰〕有小毒。

〔主治〕邪气腹胀心痛,利大小便,补中益气(《本经》)。除浮肿胪胀,痞满寒热,通身疼痛,及乳难喉痹,止涕泪(《别录》)。百邪鬼魅,涕泣不止,除心下急满痛,治脚气热咳(甄权)。安心定胆益志,养五脏,治颠邪狂叫惊悸,产后血狂运,杀蛊毒气,胁痛乳痈发背诸疮肿(大明)。心急黄,宜蜜蒸食之(孟诜)。治百合病(宗奭)。温肺止嗽(元素)。

〔发明〕〔颂曰〕张仲景治百合病,有百合知母汤、百合滑石代赭汤、百合鸡子汤、百合地黄汤,凡四方。病名百合而用百合治之,不识其义。〔颖曰〕百合新者,可蒸可煮、和肉更佳;干者作粉食,最益人。〔时珍曰〕案王维诗云:“冥搜到百合,真使当重肉。果堪止泪无,欲纵望江目。”盖取《本草》百合止涕泪之说。

〔附方〕旧三,新十三。

百合病 百合知母汤:治伤寒后百合病,行住坐卧不定,如有鬼神状,已发汗者。用百合七枚,以泉水浸一宿,明旦更以泉水二升,煮取一升,却以知母三两,用泉水二升煮一升,同百合汁再煮取一升半,分服。○百合鸡子汤:治百合病已经吐后者。用百合七枚,泉水浸一宿,明旦更以泉水二升,煮取一升,入鸡子黄一个,分再服。○百合代赭汤:治百合病已经下后者。用百合七枚,泉水浸一宿,明旦更以泉水二升,煮取一升,却以代赭石一两,滑石三两,水二升,煮取一升,同百合汁再煮取一升半,分再服。○百合地黄汤:治百合病未经汗吐下者。用百合七枚,泉水浸一宿,明旦更以泉水二升,煮取一升,入生地黄汁一升,同煎取一升半,分再服(并仲景《金匮要略》方)。

百合变渴病已经月，变成消渴者。百合一升，水一斗，渍一宿，取汁温浴病人。浴毕食白汤饼（陈延之《小品方》）。

百合变热者。用百合一两，滑石三两，为末。饮服方寸匕。微利乃良（《小品方》）。

百合腹满作痛者。用百合炒为末，每饮服方寸匕，日二（《小品》）。

阴毒伤寒百合煮浓汁，服一升良（孙真人《食忌》）。

肺脏壅热烦闷咳嗽者。新百合四两，蜜和蒸软，时时含一片，吞津（《圣惠方》）。

肺病吐血新百合捣汁，和水饮之。亦可煮食（《卫生易简》）。

耳聋耳痛干百合为末，温水服二钱，日二服（《胜金方》）。

拔白换黑七月七日，取百合熟捣，用新瓷瓶盛之，密封挂门上，阴干百日。每拔去白者掺之，即生黑者也（《便民图纂》）。

游风隐疹以楮叶掺动，用盐泥二两，百合半两，黄丹二钱，醋一分，唾四分，捣和贴之（《摘玄方》）。

疮肿不穿野百合同盐捣泥，傅之良（《应验方》）。

天泡湿疮生百合捣涂，一二日即安（《濒湖集简方》）。

鱼骨哽咽百合五两研末。蜜水调围颈项包住，不过三五次即下（《圣济录》）。

花

〔主治〕小儿天泡湿疮，暴干研末，菜子油涂，良（时珍）。

子

〔主治〕酒炒微赤，研末汤服，治肠风下血（思邈）。

山丹《日华》

【释名】红百合（《日华》）、连珠（同）、川强瞿（《通志》）、红花菜（《《纲目》》）。

【集解】〔诜曰〕百合红花者名山丹。其根食之不甚良，不及白花者。〔时珍曰〕山丹根似百合，小而瓣少，茎亦短小。其叶狭长而尖，颇似柳叶，与百合迥别。四月开红花，六瓣不四垂，亦结小子。燕、齐人采其花跗未开者，干而货之，名红花菜。卷丹茎叶虽同而稍长大。其花六瓣四垂，大于山丹。四月结子在枝叶间，入秋开花在颠顶，诚一异也。其根有瓣似百合，不堪食，别一种也。

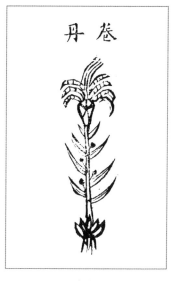

卷丹

根

〔气味〕甘，凉，无毒。《正要》云：平。

〔主治〕疮肿、惊邪（大明）。女人崩中（时珍）。

花

〔气味〕同根。

〔主治〕活血。其蕊，傅丁疮恶肿（时珍）。

草石蚕《拾遗》

〔校正〕自《草部》移入此。

【释名】地蚕（《日用》）、土蛹（《余冬录》）、甘露子（《食物》）、滴露（《纲目》）、地瓜儿（《救荒》）。〔时珍曰〕蚕、蛹皆以根形而名，甘露以根味而名。或言叶上滴露则生，珍常莳之，无此说也。其根长大者，《救荒本草》谓之地瓜儿。

【集解】〔藏器曰〕陶氏注《虫部》石蚕云：今俗用草根黑色。案草石蚕生高山石上，根如箸，上有毛，节如蚕，叶似卷柏。山人取食之。〔颂曰〕草根之似蚕者，亦名石蚕。出福州及信州山石上，四时常有。其苗青，亦有节。三月采根用。〔机曰〕草石蚕徽州甚多，土人呼为地蚕。肥白而促节，大如三眠蚕。生下湿地及沙碛间。秋时耕犁，遍地皆是。收取以醋淹作菹食。冬月亦掘取之。〔颖曰〕地蚕生郊野麦地中。叶如薄荷，少狭而尖，文微皱，欠光泽。根白色，状如蚕。四月采根，水瀹和盐为菜茹之。〔时珍曰〕草石蚕即今甘露子也。荆湘、江淮以南野中有之，人亦栽莳。二月生苗，长者近尺，方茎对节，狭叶有齿，并如鸡苏，但叶皱有毛耳。四月开小花成穗，一如紫苏花穗。结子如荆芥子。其根连珠，状如老蚕。五月掘根蒸煮食之，味如百合。或以萝卜卤及盐菹水收之，则不黑。亦可酱渍、蜜藏。既可为菜，又可充果。陈藏器言石蚕叶似卷柏者，若与此不同也。

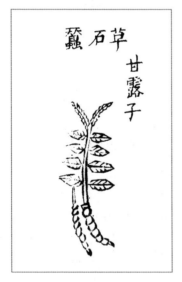

草石蚕

根

【气味】甘，平，无毒。〔时珍曰〕不宜生食及多食，生寸白虫。与诸鱼同食，令人吐。

【主治】浸酒，除风破血。煮食，治溪毒（藏器）。焙干，主走注风，散血止痛。其节亦可捣末酒服（苏颂）。和五脏，下气清神（《正要》）。

竹笋《蜀本草》

〔校正〕并入《木部》（《拾遗》）桃竹笋。

【释名】竹萌（《尔雅》）、竹芽（《笋谱》）、竹胎（《说文》）、竹子（《神异经》）。〔时珍曰〕笋从竹、旬，谐声也。陆佃云：旬内为笋，旬外为竹，故字从旬。今谓竹为妒母草，谓笋生旬有六日而齐母也。僧赞宁《笋谱》云：笋一名萌，一名蒻，一名䕃，一名茁，一名初篁。皆会意也。俗作笋者，非。

【集解】〔弘景曰〕竹类甚多。笋以实中竹、篁竹者为佳。于药无用。〔颂曰〕竹笋，诸家惟以苦竹笋为最贵。然苦竹有二种：一种出江西及闽中者，本极粗大，笋味殊苦，不可啖；一种出江浙及近道者，肉厚而叶长阔，笋味微苦，俗呼甜苦笋，食品所宜，亦不闻入药用也。〔时珍曰〕晋武昌戴凯之、宋僧赞宁皆著《竹谱》，凡六十余种。其所产之地，发笋之时，各各不同。详见《木部》竹下。其笋亦有可食、不可食者。大抵北土鲜竹，惟秦、蜀、吴、楚以南则多有之。竹有雌雄，但看根上第一枝双生者，必雌也，乃有笋。土人于竹根行鞭时掘取嫩者，谓之鞭笋。江南、湖南人冬月掘大竹根下未出土者为冬笋，《东观汉记》谓之苞笋，并可鲜食，为珍品。其他则南人淡干者为玉版笋、明笋、火笋，盐曝者为盐笋，并可为蔬食也。按赞宁云：凡食笋者譬如治药，得法则益人，反是则有损。采之宜避风日，见风则本坚，入水则肉硬，脱壳煮则失味，生着刃则失柔。煮之宜久，生必损人。苦笋宜久煮,干笋宜取汁为羹茹。蒸之最美,煨之亦佳。味苫者戟人咽,先以灰汤煮过,再煮乃良。或以薄荷数片同煮,亦去苫味。《诗》云:"其蔌伊何,惟笋及蒲。"《礼》云:"加豆之实,笋菹鱼醢。"则笋之为蔬,尚之久矣。

诸竹笋

〔气味〕甘,微寒,无毒。〔藏器曰〕诸笋皆发冷血及气。〔瑞曰〕笋同羊肝食,令人目盲。

〔主治〕消渴,利水道,益气,可久食(《别录》)。利膈下气,化热消痰爽胃(甯源)。

苦竹笋

〔气味〕苦、甘,寒。

〔主治〕不睡,去面目并舌上热黄,消渴,明目,解酒毒,除热气,健人(藏器)。理心烦闷,益气力,利水道,下气化痰,理风热脚气,并蒸煮食之(《心镜》)。治出汗中风失音(汪颖)。干者烧研入盐,擦牙疳(时珍)。

〔发明〕〔时珍曰〕四川叙州宜宾、长宁所出苦笋,彼人重之。宋黄山谷有《苦笋赋》云:僰道苦笋,冠冕两川。甘脆惬当,小苦而成味;温润缜密,多啖而不痁。食肴以之启迪,酒客为之流涎。其许之也如此。

簟竹笋

〔主治〕消渴风热,益气力,发气胀,蒸、煮、炒食皆宜(甯源)。

淡竹笋

〔气味〕甘,寒。

〔主治〕消痰,除热狂壮热,头痛头风,并妊妇头旋,颠仆惊悸,温疫迷闷,小儿惊痫天吊(汪颖)。

冬笋、笪笋

〔气味〕甘,寒。

〔主治〕小儿痘疹不出,煮粥食之,解毒,有发生之义（汪颖）。

〔发明〕〔诜曰〕淡竹笋及中母笋虽美,然发背闷脚气。箭竹笋新者可食,陈者不宜。诸竹笋多食皆动气发冷癥,惟苦竹笋主逆气,不发疾。〔颖曰〕笋与竹沥功近。有人素患痰病,食笋而愈也。〔瑞曰〕淡笋、甘笋、苦笋、冬笋、鞭笋皆可久食。其他杂竹笋性味不一,不宜多食。〔宗奭曰〕笋难化,不益人,脾病不宜食之。一小儿食干笋三寸许,噎于喉中,壮热喘粗如惊。服惊药不效,后吐出笋。诸证乃定。其难化也如此。〔时珍曰〕赞宁《笋谱》云：笋虽甘美,而滑利大肠,无益于脾,俗谓之刮肠篦。惟生姜及麻油能杀其毒。人以麻滓沃竹丛,则次年凋疏,可验矣。其蕲州丛竹、毛斑竹、匡庐扁竹、沣州方竹、岭南笣竹、箬竹、月竹诸笋,皆苦韧不堪食也。时珍常见俗医治痘,往往劝饮笋汤,云能发痘。盖不知痘疮不宜大肠滑利,而笋有刮肠之名,则暗受其害者,不知若干人也。戒之哉,戒之哉。

桃竹笋（《拾遗》）〔藏器曰〕南人谓之黄笋。灰汁煮之可食,不尔戟人喉。其竹丛生,丑类非一。〔时珍曰〕桃枝竹出川、广中。皮滑而黄,犀纹瘦骨,四寸有节,可以为席。

〔气味〕苦,有小毒。

〔主治〕六畜疮中蛆,捣碎纳之,蛆尽出（藏器）。

刺竹笋〔时珍曰〕生交广中。丛生,大者围二尺,枝节皆有刺。夷人种以为城,伐竹为弓。根大如车辐。一名芭竹。

〔气味〕甘、苦,有小毒。食之落人发（《竹谱》）。

酸笋《纲目》

【集解】〔时珍曰〕酸笋出粤南。顾岕《海槎录》云：笋大如臂。摘至用沸汤泡去苦水，投冷井水中，浸二三日取出，缕如丝绳，醋煮可食。好事者携入中州，成罕物云。

【气味】酸，凉，无毒。

【主治】作汤食，止渴解酲，利膈（时珍）。

第二十八卷　菜部

目录

睡菜《纲目》

菜之五 芝栭类一十五种

芝《本经》

木耳《本经》

杉菌《图经》

皂荚蕈《纲目》

香蕈《日用》

葛花菜《纲目》

天花蕈《日用》

蘑菰蕈《纲目》

鸡㙡《纲目》

舵菜《纲目》

土菌《拾遗》　鬼盖、地芩、鬼笔附

竹蓐《食疗》

雚菌《本经》　蜀格附

地耳《别录》

石耳《日用》

　　右附方旧七，新二十六。

互考诸菜

香薷	紫苏	紫菀	蓥菜	牛膝苗	防风苗
薄荷	荏苏	马兰	蒌蒿	泽兰根	地黄苗
地菘	诸葵	薜菜	酸模	菖蒲	牛蒡苗
青葙苗	襄荷	龙葵	决明	甘蓝	萝藦
红花苗	车前苗	蓼芽	萱草	芦笋	茭笋

蘋	海苔菜	独帚苗	蒻头	羊蹄	蒲笋
莼菜	荟	齐头蒿	昆布苗	昆布	海藻
王瓜	百部	藕丝	芡茎	菱茎	豆藿
豆芽	豆荚	豆腐	罂粟苗	椿芽	槐芽
芜荑	枸杞	皂荚苗	榆芽	槿芽	棕笋
五加					

第二十八卷　菜部

菜之三 蓏菜类一十一种

茄 音伽。○宋《开宝》

【释名】落苏（《拾遗》）、昆仑瓜（《御览》）、草鳖甲（《《养生主论》》）。〔颂曰〕按段成式云：茄（音加）乃莲茎之名。今呼茄菜，其音若伽，未知所自也。〔时珍曰〕陈藏器《本草》云：茄一名落苏。名义未详。按五代《贻子录》作酪酥，盖以其味如酥酪也，于义似通。杜宝《拾遗录》云：隋炀帝改茄曰昆仑紫瓜。又王隐君《养生主论》治疟方用干茄，讳名草鳖甲。盖以鳖甲能治寒热，茄亦能治寒热故尔。

【集解】〔颂曰〕茄子处处有之。其类有数种：紫茄、黄茄，南北通有；白茄、青水茄，惟北土有之。入药多用黄茄，其余惟可作菜茹尔。江南有一种藤茄，作蔓生，皮薄似壶芦，亦不闻中药。〔宗奭曰〕新罗国出一种茄，形如鸡子，淡光微紫色，蒂长味甘。今中国已遍有之。〔时珍曰〕茄种宜于九月黄熟时收取，洗净曝干，至

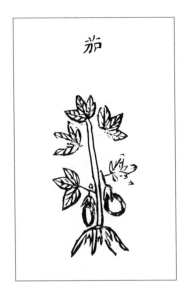

茄

二月下种移栽。株高二三尺，叶大如掌。自夏至秋，开紫花，五瓣相连，五棱如缕，黄蕊绿蒂，蒂包其茄。茄中有瓤，瓤中有子，子如脂麻。其茄有团如栝蒌者，长四五寸者。有青茄、紫茄、白茄。白茄亦名银茄，更胜青者。诸茄至老皆黄，苏颂以黄茄为一种，似未深究也。王祯《农书》云：一种渤海茄，白色而坚实；一种番茄，白而扁，甘脆不涩，生熟可食；一种紫茄，色紫，蒂长味甘；一种水茄，形长味甘，可以止渴。洪容斋《随笔》云：浙西常茄皆皮紫，其白者为水茄；江西常茄皆皮白，其紫者为水茄。亦一异也。刘恂《岭表录》云：交岭茄树，经冬不凋，有二三年渐成大树者，其实如瓜也。茄叶摘布路上，以灰围之，则子必繁，谓之嫁茄。

茄子

〔气味〕甘，寒，无毒。〔志曰〕凡久冷人不可多食，损人动气，发疮及痼疾。〔李鹏飞曰〕秋后食，多损目。〔时珍曰〕按《生生编》云：茄性寒利，多食必腹痛下利，女人能伤子宫也。

〔主治〕寒热，五脏劳（孟诜）。治温疾传尸劳气。醋摩，傅肿毒（大明）。老裂者烧灰，治乳裂（震亨）。散血止痛，消肿宽肠（时珍）。

〔发明〕〔宗奭曰〕蔬圃中惟此无益。《开宝本草》并无主治，止说损人。后人虽有处治之法，终与正文相失。圃人又下于暖处，厚加粪壤，遂于小满前后求贵价以售。既不以时，损人益多。不时不食，乌可忽也。〔震亨曰〕茄属土，故甘而喜降，大肠易动者忌之。老实治乳头裂，茄根煮汤渍冻疮，折蒂烧灰治口疮，俱获奇效，皆甘以缓火之意也。〔时珍曰〕段成式《西阳杂俎》言茄厚肠胃，动气发疾。盖不知茄之性滑，不厚肠胃也。

〔附方〕旧五，新十。

妇人血黄黄茄子竹刀切，阴干为末。每服二钱，温酒调下（《摘玄方》）。

肠风下血经霜茄连蒂烧存性为末。每日空心温酒服二钱匕（《灵苑方》）。

久患下血大茄种三枚，每用一枚，湿纸包煨熟，安瓶内，以无灰酒一升半沃之，蜡纸封闭三日，去茄暖饮（《普济方》）。

腹内鳖癥陈酱茄儿烧存性，入麝香、轻粉少许，脂调贴之（《寿域方》）。

卵癀偏坠用双蒂茄子悬于房门上，出入用眼视之。茄蔫所患亦蔫，茄干亦干矣。又法：用双茄悬门上，每日抱儿视之二三次，钉针于上，十余日消矣（刘松石《保寿堂方》）。

大风热痰用黄老茄子大者不计多少，以新瓶盛，埋土中，经一年尽化为水，取出入苦参末，同丸梧子大。食已及卧时酒下三十丸，甚效。此方出江南人传（苏颂《图经本草》）。

腰脚拘挛腰脚风血积冷，筋急拘挛疼痛者。取茄子五十斤切洗，以水五斗煮取浓汁，滤去滓，更入小铛中，煎至一斗以来，即入生粟粉同煎，令稀稠得所，取出搜和，更入麝香、朱砂末，同丸如梧子大。每旦用秫米酒送下三十丸，近暮再服，一月乃瘥。男子、女人通用皆验（《图经本草》）。

磕扑青肿老黄茄极大者，切片如一指厚，新瓦焙研为末。欲卧时温酒调服二钱匕，一夜消尽，无痕迹也（《胜金》）。

坠损跌扑散血止痛。重阳日收老茄子百枚，去蒂四破切之，消石十二两捣碎。以不津器先铺茄子一重，乃下消石一重，如此间铺令尽，以纸数层密封，安置净处，上下以新砖承覆，勿犯地气。至正月后取出，去纸两重，日中曝之。逐日如此，至二三月，度茄已烂，开瓶倾出，滤去滓，别入新器中，以薄绵盖头，又曝,至成膏乃可用。每以酒调半匙,空腹饮之,日再,恶血散则痛止而愈矣。若膏久干硬,即以饭饮化动用之(《图经本草》)。

发背恶疮用上方以酒服半匙,更以膏涂疮口四围,觉冷如冰雪,疮干便瘥。其有根本在肤腠者,亦可内消(同上)。

热毒疮肿生茄子一枚,割去二分,去瓤二分,似罐子形,合于疮上即消也。如已出脓,再用取瘥(《圣济总录》)。

牙齿肿痛隔年糟茄,烧灰频频干擦,立效(《海上名方》)。

虫牙疼痛黄茄种烧灰擦之,效(《摘玄方》)。

喉痹肿痛糟茄或酱茄,细嚼咽汁(《德生堂方》)。

妇人乳裂秋月冷茄子裂开者,阴干烧存性研末,水调涂(《补遗》方)。

蒂

〔主治〕烧灰,米饮服二钱,治肠风下血不止及血痔(吴瑞)。烧灰,治口齿疮𧏾。生切,擦癜风(时珍)。

〔发明〕〔时珍曰〕治癜风,用茄蒂蘸硫、附末掺之,取其散血也。白癜用白茄蒂,紫癜用紫茄蒂,亦各从其类耳。

〔附方〕新一。

风蛀牙痛茄蒂烧灰掺之。或加细辛末等分,日用之(《仁存方》)。

花

〔主治〕金疮牙痛(时珍)。

〔附方〕新一。

牙痛秋茄花干之,旋烧研涂痛处,立止(《海上名方》)。

根及枯茎叶

〔主治〕冻疮皴裂,煮汤渍之,良(《开宝》)。散血消肿,治血淋下血,血痢阴挺,齿𧏾口蕈(时珍)。

〔附方〕新八。

血淋疼痛茄叶熏干为末,每服二钱,温酒或盐汤下。隔年者尤佳(《经验良方》)。

肠风下血方同上,米饮下。

久痢不止茄根(烧灰)、石榴皮等分为末。以沙糖水服之(《简便单方》)。

女阴挺出茄根烧存性,为末。油调在纸上,卷筒安入内,一日一上(《乾坤生意》)。

口中生蕈用醋漱口,以茄母(烧灰)、飞盐等分,米醋调稀,时时擦之(《摘玄方》)。

牙齿𧌴痛茄根捣汁,频涂之。○陈茄树烧灰傅之。先以露蜂房煎汤漱过(《海上名方》)。

牙痛取牙茄科以马尿浸三日,晒炒为末。每用点牙即落,真妙(鲍氏方)。

夏月趾肿不能行走者。九月收茄根悬檐下,逐日煎汤洗之(《简便》)。

苦茄《拾遗》

【集解】〔藏器曰〕苦茄野生岭南。树小有刺。
子

【主治】醋摩,涂痈肿。根,亦可作汤浴。又主瘴气(藏器)。

壶卢《日华》

【释名】瓠瓜(《说文》)、匏瓜(《论语》)。〔时珍曰〕壶,酒器也。卢,饮器也。此物各象其形,又可为酒饭之器,因以名

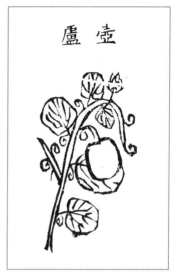

盧壺

壶卢

之。俗作葫芦者，非矣。葫乃蒜名，芦乃苇属也。其圆者曰匏，亦曰瓢，因其可以浮水如泡、如漂也。凡蓏属皆得称瓜，故曰瓠瓜、匏瓜。古人壶、瓠、匏三名皆可通称，初无分别。故孙愐《唐韵》云：瓠音壶，又音护。瓠𤬛，瓢也。陶隐居《本草》作瓠𤬛，云是瓠类也。许慎《说文》云：瓠，匏也。又云：瓢，瓠也。匏，大腹瓠也。陆玑《诗疏》云：壶，瓠也。又云：匏，瓠也。《庄子》云：有五石之瓠。诸书所言，其字皆当与壶同音。而后世以长如越瓜首尾如一者为瓠（音护），瓠之一头有腹长柄者为悬瓠，无柄而圆大形扁者为匏，匏之有短柄大腹者为壶，壶之细腰者为蒲芦，各分名色，迥异于古。以今参详，其形状虽各不同，而苗、叶、皮、子性味则一，故兹不复分条焉。悬瓠，今人所谓茶酒瓢者是也。蒲芦，今之药壶卢是也。郭义恭《广志》谓之约腹壶，以其腹有约束也。亦有大、小二种也。

【集解】〔弘景曰〕瓠与冬瓜气类同辈。又有瓠𤬛，亦是瓠类。小者名瓢，食之乃胜瓠。此等皆利水道，所以在夏月食之，大理不及冬瓜也。〔恭曰〕瓠与瓠𤬛、冬瓜全非类例。三物苗、叶相似，而实形则异。瓠形似越瓜，长尺余，头尾相似，夏中便熟，秋末便枯。瓠𤬛形状大小非一，夏末始实，秋中方熟，取其为器，经霜乃堪。瓠与甜瓠𤬛体性相类，啖之俱胜冬瓜，陶言不及，乃是未悉。此等原种各别也。〔时珍曰〕长瓠、悬瓠、壶卢、匏

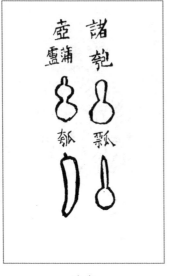

诸壶

瓜、蒲卢,名状不一,其实一类各色也,处处有之,但有迟早之殊。陶氏言瓠与冬瓜气类同辈,苏氏言瓠与瓠瓢全非类例,皆未可凭。数种并以正二月下种,生苗引蔓延缘。其叶似冬瓜叶而稍团,有柔毛,嫩时可食。故《诗》云:"幡幡瓠叶,采之烹之。"五六月开白花,结实白色,大小长短,各有种色。瓢中之子,齿列而长,谓之瓠犀。窃谓壶匏之属,既可烹晒,又可为器,大者可为瓮盎,小者可为瓢樽,为腰舟可以浮水,为笙可以奏乐,肤瓠可以养豕,犀瓣可以浇烛,其利博矣。

壶瓠

〔气味〕甘,平,滑,无毒。〔恭曰〕甘,冷。多食令人吐利。〔扁鹊曰〕患脚气虚胀冷气者食之,永不除也。

〔主治〕消渴恶疮,鼻口中肉烂痛(思邈)。利水道(弘景)。消热,服丹石人宜之(孟诜)。除烦,治心热,利小肠,润心肺,治石淋(大明)。

〔发明〕〔时珍曰〕按《名医录》云:浙人食匏瓜,多吐泻,谓之发暴。盖此物以暑月壅成故也。惟与香菜同食则可免。

〔附方〕新一。

腹胀黄肿 用亚腰壶卢连子烧存性,每服一个,食前温酒下。不饮酒者,白汤下。十余日见效(《简便方》)。

叶

〔气味〕甘，平，无毒。

〔主治〕为茹耐饥（思邈）。

蔓、须、花

〔主治〕解毒（时珍）。

〔附方〕新一。

预解胎毒七八月，或三伏日，或中秋日，剪壶卢须如环子脚者，阴干，于除夜煎汤浴小儿，则可免出痘（唐瑶《经验方》）。

子

〔主治〕齿龂或肿或露，齿摇疼痛，用八两同牛膝四两，每服五钱，煎水含漱，日三四次（《御药院方》）。

苦瓠《本经·下品》

【释名】苦匏（《国语》）、苦壶卢（《纲目》）。

【集解】〔《别录》曰〕苦瓠生晋地。〔弘景曰〕今瓠忽有苦者，如胆不可食，非别生一种也。又有瓠瓤，亦是瓠类。〔恭曰〕《本经》所论，都是苦瓠瓤尔。陶谓瓠中苦者，大误矣。瓠中时有苦者，不入药用，无所主疗，亦不堪啖。瓠与瓠瓤，原种各别，非甘者变为苦也。〔保昇曰〕瓠即匏也。有甘、苦二种：甘者大，苦者小。〔机曰〕瓠壶有原种是甘，忽变为苦者。俗谓以鸡粪壅之，或牛马踏践则变为苦。陶说亦有所见，未可尽非也。〔时珍曰〕《诗》云：匏有苦叶。《国语》云：苦匏不材于人，共济而已。皆指苦壶而言，即苦瓠也。瓠、壶同音，陶氏以瓠作护音释之，所以不稳也。应劭《风俗通》云：烧穰可以杀瓠。或云畜瓠之家不烧穰，种瓜之家不焚漆。物性相畏也。苏恭言服苦瓠过分，吐利不止者，以黍穰灰汁解之，盖取乎此。凡用苦瓠，须细理莹净无黡翳者乃佳,不尔有毒。

瓤及子

〔气味〕苦,寒,有毒。

〔主治〕大水,面目四肢浮肿,下水,令人吐(《本经》)。利石淋,吐呀嗽囊结,痄蛊痰饮。又煮汁渍阴,疗小便不通(苏恭)。煎汁滴鼻中,出黄水,去伤冷鼻塞,黄疸(藏器)。吐蛔虫(大明)。治痈疽恶疮,疥癣龋齿有虫䘌者。又可制汞(时珍)。

〔附方〕旧八,新十七。

急黄病苦瓠一枚,开孔,以水煮之,搅取汁,滴入鼻中。去黄水(陈藏器)。

黄疸肿满苦壶卢瓤如大枣许,以童子小便二合,浸之一时,取两酸枣大,纳两鼻中,深吸气,待黄水出,良。○又方:用瓠瓤熬黄为末。每服半钱,日一服,十日愈。然有吐者当详之(《伤寒类要》)。

大水胀满头面洪大。《外台》:用莹净好苦瓠白瓤,捻如豆粒,以面裹煮一沸,空心服七枚。至午当出水一斗。二日水自出不止,大瘦乃瘥。二年内忌咸物。○《圣惠》:用苦壶卢瓤一两,微炒为末,每日粥饮服一钱。

通身水肿苦瓠膜炒二两,苦葶苈五分,捣合丸小豆大。每服五丸,日三,水下止。○又,用苦瓠膜五分,大枣七枚。捣丸。一服三丸,如人行十里许,又服三丸,水出更服一丸,即止(并《千金方》)。

石水腹肿四肢皆瘦削。用苦瓠膜炒一两,杏仁半两炒去皮、尖,为末,糊丸小豆大。每饮下十丸,日三,水下止(《圣济总录》)。

水蛊洪肿苦瓠瓤一枚,水二升,煮至一升,煎至可丸,如小豆大。每米饮下十丸。待小便利,作小豆羹食。勿饮水。

小便不通胀急者。用苦瓠子三十枚炒,蝼蛄三个,焙为末。每冷水服一钱(并《圣济总录》)。

小儿闪癖取苦瓠未破者,煮令热,解开熨之(陈藏器《本草》)。

风痰头痛苦瓠膜取汁,以苇管灌入鼻中,其气上冲脑门,须臾恶涎流下,其病立愈除根,勿以昏运为疑。干者浸汁亦效,其子为末吹入亦效。年久头风皆愈(《普济方》)。

鼻窒气塞苦壶卢子为末,醇酒浸之,夏一日,冬七日。日日少少点之(《圣惠方》)。

眼目昏暗七月七日,取苦瓠白瓤绞汁一合,以酢二升,古钱七文,同以微火煎减半。每日取沫纳眦中,神效(《千金》)。

弩肉血翳秋间取小柄壶卢,或小药壶卢,阴干,于紧小处锯断,内挖一小孔如眼孔大。遇有此病,将眼皮上下用手挣开,将壶卢孔合定。初虽甚痛苦,然瘀肉、血翳皆渐下,不伤睛也(刘松石《经验方》)。

齿蜃口臭苦瓠子为末,蜜丸半枣大。每旦漱口了,含一丸,仍涂齿断上,涎出吐去,妙(《圣惠方》)。

风虫牙痛壶卢子半升。水五升,煎三升,含漱之。茎叶亦可。不过三度(《圣惠方》)。

恶疮癣癞十年不瘥者。苦瓠一枚,煮汁搽之,日三度(《肘后方》)。

九瘘有孔苦瓠四枚,大如盏者,各穿一孔如指大,汤煮十数沸,取一竹筒长一尺,一头插瓠孔中,一头注疮孔上,冷则易之,用遍乃止(《千金方》)。

痔疮肿痛苦壶卢、苦荬菜煎汤,先熏后洗,乃贴熊胆、密陀僧、胆矾、片脑末,良(《摘玄方》)。

下部悬痈择人神不在日,空心用井华水调百药煎末一碗服之。微利后,却用秋壶卢(一名苦不老,生在架上而苦者)切片置疮上,灸二七壮。萧端式病此连年,一灸遂愈(《永类钤方》)。

卒中蛊毒或吐血,或下血,皆如烂肝者。苦瓠一枚,水二升,煮一升服,立吐即愈。又方,用苦酒一升煮令消,服之取吐,神验(《肘后方》)。

死胎不下苦壶卢烧存性,研末。每服一钱,空心热酒下(《海上名方》)。

聤耳出脓干瓠子一分,黄连半钱,为末。以绵先缴净,吹入半字,日二次(《圣惠方》)。

鼻中瘜肉苦壶卢子、苦丁香等分,入麝香少许,为末。纸捻点之(《圣惠方》)。

花
〔主治〕一切瘘疮,霜后收曝,研末傅之(时珍)。
蔓
〔主治〕麻疮,煎汤浴之即愈(时珍。○出仇远《稗史》)。
〔附方〕新一。
小儿白秃瓠藤同裹盐,荷叶煎浓汁洗,三五次愈(《总录》)。

败瓢《纲目》

【集解】〔时珍曰〕瓢乃匏壶破开为之者,近世方药亦时用之,当以苦瓠者为佳,年久者尤妙。

【气味】苦,平,无毒。

【主治】消胀杀虫，治痔漏下血，崩中带下赤白（时珍）。

【附方】新六。

中满鼓胀用三五年陈壶卢瓢一个，以糯米一斗作酒，待熟，以瓢于炭火上炙热，入酒浸之，如此三五次，将瓢烧存性，研末。每服三钱，酒下，神效（余居士《选奇方》）。

大便下血败瓢（烧存性）、黄连等分研末。每空心温酒服二钱（《简便方》）。

赤白崩中旧壶卢瓢（炒存性）、莲房（煅存性）等分研末。每服二钱，热水调服。三服，有汗为度，即止。甚者五服止，最妙。忌房事、发物、生冷（《海上方》）。

脑漏流脓破瓢、白鸡冠花、白螺蛳壳各烧存性等分，血竭、麝香各五分，为末。以好酒洒湿熟艾，连药揉成饼，贴在顶门上，以熨斗熨之，以愈为度（《孙氏集效方》）。

腋下瘤瘿用长柄茶壶卢烧存性，研末搽之，以消为度。一府校老妪右腋生一瘤，渐长至尺许，其状如长瓠子，久而溃烂。一方士教以此法，用之遂出水，消尽而愈（《濒湖集简方》）。

汤火伤灼旧壶卢瓢，烧灰傅之（同上）。

冬瓜《本经·上品》

〔校正〕今并入白瓜子。

【释名】白瓜（《本经》）、水芝（同上）、地芝（《广雅》）。〔志曰〕冬瓜经霜后，皮上白如粉涂，其子亦白，故名白冬瓜，而子云白瓜子也。〔时珍曰〕冬瓜，以其冬熟也。又贾思勰云：冬瓜正、二、三月种之。若十月种者，结瓜肥好，乃胜春种。则冬瓜之名或又以此也。《别录》白冬瓜原附于《本经》瓜子之下。宋《开

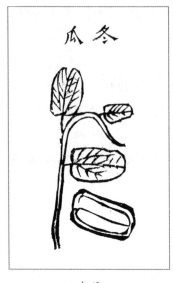

冬瓜

宝本草》加作白瓜子,复分白冬瓜为《别录》一种。遂致诸注辩说纷纷,今并为一。

【集解】〔《别录》曰〕白瓜子生嵩高平泽,冬瓜仁也。八月采之。〔颂曰〕今处处园圃莳之。其实生苗蔓下,大者如斗而更长,皮厚而有毛,初生正青绿,经霜则白粉。人家多藏蓄弥年,作菜果。入药须霜后取,置之经年,破出核洗,燥乃擂取仁用之。亦堪单作服饵。〔时珍曰〕冬瓜三月生苗引蔓,大叶团而有尖,茎叶皆有刺毛。六七月开黄花,结实大者径尺余,长三四尺,嫩时绿色有毛,老则苍色有粉,其皮坚厚,其肉肥白。其瓤谓之瓜练,白虚如絮,可以浣练衣服。其子谓之瓜犀,在瓤中成列。霜后取之,其肉可煮为茹,可蜜为果。其子仁亦可食。盖兼蔬、果之用。凡收瓜忌酒、漆、麝香及糯米,触之必烂。

白冬瓜

〔气味〕甘,微寒,无毒。〔弘景曰〕冷利。

〔主治〕小腹水胀,利小便,止渴(《别录》)。捣汁服,止消渴烦闷,解毒(弘景)。益气耐老,除心胸满,去头面热(孟诜)。消热毒痈肿。切片摩痱子,甚良(大明)。利大小肠,压丹石毒(苏颂)。

〔发明〕〔诜曰〕热者食之佳,冷者食之瘦人。煮食练五脏,为其下气故也。欲得体瘦轻健者,则可长食之;若要肥,则勿食也。〔宗奭曰〕凡患发背及一切痈疽者，削一大块置疮上，热则易之，分散热毒气甚良。〔震亨曰〕冬瓜性走而急。寇氏谓其分散热毒气，盖亦取其走而性急也。久病者、阴虚者忌之。孙真人言：九月勿食，令人反胃。须被霜食之乃佳。〔诜曰〕取瓜一颗和桐叶与猪食之，一冬更不要与诸物食，自然不饥，长三四倍也。

〔附方〕旧八，新六。

积热消渴白瓜去皮，每食后吃三二两，五七度，良（孟诜《食疗》）。

消渴不止冬瓜一枚削皮，埋湿地中，一月取出，破开取清水日饮之。或烧熟绞汁饮之（《圣济总录》）。

消渴骨蒸大冬瓜一枚去瓤，入黄连末填满，安瓮内，待瓜消尽，同研，丸梧子大。每服三四十丸，煎冬瓜汤下（《经验》）。

产后痢渴久病津液枯竭，四肢浮肿，口舌干燥。用冬瓜一枚，黄土泥厚五寸，煨熟绞汁饮。亦治伤寒痢渴（《古今录验》）。

小儿渴利冬瓜汁饮之（《千金》）。

小儿魃病寒热如疟。用冬瓜、萹蓄各四两，水二升，煎汤浴之（《千金方》）。

婴孩寒热冬瓜炮熟，绞汁饮（《子母秘录》）。

水病危急冬瓜不拘多少，任意吃之，神效无比（《兵部手集》）。

十种水气浮肿喘满。用大冬瓜一枚，切盖去瓤，以赤小豆填满，盖合签定，以纸筋泥固济，日干，用糯糠两大箩，入瓜在内，煨至火尽，取出切片，同豆焙干为末，水糊丸梧子大。每服七十丸，煎冬瓜子汤下，日三服，小便利为度（《杨氏家藏方》）。

发背欲死冬瓜截去头，合疮上。瓜烂，截去更合之。瓜未尽，疮已小敛矣。乃用膏贴之（《肘后方》）。

痔疮肿痛冬瓜煎汤洗之（《袖珍方》）。

马汗入疮干冬瓜烧研,洗净傅之。

食鱼中毒冬瓜汁饮之,良（《小品方》）。

面黑令白冬瓜一个,竹刀去皮切片,酒一升半,水一升,煮烂滤去滓,熬成膏,瓶收。每夜涂之（《圣济总录》）。

瓜练瓟也。

〔气味〕甘,平,无毒。

〔主治〕绞汁服,止烦躁热渴,利小肠,治五淋,压丹石毒（甄权）。洗面澡身,去䵟𪒟,令人悦泽白皙（时珍）。

〔附方〕新二。

消渴烦乱冬瓜瓟干者一两,水煎饮（《圣惠方》）。

水肿烦渴小便少者。冬瓜白瓟,水煎汁,淡饮之（《普济方》）。

白瓜子〔《别录》曰〕冬瓜仁也。八月采之。

〔正误〕〔恭曰〕此甘瓜也。甘字似白字,后人误写耳。当改从甘字。〔志曰〕《本草》注:白瓜子,冬瓜仁也。苏氏所言,殊为孟浪。且甘瓜即甜瓜,亦有青、白二种。其子色黄,主疗与冬瓜全异。但冬瓜经霜有白衣,其子亦白,白瓜之号因斯而得。况诸方惟用冬瓜子,不见用甘瓜子者。苏说不可凭也。

〔气味〕甘,平,无毒。〔《别录》曰〕寒。久服寒中。

〔主治〕令人悦泽好颜色,益气不饥。久服轻身耐老（《本经》）。除烦满不乐。可作面脂（《别录》）。去皮肤风及黑䵟,润肌肤（大明）。治肠痈（时珍）。

〔发明〕〔颂曰〕冬瓜仁,亦堪单作服饵。又研末作汤饮,及作面脂药,并令人颜色光泽。宗奭《荆楚岁时记》云:七月,采瓜犀以为面脂。即瓜瓣也。亦堪作澡豆。〔宗奭曰〕服食方亦稀用之。

〔附方〕旧二,新五。

服食法取冬瓜仁七升,以绢袋盛,投三沸汤中,须臾取曝干,如此三度,又与清苦酒渍之一宿,曝干为末,日服方寸匕。令人肥悦明目,延年不老。又法:取子三五升,去皮为丸,空心日服三十丸。令人白净如玉(孟诜《食疗》)。

补肝明目治男子五劳七伤,明目。用冬瓜仁,方同上(《外台秘要》)。

悦泽面容白瓜仁五两,桃花四两,白杨皮二两,为末。食后饮服方寸匕,日三服。欲白加瓜仁,欲红加桃花。三十日面白,五十日手足俱白。一方有橘皮,无杨皮(《肘后方》)。

多年损伤不瘥者。瓜子末,温酒服之(孙真人方)。

消渴不止小便多。用干冬瓜子、麦门冬、黄连各二两,水煎饮之。冬瓜苗叶俱治消渴,不拘新干(《摘玄方》)。

男子白浊陈冬瓜仁炒为末,每空心米饮服五钱(《救急易方》)。

女子白带方同上。

瓜皮

〔主治〕可作丸服,亦入面脂(苏颂)。主驴马汗入疮肿痛,阴干为末涂之。又主折伤损痛(时珍)。

〔附方〕新二。

跌扑伤损用干冬瓜皮一两,真牛皮胶一两,剉入锅内炒存性,研末。每服五钱,好酒热服。仍饮酒一瓯,厚盖取微汗,其痛即止,一宿如初,极效(《摘玄方》)。

损伤腰痛冬瓜皮烧研,酒服一钱(《生生编》)。

叶

〔主治〕治肿毒,杀蜂,疗蜂叮(大明)。主消渴,疟疾寒热。又焙研,傅多年恶疮(时珍)。

〔附方〕新一。

积热泻痢 冬瓜叶嫩心,拖面煎饼食之(《海上名方》)。

藤

〔主治〕烧灰,可出绣黡。煎汤,洗黑靥并疮疥(大明)。捣汁服,解木耳毒。煎水,洗脱肛。烧灰,可淬铜、铁,伏砒石(时珍)。

南瓜《纲目》

【集解】〔时珍曰〕南瓜种出南番,转入闽、浙,今燕京诸处亦有之矣。三月下种,宜沙沃地。四月生苗,引蔓甚繁,一蔓

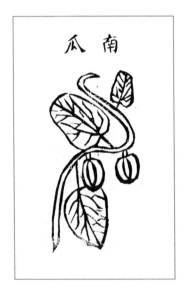

南瓜

可延十余丈,节节有根,近地即着。其茎中空。其叶状如蜀葵而大如荷叶。八九月开黄花,如西瓜花。结瓜正圆,大如西瓜,皮上有棱如甜瓜。一本可结数十颗,其色或绿或黄或红。经霜收置暖处,可留至春。其子如冬瓜子。其肉厚色黄,不可生食,惟去皮瓤瀹食,味如山药。同猪肉煮食更良,亦可蜜煎。按:王祯《农书》云:浙中一种阴瓜,宜阴地种之。秋熟色黄如金,皮肤稍厚,可藏至春,食之如新。疑此即南瓜也。

【气味】甘,温,无毒。〔时珍曰〕多食发脚气、黄疸。不可同羊肉食,令人气壅。

【主治】补中益气（时珍）。

越瓜 宋《开宝》

【释名】稍瓜（《食物》）、菜瓜（《《正要》》）。〔时珍曰〕越瓜以地名也,俗名稍瓜,南人呼为菜瓜。

【集解】〔藏器曰〕越瓜生越中。大者色正白。越人当果食之,亦可糟藏。〔时珍曰〕越瓜南北皆有。二三月下种生苗,就地引蔓,青叶黄花,并如冬瓜花叶而小。夏秋之间结瓜,有青、白二色,大如瓠子。一种长者至二尺许,俗呼羊角瓜。其子状如胡瓜子,大如麦粒。其瓜生食,可充果、蔬,酱、豉、糖、醋藏浸皆宜,亦可作菹。

【气味】甘,寒,无毒。〔诜曰〕生食多冷中动气,令人心痛,脐下癥结,发诸疮。又令人虚弱不能行,不益小儿。天行病后不可食。又不得与牛乳酪及鲊同食。〔时珍曰〕按萧了真云:菜瓜能暗人耳目。观驴马食之即眼烂,可知矣。

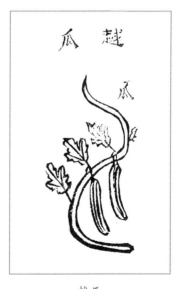

越瓜

【主治】利肠胃,止烦渴（《开宝》）。利小便,去烦热,解酒毒,宣泄热气。烧灰,傅口吻疮及阴茎热疮（藏器）。和饭作鲊,久食益肠胃（《心镜》）。

胡瓜 宋《嘉祐》

【释名】黄瓜（《《拾遗》》）。〔藏器曰〕北人避石勒讳,改呼黄瓜,至今因之。〔时珍曰〕张骞使西域得种,故名胡瓜。按杜宝《拾遗录》云:隋大业四年避讳,改胡瓜为黄瓜。与陈氏之说微异。今俗以《月令》王瓜生即此,误矣。王瓜,土瓜也。见《草部》。

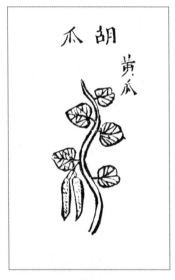

胡瓜

【集解】〔时珍曰〕胡瓜处处有之。正二月下种,三月生苗引蔓。叶如冬瓜叶,亦有毛。四五月开黄花,结瓜围二三寸,长者至尺许,青色,皮上有瘖瘟如疣子,至老则黄赤色。其子与菜瓜子同。一种五月种者,霜时结瓜,白色而短,并生熟可食,兼蔬蓏之用,糟酱不及菜瓜也。

【气味】甘,寒,有小毒。〔诜曰〕不可多食,动寒热,多疟病,积瘀热,发疰气,令人虚热上逆少气,损阴血,发疮疥脚气,虚肿百病。天行病后,不可食之。小儿切忌,滑中生疳虫。不可多用醋。

【主治】清热解渴,利水道（甯源）。

【附方】旧二,新五。

小儿热痢 嫩黄瓜同蜜食十余枚,良（《海上名方》）。

水病肚胀四肢浮肿。用胡瓜一个破开,连子以醋煮一半、水煮一半至烂,空心俱食之,须臾下水也(《千金髓》)。

小儿出汗香瓜丸:用黄连、胡黄连、黄檗、川大黄(煨熟)、鳖甲(醋炙)、柴胡、卢会、青皮等分为末。用大黄瓜黄色者一个,割下头,填药至满,盖定签住,慢火煨熟,同捣烂,入面糊丸绿豆大。每服二三丸,大者五七丸至十丸,食后新水下(钱乙《小儿方》)。

咽喉肿痛老黄瓜一枚去子,入硝填满,阴干为末。每以少许吹之(《医林集要》)。

杖疮焮肿六月六日,取黄瓜入瓷瓶中,水浸之。每以水扫于疮上,立效(《医林集要》)。

火眼赤痛五月取老黄瓜一条,上开小孔,去瓤,入芒硝令满,悬阴处,待硝透出刮下,留点眼甚效(《寿域神方》)。

汤火伤灼五月五日,掐黄瓜入瓶内封,挂檐下,取水刷之,良(《医方摘要》)。

叶

〔气味〕苦,平,有小毒。

〔主治〕小儿闪癖,一岁用一叶,生捼搅汁服,得吐、下,良(藏器)。

根

〔主治〕捣傅狐刺毒肿(大明)。

丝瓜《纲目》

【释名】天丝瓜(《本事》)、天罗(《事类合璧》)、布瓜(同上)、蛮瓜(《本事》)、鱼鱵(《经验良方》)。〔时珍曰〕此瓜老则筋丝罗织,故有丝罗之名。昔人谓之鱼鱵,或云虞刺。始

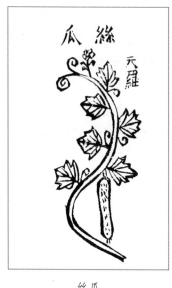

丝瓜

自南方来,故曰蛮瓜。

【集解】〔时珍曰〕丝瓜,唐宋以前无闻,今南北皆有之,以为常蔬。二月下种,生苗引蔓,延树竹,或作棚架。其叶大于蜀葵而多丫尖,有细毛刺,取汁可染绿。其茎有棱。六七月开黄花,五出,微似胡瓜花,蕊瓣俱黄。其瓜大寸许,长一二尺,甚则三四尺,深绿色,有皱点,瓜头如鳖首。嫩时去皮,可烹可曝,点茶充蔬。老则大如杵,筋络缠纽如织成,经霜乃枯,惟可藉靴履,涤釜器,故村人呼为洗锅罗瓜。内有隔,子在隔中,状如栝楼子,黑色而扁。其花苞及嫩叶、卷须,皆可食也。

瓜

〔气味〕甘,平,无毒。入药用老者。

〔主治〕痘疮不快,枯者烧存性,入朱砂研末,蜜水调服,甚妙(震亨)。煮食,除热利肠。老者烧存性服,去风化痰,凉血解毒,杀虫,通经络,行血脉,下乳汁,治大小便下血,痔漏崩中,黄积,疝痛卵肿,血气作痛,痈疽疮肿,齿䘌,痘疹胎毒(时珍)。暖胃补阳,固气和胎(《生生编》)。

〔发明〕〔颖曰〕丝瓜本草诸书无考,惟痘疮及脚痈方中烧灰用之,亦取其性冷解毒耳。〔时珍曰〕丝瓜老者,筋络贯串,房隔联属,故能通人脉络脏腑,而去风解毒,消肿化痰,祛痛杀虫，及治诸血病也。

〔附方〕新二十八。

痘疮不快初出或未出，多者令少，少者令稀。老丝瓜（近蒂三寸）连皮烧存性，研末，砂糖水服（《直指》）。

痈疽不敛疮口太深。用丝瓜捣汁频抹之（《直指方》）。

风热腮肿丝瓜烧存性，研末，水调搽之（严月轩方）。

肺热面疮苦丝瓜、牙皂荚并烧灰，等分，油调搽（《摘玄方》）。

玉茎疮溃丝瓜连子捣汁，和五倍子末，频搽之（丹溪方）。

坐板疮疥丝瓜皮焙干为末，烧酒调搽之（《摄生众妙方》）。

天泡湿疮丝瓜汁调辰粉，频搽之。

手足冻疮老丝瓜烧存性，和腊猪脂涂之（《海上方》）。

肛门酒痔丝瓜烧存性，研末，酒服二钱（严月轩方）。

痔漏脱肛丝瓜（烧灰）、多年石灰、雄黄各五钱为末，以猪胆、鸡子清及香油和调，贴之，收上乃止（《孙氏集效方》）。

肠风下血霜后干丝瓜烧存性，为末，空心酒服二钱。一名蛮瓜，一名天罗，一名天丝瓜是矣（许叔微《本事方》）。

下血危笃不可救者。丝瓜（即天罗）一个烧存性，槐花减半，为末。每空心米饮服二钱（《普济方》）。

酒痢便血腹痛，或如鱼脑五色者。干丝瓜一枚，连皮烧研，空心酒服二钱。一方煨食之。俗名鱼鯼是也（《经验良方》）。

血崩不止老丝瓜（烧灰）、棕榈（烧灰）等分，盐酒或盐汤服（《奇效良方》）。

经脉不通干丝瓜一个为末，用白鸽血调成饼，日干研末。每服二钱，空心酒下。先服四物汤三服（《海上名方》）。

乳汁不通丝瓜连子烧存性研。酒服一二钱，被覆取汗即通（《简便单方》）。

干血气痛 妇人血气不行,上冲心膈,变为干血气者。用丝瓜一枚烧存性,空心温酒服（《寿域神方》）。

小肠气痛 绕脐冲心。连蒂老丝瓜烧存性,研末。每服三钱,热酒调下。甚者不过二三服即消。

卵肿偏坠 丝瓜架上初结者,留下,待瓜结尽叶落取下,烧存性为末,炼蜜调成膏,每晚好酒服一匙。如在左左睡,在右右睡（刘松石《保寿堂方》）。

腰痛不止 天罗（布瓜）子仁炒焦,擂酒热服,以渣炒热傅之（熊氏《补遗》）。

喉闭肿痛 天罗瓜研汁灌之（《普济》）。

卒然中风 防风、荆芥一两,升麻半两,姜三片,水一盏,煎半盏,以丝瓜子研,取浆半盏,和匀灌之。如手足麻痒,以羌活煎汤洗之（唐瑶《经验方》）。

化痰止嗽 天罗（即丝瓜）,烧存性为末。枣肉和丸弹子大。每服一丸,温酒化下（《摄生众妙方》）。

风虫牙痛 经霜干丝瓜烧存性为末,擦之（《直指方》）。

风气牙痛 百药不效者用此,大能去风,惟蛀牙不效。天罗（即生丝瓜）一个,擦盐火烧存性,研末频擦,涎尽即愈。腮肿,以水调贴之。马敏叔云:此乃严月轩家传屡效之方,一试即便可睡也。

食积黄疸 丝瓜连子烧存性,为末。每服二钱,因面得病面汤下,因酒得病温酒下,连进数服愈（《卫生易简方》）。

小儿浮肿 天罗、灯草、葱白等分,煎浓汁服,并洗之（《普济方》）。

水蛊腹胀 老丝瓜去皮一枚剪碎,巴豆十四粒同炒,豆黄去豆，以瓜同陈仓米再炒熟，去瓜，研米为末，糊丸梧子大。每服百丸，白汤下。盖米收胃气，巴豆逐水，丝瓜象人脉络，借其气以引之也。此乃元时杭州名医宋会之之方（鲜于枢《钩玄》）。

叶

〔主治〕癣疮，频挼掺之。疗痈疽丁肿卵㿗（时珍）。

〔附方〕新六。

虫癣清晨采露水丝瓜叶七片，逐片擦七下，如神。忌鸡、鱼、发物（《摄生众妙方》）。

阴子偏坠丝瓜叶烧存性三钱，鸡子壳烧灰二钱，温酒调服（余居士《选奇方》）。

头疮生蛆头皮内时有蛆出。以刀切破，挤丝瓜叶汁搽之。蛆出尽，绝根（《小山怪证方》）。

汤火伤灼丝瓜叶焙研，入辰粉一钱，蜜调搽之。生者捣傅。一日即好也（《海上名方》）。

鱼脐丁疮丝瓜叶（即虞刺叶也）、连须葱白、韭菜等分，同入石钵内，研烂取汁，以热酒和服。以渣贴腋下，病在左手贴左腋，右手贴右腋；病在左脚贴左胯，右脚贴右胯；在中贴心、脐。用帛缚住，候肉下红线处皆白则散矣。如有潮热，亦用此法。却令人抱住，恐其颤倒则难救矣（危氏《得效方》）。

刀疮神药古石灰、新石灰、丝瓜根叶（初种放两叶者）、韭菜根各等分，捣一千下作饼，阴干为末，擦之。止血定痛生肌，如神效。侍御苏海峰所传（董炳《集验方》）。

藤根

〔气味〕同叶。

〔主治〕齿䘌脑漏，杀虫解毒（时珍）。

〔附方〕新七。

预解痘毒五六月取丝瓜蔓上卷须阴干,至正月初一日子时,用二两半煎汤(父母只令一人知),温浴小儿身面上下,以去胎毒,永不出痘,纵出亦少也(《体仁汇编》)。

诸疮久溃丝瓜老根熬水扫之,大凉即愈(《应验方》)。

喉风肿痛丝瓜根,以瓦瓶盛水浸,饮之(《海上名方》)。

脑崩流汁鼻中时时流臭黄水,脑痛,名控脑砂,有虫食脑中也。用丝瓜藤近根三五尺,烧存性。每服一钱,温酒下,以愈为度(《医学正传》)。

牙宣露痛《海上妙方》:用丝瓜藤阴干,临时火煅存性,研搽即止,最妙。○《德生堂方》:用丝瓜藤一握,川椒一撮,灯心一小把,水煎浓汁,漱吐,其痛立住如神也。

咽喉骨鲠七月七日,取丝瓜根阴干,烧存性。每服二钱,以原鲠物煮汤服之(笔峰《杂兴》)。

腰痛不止丝瓜根烧存性,为末。每温酒服二钱,神效甚捷(邓笔峰《杂兴》)。

【附录】天罗勒(《拾遗》)〔藏器曰〕生江南平地。主溪毒,接碎傅之。〔时珍曰〕陈氏注此不详。又江南呼丝瓜为天罗,疑即此物,然无的据,姑附之。

苦瓜《救荒》

【释名】锦荔枝(《救荒》)、癞葡萄(〖《救荒》〗)。〔时珍曰〕苦以味名。瓜及荔枝、葡萄,皆以实及茎、叶相似得名。

【集解】〔周定王曰〕锦荔枝即癞葡萄,蔓延草木。茎长七八尺,茎有毛涩。叶似野葡萄,而花又开黄花。实大如鸡子,有皱纹,似荔枝。〔时珍曰〕苦瓜原出南番,今闽、广皆种之。五月下子,生苗引蔓,茎叶卷须,并如葡萄而小。七八月开小黄花,五瓣如碗形。结瓜长者四五寸，短者二三寸，青色，皮上痱瘟如癞及荔枝壳状，熟则黄色自裂，内有红瓤裹子。瓤味甘可食。其子形扁如瓜子，亦有痱瘟。南人以青皮煮肉及盐酱充蔬，苦涩有青气。按费信《星槎胜览》云：苏门答剌国一等瓜，皮若荔枝，未剖时甚臭如烂蒜，剖开如囊，味如酥，香甜可口。疑此即苦瓜也。

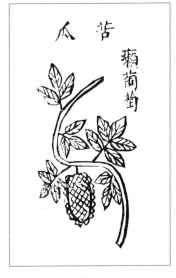

苦瓜

瓜

〔气味〕苦，寒，无毒。

〔主治〕除邪热，解劳乏，清心明目（时珍。○《生生编》）。

子

〔气味〕苦、甘，无毒。

〔主治〕益气壮阳（时珍）。

菜之四 水菜类六种

紫菜《食疗》

【释名】 紫菜（音软。〖《江赋》〗）。

【集解】 〔诜曰〕紫菜生南海中，附石。正青色，取而干之则紫色。〔时珍曰〕闽、越海边悉有之。大叶而薄。彼人接成饼状，晒干货之，其色正紫，亦石衣之属也。

【气味】甘,寒,无毒。〔藏器曰〕多食令人腹痛发气,吐白沫。饮热醋少许,即消。

【主治】热气烦塞咽喉,煮汁饮之(孟诜)。病瘿瘤脚气者,宜食之(时珍)。

【发明】〔震亨曰〕凡瘿结积块之疾,宜常食紫菜,乃咸能软坚之义。

石莼《拾遗》

〔校正〕自《草部》移入此。

【集解】〔藏器曰〕石莼生南海,附石而生。似紫菜,色青。

【气味】甘,平,无毒。

【主治】下水,利小便(藏器)。主风秘不通,五膈气,并脐下结气,煮汁饮之。胡人用治疳疾(李珣)。

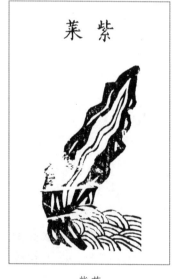

紫菜

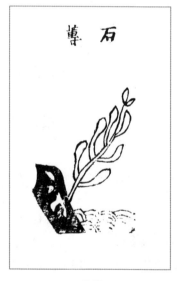

石莼

石花菜《食鉴》

【释名】琼枝（《纲目》）。〔时珍曰〕并以形名也。

【集解】〔时珍曰〕石花菜生南海沙石间。高二三寸，状如珊瑚，有红、白二色，枝上有细齿。以沸汤泡去砂屑，沃以姜、醋，食之甚脆。其根埋沙中，可再生枝也。一种稍粗而似鸡爪者，谓之鸡脚菜，味更佳。二物久浸皆化成胶冻也。郭璞《海赋》所谓水物则玉珧海月，土肉石华，即此物也。

【气味】甘、咸，大寒，滑，无毒。

【主治】去上焦浮热，发下部虚寒（甯源）。

鹿角菜《食性》

【释名】猴葵（《南越志》）。〔时珍曰〕按沈怀远《南

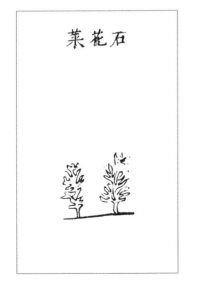

石花菜

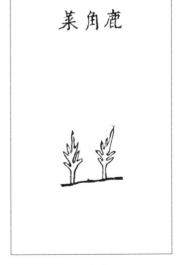

鹿角菜

越志》云：猴葵一名鹿角。盖鹿角以形名，猴葵因其性滑也。

【集解】〔士良曰〕鹿角菜生海州、登、莱、沂、密诸处海中。〔时珍曰〕鹿角菜生东南海中石崖间。长三四寸，大如铁线，分丫如鹿角状，紫黄色。土人采曝，货为海错。以水洗醋拌，则胀起如新，味极滑美。若久浸则化如胶状，女人用以梳发，粘而不乱。

【气味】甘，大寒，滑，无毒。〔诜曰〕微毒。丈夫不可久食，发痼疾，损腰肾、经络、血气，令人脚冷痹，少颜色。

【主治】下热风气，疗小儿骨蒸热劳。服丹石人食之，能下石力（士良）。解面热（大明）。

龙须菜《纲目》

【集解】〔时珍曰〕龙须菜生东南海边石上。丛生无枝，叶状如柳，根须长者尺余，白色。以醋浸食之，和肉蒸食亦佳。《博物志》一种石发似指此物，与石衣之石发同名也。

【气味】甘，寒，无毒。

【主治】瘿结热气，利小便（时珍）。

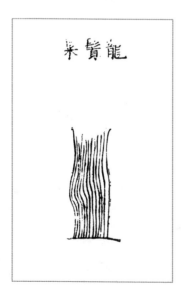

龙须菜

睡菜《纲目》

【释名】瞑菜（瞑音眠）、绰菜（并《南方草木状》）、醉草（《记事珠》）、懒妇蔵（《记事珠》）。

【集解】〔时珍曰〕按嵇含《南方草木状》云：绰菜夏生池沼

间。叶类慈菇,根如藕条。南海人食之,令人思睡,呼为瞑菜。段公路《北户录》云:睡菜五六月生田塘中。土人采根为盐菹,食之好睡。郭宪《洞冥记》有却睡草,食之令人不睡,与此相反也。珍按:苦菜、龙葵皆能使人不睡。却睡之草,其此类乎?

【气味】甘、微苦,寒,无毒。

【主治】心膈邪热不得眠(时珍)。

菜之五 芝栭类一十五种

芝《本经·上品》

〔校正〕并入《本经》青、赤、黄、白、黑、紫六芝。

【释名】茵(音囚。〖《尔雅》〗)。〔时珍曰〕芝本作"之",篆文象草生地上之形。后人借"之"字为语辞,遂加草以别之也。《尔雅》云:茵,芝也。注云:一岁三华瑞草。或曰生于刚处曰菌,生于柔处曰芝。昔四皓采芝,群仙服食,则芝亦菌属可食者,故移入《菜部》。

【集解】〔《别录》曰〕青芝生泰山,赤芝生霍山,黄芝生嵩山,白芝生华山,黑芝生常山,紫芝生高夏山谷。六芝皆六月、八月采。〔弘景曰〕南岳本是衡山,汉武帝始以小霍山代之,此赤芝当生衡山也。郡县无高夏名,恐是山名也。此六芝皆仙草之类,俗所稀见,族类甚多,形色瑰异,并载《芝草图》中。今俗所用紫芝,乃是朽木株上所生,状如木檽,名为紫芝,止疗痔,不宜合诸补丸药也。凡得芝草,便正尔食之,无余节度,故皆不云服法也。〔恭曰〕《五芝经》云:皆以五色生于五岳。诸方所献,白芝未必华山,黑芝又非常岳。且多黄、白,稀有黑、青者。然紫芝最多,非五芝类。但芝自难得,纵获一二,岂得终久服耶?〔禹锡曰〕王充《论衡》云:芝生于土。土气和,故芝草生。《瑞命记》云:王者仁慈,则芝草生。是也。〔时珍曰〕芝类甚多,亦有花实者。《本草》惟以六芝标名,然其种属不可不识。《神农经》云:山川云雨、四时五行、阴阳昼夜之精,以生五色神芝,为圣王休祥。《瑞应图》云:芝草常以六月生,春青夏紫,秋白冬黑。葛洪《抱朴子》云:芝有石芝、木芝、草芝、肉芝、菌芝,凡数百种也。石芝石象,生于海隅石山岛屿之涯。肉芝状如肉,附于大石,头尾具有,乃生物也。赤者如珊瑚,白者如截肪,黑者如泽漆,青者如翠羽,黄者如紫金,皆光明洞彻如坚冰也。大者十余斤,小者三四斤。凡求芝草,入名山,必以三月、九月,乃山开出神药之月。必以天辅时,出三奇吉门,到山须六阴之日,明堂之时。带灵宝符,牵白犬,抱白鸡,包白盐一斗,及开山符檄,着大石上。执吴唐草

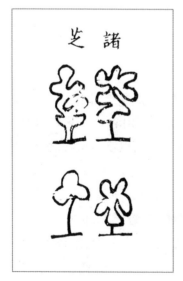

芝

一把入山,山神喜,必得见芝。须禹步往采。以王相专和、支干相生之日,刻以骨刀,阴干为末服,乃有功效。若人不至精久斋,行秽德薄,又不晓入山之术,虽得其图,鬼神不以与,人终不可得见也。曰菌芝,生深山之中,大木之下,泉水之侧。其状或如宫室,如龙虎,如车马,如飞鸟,五色无常。凡百二十种,自有图也。曰木威喜芝,乃松脂沦地,千年化为茯苓,万岁其上生小木,状似莲花,夜视有光,持之甚滑,烧之不

焦,带之辟兵,服之神仙。曰飞节芝,三千岁老松上,皮中有脂,状如龙形,服之长生。曰木渠芝,寄生大木上,状如莲花,九茎一丛,味甘而辛。曰黄蘗芝,生于千岁黄蘗根下,有细根如缕,服之地仙。曰建木芝,生于都广,其皮如缨蛇,其实如鸾鸟。曰参成芝,赤色有光,扣其枝叶,如金石之音。曰樊桃芝,其木如升龙,其花叶如丹萝,其实如翠鸟,并可服食。曰千岁芝,生枯木下,根如坐人,刻之有血,血涂二足,可行水隐形,又可治病。已上皆木芝也。曰独摇芝,无风自动,其茎大如手指,叶似苋,根有大魁如斗,周绕有细子十二枚绕之,相去丈许,生高山深谷,服之神仙。曰牛角芝,生虎寿山及吴陵上,状似葱而特出如牛角,长三四尺,青色。曰龙仙芝,似升龙相负之形。曰紫珠芝,茎黄叶赤,实如李而紫色。曰白符芝,似梅,大雪而花,季冬而实。曰朱草芝,九曲三叶,叶有实也,其茎如针。曰五德芝,状似楼殿,五色各具,方茎紫气。已上皆草芝也,有百二十种,人得服之神仙。曰玉脂芝,生于有玉之山,状似鸟兽,色无常彩,多似山水苍玉,亦如鲜明水晶。曰七明九光芝,生于临水石崖之间,状如盘碗,有茎蒂连缀之,此芝有七孔者名七明,九孔者名九光,夜见其光,食至七枚,七孔洞彻,一名萤火芝。曰石蜜芝,生少室石户中石上,终难得。曰石桂芝,生石穴中,似桂树,乃石也,光明味辛。曰石脑芝、石中黄,皆石芝类也。千岁燕、千岁蝙蝠、千岁龟、万岁蟾蜍、山中见小人,皆肉芝类也,凡百二十种。又按《采芝图》云:凤凰芝,生名山金玉间,服食一年,与凤凰俱也。曰燕胎芝,形如葵,紫色,有燕象。曰黑云芝,生山谷之阴,黑盖赤理黑茎,味咸苦。又有五色龙芝、五方芝、天芝、地芝、人芝、山芝、土芝、石芝、金芝、水芝、火芝、雷芝、甘露芝、青云芝、云气芝、白虎芝、车马芝、太一芝等,名状不一。张华《博物志》云:名山生神芝不死之草。

上芝为车马,中芝人形,下芝六畜形。又按段成式《酉阳杂俎》云:屋柱无故生芝者,白主丧,赤主血,黑主贼,黄主喜;形如人面者亡财,如牛马者远役,如龟蛇者蚕耗。时珍尝疑:芝乃腐朽余气所生,正如人生瘤赘,而古今皆以为瑞草,又云服食可仙,诚为迂谬。近读成式之言,始知先得我所欲言,其揆一也。又方士以木积湿处,用药傅之,即生五色芝。嘉靖中王金尝生以献世宗。此昔人所未言者,不可不知。

青芝一名龙芝《本经》

〔气味〕酸,平,无毒。〔时珍曰〕五色之芝,配以五行之味,盖亦据理而已,未必其味便随五色也。即如五畜以羊属火,五果以杏配心,皆云味苦之义。〔之才曰〕青、赤、黄、白、黑、紫六芝,并以薯蓣为之使,得发良,得麻子仁、白瓜子、牡桂甚益人,恶常山,畏扁青、茵陈蒿。

〔主治〕明目,补肝气,安精魂,仁恕。久食轻身不老,延年神仙(《本经》)。不忘强志(《唐本》)。

赤芝一名丹芝《本经》

〔气味〕苦,平,无毒。

〔主治〕胸中结,益心气,补中,增智慧,不忘。久食轻身不老,延年神仙(《本经》)。

黄芝一名金芝《本经》

〔气味〕甘,平,无毒。

〔主治〕心腹五邪,益脾气,安神,忠信和乐。久食轻身不老,延年神仙(《本经》)。

白芝一名玉芝《本经》、素芝。

〔气味〕辛,平,无毒。

〔主治〕咳逆上气,益肺气,通利口鼻,强志意,勇悍,安魄。久食轻身不老,延年神仙（《本经》）。

黑芝一名玄芝《本经》

〔气味〕咸,平,无毒。

〔主治〕癃,利水道,益肾气,通九窍,聪察。久食轻身不老,延年神仙（《本经》）。

紫芝一名木芝《本经》

〔气味〕甘,温,无毒。〔甄权曰〕平。

〔主治〕耳聋,利关节,保神,益精气,坚筋骨,好颜色。久服轻身不老延年（《本经》）。疗虚劳,治痔（时珍）。

〔附方〕新一。

紫芝丸治虚劳短气,胸胁苦伤,手足逆冷,或时烦躁口干,目视眈眈,腹内时痛,不思饮食,此药安神保精也。紫芝一两半,山芋（焙）、天雄（炮去皮）、柏子仁（炒）、巴戟天（去心）、白茯苓（去皮）、枳实（去瓤麸炒）各三钱五分,生地黄（焙）、麦门冬（去心焙）、五味子（炒）、半夏（制炒）、附子（炒去皮）、牡丹皮、人参各七钱五分,远志（去心）、蓼实各二钱五分,瓜子仁（炒）、泽泻各五钱,为末,炼蜜丸梧子大。每服十五丸,渐至三十丸,温酒下,日三服（《圣济总录》）。

木耳《本经·中品》

〔校正〕自桑根白皮条分出。

【释名】木檽（而、软二音。〖弘景〗）、木菌（窘、卷二音。〖《纲目》〗）、木㭕（音纵。〖《纲目》〗）、树鸡（韩文）、木蛾（〖《纲目》〗）。〔时珍曰〕木耳生于朽木之上,无枝叶,乃湿热余气所生。曰耳曰蛾,象形也。曰檽,以软湿者佳也。曰鸡曰㭕,

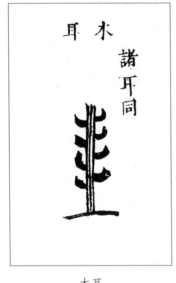

木耳

因味似也。南楚人谓鸡为坳。曰菌，犹蜎也，亦象形也。蜎乃贝子之名。或曰：地生为菌，木生为蛾。北人曰蛾，南人曰蕈。

【集解】〔《别录》曰〕五木耳生犍为山谷。六月多雨时采，即暴干。〔弘景曰〕此云五木耳，而不显言是何木。惟老桑树生桑耳，有青、黄、赤、白者。软湿者人采以作菹，无复药用。〔恭曰〕桑、槐、楮、榆、柳，此为五木耳。软者并堪啖。楮耳人常食，槐耳疗痔。煮浆粥安诸木上，以草覆之，即生蕈尔。〔时珍曰〕木耳各木皆生，其良毒亦必随木性，不可不审。然今货者，亦多杂木，惟桑、柳、楮、榆之耳为多云。

【气味】甘，平，有小毒。〔权曰〕蕈耳，古槐、桑树上者良，柘木者次之。其余树上，多动风气，发痼疾，令人肋下急，损经络背膊，闷人。〔藏器曰〕木耳，恶蛇、虫从下过者，有毒。枫木上生者，令人笑不止。采归色变者有毒，夜视有光者、欲烂不生虫者并有毒，并生捣冬瓜蔓汁解之。〔时珍曰〕按张仲景云：木耳赤色及仰生者，并不可食。

【主治】益气不饥，轻身强志（《本经》）。断谷治痔（时珍）。

【发明】〔颖曰〕一人患痔，诸药不效，用木耳煮羹食之而愈，极验。〔时珍曰〕按《生生编》云：柳蛾补胃，木耳衰精。言老柳之蛾能补胃理气。木耳乃朽木所生，得一阴之气，故有衰精冷肾之害也。

【附方】新六。

眼流冷泪木耳一两（烧存性），木贼一两，为末。每服二钱，以清米泔煎服（《惠济方》）。

血注脚疮桑耳、楮耳、牛屎菰各五钱，胎发灰（男用女，女用男）三钱，研末，油和涂之，或干涂之（《奇效良方》）。

崩中漏下木耳半斤，炒见烟，为末，每服二钱一分，头发灰三分，共二钱四分，以应二十四气。好酒调服，出汗（《孙氏集效方》）。

新久泄痢干木耳一两（炒），鹿角胶二钱半（炒），为末。每服三钱，温酒调下，日二（《御药院方》）。

血痢下血木耳炒研五钱，酒服即可。亦用井花水服。或以水煮盐、醋食之，以汁送下（《普济方》）。

一切牙痛木耳、荆芥等分，煎汤频漱（《普济方》）。

桑耳

〔释名〕桑檽（《唐本》）、桑蛾（《宋本》）、桑鸡（《纲目》）、桑黄（《药性》）、桑臣（《药性》）、桑上寄生（《弘景》）。〔弘景曰〕断谷方：桑檽又呼为桑上寄生，名同物异也。〔时珍曰〕桑檽以下皆软耳之名，桑黄以下皆硬菰之名，其功性则一也。

〔气味〕甘，平，有毒。〔诜曰〕寒，无毒。〔大明曰〕温，微毒。〔权曰〕桑、槐耳。甘、辛，平，无毒。

〔主治〕黑者，主女子漏下赤白汁，血病癥瘕积聚，阴痛，阴阳寒热，无子（《本经》）。疗月水不调。其黄熟陈白者，止久泄，益气不饥。其金色者，治癖饮积聚，腹痛金疮（《别录》）。治女子崩中带下，月闭血凝，产后血凝，男子疝癖（甄权）。止血衄，肠风泻血，妇人心腹痛（大明）。利五脏，宣肠胃气，排毒气。压丹石人发热，和葱、豉作羹食（孟诜）。

〔附方〕旧四，新十。

少小鼻衄小劳辄出。桑耳熬焦捣末，每发时，以杏仁大塞鼻中，数度即可断（《肘后方》）。

五痔下血桑耳作羹，空心饱食，三日一作。待孔卒痛如鸟啄状，取大、小豆各一升合捣，作两囊蒸之，及热，更互坐之即瘥（《外台》）。

脱肛泻血不止。用桑黄一两，熟附子一两，为末，炼蜜丸梧子大。每米饮下二十丸（《圣惠》）。

血淋疼痛桑黄、槲白皮各二钱，水煎服，日一次（《圣惠方》）。

月水不断肉色黄瘦，血竭暂止，数日复发，小劳辄剧，久疾失治者，皆可服之。桑黄焙研，每服二钱，食前热酒下，日二服（《普济方》）。

崩中漏下桑耳炒黑为末，酒服方寸匕，日三服取效（《千金方》）。

赤白带下桑耳切碎，酒煎服（苏颂《图经》）。

遗尿且涩桑耳为末，每酒下方寸匕，日三服（《圣济总录》）。

留饮宿食桑耳二两，巴豆一两去皮，五升米下蒸过，和枣膏捣丸麻子大。每服一二丸，取利止（范汪方）。

心下急痛桑耳烧存性，热酒服二钱（《集简方》）。

瘰疬溃烂桑黄菰五钱，水红豆一两，百草霜三钱，青苔二钱，片脑一分，为末，鸡子白调傅，以车前、艾叶、桑皮煎汤洗之（《纂要奇方》）。

咽喉痹痛五月五日，收桑上木耳，白如鱼鳞者，临时捣碎,绵包弹子大,蜜汤浸,含之立效(《便民方》)。

面上黑斑桑耳焙研,每食后热汤服一钱,一月愈(《摘玄方》)。

足趾肉刺先以汤浸,刮去一层,用黑木耳贴之,自消烂不痛(《近效方》)。

槐耳〖《唐本》〗

〔释名〕槐檽(《唐本》)、**槐菌**(《唐本》)、**槐鸡**(《蜀本》)、**赤鸡**(《纲目》)、**槐蛾**(《《纲目》》)。〔恭曰〕此槐树上菌也。当取坚如桑耳者。〔权曰〕煮浆粥安槐木上,草覆之,即生蕈耳。

〔气味〕苦、辛,平,无毒。

〔主治〕五痔脱肛,下血心痛,妇人阴中疮痛(苏恭)。治风破血,益力(甄权)。

〔附方〕旧二,新四。

肠痔下血槐树上木耳,为末。饮服方寸匕,日三服(《肘后方》)。

崩中下血不问年月远近。用槐耳烧存性,为末。每服方寸匕,温酒下(《产宝》方)。

产后血疼欲死者。槐鸡半两为末,酒浓煎饮服,立愈(《妇人良方》)。

蛔虫心痛槐木耳烧存性,为末,水服枣许。若不止,饮热水一升,蛔虫立出(张文仲《备急方》)。

月水不断劳损黄瘦,暂止复发,小劳辄剧者。槐蛾(炒黄)、赤石脂各一两,为末,食前热酒服二钱。桑黄亦可(《圣惠方》)。

脏毒下血槐耳烧二两,干漆烧一两,为末。每服一钱,温酒下(《圣济总录》)。

榆耳〖《唐本》〗。八月采之。

〔主治〕令人不饥（时珍）。

〔附方〕新一。

服食方《淮南万毕术》云：八月榆檽，以美酒渍曝，同青粱米、紫苋实蒸熟为末。每服三指撮，酒下，令人辟谷不饥。

柳耳〖《唐本》〗

〔主治〕补胃理气（时珍）。

〔附方〕新一。

反胃吐痰柳树蕈五七个，煎汤服即愈（《活人心统》）。

柘耳〖《纲目》〗

〔释名〕柘黄（《纲目》）。

〔主治〕肺痈咳唾脓血腥臭，不问脓成未成。用一两研末，同百齿霜二钱，糊丸梧子大。米饮下三十丸，效甚捷（时珍）。

杨栌耳〖《拾遗》〗。〔藏器曰〕出南山。

〔气味〕平，无毒。

〔主治〕老血结块，破血止血，煮服之（藏器）。

杉菌宋《图经》

【集解】〔颂曰〕杉菌出宜州。生积年杉木上，状若菌。采无时。

【气味】甘、辛，微温，无毒。

【主治】心脾气疼，及暴心痛（苏颂）。

皂荚蕈《纲目》

【集解】〔时珍曰〕生皂荚树上木耳也。不可食。采得烘干备用。

【气味】辛,有毒。

【主治】积垢作痛,泡汤饮之,微泄效。未已再服。又治肿毒初起,磨醋涂之,良（时珍）。

【附方】新一。

肠风泻血皂角树上蕈,瓦焙为末。每服一钱,温酒下（许学士《本事方》）。

香蕈《日用》

【释名】〔时珍曰〕蕈从覃。覃,延也。蕈味隽永,有覃延之意。

【集解】〔瑞曰〕蕈生桐、柳、枳椇木上。紫色者名香蕈,白色者名肉蕈,皆因湿气熏蒸而成。生山僻处者,有毒杀人。〔颖曰〕香蕈生深山烂枫木上。小于菌而薄,黄黑色,味甚香美,最为佳品。〔时珍曰〕蕈品不一。宋人陈仁玉著《菌谱》甚详。今录其略于此云:芝、菌,皆气茁也。自商山茹芝,而五台天花,亦甲群汇。仙居介乎天台、括苍之间,丛山入天,仙灵所宫,爱产异菌。林居岩栖者,左右芼之,乃藜苋之至腴。近或以羞王公,登玉食矣。一曰合蕈,又名台蕈,生台之韦羌山。寒极雪收,春气欲动,土松芽活,此菌候也。其质外褐色,肌理

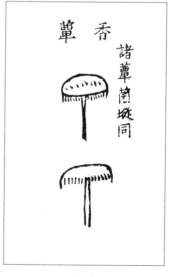

香蕈

玉洁,芳香韵味,一发釜鬲,闻于百步。山人曝干以售,香味减于生者。他山虽产,其柄高而香劣,不及矣。二曰稠膏蕈,生孟溪诸山。秋中雨零露浸,酿山膏木腴,发为菌花。生绝顶树杪,初如蕊珠,圆莹类轻酥滴乳,浅黄白色,味尤甘。已乃张伞大若掌,味顿渝矣。春时亦生而膏液少。食之之法,下鼎似沸,漉起参和众味,而特全于酒。切勿搅动,则涎腥不可食矣。亦可蒸熟致远。三曰松蕈,生松阴,采无时。凡物松出,无不可爱者。四曰麦蕈,生溪边沙壤中。味殊美,绝类蘑菰。五曰玉蕈,初寒时生,洁皙可爱。作羹微韧。俗名寒蒲蕈。六曰黄蕈,丛生山中。黄色,俗名黄缵蕈,又名黄豚。七曰紫蕈,赭紫色,产山中,为下品。八曰四季蕈,生林木中,味甘而肌理粗峭。九曰鹅膏蕈,生高山中,状类鹅子,久而伞开。味殊甘滑,不减稠膏。然与杜蕈相乱,不可不慎。杜蕈,土菌也。

【气味】甘,平,无毒。

【主治】益气不饥,治风破血(吴瑞)。松蕈:治溲浊不禁,食之有效(《菌谱》)。

葛花菜《纲目》

【释名】葛乳(《〈太和山志〉》)。〔时珍曰〕诸名山皆有之,惟太和山采取,云乃葛之精华也。秋霜浮空,如芝、菌涌生地上,其色赤脆,盖蕈类也。

【气味】苦、甘,无毒。

【主治】醒神,治酒积(时珍。○《太和山志》)。

天花蕈《日用》

【释名】天花菜(《〈纲目〉》)。

【集解】〔瑞曰〕天花菜出山西五台山。形如松花而大,香气如蕈,白色,食之甚美。〔时珍曰〕五台多蛇,蕈感其气而生,故味美而无益,其价颇珍。段成式《酉阳杂俎》云:代北有树鸡,如杯棬,俗呼胡孙眼。其此类欤?

【气味】甘,平,无毒。〔时珍曰〕按《正要》云:有毒。

【主治】益气,杀虫(吴瑞)。

蘑菰蕈《纲目》

【释名】肉蕈(《《纲目》》)。

【集解】〔时珍曰〕蘑菰出山东、淮北诸处。埋桑、楮诸木于土中,浇以米泔,待菰生采之。长二三寸,本小末大,白色柔软,其中空虚,状如未开玉簪花。俗名鸡腿蘑菰,谓其味如鸡也。一种状如羊肚,有蜂窠眼者,名羊肚菜。

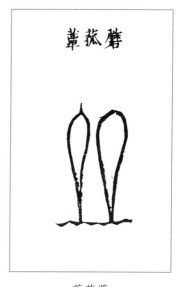

蘑菰蕈

【气味】甘,寒,无毒。〔《正要》曰〕有毒。动气发病,不可多食。

【主治】益肠胃,化痰理气(时珍。○出《生生编》)。

鸡㙡《纲目》

【释名】鸡菌(《《纲目》》)。〔时珍曰〕南人谓为鸡㙡,皆言其味似之也。

【集解】〔时珍曰〕鸡堫出云南,生沙地间丁蕈也。高脚伞头。土人采烘寄远,以充方物。点茶、烹肉皆宜。气味皆似香蕈,而不及其风韵也。又广西横州出雷菌,遇雷过即生,须疾采之,稍迟则腐或老,故名。作羹甚美,亦如鸡堫之属。此数种其价并珍。

【气味】甘,平,无毒。

【主治】益胃清神,治痔(时珍)。

舵菜《纲目》

【集解】〔时珍曰〕此即海舶舵上所生菌也。亦不多得。

【气味】咸、甘,寒,无毒。

【主治】瘿结气,痰饮(时珍)。

土菌《拾遗》

〔校正〕自《草部》移入此。

【释名】杜蕈(《菌谱》)、地蕈(《拾遗》)、菰子(《食物》)、地鸡(《拾遗》)、獐头(《拾遗》)。〔藏器曰〕地生者为菌,木生者为檽。江东人呼为蕈。《尔雅》云:中馗,菌也。孙炎注云:地蕈子也。或云地鸡,亦云獐头。郭璞注云:地蕈似钉盖,江东名为土菌,可啖。凡菌从地中出者,皆主疮疥,牛粪上黑菌尤佳。若烧灰地上经秋雨,生菌重台者,名仙人帽,大主血病。〔时珍曰〕中馗神名,又槌名也。此菌钉上若伞,其状如槌及中馗之帽,故以名之。

【气味】甘,寒,有毒。〔诜曰〕菌子有数般,槐树上者良。野田中者有毒杀人,又多发冷气,令人腹中微微痛,发五脏风,拥经脉,动痔病,令人昏昏多睡,背膊四肢无力。〔藏器曰〕菌,冬春无毒,夏秋有毒,有蛇、虫从下过也。夜中有光者,欲烂无虫者,煮之不熟者,煮讫照人无影者,上有毛下无纹者,仰卷赤色者,并有毒杀人。中其毒者,地浆及粪汁解之。〔颖曰〕凡煮菌,投以姜屑、饭粒,若色黑者杀人,否则无毒。〔时珍曰〕按《菌谱》云:杜蕈生土中,与山中鹅膏蕈相乱。俗言毒蠚之气所成,食之杀人。甚美有恶,食肉不食马肝,未为不知味也。凡中其毒者,必笑不止。解之以苦茗、白矾,酌新水并咽之,无不立愈。又按杨士瀛《直指方》云:广南人杀毒蛇,覆之以草,以水洒之,数日菌生。采干为末,入酒毒人。遇再饮酒,毒发立死。又陈氏《拾遗》云:南夷以胡蔓草毒人至死,悬尸于树,汁滴地上,生菌子收之,名菌药,毒人至烈。此皆不可不知,故并记之。○马勃亦菌类,见《草部》。

【主治】烧灰,傅疮疥（藏器）。

【附方】新一。

疔肿黑牯牛撒粪石上,待生菌子,焙干,豨莶草等分为末。以竹筒去两头,紧缚,合住疔上。用水和末一钱,入筒内。少顷沸起,则根拔出。未出,再作二三次（《医学正传》）。

【附录】鬼盖〔《别录·有名未用》曰〕味甘,平,无毒。主小儿寒热痫。丛生垣墙下,赤色,旦生暮死。一名地盖。〔弘景曰〕一名朝生,即今鬼伞也。〔藏器曰〕一名鬼屋。生阴湿处,如菌,其盖黑而茎赤。和醋,傅肿毒、恶疮、马脊肿。〔杜正伦曰〕鬼伞有小毒。夏日得雨,聚生粪堆,见日即消黑。〔时珍曰〕此亦土菌之类,朝生夕死者。烧灰治疔肿,以针刺破四边,纳灰入内,经宿出根。地芩〔《别录》曰〕味苦,无毒。主小儿痫,除邪养胎,风痹洗洗寒热,目中青翳,女子带下。生腐木积草处。天雨生盖,如朝生,黄白色。四月采之。〔时珍曰〕此即鬼盖之色黄白者,其功亦相近。**鬼笔**(《拾遗》)〔藏器曰〕鬼笔生粪秽处。头如笔,紫色。朝生暮死,名朝生暮落花。小儿呼为狗溺薹。主治疮疽䘌疥痈瘘。并日干研末,和油涂之。凡菌从地出者,皆主疮疥,牛粪上黑菌尤佳。〔时珍曰〕此亦鬼盖之类而无伞者。红紫松虚,如花之状,故得花名。研末,傅下疳疮。

竹蓐《食疗》

〔**校正**〕并入《拾遗》竹肉。

【**释名**】竹肉(《拾遗》)、竹菰(《纲目》)、竹蕈(《纲目》)。〔时珍曰〕草更生曰蓐,得溽湿之气而成也。陈藏器《本草》作竹肉,因其味也。

【**集解**】〔诜曰〕慈竹林夏月逢雨,滴汁着地生蓐。似鹿角,白色,可食。〔藏器曰〕竹肉生苦竹枝上。如鸡子,似肉脔,

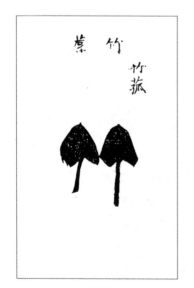

竹蓐

有大毒。以灰汁煮三度炼讫,然后依常菜茹食之。炼不熟者,戟人喉出血,手爪尽脱。应别有功,人未尽识之。〔时珍曰〕此即竹菰也。生朽竹根节上。状如木耳,红色。段成式《酉阳杂俎》云:江淮有竹肉,大如弹丸,味如白树鸡。即此物也。惟苦竹生者有毒耳。

【**气味**】甘、咸,寒,无毒。〔藏器曰〕苦竹肉:有大毒。

【**主治**】一切赤白痢,和姜、酱食之(孟诜)。苦竹

肉：灰汁炼过食，杀三虫毒邪气，破老血（藏器）。

𦸏菌 音桓郡。○《本经·下品》

〔校正〕自《草部》移入此。

【释名】 𦸏芦（《本经》）。〔时珍曰〕𦸏当作萑，乃芦苇之属，此菌生于其下，故名也。若𦸏音观，乃鸟名，与萑芦无关。

【集解】〔《别录》曰〕𦸏菌生东海池泽及渤海章武。八月采，阴干。〔弘景曰〕出北来，此亦无有。形状似菌，云鹳屎所化生，一名鹳菌。单末之，猪肉臛和食，可以遣蛔虫。〔恭曰〕𦸏菌今出渤海芦苇泽中碱卤地，自然有此菌尔，非鹳屎所化生也。其菌色白轻虚，表里相似，与众菌不同。疗蛔有效。〔保昇曰〕今出沧州。秋雨以时即有，天旱久霖即稀。日干者良。

【气味】 咸，平，有小毒。《别录》曰〕甘，微温。〔权曰〕苦。得酒良，畏鸡子。

【主治】 心痛，温中，去长虫白㿉蛲虫，蛇螫毒，癥瘕诸虫（《本经》）。疽蜗，去蛔虫、寸白，恶疮（《别录》）。除腹内冷痛，治白秃（甄权）。

【附方】 旧一。

蛔虫攻心如刺，吐清汁者。𦸏菌一两杵末，羊肉臛和食之，日一顿，大效（《外台秘要》）。

【附录】 蜀格〔《别录》曰〕味苦，平，无毒。主寒热痿痹，女子带下痛肿。生山阳，如𦸏菌而有刺。

地耳 《别录》

〔校正〕自《有名未用》移入此。

【释名】 地踏菇（《纲目》）。

【集解】〔《别录》曰〕地耳生丘陵,如碧石青也。〔时珍曰〕地耳亦石耳之属,生于地者也。状如木耳。春夏生雨中,雨后即早采之,见日即不堪。俗名地踏菇是也。

【气味】甘,寒,无毒。

【主治】明目益气,令人有子(《别录》)。

石耳《日用》

【释名】灵芝(《灵苑方》)。

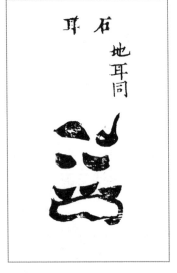

竹蓐

【集解】〔瑞曰〕石耳生天台、四明、河南、宣州、黄山、巴西边徽诸山石崖上,远望如烟。〔时珍曰〕卢山亦多,状如地耳。山僧采曝馈远。洗去沙土,作茹胜于木耳,佳品也。

【气味】甘,平,无毒。〔颖曰〕冷。〔段成式曰〕热。

【主治】久食益色,至老不改,令人不饥,大小便少(吴瑞)。明目益精(时珍)。

【附方】新一。

泻血脱肛石耳五两(炒),白枯矾一两,密陀僧半两,为末,蒸饼丸梧子大。每米饮下二十丸(《普济方》)。

《本草纲目》卷之二十八终